Michael Vogt

Beziehungskrise Ruhestand

Paarberatung fur ältere Menschen

LAMBERTUS

Michael Vogt

Beziehungskrise Ruhestand

Paarberatung fur ältere Menschen

Lambertus

Bibliografische Information Der Deutschen Bibliothek
Die Deutsche Bibliothek verzeichnet diese Publikation in der Deutschen Nationalbiografie; detaillierte bibliografische Daten sind im Internet über http://dnb.ddb.de abrufbar.

www.lambertus.de

Umschlaggestaltung: Nathalie Kupfermann, Bollschweil
Satz: Johannes Heling, Coesfeld
Herstellung: Jungbluth Digital+Print, Freiburg

ISBN 978-3-7841-1896-3

2., aktualisierte Auflage 2009

Inhalt

Danksagung

Mit dieser im Jahr 2004 zum ersten Mal vorgestellten Studie konnte die Frage nach der Wirksamkeit von Ehe-, Familien- und Lebensberatung mit älteren Menschen nachgewiesen werden. Sie akzentuiert die Fortschreibung des Forschungsbemühens um Problembereiche in Partnerschaften von Menschen über 55 Jahren und ist als Beitrag zur Qualitätssicherung und der Innovationsfähigkeit der Beratungsarbeit zu verstehen. Die hier in den Blick genommene Altersgruppe, die sich im sogenannten „dritten Lebensalter" befindet, tritt als Ratsuchende aufgrund des demographischen Wandels der Altersstruktur immer mehr in Erscheinung und ist herausragend mit ihrer Entberuflichung konfrontiert. Die hier vorgestellten Forschungsergebnisse haben gegenüber der 1. Auflage nichts an Aktualität verloren; eher dienen sie nach wie vor unterschiedlichen Fachdisziplinen als Grundlage für eine differenzierte Betrachtung und Diskussion der besonderen Bedeutung der Partnerschaft im Alter, einem Lebensbereich, der bislang nur rudimentär in den Blick genommen wurde.
Alle Datensätze dieser Studie stammen aus der Kath. Ehe-, Familien- und Lebensberatung des Bistums Essens. Von daher gilt mein Dank zunächst den Ratsuchenden, die sich bereit erklärten, an dieser Untersuchung teilzunehmen. Ihr grundlegendes Einverständnis war ein eindrucksvolles Zeichen des Vertrauens in die Kath. Ehe-, Familien- und Lebensberatung, zugleich aber auch der erste Beweis ihrer Offenheit für Veränderungen jenseits des sechsten Lebensjahrzehnts.
Zahlreiche Rückmeldungen auf die Veröffentlichung der 1. Auflage haben gezeigt, dass das Interesse an der Thematik „Partnerschaft im Alter" sowohl in der Fachöffentlichkeit wie bei Betroffenen enorm hoch ist. Nicht nur für die Ehe-, Familien- und Lebensberatung, sondern auch für die Soziale Gerontologie und die Klinische Sozialarbeit ergeben sich aus den Erkenntnissen der Studie neue Ansatzpunkte einer spezifischen Begleitung und Beratung lebenserfahrener Paare. Insbesondere qualifizierte Möglichkeiten psychosozialer Unterstützungen in Fragen der Partnerschaft im Alter gewinnen in Anbetracht der historisch einmaligen Situation derart langjähriger Paarbeziehungen an Bedeutung. So sehr Bilder von zugewandten Partnern im Alter faszinieren mögen, darf die Dynamik langjähriger Partnerschaften nicht außer

Acht gelassen werden, die natürlich auch von unterschiedlichen Zielperspektiven wie Bedürfnissen gekennzeichnet ist. Insoweit zählt die Bewältigung von Entwicklungsaufgaben mit teilweise konflikt- und krisenhaften Verläufen zum Alltag langjähriger Beziehungen. Gerade in partnerschaftlichen Konfliktsituationen sinkt jedoch die persönliche Bereitschaft, emotional und funktional unterstützend für den Partner da zu sein. Das Entwickeln und Vorhalten altersentsprechender Interventionsformen greift somit ein Grundanliegen der hier beschriebenen Personengruppe auf.

Dabei zeigen sich im persönlichen Kontakt Betroffene selber erfreut und interessiert, dass ihre Lebenslage unmittelbar und direkt aufgegriffen wird, ohne dass Altersstereotypen und Altersmythen die teilweise romantisch verklärte Situation in langjährigen Beziehungen vernebeln. Hier gilt besonderer Dank all den Frauen und Männern, die sich per Brief, telefonisch oder per Mail gemeldet und um eine Fortschreibung der Forschung mit dem Ziel adäquater Hilfen gebeten haben. Dies ist auch weiterhin unter der Internetadresse www.partnerschaft-alter.de möglich.

Ohne die kollegiale Unterstützung und kritische Begleitung vieler Kolleginnen und Kollegen aus der Kath. Ehe-, Familien- und Lebensberatung hätten manche Fragestellungen der Untersuchung nicht in der abgebildeten Form beantwortet werden können.

Danken möchte ich aber vor allem meiner Frau und meiner Tochter für ihren „Langmut“, dass ich mich immer wieder in mein Arbeitszimmer zurückziehen konnte und so für familiäre Themen eine geraume Zeit nur noch bedingt ansprechbar war.

1.0 Allgemeine Einführung

Bislang haben Beratung, Alter und Partnerschaft eher in monokausalen Betrachtungen einzelner Fachdisziplinen Interesse gefunden. Hingegen haben die sich gegenseitig bedingenden Akzente und Lebensthemen erst in neuerer Zeit Aufmerksamkeit gefunden.
Dabei muss in Anbetracht steigender Lebenserwartung, die sich naturgemäß auch auf die Möglichkeit länger andauernder Ehe- und Partnerschaftsbeziehungen auswirken, Alter und Altern mit den sich ergebenden Veränderungen des Lebensvollzuges in einer veränderten Art und Weise in den Blick genommen werden. Auch wenn die Gerontologie[1], d.h. die Wissenschaft des Alters und Alterns inzwischen über 80 Jahre alt ist und sich vor allem zwischen den beiden Weltkriegen (1918 –1939) in Amerika und Russland entwickelt hat, lag ihr Akzent lange Zeit auf die Erforschung des Alterns aus medizinischer Sicht. Erst nach dem 2. Weltkrieg gerieten in Deutschland psychologische und soziologische Aspekte stärker in den Blick und führten zu einem eigenen Erkenntnisinteresse. Dies mündete ein in die Institutionalisierung der Gerontologie, mit der Gründung des Kuratoriums Deutsche Altershilfe (1963), der Deutschen Gesellschaft für Gerontologie (1967), des Deutschen Zentrums für Altersfragen (1973) und der Forschungsgesellschaft für Gerontologie (1990) (vgl. Wilbers & Lehr 1988, Mayring 1989, Veelken 1981, Weinbach 1983).
Als Ziele der institutionalisierten Gerontologie gelten der Ausbau therapeutischer Angebote, Rehabilitation, Differenzierung diagnostischer Verfahren, die Verstärkung präventiver Initiativen und Maßnahmen. Seit Jahren steht die Qualifizierung von Trägern und Mitarbeiter/innen in der Altenarbeit und der Altenbildung im Vordergrund der Bemühungen.
Dem gegenüber entwickelten sich im Bereich der so genannten institutionalisierten Beratung seit den fünfziger Jahren des letzten Jahrhunderts spezifische Ansätze, die die Beratung bei persönlichen und partnerschaftlichen Konflikten und Krisen zum Inhalt haben. Bislang gibt es kaum strukturierte Vernetzungen zwischen diesen beiden Ansätzen, obwohl das Lebensalter von Ratsuchenden entsprechend der grundsätzlichen Steigerung der Lebenserwartung ebenfalls zugenommen hat und externale Veränderungen des Lebenslaufs, z.B. die Entberuflichung, auf

die Gestaltung persönlicher Lebensoptionen einwirken, zu denen nachhaltig nach wie vor die Ehe bzw. Partnerschaft zählen.
Partnerschaft und Ehe gehören zu den zentralsten Lebensbereichen, die für das Wohlbefinden des Einzelnen maßgebend sind (vgl. Tyrell 1983). Die Bedeutung einer glücklichen Ehe steht in der Wichtigkeitsrangfolge sowohl in der westdeutschen wie ostdeutschen Bevölkerung an erster Stelle; etwa 90% der Menschen betrachten eine glückliche Ehe / Partnerschaft mindestens als wichtig. Immerhin 58% der Menschen über 61-Jahre halten diesen Bereich für „sehr wichtig“ (SOEP, 2004, Stat. Bundesamt, 2006, 513), was auf die Bedeutung für die darüber erfahrene Lebensqualität verweist.
Damit drückt sich quasi eine „Grundsehnsucht, gemeinsam älter zu werden“ (Vogt, 1998) aus, die sich allerdings in Wunsch und tatsächlichem Gelingen ausdifferenziert. Neben dem Tod des Partners oder erfolgter Trennung / Scheidung ist von einer nicht unerheblichen Zahl von Paaren auszugehen, die aufgrund einer „Routinisierung der Liebe“ zusammenbleiben, emotional sich hingegen in einer „inneren Emigration“ befinden. Dies bleibt nicht ohne Folgen auf den alternden Menschen in seiner Ganzheit und in seinen Person-Umwelt-Bezügen.
Dabei zeigen sich Familien als „Sinnwelten“ (Hess / Handel, 1971/ 1975; Boss, 1999), die sich permanent durch Interaktion in einem Prozess der Wirklichkeitserzeugung befinden, wobei die Frage der gesellschaftlichen Konstruktion von Wirklichkeit unter dem Aspekt von „Erzählzusammenhängen“ immer wieder virulent ist (Berger / Kellner, 1965; Berger / Luckmann, 1966).
Nach einer Emnid-Umfrage von 1.200 Frauen und Männern aus dem Jahr 1993 (zit. in Focus, 1993, Heft 27, 87-92) hatten schon 26 % der Befragten einmal daran gedacht, sich von ihrem Ehepartner scheiden zu lassen. In zwischen 11 – 15 Jahren andauernden Beziehungen erhöhte sich der Anteil auf 40 % (ebenda, 89). Von daher scheinen die zuvor angesprochenen Routineeffekte mit der Partnerschaftsdauer zuzunehmen.
Die Folgen niedriger Ehequalität und die Auswirkungen von Trennung und Scheidung auf die Gesundheit sind bekannt.[2] Offenbar gibt es kausale Zusammenhänge zwischen der Qualität partnerschaftlicher Beziehungen und psychischer wie auch somatischer Befindlichkeit der Familienmitglieder (Arentewicz / Schmidt 1980, Emmelkamp 1988, O`Farrell et al., 1993).
Im Kontext von Trennung und Scheidung treten klinisch relevante De-

pressionserkrankungen (Glenn / Weaver, 1981) häufiger auf, wie auch ein Anstieg von akuten und chronischen körperlichen Erkrankungen (Lynch, 1977) festzustellen ist.
Dieser Zusammenhang wurde von Klann (2002) im Rahmen einer Studie in der Ehe-, Familien- und Lebensberatung bestätigt.
Für die Personengruppe älterer Menschen gibt es hingegen aus dem deutschsprachigen Raum mehr Erkenntnisse zum Belastungsniveau von Partnerschaften beim Eintritt eines Partners in den Ruhestand (Koch 1989 / Dierks 1997), allerdings wenig gesichertes Material zur Beratung älterer Menschen im Kontext von Partnerschaftsstörungen. Zwar werden aus soziologischer Sicht die veränderte Rollenverteilung in Partnerschaften, die Umbrüche im Scheidungsrecht und die längere Lebenserwartung in Verbindung gebracht mit zu hohen emotionalen Erwartungen der Partner aneinander, die zu einem Scheitern der Beziehung beitragen können (vgl. König, 1978). Wenn auch damit der Funktionswandel von Ehen in den Vordergrund gerückt wird, ergibt sich somit noch kein schlüssiges Konzept fundierter und effektiver Beratungs- und Therapiekonzepte für ältere Menschen.
Somit erscheint es notwendig, die von der Ehe-, Familien- und Lebensberatung als Angebot der institutionellen Beratung geleistete Arbeit mit lebenserfahrenen Paaren hinsichtlich ihrer möglichen Effekte näher zu untersuchen. Dies korrespondiert mit den in den letzten Jahren verstärkt durchgeführten Bemühungen, die Wirksamkeit von Beratung zu überprüfen. Noch im Jahr 1993 wurde durch den Wissenschaftlichen Beirat für Familienfragen beim Bundesministerium für Familie und Senioren festgestellt, „dass begleitende Forschungen, die den Beratungsprozess in seinen verschiedenen Formen und Wirkungen aufklären, weithin fehlen." Diese Aussage führte zur Empfehlung: „Angesichts der großen Bedeutung; die dem Beratungswesen familienpolitisch zukommt, empfiehlt der Beirat gründliche Bestandsaufnahmen dieses Arbeitsbereiches, damit Grunddaten und Vergleichsgrößen für den Ausbau des Beratungswesens in öffentlicher und freier Trägerschaft vorliegen" (BMFuS, 1993,155 - 156).
Auch aus ethischen Gesichtspunkten, die sich aus der Verantwortung gegenüber ratsuchenden Frauen und Männern ergeben (vgl. Baumann / Reinecke-Hecht, 1991), ergibt sich die Notwendigkeit, Bedarfslagen und daraus abgeleitete Interventionsformen empirisch zu überprüfen, um den Standards adäquater Qualitätsentwicklung und -sicherung der institutionellen Beratung zu entsprechen. Dies gilt ebenso auch für die

Ehe-, Familien- und Lebensberatung der Katholischen (Nachfolgend als Kath. abgekürzt) Kirche, die sich von ihrem Verständnis der Sakramentalität der Ehe um eine angemessene Begleitung und Beratung von Paaren bis ins hohe Lebensalter hinein in einer besonderen Art zu stellen hat.
Seit geraumer Zeit sind im Kontext der „Sozialen Gerontologie" zunehmend Bemühungen feststellbar, Alter und Altern unter dem Blickwinkel von Lebenslagen zu betrachten. Hier könnte sich perspektivisch eine interdisziplinäre Zusammenarbeit von Gerontologie, Psychologie, Beratung und Klinischer Sozialarbeit entwickeln, die die Bedeutung von Ehe und Partnerschaft als Ebene der sozialen Unterstützung aufgreift und zugleich damit den Bedürfnissen nach gelingendem Leben und vertrauensvoller Partnerschaft älterer Menschen Rechnung trägt.

1.1 Zielsetzung und Aufbau der Arbeit

Die sich wandelnde demographische Bevölkerungsstruktur in Deutschland sowie die notwendige Qualitätssicherung in den Kath. Ehe-, Familien- und Lebensberatungsstellen mit einer anzustrebenden Vernetzung benachbarter Disziplinen machten die Überprüfbarkeit der Wirksamkeit von Ehe- und Partnerschaftsberatung im höheren Lebensalter notwendig.
Dazu ist es erforderlich, den gerontologischen Forschungsstand zum Phänomen des Alters und des Alterns zu skizzieren. Dabei ist eine Bestandsaufnahme zur Situation und zu den Bezügen älterer Menschen unumgänglich, die die Definitionen von Alter und Altern und vorliegender Problemstellungen umfasst.
In einem weiteren Schritt geht es um den besonderen Einfluss der Entberuflichung auf die individuelle und partnerschaftliche Lebenssituation, wie auch die Möglichkeit der Bewältigung von Belastungen im Alter durch die Paarbeziehung. Dazu ist es notwendig, den Bedeutungswandel von Ehe und Partnerschaft im historischen Kontext einzubeziehen und die Dynamik in Paarbeziehungen zu charakterisieren.
Aufgrund der Definitionsvielfalt des Alters wird hier vor allem die Personengruppe der 55 – 75-jährigen fokussiert. Diese Altersgruppe bietet sich aus mehreren Gründen im Rahmen des hier bestehenden Forschungsinteresses besonders an. Zum einen sind die mit der Entberuflichung verbundenen Veränderungen und Bewältigungsmechanis-

men für die weitere Gestaltung des Lebens (des so genannten vierten Lebensalters) konstitutiv.
Zum anderen soll das in der Praxis erarbeitete Konzept der Partnerschaftsberatung in höherem Lebensalter im Rahmen der institutionellen Ehe-, Familien- und Lebensberatung auf ihre Wirksamkeit hin überprüft werden.
Insoweit stellt diese Arbeit eine Fortführung der in den Jahren 1994 – 1998 durchgeführten Untersuchungen (Breyer, Goldbrunner, Güttler, 1997; Vogt, 2001a) zu den Problemanlässen von Ratsuchenden über 55 Jahren in der Kath. Ehe-, Familien- und Lebensberatung Essen dar. Dazu ist es angezeigt, die Ausrichtung bisheriger Beratungspraxis zu überprüfen und einen grundlegenden Überblick über das Selbstverständnis institutioneller Beratungsarbeit zu geben.
Grawe et al. drückte noch 1994 (729) aus: „Die Missachtung differentieller Wirkungsgesichtspunkte ist wohl der größte und folgenschwerste Mangel eines Großteils der bisherigen Psychotherapieforschung." Eine wertungsvolle Beratungspraxis muss sich schon allein aus ethischen Gründen den Wirkweisen verbunden fühlen, die Belastungsfaktoren der Ratsuchenden am effektivsten reduzieren helfen. Dieses Vorgehen muss jedoch wissenschaftlich überprüfbar sein (Grawe 1994).
Die Evaluation der geleisteten Beratungsarbeit mit älteren Menschen unter zur Hilfenahme eines standardisierten Verfahrens dient der grundsätzlichen Überprüfung des eigenen beraterischen Vorgehens. Diese Erkenntnisse münden ein in Bemühungen, die bislang unterschiedlichen Erfahrungshorizonte von Wissenschaft und Praxis zusammenzuführen und ferner die Verknüpfung unterschiedlicher Disziplinen im Interesse des Menschen zu ermöglichen. Damit ist die Hoffnung auf einen intensiven fachlichen Diskurs zur Verifizierung bzw. Falsifizierung des hier vorgestellten Ansatzes verbunden.
Nicht zuletzt gibt es ein Erkenntnisinteresse an der Fragestellung, inwieweit sich konzeptionelle Überlegungen zur Optimierung von Beratungsangeboten für Menschen höheren Lebensalters nicht nur aus ökonomischen Gründen als „lohnend" erweisen und so unter Umständen dem main-stream des Jugendwahns in unserer Gesellschaft begegnet werden kann. Für den immer größer werdenden Anteil älterer Menschen in der Gesellschaft müssen deutliche Zeichen ihrer gewünschten Partizipation gesetzt werden. Dies kann u.a. auch daran erkennbar werden, dass sie in schwierig erlebten Lebenssituationen unabhängig von ihrem Alter in Ehe-, Familien- und Lebensberatungsstellen unter-

schiedslos willkommen sind.
Für professionell tätige Berater / Therapeuten stellt sich die Notwendigkeit der kritischen Reflexion eigener Vorstellungen und Stereotypen zum Alter. Da sich Altersmythen (Friedan, 1995) und Bilder von älteren Menschen miteinander verbinden, erscheint aus fachlicher Sicht eine Versachlichung angezeigt. Dies ist auch aus subjektivem Interesse am eigenen Alterungsprozess und notwendiger Vorbereitung auf das Alter („pro-aging" / Olbrich, 2002), sowie optionaler Bewältigungsformen anstehender Herausforderungen auf diesem Weg geboten.
Anzustreben ist eine stärkere Profilierung der Professionalität von Berater/innen im Umgang mit älteren Ratsuchenden. Auf institutioneller Seite müssen die Erkenntnisse im Umgang mit dieser Personengruppe in Standards für die Weiterbildung zum Ehe-, Familien- und Lebensberater erkennbar werden, sowie in entsprechenden Fortbildungsangeboten zum Ausdruck kommen, damit Menschen in verschiedenen Lebensaltern die Qualität an Beratung vorfinden, die sie zu Recht in der Kath. Ehe-, Familien- und Lebensberatung erwarten dürfen.
Dies mündet ein in die Sicherstellung der professionellen Qualität. Da Ehe-, Familien- und Lebensberatung im Gegensatz zur Psychotherapie nicht gesetzlich geschützt und normiert ist, ergibt sich eine Varianz spezifischer Fachlichkeit. Umso bedeutsamer wird mit Blick auf die hier beschriebene Thematik die vom wissenschaftlichen Beirat erhobene Forderung, „dass auch bei der Rekrutierung von Beratern aus den nahe stehenden universitären Disziplinen ... eine Zusatzausbildung erforderlich ist, die auf die Beratertätigkeit theoretisch und praktisch vorbereitet. ... Auf längere Sicht sollte eine Approbation von Beratern nach dem Modell der Kammern in anderen Professionen angestrebt werden" (BMFuS, 1993, 157-158). Dies impliziert als Konsequenz zugleich die Qualifizierung für spezifische Bedarfsströme in der Beratung.

2.0 Das Altern der Gesellschaft

Alter ist zu einer „Massenwirklichkeit“ (Mader, 1995, 15) geworden. Schon jetzt nimmt die Gruppe der 35 bis 50-jährigen den größten Anteil an der Gesamtbevölkerung in Deutschland ein; weitere Veränderungen in der Altersstruktur sind unübersehbar.

Tab. 1: Entwicklung der Altersstruktur der Bevölkerung Deutschlands seit 1955

Jahres-ende	Bevölkerung in 1000	Davon im Alter von ... bis ... Jahren				Jugend-quoti-ent [1]	Alten-quoti-ent [2]
		unter 19	20-65	65-80	80 und mehr		
	In 1.000	%					
1955	71 350	29,8	59,4	9,4	1,3	50,2	18,1
1965	76 336	29,2	58,2	10,8	1,8	50,1	21,7
1975	78 465	28,8	56,3	12,8	2,2	51,2	26,6
1985	77 661	23,6	61,8	11,4	3,3	38,2	23,7
1995	81 817	21,5	62,9	11,5	4,0	34,3	24,7
2000	82 260	21,1	62,2	12,9	3,8	34,0	26,8
2005	82 438	20,0	60,8	14,8	4,5	32,9	31,7
2006	82 315	19,7	60,5	15,2	4,6	32,5	32,7

[1] Altersgruppe der unter 20-Jährigen bezogen auf die Altersgruppe der 20- bis unter 65-jährigen. [2] Altersgruppe der 65-Jährigen und Älteren bezogen auf die Altersgruppe der 20- bis unter 65-jährigen. (Stat. Bundesamt, 2002,35 / Bundeszentrale für politische Bildung, 2008, 14)

Betrug im Jahr 1955 der so genannte Altenquotient, der das Verhältnis der Bevölkerung im Rentenalter zu denjenigen im Erwerbsalter angibt, 18,1, kommen im Jahr 2006, 32,7 Personen im Rentenalter (65 Jahre und älter) auf 100 Personen im Erwerbsalter (von 20 - 64 Jahren). Noch 1955 gab es eine Relation von Jugend- zu Altenquotient von 50:18. (BpB, 2008, 14). Für den Wandel der Bevölkerungsstruktur sind vor allem drei demographische Größen maßgebend. Diese sind:

- Das Geburtenniveau
- Die Lebenserwartung
- Das Verhältnis von Ein- und Auswanderungen.

2.1 Die Geburtenentwicklung

Seit Jahren ist das Geburtenniveau in Deutschland rückläufig. Im Jahr 1964 erreichte die Zahl der Lebendgeborenen mit 1,36 Millionen ihren Höchststand. Seit 1990 mit insgesamt 906.000 Lebendgeborenen ist ein kontinuierlicher Rückgang mit deutlichen Unterschieden zwischen dem früheren Bundesgebiet und den neuen Bundesländern feststellbar. Insbesondere in den neuen Ländern gab es in den Jahren 1994/95 einen Tiefstand von 79.000 / 84.000 Lebendgeburten.
Im Jahr 2007 standen 684.862 Lebendgeborene insgesamt 827.155 Gestorbenen gegenüber, was zu einem Überschuss der Gestorbenen in Höhe von 142.293 Personen führte (Stat. Bundesamt, Sterbetafel 2005/2007, online-Datendienst, 02.02.2009). Diese lineare Entwicklung lässt sich seit Jahren verfolgen.[3]
Die 11. koordinierte Bevölkerungsvorausberechnung des Bundes und der Länder bis zum Jahr 2050 [Variante Untergrenze der „mittleren“ Bevölkerung] (Stat. Bundesamt, 2006) kommt zum Ergebnis, dass sich das Niveau der Geburten seit drei Jahrzehnten auf einen niedrigen Stand eingependelt hat. Eine gleichbleibende Bevölkerungszahl würde deutlich mehr Geburten im Jahr erfordern, als schon jetzt zu verzeichnen sind. Das derzeitige Geburtendefizit in Höhe von 150.000 wird sich nach den Vorausberechnungen auf 300.000 im Jahr 2020 verdoppeln und 2050 ca. 600.000 erreichen.
Für eine gleich bleibende Bevölkerungszahl müssten im Verhältnis 1000 Frauen insgesamt 2.100 Kinder gebären. Tatsächlich werden jedoch nur zwischen 1.300 bis 1.500 Kinder je 1000 Frauen geboren, was zu einem Ungleichgewicht zwischen realer und notwendiger Reproduktion der nachwachsenden Generation führt.
„Die Eltern rücken in ein höheres Alter auf, deren Kinder bilden die schwächer besetzte nachfolgende Elterngeneration, die auch bei gleich

bleibender (niedriger) Geburtenhäufigkeit insgesamt weniger Kinder zur Welt bringen wird, so dass sich die Alterspyramide nach unten weiter verengt“ (Statistisches Bundesamt, 2000, 9). Die Geburtenziffer hat sich zwischen 1990 von 1,45 Kindern auf 1,34 Kinder im Jahr 2005 reduziert und wird sich auf einem Niveau von 1,4 Kindern für die nächsten Jahre einpendeln (Statistisches Bundesamt, 2007, 11).
Schätzungen der 11. Bevölkerungsvorausberechnung (Variante Untergrenze der „mittleren“ Bevölkerung) gehen davon aus, dass im Jahr 2050 nur etwa die Hälfte der Bevölkerung im Erwerbsalter (20 bis unter 65 Jahre), über 30 % 65 Jahre oder älter und circa 15 % unter 20 Jahren alt sein werden. Ende 2006 waren noch etwa 20% der Bevölkerung jünger als 20 Jahre. Die prognostizierte Entwicklung zeigt auf, dass der Anteil der 20- bis unter 65-Jährigen bis zum Jahr 2030 um 7,7 Millionen Menschen abnehmen wird, der Anteil der unter 20-Jährigen wird auf dann nur noch 16 % der Gesamtbevölkerung, auf ca. 12,7 Millionen Menschen, geschätzt. Noch vor ca. 60 Jahren betrug ihr Anteil über 30 % (1950 = 30,4 %). (Statistisches Bundesamt, 2003,31). Dem gegenüber werden die 65-Jährigen und Älteren immer zahlreicher. Ihre Zahl dürfte bis zum Jahr 2030 um 40 % steigen und 22,1 Millionen Menschen oder 29 % der Gesamtbevölkerung betragen. (Statistisches Bundesamt, 2007, 23).
Mit anderen Worten wird es im Jahr 2050 doppelt so viel ältere wie jüngere Men-schen geben, was eine Umkehrung des Altersaufbaus gegenüber dem Jahr 1950 darstellt. Dort waren noch doppelt so viele Menschen unter 20 Jahren wie über 59 Jahre alt. Dann stünden 77,8 Personen über 60 Jahren insgesamt 100 Menschen zwischen 20 und 59 Jahren gegenüber (Statistisches Bundesamt, 2003, 42).

2.2 Die Lebenserwartung

Die durchschnittliche Lebenserwartung in Deutschland hat sich innerhalb der letzten hundert Jahre deutlich erweitert. Die Zahl der Hundertjährigen in Deutschland hat sich in der Zeit von 1965 bis 1998 versechzehnfacht. 1970 lebten 265 Hundertjährige in Deutschland, 1994 waren es 4602 (558 Männer und 4004 Frauen) und heutige Schätzungen gehen von etwa 10 000 Personen aus, die einen dreistelligen Geburtstag feiern können. Im Jahre 2025 werden es (UN, Aging Population 1950-2050, 2002) 44.200 sein, im Jahre 2050 rechnet man danach in

Deutschland mit 117.700.
Aus der Sterbetafel 2005/2007 lässt sich ablesen, dass statistisch gesehen jeder zweite Mann zumindest 79 Jahre alt wird. Unter den Frauen kann jede zweite sogar ihren 85. Geburtstag erleben. 89% der Männer und 94% der Frauen können zumindest das 60. Lebensjahr vollenden. Derzeit liegt die durchschnittliche Lebenserwartung für einen neugeborenen Jungen bei 76,9 Jahren und für ein Mädchen bei 82,3 Jahren. (Stat. Bundesamt, Mitteilung für die Presse, 22.08.2008). In der Sterbetafel 1998/2000 galten noch Werte von 74,8 bzw. 80,8 Jahren (Statistisches Bundesamt, Mitteilung für die Presse, 01.08.2003). Die so genannten Sterbetafeln verdeutlichen, dass „heute von 100 Kinder, die geboren werden, 93 (bei den Mädchen) und 86 (bei den Jungen) ihr 60. Lebensjahr erleben" (Statistisches Bundesamt 2000, 11). Dies kommt einer Zunahme um 13 % in den letzten 50 Jahren bei Mädchen und Jungen gleich.
Dem gegenüber erreichten lediglich 39,3 % der Frauen und 33,5 % der Männer in den Jahren 1881 bis 1890 ihr 60. Lebensjahr (Kohli, 2000, 11). Nach der Sterbetafel 2005/2007 kann ein 60-jähriger Mann im Durchschnitt noch mit einer ferneren Lebenserwartung von 20,7, eine gleichaltrige Frau mit 24,6 Jahren rechnen (Stat. Bundesamt, Sterbetafel 2005/2007, online-Datendienst, 02.02.2009). Damit ist eine Steigerung der Lebenserwartung für heute geborene Kinder im Vergleich zu denen Anfang des 20. Jahrhunderts um ca. 30 Jahre verbunden. Die Gründe für die Zunahme der Lebenserwartung liegen auf der einen Seite in der deutlich rückläufigen Säuglings- und Kindersterblichkeit. So sterben durchschnittlich nur noch vier von 1000 Kinder im ersten Lebensjahr. Im Jahr 1990 waren es immerhin noch 7 Kinder von 1000. (Statistisches Bundesamt, 2003, 13). Aufgrund des erhöhten Sterberisikos der männlichen Bevölkerung nivelliert sich das zahlenmäßige Ungleichgewicht von 100 neugeborenen Mädchen zu 106 Jungen im Laufe der Lebensspanne. Im höheren Lebensalter kehrt es sich sogar um: „Von den 60 bis unter 70-jährigen Personen sind bereits 52 % weiblichen Geschlechts. In den obersten Altersgruppen macht sich das höhere Sterberisiko der Männer immer stärker bemerkbar. So beträgt der Frauenanteil bei den 70 bis unter 80-jährigen 62 % und bei den 80-Jährigen und älteren Personen sogar 74 %" (Statistisches Bundesamt, 2002, 36 f).
Zugleich wird die Zunahme der Lebenserwartung in Gesamtdeutschland auf die Annäherung der bislang in Ostdeutschland schlechteren Lebensverhältnisse gegenüber den Bedingungen in Westdeutschland

zurückgeführt.
Prognosen (Basisannahme, L 1) bis zum Jahr 2050 gehen davon aus, dass die „fernere Lebenserwartung" für 60-jährige Männer weitere 25,3 Jahre und für Frauen 29,1 Jahre betragen wird. Dies bedeutet eine weitere Steigerung um 5,0 Jahre für die Frau und 5,3 Jahre für den Mann gegenüber der Sterbetafel 2002/2004 (Statistisches Bundesamt, 2006, 17). Die längere Lebenserwartung von Frauen gegenüber Männern führt neben den Spätfolgen des Zweiten Weltkrieges zu einer Feminisie-rung des Alters. Auf einen Mann kommen bei den über 85-Jährigen drei Frauen (Dinkel, 1992, 77).
Zugleich kommt es zu einer Singularisierung, weil Trennung / Verwitwung und eine zu beobachtende Entfamilisierung Menschen dazu zwingen, sich auf sich selbst zu konzentrieren (vgl. Tews, 1999). Perspektivisch ergibt sich hingegen langfristig eine Nivellierung der Geschlechterdifferenz.

2.3 Das Verhältnis von Zu- und Auswanderungen

Der Altersaufbau der Bevölkerung in Deutschland wird zudem von Zu- und Abwanderungsbewegungen beeinflusst. Einflüsse von sich verändernden politischen Rahmenbedingungen, z.B. der Anwerbung ausländischer Arbeitskräfte und der anschließenden Familienzusammenführung einerseits[4], wie der teilweise mit wirtschaftlichen Anreizen lancierte Fortzug von Bürgerkriegsflüchtlingen in ihre Heimatländer andererseits, führten in der Vergangenheit zu starken Schwankungen innerhalb der Wanderungsbewegungen. Hinzu kommt auch der Wegzug von Deutschen, der auf der Grundlage bisheriger Entwicklungen in den 90er-Jahren zukünftig mit jährlich 80.000 Personen prognostiziert wird. Es erscheint mehr als fraglich, ob Zuwanderungsgewinne die „Sterbefallüberschüsse" auf Dauer ausgleichen können. Noch am 18.10.2001 teilte das Statistische Bundesamt mit: „Das geringere Bevölkerungswachstum geht auf einen gegenüber 1999 kleineren Zuwanderungsüberschuss zurück: Im Jahr 2000 zogen 167.000 Personen mehr nach Deutschland als das Bundesgebiet verließen (1999: 202.000). Mit Ausnahme von 1997 und 1998 war in den 90er-Jahren der Zuwande-

rungsüberschuss meist erheblich höher“ (Statistisches Bundesamt, Mitteilungen für die Presse, 18.10.2001).
Die 11. koordinierte Bevölkerungsvorausberechnung bis zum Jahr 2050 geht von einem positiven Außenwanderungssaldo aus. Im langjährigen Durchschnitt zogen 150.000 bis 300.000 Menschen nach Deutschland. Während die erste Variante (W1) von einem jährlichen Zuwanderungsgewinn von 100.000 Personen ausgeht, rechnet die zweite Variante (W2) mit einem Wanderungsüberschuss von 200.000 Menschen. Demnach ergeben sich bis zum Jahr 2050 kumulierte Wanderungsgewinne zwischen 4,4 Millionen (W1), 8,6 Millionen (W2) Ausländern. Da die zuziehenden Ausländerinnen und Ausländer jünger sind als die wegziehenden, ist von einem „Verjüngungseffekt“ auszugehen. Insgesamt birgt jedoch u.a. die für 2011 vorgesehene vollständige Öffnung des Arbeitsmarktes für die der Europäischen Union neu beigetretenen Staaten zahlreiche Unsicherheiten in der Vorhersage des Wanderungspotenzials (Stat. Bundesamt, 2006).
Trotz der Wanderungsbewegungen ist der Rückgang der Bevölkerung in Deutschland und der damit verbundene Strukturwandel des Alters unumkehrbar. Nach der 11. koordinierten Vorausberechnung wird nach der Variante zur mittleren Bevölkerung die Bevölkerungszahl von 82,4 Millionen im Jahr 2005 auf 68,7 Millionen Menschen (Variante 1-W1: „mittlere“ Bevölkerung, Untergrenze. bis ins Jahr 2050 absinken. (Statistisches Bundesamt, 2006, 33)
Auch der Alterungsprozess innerhalb der Bevölkerungsstruktur kann über Wanderungsbewegungen nicht verhindert, sondern lediglich verlangsamt werden.

3.0 Historische Entwicklung des Alters

Historisch ist das höhere Lebensalter bis ins 20. Jahrhundert eher die Ausnahme. „Alter ... hatte Seltenheitswert und wurde – wie heute noch in manchen Ländern der Dritten Welt – besonders geehrt und gewürdigt. Es waren die Alten, die Rat erteilten, die belehrende, heilende und richterliche Funktionen hatten, und die auch gehört wurden“ (Lehr, 1988, 37). Trotz allem muss hinterfragt werden, ob sich diese Aussage generalisieren lässt. Eher ist davon auszugehen, dass „die Situation alter

Menschen je nach Zugehörigkeit zu einer bestimmten Sozialschicht differierte" (Schachtner, 1988, 76). Insbesondere sind Unterschiede zwischen ländlichen und fabrikindustriellen Lebensformen zu unterlegen. In einer industriellen Umwelt waren ältere Menschen eher mit Statusverlusten und Disqualifizierungen konfrontiert (vgl. Nagel, 1991). Insoweit sind bei der Bewertung der Veränderungen kulturelle, geschlechtsspezifische und geschichtliche Entwicklungen einzubeziehen.
Es ist davon auszugehen, dass kalendarisches Alter in der vormodernen Zeit bei der Ordnung des Lebens nur eine geringe Bedeutung hatte. Erst mit der Industrialisierung kam es zu einem „Wandel von einer relativ altersirrelevanten Lebensform zu einer Lebensform, ..., zu deren Strukturprinzipien das Alter gehört. Es handelt sich um einen Prozess der Chronologisierung bzw. Verzeitlichung des Lebens" (Kohli, 1985, 134).

3.1 Typologisierung des Alters

Wann auch immer von einer Zunahme der älteren Bevölkerung die Rede ist, ergibt sich eine inhaltliche Problematik in der Definition von Alter. Alter lässt sich nicht eindeutig definieren und typisieren. Die Vielfalt der Zuschreibungen lässt sich wie folgt typologisieren:[5]

3.2 Das chronologische Alter

Das chronologische Alter bestimmt sich durch die Addition von Lebensjahren ab dem Zeitpunkt der Geburt. Für das individuelle Lebensgefühl, die körperliche Verfasstheit, Einschätzungen zur Lebenszufriedenheit, etc. lassen sich über eine ausschließlich kalendarische Sicht erfolgte Deutung keine Aussagen machen (vgl. Dittmann-Kohli, 1990).

3.3 Das biologische Alter

Biologische Faktoren ergeben – für sich alleine genommen – keine eindeutige Bestimmung „des Alters". Sie lassen sich eher als Ansatzpunkte der Veränderung deuten. Zweifellos gibt es irreversible Veränderungen, wie z.B. das Eintreten der Menopause oder die Veränderung der körperlichen Erscheinung. Und doch wirken Menschen heute weniger stark körperlich verbraucht. Vermutlich deshalb, weil sich ansonsten körperlich anspruchsvolle Tätigkeiten, z.B. in der Produktion, der Landwirtschaft oder im Bergbau, durch technischen Fortschritt vereinfachen ließen. Eine scheinbare optische Verjüngung der Menschen ist die Folge.

3.4 Das soziale Alter

Das soziale Alter wird unter Zuhilfenahme des kalendarischen Alters mit Rollenzuschreibungen und -erwartungen bestimmt. Festlegungsprozesse der Umwelt zu altersentsprechendem Verhalten prägen das soziale Alter. „Es ist eine Umwelt, die alte Menschen aus dem Arbeitsprozess möglichst früh ausgliedert, die aber auch die Frage nach Beiträgen alter Menschen zum Bruttosozialprodukt stellt; es ist eine Gesellschaft, die das Alter mit negativen Stereotypen belegt und dazu beiträgt, dass negative Fremdzuschreibungen im Selbstbild alter Menschen übernommen werden ...; es ist aber genau so eine Gesellschaft, die sich auf die Würde des Alters besinnt und gewachsenes Selbstbewusstsein alter Menschen respektiert“ (Olbrich, 1987, 323).

3.5 Das funktionale Alter

Mit der Festlegung von Erwerbszeiten bzw. ihrem Ende ist – mit der „Entberuflichung“ – eine Entpflichtung des Menschen von der Erwerbstätigkeit verbunden. Es beginnt eine „chronologisch definierte, arbeitsfreie und sozialpolitisch abgesicherte Lebensweise“ (Conrad, 1984, 12).
Mit einer ausschließlichen Orientierung am kalendarischen Alter für den Rentenbezug bekommt das Ruhestandsalter die Funktion des Eintritts in die Altersphase. Feste Altersgrenzen für den Eintritt in den Ruhestand sind zunehmend umstritten. Kohli (1992, 241 ff.) weist darauf hin, dass damit das Prinzip, gesellschaftliche Rechte und Pflichten ansonsten nur als Äquivalent für erbrachte Leistungen zugeteilt zu bekommen, mit einer solchen Festlegung außer Kraft gesetzt wird.
Zudem kommt es zu einer Entkopplung von der vom chronologischen Lebensalter unabhängigen Leistungsfähigkeit. Mit der Wiedervereinigung Deutschlands ist durch den Einsatz älterer Menschen in zahlreichen „Seniorprojekten“ der Beweis erbracht worden, dass sich Fähig-

keiten und Wissen von nicht mehr erwerbstätigen Männern und Frauen sinnvoll nutzen lassen. Die Leistungsfähigkeit älterer Menschen lässt sich auch heute in vielen Initiativen erkennen (vgl. Gusz, 1990), z.B. an ihrem strukturierten Einsatz in organisierten Gruppen wie „Zwar".[6]

3.6 Das subjektive Alter

Hierunter ist das individuell empfundene Altersgefühl zu verstehen. Die eigene Altersinterpretation führt zu subjektiven Identifikationen, wie sie z.B. auch in der Redewendung „jeder ist so alt, wie er sich fühlt", zum Ausdruck kommt. Dies führt als Konsequenz zu individuellen, d.h. nicht verallgemeinerbarer Bewertungen ähnlicher Situationen. Wickert hält für das subjektive Erleben des eigenen Alters ein verändertes Zeiterleben, Veränderungen der Persönlichkeit und der intellektuellen Leistungsfähigkeit, körperliche Beschwerden sowie das sich Messen mit Jüngeren für maßgebend (1984, 84). Menschen fühlen sich von ihrer Selbsteinschätzung heute später „alt" als früher (Tews, 1993, 24). Alter ist also immer an sozio-kulturelle und historische Wandlungen gebunden.

3.7 Altersmythen

Alte Menschen treffen nahezu immer auf gesellschaftliche Stereotypen, auf pauschale Altersbilder, z.B. Vorstellungen von hilflosen und verwirrten Alten oder Assoziationen mit Starrsinn, Gedächtnisverlust, Schwerhörigkeit und Pflegebedürftigkeit als Ausdruck eines generellen Abbaus der Leistungsfähigkeit. Aber auch romantisch verklärte Bilder, wie die „graue Eminenz" oder ein in Harmonie gemeinsam alt gewordenes Paar, sind zu beobachten. Solche Bilder gab es schon zu jeder Zeit (Engelhardt, 1995).
Zu unterscheiden ist jedoch zwischen positiven und negativen Vorstellungen hinsichtlich des Alters und alter Menschen. Positive Altersbilder können einerseits einen hohen Status der Betroffenen bewirken, erzeugen aber zugleich einen hohen Erwartungsdruck, den Vorstellungen des Ideals gerecht zu werden. Somit bieten überhöhte Idealvorstellungen die Gefahr einer zu großen Kluft zwischen Ideal und Realität. Negative Bilder vermitteln Distanz gegenüber den Alten und grenzen sie aus.

Dies gilt insbesondere für den Bereich sozialer Bezüge.
Insbesondere Betty Friedan (1995) hat die Bilder über das Alter als Mythen beschrieben und brachte damit zum Ausdruck, dass es sich um generalisierte Vorstellungen handelt, die von der subjektiven Wahrnehmung des einzelnen alten Menschens entkoppelt sind. Vor allem die nicht der gleichen Altersgruppe angehörigen Menschen bedienen sich ihrer, um die Komplexität und Unüberschaubarkeit bestehender Beziehungen und fremder Phänomene begreifbar werden zu lassen. Zugleich bieten sie Rahmenbedingungen für die Gestaltung von Beziehungen. Diese Rahmenbedingungen sind im negativen Fall jedoch eher als Grenzwerte zu beschreiben und entsprechen normativen Erwartungshaltungen an das Verhalten älterer Menschen.
Vor allem in den Massenmedien scheinen Stereotypen über alte Menschen noch verstärkt zu greifen. Nach Untersuchungen von Jürgens (1994) fanden sich ältere Menschen in der Werbung lange Zeit als Bedürftige (Kukident-Werbung, Treppenlift, etc.) wieder. Privatsender (RTL, SAT 1) gerieten in die Kritik, weil sie in den von ihnen produzierten Serien zunächst auf die mediale Präsenz älterer Menschen aus Sorge um geringere Einschaltquoten und damit niedrigere Werbeeinnahmen verzichteten (Tews 1991).
Erst seit Anfang der 90er-Jahre sind ältere Menschen in Rollen wie Großeltern, Babysitter oder Jubilare, oder als Empfänger langfristig angelegter Investmentfonds im Fernsehen zu erkennen. Hier scheint sich ein Paradigmenwechsel innerhalb der Werbung fest zu machen, denn offensichtlich sind ältere Menschen inzwischen als wichtige Konsumenten stärker in den Blick genommen worden. Dies vollzieht sich in allen Industrienationen gleichermaßen. „In Japan hat sich längst das Schlagwort vom „silbernen Markt" durchgesetzt und das nicht nur wegen des silbernen Haares der potenziellen / potenten Kunden. Der in fünfzig Jahren ohne Krieg angehäufte Wohlstand wird zum bevorzugten Ziel der Wirtschaftswerbung" (Prahl / Schroeter, 1996, 83).
Friedan (1995) kritisiert den in westlichen Gesellschaften extensiv betriebenen Jugendkult. Nur jungen Menschen würde Schönheit, Intelligenz, Sexualität, Gesundheit etc. unterlegt, während im Alter all diese Attribute nur noch durch ihre Vergänglichkeit und damit als Erinnerung übrig blieben. Der Abstieg in die Gebrechlichkeit als negativer Altersmythos wird auch von Ursula Lehr (1994) kritisiert. Sie führt aus: „Angesichts dieser Fakten [der höheren Lebenserwartung, Anmerkung des Autors] ist es geradezu unverantwortlich, heute die Gruppe der 60-

jährigen und Älteren als die „Pflegenahen“ zu bezeichnen. Wir sprechen doch auch nicht von den 30-jährigen als „Pensionsnahen“ oder „Rentennahen“. ... Die Bezeichnung „pflegenah“ für alle 60-jährigen und Älteren entspricht erstens nicht der Realität; sie trägt zweitens zu einem negativen, abwertenden Altenbild bei; lässt drittens Älterwerden mit Furcht und Bangen in die Zukunft blicken und so die Pflegebedürftigkeit zu einer „Self-Fullfilling Prophecy“ werden; und viertens: die Bezeichnung „schiebt Ältere aufs Abstellgleis“ ermuntert keinesfalls zu einem aktiven Leben im Alter (Lehr, 1994, 4 ff).

Die nach wie vor starke Präsenz des negativen Altersmythos in der Öffentlichkeit prägt das Erleben und Verhalten der Menschen, insbesondere das Verhältnis der Generationen zueinander. Für den Einzelnen führt er zu einer Verdrängung des Alters, da eine weitere Entwicklungsfähigkeit ausgeschlossen bleibt. „Wenn wir alt sein nur als Verlust der Jugend betrachten, machen wir das Alter selbst zum Problem – und wir setzen uns nie mit den tatsächlichen Problemen auseinander, die verhindern, dass wir uns weiterentwickeln und nach wie vor ein sinnvolles, vitales und produktives Leben führen“ (Friedan, 1995, 75).

Auch im Kontext des eigenen Erlebens ist ein Mythos wahrnehmbar, denn offensichtlich sind „alt immer nur die anderen“ (Filipp / Mayer, 1999).[7]

Gegenüber den eher negativen Bildern haben sich in der letzten Zeit auch eher optimistische Modelle des Alters etabliert (Pinquart, 1992). Die positiven Bilder stellen vor allem die Möglichkeiten und Kompetenzen in den Vordergrund, die erst mit dem Alter ins zentrale Blickfeld geraten. Diese Ideen sind geleitet von der Vorstellung, dass das Alter aus gesellschaftlichen Zwängen entbindet, wie z.B. der Berufstätigkeit und der Kindererziehung. Rosenmayr (1983) spricht von Möglichkeiten der „späten Freiheit“ gegenüber der zuvor ausgeprägten Einbindung in normative Vorgaben.

4.0 Der Prozess des Alterns

Die Unterschiedlichkeit der Altersbilder macht sich auch in der gerontologischen Forschungslandschaft fest, die uneinheitliche Altersmodelle hervorbringen. Walter (1995) kommt zum Ergebnis, dass vor allem negative, d.h. defizitäre Altersbilder vorherrschen. Defizitäre Modelle sind davon geleitet, dass die Vorstellungen über Lebensmöglichkeiten des Menschen mit zunehmenden Alter „in Folge der Abnahme psychischer, intellektueller und sozialer Fähigkeiten“ (Vogt, 2001a, 18) blasser werden. Die Disengagement-Theorie (Cumming / Henry, 1961) stellt Alter als einen unvermeidbaren Rückzug älterer Menschen aus ihren sozialen Bezügen auf Grund des biologisch bedingten Wunsches nach innerer Ruhe dar (vgl. Vogt, 2001a, 19). Dem gegenüber steht das Aktivitätsmodell (Tartler, 1961), welches von der Sichtweise ausgeht, das ältere Menschen aktiv am sozialen Leben teilnehmen wollen und müssen, damit ihr Erlebens- und Handlungshorizont fortbesteht.
Den hier aufgeführten Modellen gemein ist eine starke Orientierung auf vorfindbare Defizite im Alter. Kruse brachte dieses auf die Formel: „Bislang sind in der gerontologischen Forschung hauptsächlich Einbussen, Verluste und Belastungen thematisiert worden, hingegen nur selten besondere Fähigkeiten und Fertigkeiten im Alter“ (Kruse, 1995, 67). Dem gegenüber stellen Kruse und Olbrich das Modell der „Kompetenz im Alter“ (Olbrich 1987). „Kompetenz wird aus der Relation von Situationen, Anforderungen und persönlichen Ressourcen der Person definiert. Als spezifische (nicht generelle), variable (nicht konstante) und relativ individuelle (nicht universelle) Konstrukte erlauben Kompetenzen die differenzierte Beschreibung und Erklärung von Alternsprozessen“ (Olbrich, 1987, 319).
Unter der Überschrift des „erfolgreichen Alterns“ (Havighurst, 1963) haben Baltes und Baltes (1989) ein Modell entwickelt, welches apostrophiert, dass sich Altern und Erfolg nicht widersprechen. Sie gehen von Kapazitätsreserven des Organismus aus, die der ältere Mensch aktiv einsetzen könne, um Altersbeschwerden auszugleichen. Sie akzentuieren vor allem, dass „Menschen sich so verhalten, dass sie das allgemeine Niveau ihrer Kapazitätsreserven zu heben und die gewählten Lebenswege in Quantität und Qualität zu verbessern suchen“ (Baltes / Baltes, 1989, 96). In ihrem Modell der Optimierung durch Selektion

und Kompensation betonen sie die Notwendigkeit, im Alter sich auf subjektiv bedeutsame Bereiche zu konzentrieren (Selektion), diese weiter zu verfeinern (Optimierung) und ausgleichende Fähigkeiten bei Verlust bisheriger Felder zu entwickeln (Kompensation) (vgl. Baltes / Baltes, 1989, 85 ff). „Die Strategie der Optimierung durch Selektion und Kompensation erlaubt alten Menschen also, trotz reduzierter, körperlicher und geistiger Energien oder Reserven Lebensaufgaben zu bewältigen, die ihnen wichtig sind (ebenda, 98 f).

Auch dieses eher optimistisch gezeichnete Altersbild geht von Abbauprozessen des Menschen mit zunehmendem Lebensalter aus, eröffnet andererseits jedoch „älteren Menschen neue Aktionsräume und überträgt ihnen mehr Verantwortung für ihre eigene Lebensgestaltung, wovon letztlich nicht nur die Alten selbst, sondern auch die gesamte Gesellschaft profitiert“ (Goldbrunner, 1999, 25).

Dabei ist die Eigenproblematik notwendiger Kompensation für die Bildung von Altersmythen nicht zu unterschätzen. „Erfolgreiches Altern“ kann, zur Leitnorm erhoben, zu Brüchen zwischen Ideal und Realität führen, wenn es aus impliziten oder explizit zu verortenden Gründen eben nicht gelingt, „erfolgreich zu altern“.

Die mehr als uneinheitliche Theorielage lässt kein verbindliches Altersleitbild zu. Friedan (1995) macht neben vielen anderen Untersuchungen deutlich, dass sich hinter einseitigen Alterstheorien biologische Werthaltungen und Interessengruppen verbergen, wodurch Objektivität und Wissenschaftlichkeit verzerrt werden.

4.1 Die Beeinflussbarkeit von Alterungsprozessen

Entscheidend für die Wahrnehmung sozialer Aktivitäten, die Integration in Beziehungsfeldern und die Partizipation in der Gesellschaft ist die persönliche Gesundheit. „Die Gesundheitssituation ist eine der wesentlichen Determinanten des Lebens, der Lebenszufriedenheit insgesamt, aber auch der Antizipation und Planung der zukünftigen Lebensbedingungen“ (Künemund, 2000, 102). Sie bestimmt nachhaltig, quasi als Grundbedingung, die Mobilität und Flexibilität eines Menschen, wie auch seine Möglichkeiten, am sozialen Leben teilzunehmen, z.B. kulturelle Veranstaltungen zu besuchen, Einkäufe oder Besuche durchzuführen, ebenso wie sich im Gegenzug durch räumliche Distanzierungsmöglichkeiten gegenüber Ansprüchen anderer Menschen abzugrenzen.

Von daher verwundert es auch nicht, dass der Wunsch, „körperlich und geistig fit zu bleiben“, im zentralen Mittelpunkt der Lebensgüter älterer Frauen und Männer steht. Unter den für sie wichtigsten Lebensgütern, zu denen 1.500 Menschen im Alter von 55 – 75 Jahren befragt wurden und die für zwei Drittel der Befragten „sehr wichtig“ sind, benannten in der Untersuchung von Karl (1993, 28) insgesamt 87 % die Gesundheit als wichtigsten Lebenswunsch.
Aus den Daten des Alterssurvey lässt sich dieser hohe Bedeutungsgehalt ebenfalls ablesen. Zur Frage „Wie wichtig sind für Sie persönlich die folgenden Bereiche – Gesundheit und körperliche Verfassung“ antworteten 81,6 % mit sehr wichtig, gefolgt mit 17,2 % wichtig (Künemund, 2000, 118). Damit hat Gesundheit nahezu für alle Befragten (98,8 %) eine herausgehobene Bedeutung.
Mit zunehmendem Lebensalter ergibt sich jedoch eine Zunahme von Krankheiten, begleitet von länger andauernden Heilungsprozessen bis hin zu unveränderbaren Erkrankungen wie Altersdiabetes, Osteoporose, sowie die Folgen von Schlaganfällen, Herzinfarkten, etc.. Dabei spielen hier vor allem ihre Einflüsse auf das Selbstbild und auf die Beziehungsdynamik zu anderen Menschen eine besondere Rolle.
Immerhin 49 % der 55 – 69-jährigen schätzen ihren Gesundheitszustand mit „gut“ bis „sehr gut“ ein. Die Gruppe der 40 – 54-jährigen bewertet diesen Bereich zu 70 % als „gut“ bis „sehr gut“, während die 70 - 85-jährigen nur noch zu 38 % zu einer solchen Einschätzung kommen. Im Gegensatz zu Differenzen zwischen alten und neuen Bundesländern lassen sich geschlechtsabhängige Unterschiede nicht feststellen.

Tab. 2: Bewertung des Gesundheitszustandes

	55 - 69 Jahre			70 - 85 Jahre		
	Frauen	Männer	Gesamt	Frauen	Männer	Gesamt
Sehr gut	5,2%	5,8%	5,5%	3,0%	4,8%	3,7%
Gut	43,5%	43,1%	43,3%	33,7%	36,7%	34,8%
Mittel	39,1%	37,3%	38,2%	42,5%	40,0%	41,6%
Schlecht	10,9%	11,6%	11,2%	16,9%	15,8%	16,5%
Sehr schlecht	1,4%	2,1%	1,7%	3,9%	2,6%	3,4%

Gewichtete Daten des Alterssurvey 1996, Künemund, 115

Hinsichtlich der erwarteten Veränderung des Gesundheitszustandes ergibt sich ein interessantes Bild (Alterssurvey 2000, 115-123). Sowohl die Gruppe der 55 – 69-jährigen mit 65,9 % als auch die Gruppe der 70 – 85-jährigen mit 58,4 % gehen davon aus, dass ihr derzeitiger Gesundheitszustand in der Zukunft gleich bleiben wird. Lediglich 24,8 % der 55 – 69-jährigen und 35,6 % der 70 – 85-jährigen erwarten eine Verschlechterung ihrer gesundheitlichen Verfasstheit. Auf dem Hintergrund, dass immerhin sich 34,7 % der 55 – 69-jährigen und 54,9 % der 70 – 85-jährigen durch aktuelle gesundheitliche Beschwerden „ein wenig“ und „erheblich“ bei der Erfüllung alltäglicher Aufgaben behindert fühlen, lässt dies den Schluss zu, dass die subjektive Einschätzung zum Gesundheitszustand und der Grad der Beeinträchtigung nicht miteinander korrespondieren.
Insoweit sind die Daten des Alterssurvey als hilfreich einzuschätzen, weil sie nicht den objektiven Gesundheitszustand erfassen, sondern vielmehr die Angaben zur subjektiven Einschätzung erheben. Dabei darf jedoch nicht außer Acht gelassen werden, dass [neben kulturellen und sozialen Einflüssen] sich ältere Menschen in einer besonderen Form den Veränderungen ihrer gesundheitlichen Verfassung anpassen. Es finden „mit zunehmendem Alter Anpassungen an veränderte Gegebenheiten, an Veränderungen der körperlichen Leistungsfähigkeit und Gesundheit statt [...]“ (Borchelt et al., 1996, 465 f).
Insgesamt haben Menschen jedoch nicht nur eine höhere Lebenserwartung, sondern bleiben auch länger gesund. „Unsere Beobachtungen legen die Frage nahe, was man heute überhaupt noch unter einem normalen Alterungsprozess zu verstehen hat.“ (Manton, zit. in Lehr, 2001, 19) Insgesamt ist auffällig, dass sich gesundheitliche Probleme gegenüber vorherigen Generationen deutlich später zeigen, wobei Gesundheit nicht einfaches Fehlen von Krankheit darstellt, sondern auch eine subjektive Zufriedenheit umfasst.
Nach Lehr (2001, 21f) hängt ein gesundes Älterwerden („Nicht nur dem Leben Jahre geben, sondern den Jahren Leben geben“) von vier Elementen ab:

1. „Der Schaffung günstiger Entwicklungsbedingungen in Kindheit und Jugend (Optimierung);
2. Der Prävention, der Vorbeugung von Krankheiten, der Verhinderung von Abbau- und Verlusterscheinungen (im körperlichen, geistigen und sozialen Bereich);
3. Der Rehabilitation, dem weitestmöglichen Rückgängigmachen von

Störungen, ausgelöst durch Krankheiten verschiedenster Art (von Knochenbrüchen bis zum Schlaganfall), aber auch dem weitgehenden Rückgängigmachen von Folgen sogenannter „kritischer Lebensereignisse“ im psychischen Bereich - wie Pensionierung, Tod eines nahe stehenden Menschen, Umzug in ein Altenheim und dergleichen mehr;
4. Dem „Management” von Situationen bei bleibenden Einschränkungen, dem Zurechtkommen mit irreversiblen Problemsituationen, der Sicherung des Erreichten.“

Lehr akzentuiert, dass Aktivität in physischer, psychischer und kognitiver Hinsicht die subjektiv empfundene Lebensqualität im Alter steigert. Umso notwendiger sei frühes und konsequentes „Training“.[8] Körperliche Veränderungen sind nicht vorrangig Ausdruck des Alters, eher der Lebensweise und „ähneln denen, die auch ein Mangel an Bewegung im Gefolge hat“ (Schmidt, 1972, 191).
Auch geistige Aktivität führt zu einem größeren „psychophysischen Wohlbefinden“ (Lehr, 2001, 24). Dies zeigen Untersuchungen an Hundertjährigen.[9] Als Resümee stellt Thomae (1993, 14) (zit. in Lehr 2001, 24 f) fest: „From these findings activity was shown to be one of the most important varables on which survivors scorded higher than non-survivors.”

4.2 Alter als Bestandteil des „life-span”

Faltermaier (1992, 15) übersetzt die Dreiteilung des Lebenslaufes in eine Vorbereitungsphase (Kindheit und Jugend), einer Aktivitätsphase (aktives Erwachsenenalter) und einer Ruhephase (Alter) (vgl. Faltermaier et al.,1992, 15). Innerhalb dieser Dreiteilung verweist er auf die Bedeutung qualitativer und subjektiver Ereignisse, die Einflüsse auf die Entfaltungsmöglichkeiten des Individuums bis ins hohe Alter haben. Dies könnten sowohl kollektive Erfahrungen (z.B. Krieg) sein, die eine gesamte Alterskohorte betreffen, wie auch individuelle Begebenheiten (z.B. Trennung und Scheidung).
Aus dem Blickwinkel der „life-span-developement-Psychologie“ ist „ ... das einst relativ ruhige Erwachsenenalter in vieler Hinsicht unruhig geworden“ (Faltermaier et al, 1992, 16). Erwachsene sind demnach nie „fertige Personen“; von ihnen wird lebenslanges Lernen erwartet und

damit auch ein flexibler Umgang mit neuen Herausforderungen. Baltes / Sowarka (1983, 15) zeigen auf, dass eine lebenslange Entwicklung „durch große interindividuelle Variabilität, beträchtliche interindividuelle Plastizität, Multidimensionalität und auch Multidirektionalität (multiple Gerichtetheit) gekennzeichnet zu sein (scheint)“. Damit bringen sie zum Ausdruck, dass die Entwicklungsfähigkeit nicht auf bestimmte Lebensphasen beschränkt ist. Sie nehmen damit eine Gegenposition zu Reifungsmodellen ein, die die Entwicklung des Menschen mit der Adoleszenz als abgeschlossen erachten und weitere Modifikationen als Abbauprozesse deuten.
Entwicklung ist demnach nicht auf eine einzige Richtung festgelegt, sondern umfasst eine Pluralität an unterschiedlichen Verläufen und Möglichkeiten. Auch ist sie nicht nur auf eine Ebene begrenzt, sondern findet in mehreren psychischen Dimensionen und in verschiedenen Lebenskontexten statt. Damit sind körperliche, kognitive, emotionale Dimensionen über den Lebensverlauf hinweg ebenso berührt wie die personale Entwicklung des Einzelnen im Kontext von Beruf, Familie und sozialen Netzwerken. Da Entwicklung immer beeinflusst ist von gesellschaftlichen und historischen Einflüssen, verliert der chronologische Aspekt an Bedeutung, da ebenfalls biologische, soziale und psychologische Bedingungsfaktoren mit einbezogen werden müssen, um unterschiedliches individuelles Verhalten und interindividuelle Unterschiede zu erklären.

4.3 Zentrale Themen des Erwachsenenalters

Die Darstellungen unterschiedlicher Theorien zur Konzeption des Erwachsenenalters sind insgesamt wenig einheitlich. Sie implizieren häufig universelle Aussagen, die auf statische Entwicklungsmodelle mit konkret umrissenen Phasen zurückgreifen und mit entsprechenden Alterszuschreibungen normative Vorgaben apostrophieren. Unter Einbezug des „life-span“ und mit Blick auf das hier anstehende Thema der Beratung älterer Menschen und konkret der Partnerschaftsberatung älterer Paare scheinen sich in Anlehnung an Faltermaier et al. (1992, 58 ff) folgende Themen in den Vordergrund zu drängen:

- die Identität
- soziale Beziehungen
- die Sozialisation

- Übergänge, Lebensereignisse und Krisen
- subjektive Ziele und entwicklungsbezogenes Handeln.

4.3.1 Identität

Unter Identität versteht Erikson das „angesammelte Vertrauen darauf, dass die Einheitlichkeit und Kontinuität, die man in den Augen anderer hat, einer Fähigkeit entspricht, eine innere Einheitlichkeit und Kontinuität aufrecht zu erhalten“ (Erikson, 1973, 107) (vgl. Vogt, 2001a, 47 ff). Mit Whitbourne und Weinstock (1982, 108) ist unter dem Identitätsbegriff die „Gesamtheit körperlicher Merkmale, Fähigkeiten, Motive, Ziele, Einstellungen, Werthaltungen und soziale Rollen, die ein Mensch sich selbst zuschreibt“, zu fassen. Identität ist kein Endziel, sondern sieht sich immer in der Spannung zwischen Kontinuität und Wandel. Wenn Willi die Identität als die „Wahrnehmung des eigenen Selbst als einem fest gefügten, in der Zeit durchhaltenden Ganzen“ (1985, 286) beschreibt, wird damit zugleich ausgedrückt, dass die Konsistenz der Persönlichkeit trotz jeder Veränderung Bestand hat, d.h. ihre Identität bewahren muss.

In unterschiedlichen Rollenbezügen wird die Kongruenz und Konsistenz der Person und damit ihre Identität permanent berührt. In Anbetracht von De-Stabilisierung und Wandlung innerhalb der Gesellschaft führt dies zu einem ständigen Anpassungsdruck und damit zu einer immer neuen Identitätsbestimmung. Nach Nummer-Winkler (1987) ist die Identität einer hohen Störanfälligkeit unterlegen und wird zur „Wiederholungskrise“. Entscheidungsverpflichtungen bestehen jederzeit, getroffene Entscheidungen sind permanent veränderbar. Das Individuum muss auf neue Anforderungen und veränderte Verhältnisse reagieren und dies ins Selbstbild integrieren. Identitäten werden so zu „Patchworkmustern“ (vgl. Keupp, 1988).

Whitbourne und Weinstock differenzieren zwischen der Notwendigkeit und zugleich bestehenden Möglichkeit einer induktiven und deduktiven Differenzierung innerhalb des Lebensverlaufes. Mit ständig neuen Eindrücken und Erfahrungen kommt es zu einem Automatismus der Auseinandersetzung, die dazu führt, die bisherige Identitätsstruktur zu differenzieren oder umzubauen (Akkumulation). Es kommt zur induktiven Differenzierung. Innerhalb des Kreislaufes interpretiert die Person aber auch ihre Erfahrungen im Bewusstsein ihrer Identität, und integriert diese in ihre eigene Identitätsstruktur. Dieser Vorgang im Prozess der deduktiven Differenzierung wird als Assimilation beschrieben. Findet dieser Prozess nicht seine Balance, und kommt es zu einer Überrepräsentanz des einen oder des anderen Differenzierungsprozesses, entstehen Störungen des Gleichgewichtes. „Dominiert die deduktive Differenzierung, so werden neue Erfahrungen nicht mehr aufgenommen; die Identitätsstruktur ist starr und unflexibel, das Ich wehrt Erfahrungen ab, die nicht im Einklang mit dem Selbstbild stehen. ... Dominiert die induktive Differenzierung, kommt es zu einer ständigen Anpassung der Identitätsstruktur an neue Erfahrungen; die Lebensbedingungen ändern sich zu massiv und/oder die Identitätsstruktur ist zu flexibel, verändert sich zu schnell. Es fehlt einer Person an der Stabilität ihrer Persönlichkeit und an der Erfahrung von Kontinuität“ (Faltermaier, 1992, 61 f).

4.3.2 Sozialisation

Menschen sind geprägt von ihrer je individuellen seelischen Entwicklung, von sozialen familiären Beziehungen, biologischen Veränderungen und den Aufgaben, die sie in der Gesellschaft erfüllen (Kolland, 1993, 11). Insbesondere die mit sozialen Rollen verbundenen Erwartungen und Anforderungen und die von der Gesellschaft vorgesehene Abfolge von Rollen im Lebenslauf führten zu einer normativen Anpassung des Verlaufes und produzierten zugleich Altersnormen. Auf die Gegebenheiten des unter der Überschrift „Individualisierung“ verbundenen Umbauprozesses der Gesellschaft und ihren Auswirkungen auf ältere Menschen, die ein individuelles Beziehungs- und Lebensmanagement notwendig machen ist hinlänglich eingegangen worden (vgl. Rosenmayr, 1983).

Nicht zu vernachlässigen sind historische und sozio-kulturelle Einflüsse und Ereignisse, die Rahmenbedingungen für Menschen über 55 Jahren bilden. Einige bemerkenswerte Ereignisse und Erlebnisse werden hier stichpunktartig zusammengefasst:

1939 – 1945	Zweiter Weltkrieg; „Wehrwirtschaft“; „Endlösung der Juden-frage“; „Ausmerzung lebensunwerten Lebens“
1945	Kapitulation des Deutschen Reiches: 55 Millionen Tote, 35 Millionen Verwundete, 3 Millionen Vermisste; Beginn der Ent-nazifizierung; Reparation und Demontage

1945 – 1955	Ausgleich der wirtschaftlichen Kriegsfolgen durch den allgemeinen technisch-industriellen Fortschritt; Umsiedler, Flüchtlinge und Vertriebene; Zulassung von Parteien und Neubildung der Länder; Weiterentwicklung der Kern- und Waffentechnik
1946	Europäisches Wiederaufbauprogramm der USA („Marshall-Plan")
1948 / 1949	Währungsreform; Berlin-Blockade
1949	Grundgesetz der BRD; Verfassung der DDR; Teilung Deutschlands
1955 – 1965	Wirtschaftlicher Aufschwung durch die „freie Marktwirtschaft": „Wirtschaftswunder"; Wiederaufbau in Stadt und Land
1961	Bau der Mauer
1962 – 1965	Zweites Vatikanisches Konzil der Katholischen Kirche
1965 – 1975	Wirtschaftskrise; große Koalition; Studentenunruhen; Ostverträge; bemannte Raumfahrt; beginnende Technisierung und Computerisierung der Lebenswelt; Zuwanderung ausländischer Arbeitnehmer
1975 – 1985	Regierungswechsel in Bonn; wirtschaftliche Stagnation; Arbeitslosigkeit und Frühpensionierung; Wertewandel; Umweltprobleme; zunehmende Technisierung der Alltagswelt
1986	Reaktorkatastrophe Tschernobyl
1989	(Wieder-)Vereinigung Deutschlands
1990	Terrorismus, Ermordung von Rohwedder durch die RAF; Berlin wird (wieder) Hauptstadt der Bundesrepublik; Zunahme der Ausländerfeindlichkeit
1993	Änderung des Asylgesetzes zur Regulierung des Zustroms
1993 – 1998	Neue Medien, Zunahme von Internetanschlüssen von 58.000 auf 1,3 Millionen Nutzern
1998	Das Potenzmittel Viagra kommt auf den deutschen Markt
1999	Deutsche Soldaten beteiligen sich unter dem Nato-Mandat am Kosovo-Krieg in Serbien
2000	Vernichtung des World-Trade-Centers in New York, Zunahme und Zuspitzung von Krisenherden in der Welt
2001	Währungsreform, Euroeinführung
2002	lahmende Weltwirtschaft, Verlust von Aktienwerten
2003	Angriff auf den Irak durch die USA und Großbritannien

(vgl. Jaide, 1988 / eigene Recherchen)

Die hier fragmentarisch dargestellten Ereignisse und Einflüsse führten gleichermaßen zu Rollenanforderungen (wie z.B. die so genannten Trümmerfrauen), zugleich aber auch zur Notwendigkeit, auf die veränderten Rahmenbedingungen adäquat zu reagieren.
Bedeutsame Ereignisse und Entwicklungen sind von einer großen Wechselhaftigkeit bestimmt. Dabei erleben ältere Menschen eine akute Beschleunigung in der Abfolge von Einzelereignissen auf der Makro-Ebene, zugleich aber auch eine starke Interdependenz global zu verortender Anlässe (z.B. Krieg, Weltwirtschaft) mit ihrer Wirkung auf die konkrete Lebenssituation der Individuen (Mikro-ebene).
Dabei treffen biographische Erfahrungen auf eine „radikale Pluralität“ der Postmoderne. „Sie schlägt sich auf die Vielzahl der Horizonte durch, bewirkt eine Unterschiedlichkeit der Rahmenvorstellungen, verfügt eine Diversität des jeweiligen Bodens. Sie geht an die Substanz, weil an die Wurzeln“ (Welsch, 1987, 4).
Ihre Vielfältigkeit, die Ungleichzeitigkeit von Lebensformen und Lebensweisen, die für den Einzelnen einen kaum noch erkennbaren Deutungsfaden finden lässt, verschärft sich durch den Einfluss moderner Medien, die die Globalisierung der Gegenwart bedingen und Optionen komplexer gestalten. Insbesondere das Internet bewirkt neben der Zugänglichkeit an Informationen eine immer schwierigere Trennschärfe zwischen Fiktion und Realität und eine „Beschleunigung der Zeit“. Lüscher (1995) sieht ein Nebeneinander beliebiger Alternativen und Optionen für die Gestaltung des Alltags, die stark variiert. Ausgehend von der Deutung in der Literatur wählt er dafür den Begriff „Pastiche“. Damit meint er „eine Beliebigkeit in der Gestaltung des Alltages [, die] in Wort und Schrift das aktuell Modische [betont]“ (Lüscher, 1995, 238). Die Gegenwart wird für die Lebensgestaltung des Einzelnen maßgebend. Nicht mehr die rückgewandte Orientierung an der Vergangenheit wird richtungbestimmend, vielmehr wird die Gunst der Stunde in den Fokus gestellt, ist die aktuelle Situation mit ihren zahlreichen Optionen zu meistern. Lüscher führt aus: „Außerhalb der Situation liegt unmittelbar die ‚Welt‘. Sie repräsentiert das ganz Andere, die ‚Differenz‘„ (a.a.O., 238). Durch die mangelnde Schutzfunktion von sozialen Klassen komme es zu einer Verkürzung der „mittleren“ Lebensbereiche (a.a.O., 239), also zu einem Entfall der Wegweisung durch Institutionen für die Strukturierung des Lebens. Durch die Komplexität des Lebens entsteht ein Entscheidungszwang zwischen unterschiedlichen Angeboten mit der Konsequenz oftmals widersprüchlicher Koordinationsaufgaben. Individualität wird ra-

dikal, das Bewusstsein von Subjektivität löst sich auf. „Das Selbst“ wird zur Fiktion, positiv gewendet zur absoluten Freiheit (vgl. Honneth, 1991). Damit stehen vergangene Erfahrungen und ihre sozialisierenden Wirkkomponenten auf den ersten Blick scheinbar im Widerspruch zu den Erfordernissen der Gegenwart. Tatsächlich ist jedoch eher von einer Potenzierung des Verlustes von Berechenbarkeit und damit von einer herausfordernden Antizipation der Zukunft auszugehen.

4.3.3 Übergänge, Lebensereignisse und Krisen

Durch die „Life-event-Forschung“ (Filipp, 1990; Faltermaier, 1984; Callahan / McCluskey, 1983) wurden vor allem Rollenübergänge und kritische Lebensereignisse zum Thema gemacht. Lebensereignisse sind zugleich „Schnittstellen“, die Anhaltspunkte für die Markierung innerhalb des Lebenslaufes geben, zugleich aber auch Übergangsprozesse mit einer objektiven und subjektiven Bedeutung darstellen. Unterschieden wird in der Regel zwischen normativen und nicht normativen Ereignissen. Vor allem die Wahrscheinlichkeit, dass bestimmte Ereignisse eine gesamte Population berühren, wie z.B. die Pensionierung, die Geburt des ersten Kindes oder die empty-nest-Situation, werden als normative Ereignisse beschrieben. Hingegen sind unerwartete, d.h. nicht an den Lebenslauf gebundene Ereignisse als nicht normativ zu beschreiben. Ihr Auftreten kommt in der Regel überraschend, entsprechend kann man sich nicht darauf vorbereiten.

4.3.4 Subjektive Ziele

Ausgehend von der Perspektive, dass der erwachsene Mensch eigene Ziele und Vorstellungen über sich und seine Zukunft hat, die er auch realisieren möchte, ist der persönliche Beitrag des Individuums zu berücksichtigen. Whitbourne et al. (1982) brachten zum Ausdruck, dass Menschen darauf bezogen sind, vergangenes Leben und gegenwärtiges Leben mit zukünftigem Leben zu verknüpfen. Dies bedingt eine permanente „Revision des bisherigen Lebens“ (Goldbrunner 1999), d.h. die (Neu-) Ordnung der eigenen Lebensgeschichte. Mit der folgenden Bilanzierung ergibt sich die Notwendigkeit, weitere Handlungsperspektiven und Zukunftsentwürfe zu gestalten. Damit kommt den subjektiv bedeutsamen Erlebnissen der Vergangenheit und der Gegenwart für die Gestaltung der Zukunft eine besondere Aufgabe zu.

Altern ist gebunden an biologische, psychologische und soziale Veränderungen, die der Einzelne nicht (immer) bewusst und „freiwillig“ gesucht hat, die aber für die Wahrnehmung des Selbstwertes von entscheidender Bedeutung sind.

Gerade zum Begriff des „Selbst“ gibt es eine Deutungsvielfalt (Brandtstädter / Greve, 1992), die stark variiert. Nach Walter (1995, 97) handelt es sich um „die Konstruktion eines Bildes, das man von sich selbst innerhalb eines sozialen Bezugssystems entwirft.“

Damit steht das Selbstbild in einem Interdependenzverhältnis zu anderen sozialen Beziehungen, weil Vorstellungen über die eigene Person immer im Zusammenhang mit denen der Umwelt stehen, durch sie verortet werden.

Unabhängig davon, dass Selbst- und Fremdbild differieren können, umfasst die Veränderung des Selbstbildes im Alter unterschiedliche Bereiche.

Von der Langfristperspektive her ist jedoch nicht zu übersehen, dass es mit zunehmendem Alter zu Veränderungen des körperlichen Aussehens (Haut, Fettgewebe, Ergrauen der Haare) und des sensorischen Empfindens (Sehstärke, Hörfähigkeit) kommt. Auch die körperliche Beweglichkeit reduziert sich, kognitive Fähigkeiten (Informationsverarbeitung, Gedächtnisleistungen, Gleichzeitigkeit in der Bearbeitung von Aufgaben) verlangsamen sich, die gesundheitliche Verfasstheit wird anfälliger. Hilfsmittel (Brille, Zahnersatz) werden notwendig. Mit der zusätzlichen Wahrnehmung eines veränderten Körpergefühls werden diese Veränderungen als „Verluste“ charakterisiert, als Einbußen eines Ideal-Selbst, teilweise sogar als Makel, die die Stabilität des Selbstwertgefühls tangieren. In der Sprache der Psychoanalyse „schwindet die narzisstische Besetztheit des Körpers, stattdessen wird der Körper oftmals als Feind erlebt“ (Riehl-Emde, 2002, 587).

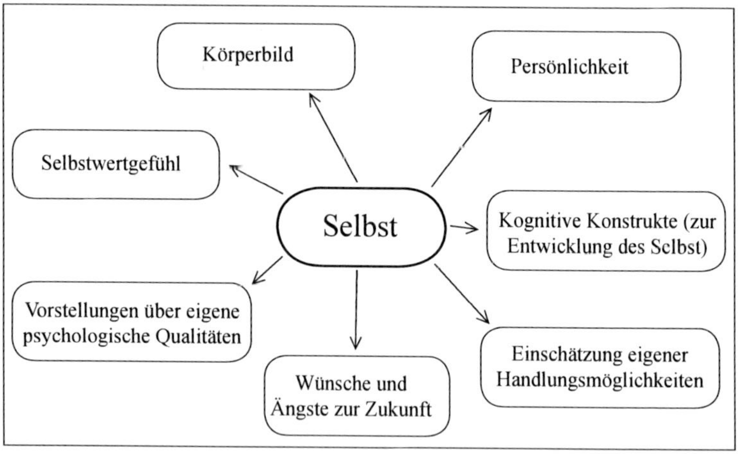

Abb. 1: Beeinflussung des Selbst
(nach Whitbourne und Weinstock 1982, 284 f., abgeändert in: Goldbrunner, 1999, 35)

Reaktionen der Umwelt auf die Veränderungen der körperlichen Erscheinung bei einem entgegengesetzten Wunschbild führen nicht selten zu Identitätskrisen im Alter. Zu erwartende weitere Einbußen (Walter, 1995) angesichts gesellschaftlicher Idealisierung von Schönheitsidealen können diesen Konflikt verschärfen und eine Auseinandersetzung mit der inneren und äußeren Wirklichkeit aktualisieren (vgl. Beck, 1988, 15 f).
Es stellt sich die Aufgabe einer Neudefinition des Selbst, einer Integration der Veränderungen, einer Zielsetzung der Individuation.
Nach Radebold (1992, 68-72) muss sich der ältere Mensch acht wesentlichen Aufgaben stellen:

1. „Reagieren auf den sich verändernden Körper,
2. Umgehen mit den eigenen libidinösen, aggressiven und narzisstischen Strebungen,
3. Gestalten der intragenerativen Beziehungen,
4. Gestalten der intergenerativen Beziehungen,
5. Sich-Stabilisieren durch Beruf und Interessen,
6. Erhalten der sozialen Sicherheit / Versorgung,
7. Erhalten der eigenen Identität,
8. Einstellen auf die sich verändernde Zeitperspektive sowie auf Sterben und Tod."

Der „Kontrolle über das eigene Schicksal“ (Friedan, 1995) kommt dabei besondere Bedeutung zu. Bei der Lebensplanung gilt es, die positiven Ressourcen eines selbstbestimmten Lebens zu wecken und im Bewusstsein zu etablieren. Dazu zählen neben der Antizipation der Zukunft natürlich auch maßgeblich die Gestaltung von Partnerschaft, Ehe und anderen sozialen Beziehungen. Nur so kann sich in Anlehnung an Rosenmayr`s Aussagen zur „späten Freiheit im Alter“ (1985) eine Offenheit für Veränderungen etablieren, die nicht nur Grenzen, sondern auch Möglichkeiten darzustellen weiß.

Zusammenfassend lässt sich Altern somit als Entwicklungsprozess charakterisieren, der nicht mit einem universellen Abbauprozess gleichzusetzen ist. Vielmehr muss Altern immer in Bezug auf intraindividuelle Veränderungen gesehen werden, z.B. des Verhaltens und Erlebens. Altern und die damit verbundenen Veränderungen sind multidimensional zu verstehen, d.h. es werden unterschiedliche Persönlichkeitsbereiche berührt.

Abbauprozesse in einem Bereich, z.B. der sensorischen Fähigkeiten, können sich zeitgleich neben einer andauernden Konstanz oder gar Expansion in anderen Bereichen vollziehen. Altern ist zudem ein multidirektionaler Prozess. Zielperspektiven lassen sich nicht generalisieren, wie der Begriff der „Lebenserfüllung“ mit idealtypischen allgemeingültigen Vorstellungen glauben machen will. Psychische Kompetenzen bestehen fort, ebenso wie dynamische Bedürfnisse nach Zugehörigkeit, Verwurzelung, Liebe und Anerkennung (Rosenmayr, 1983).

Auf diesem Hintergrund lassen sich Altersprozesse nicht monokausal erklären; die bestehende multikausale Bedingungskonstellation setzt sich aus biologischen, sozialen, ökologischen, ökonomischen, historischen und psychologischen Faktoren zusammen.

So hat Alter an Selbstverständlichkeiten und damit Berechenbarkeiten eingebüßt. Weder Lebensstile noch Wohnformen, weder Tätigkeiten noch Freizeitgestaltung sind standardisiert. Auch „kollektiv gültige Rollenmuster, die Gesellschaften für das alt werden und alt sein als „Passepartout für die Alten ... bereit gestellt haben“ (Mader, 1995, 18), liegen nicht vor. Generell gültige Handlungsmodelle und Altersnormen stehen nicht zur Verfügung.

5.0 Die Institutionalisierung des Lebenslaufs

In Anlehnung an Philipp Aries „Geschichte der Kindheit“ (1982) ist eine Ausdifferenzierung des Lebens in Lebensphasen seit dem 18. Jahrhundert wahrnehmbar. Diese Sichtweise wird eng mit der Entstehung der „Kleinfamilie“ verknüpft (vgl. Conrad, 1986).
Nach Kohli (1985, 1992 / 239) gibt es eine Institutionalisierung des Lebenslaufes, die sich in den Abschnitten Jugend, Arbeitstätigkeit und ältere Generation festmacht.
Mit dieser Konstruktion wird die Altersphase zu einer eigenständigen Lebensphase. Der Ausstieg aus dem Berufsleben wird zum zentralen Bestimmungsfaktor von Alter. Nicht mehr persönliche Leistungsfähigkeit steht im Vordergrund, vielmehr werden strukturelle Bedingungen maßgeblich.
Leben wird durch das Lebensalter geordnet. Es entsteht ein „Korrelat zur Freisetzung des Individuums, das funktionale Äquivalent zur früheren äußeren Kontrolle“ (Kohli, 1985, 143), eine Lebensphase, die „strukturell vom Erwerbsleben abgesetzt ist“ (Kohli, 1992, 239). Somit ist die Altersphase nicht mehr eine „Kodifizierung des natürlichen Rhythmus des Lebens“ (Kohli, 1992, 234), sondern sie wird zu einer sozialen Konstruktion.
Innerhalb dieser Konstruktion lässt sich einerseits ein besserer Gesundheitszustand, ein höheres Bildungsniveau und stabile Einkommensverhältnisse älterer Menschen beobachten, was einer Steigerung von Ressourcen gleichkommt, die historisch sonst nur jüngeren Altersgruppen vorbehalten waren. Andererseits nimmt die Gruppe der „Hochbetagten“ an Umfang zu, die zwar über eine hohe Lebenserfahrung verfügen, hinsichtlich ihres Gesundheitszustandes jedoch in ihrer Mobilität deutlich reduziert und auf ein Netz von sozialen und medizinischen Hilfeleistungen angewiesen sind. Damit ergibt sich die Notwendigkeit der internen Differenzierung des Alters (Tews, 1993, 16).

5.1 Die Ausdifferenzierung des Alters in Lebensalter

„Wenn man beide Seiten zusammenfasst, könnte sich eine Unterscheidung von „jungen“ und „alten“ Alten, zwischen dem „dritten“ und „vierten“ Lebensalter aufdrängen. Das dritte Alter wird durch historisch neue Merkmale – selbstständige Lebensführung und neue Ziele – typisiert, während das vierte Merkmale des früheren dritten annimmt – Rückzug und zunehmende Hinfälligkeit“ (Kohli, 2000, 15). Diese Differenzierung findet sich auch bei Baltes & Smith (1999).

Mit den „jungen Alten“ sind idealtypisch Menschen in den ersten 15 - 20 Jahren nach ihrem Austritt aus dem Erwerbsleben gemeint. Die „Verjüngung“ erfolgt durch die Vorverlegung des Ruhestandes in das sechste Lebensjahrzehnt.

Dem gegenüber steht die Gruppe der „alten Alten“ oder der Menschen im „vierten Alter“. Für sie gilt eine Zunahme von Einschränkungen und Verlusterfahrungen, die zu fühlbaren „Zäsuren in körperlichen Lebensbedingungen mit psychisch-sozialen Konsequenzen“ (vgl. Rosenmayr, 1983, 104) führen. Insbesondere die <vier I> im vierten Lebensalter gewinnen an Bedeutung: „Isolation, Intelligenzeinbußen, Immobilität und Inkontinenz“ (Blasberg-Kuhnke, 2003, 3) Menschen erleben „ ... seltener werdende Selbsterfahrung als aktiv und leistungsfähig, Einbußen von Anerkennung und Bestätigung, Verluste von Bezugspersonen, körperliche Funktionseinbußen, Schmerzen und Beeinträchtigungen“ (Bruder, 1996, 4). Da körperliche Erkrankungen zugleich das psychische Wohlbefinden negativ beeinflussen, sind die beschriebenen Merkmale der <vier I> natürlich für das Selbstbild, aber auch für die Kontaktgestaltung von Bedeutung.

In der „Berliner Altenstudie“ (Mayer / Baltes, 1996), die insgesamt 516 Personen im Alter von 70 – 100 Jahren in den Jahren 1990-1993 in einer Stichprobe untersuchte, wird hingegen festgestellt, dass sich entgegen dem Mythos, ältere Menschen beschäftigen sich vor allem mit ihrem körperlichen Abbau und bereiten sich auf den Tod vor, der Empfang von Unterstützung, Beistand und Hilfe nur die eine Seite der Lebenssituation im vierten Alter darstellt. Ältere Menschen sind am Wohlergehen ihrer Angehörigen interessiert (70 %) und beschäftigen sich nur zu 30 % mit ihrem eigenen Sterben und Tod. 94 % der Befragten äußern zu persönlichen Lebenszielen noch ausgeprägte Zukunftsvorstellungen.

Somit zeigt sich eine Divergenz zwischen Vorstellungen zum Alter, die eher Altersstereotypen verstärken, und tatsächlicher Lebensführung. Bei der Differenzierung zwischen „drittem“ und „viertem“ Alter wird eher erkennbar, wie treffend im dritten Bericht zur Lage der älteren Generation angemerkt wird, dass es sich um eine konstruierte Unterscheidung handelt. Abhängig von der Lebensführung und gesundheitlichen Situation ergeben sich sowohl Ressourcen als auch Begrenzungen für

das einzelne Individuum, die nicht verallgemeinerbar sind. Trotz allem darf nicht verkannt werden, dass das soziale Netz mit zunehmendem Alter ein Stück seiner Tragfähigkeit verliert, weil Ehepartner, Angehörige und Freunde sterben, was zu Verlusterfahrungen führt. Insoweit sind negative Seiten des Alters in einer Langfristperspektive nicht zu leugnen. Baltes spricht im Kontext des vierten Alters von der „Hoffnung mit Trauerflor“ (Baltes, 1996).
Entscheidend dürften die Übergänge auch innerhalb des Alterungsprozesses sein. „Oft wird vergessen, dass sich in der Unterscheidung eines „jungen“ und „alten“ Alters auch eine Verlaufsdynamik verbirgt: Vielleicht gehört es zu den zentralen Herausforderungen zukünftigen Alterns, den Übergang von einer oft sehr aktiven, gesundheitlich wenig eingeschränkten und mit weitgehender Kontinuität gegenüber dem früheren Leben versehenen Phase des „jungen“ Alters zu einer mit stärkeren Einschränkungen und Verlusten verbundenen Phase des „alten“ Alters bestmöglich zu gestalten (BMFSFuJ, 2001, 66).

5.2 Die Entberuflichung als politisches Ordnungsinstrument

Mit Erreichen eines bestimmten Lebensalters werden Menschen aus dem aktiven Erwerbsleben ausgegliedert. Unter ordnungspolitischen Gesichtspunkten nimmt der verordnete Ruhestand die Aufgabe wahr, Individuen aus dem aktiven Erwerbsleben zu entbinden und damit Erwerbsgruppen aus dem Arbeitsleben herauszunehmen. Zudem erfolgen Neupositionierungen im sozialen System.
1989 stellten Kohli und Wolf (152) fest, dass unter dem Druck der anschwellenden Arbeitslosigkeit, technischer Rationalisierung und neuartiger Qualifikationsanforderungen die Erwerbsbeteiligung älterer Arbeitnehmer seit Beginn der 70er Jahre drastisch zurückgegangen sei: Sie ermittelten eine Senkung der Erwerbsquote für 60 - 70-jährige Männer zwischen 1970 von 69,5 % auf 33 % im Jahre 1985. Bei den Frauen stellten sie eine ähnliche Entwicklung fest. Das Rentenzugangsalter betrug bei den Frauen im Jahr 1987 56 Jahre, bei den Männern 58 Jahre (Tews 1987, 872). Im Jahr 1992 (Im Blickpunkt, 1992, 92) sicherten 69,7 % der 55 - 59-jährigen Männer durch Erwerbstätigkeit ihren Lebensunterhalt, während dies nur noch bei 29,9 % der 60 – 64-jährigen und 4,3 % der 65 - 69-jährigen der Fall war. Demgegenüber gingen lediglich 30,9 % der 55 - 59-jährigen Frauen einer Erwerbstätigkeit nach.

Der Anteil bei den 60 - 64-jährigen Frauen verminderte sich auf 8,1 %, der Anteil bei den 65 - 69-jährigen betrug lediglich 1,6 %. Dabei muss mitbedacht werden, dass insbesondere der Lebensunterhalt der über 60-jährigen Frauen über den Partner gewährleistet wird (vgl. Im Blickpunkt, 1992, 94).
Inzwischen sind zahlreiche Untersuchungen erschienen, die sich mit Ruhestand und Vorruhestand beschäftigen. Alleine 856 Arbeiten weist Naegele (1992) in einer Literaturübersicht nach. Erforscht wurde u. a. die Umsetzbarkeit spezifischer Frühverrentungsmodelle (Wolf, 1988), die individuellen Entscheidungsprozesse älterer Arbeitnehmer (vgl. Voges, 1988 / Schmähl, 1990), sowie die Anpassung an die neue Lebensphase (Kohli et al., 1993). Damit gibt es eine breite Forschungslandschaft zu unterschiedlichen Akzenten des Ruhestandes.

5.3 Der Altersruhestand als Kulturgut

Der Ruhestand als eigenständige Lebensphase mit eindeutig definierten Altersgrenzen ist ein Kulturgut des wohlfahrtsstaatlichen Systems. Dabei handelt es sich vor allem um eine Errungenschaft des 19. Jahrhunderts, nachdem Bismarck 1889 eine gesetzliche Altersversicherung einführte. Die damit verbundene Definition eines bestimmten Alters ist „als der eigentliche Beginn einer staatlichen Altersgrenzenpolitik mit dem expliziten Ziel der Ausformung des Alters als eigenständige, chronologisch definierte arbeitsfreie und sozialpolitisch abgesicherte Lebensphase“ (Ehmer, 1990, 39) zu beschreiben. „Die Entstehung, Ausbreitung und schließlich Verallgemeinerung von Pensionssystemen haben die Geschichte des Alters ganz wesentlich geprägt. Sie haben zur Konstituierung des Alters als eine einheitliche chronologisch abgrenzbare Lebensphase entscheidend beigetragen“ (Ehmer, 1990, 39). Damit wurde es möglich, ältere, nicht mehr leistungsfähige Menschen ohne große soziale Konflikte aus dem Erwerbsleben auszugliedern. Ältere Menschen erkannten erst später die Lebensphase des Ruhestandes als einen zu gestaltenden und damit auch selbstbestimmten Lebensabschnitt (Ehmer, 1990, 17). Dabei ist zu beachten, dass der Ruhestand als Teil des sozialen Sicherungssystems politisch legitimierten Veränderungen und Zäsuren unterliegt. Dies macht sich u.a. an den Begründungen zur Herab- oder inzwischen wieder neu zur Heraufsetzung des „sozialen Alters“ als Zugangsbedingung für die Inanspruchnahme von

Rentenleistungen bemerkbar. So bezogen die offiziellen Begründungen für die Vorruhestandsregelung von 1984 bis 1988 eine Aufwertung der Pioniergeneration der Bundesrepublik Deutschland und expliziten Dank für erbrachte Leistungen ein (vgl. Leisering, 1992, 237 ff). Grundsätzlich entwickelte sich ein positives Verhältnis zum Ruhestand. Mit der Rentenreform im Jahr 1957 war eine deutliche Erhöhung der Rentenzahlung verbunden und mit der Einführung der Dynamisierung wurde die Erwartung geweckt, über die Zeit des aktiven Erwerbslebens hinaus am ökonomischen Aufschwung zu partizipieren (Hockerts, 1985).

5.4 Der Ruhestand als Institution

Der Institutionenbegriff wird in vielen Kontexten verwendet. Institutionen vermitteln in einer Gesellschaft Leitlinien und einen Orientierungsrahmen und haben damit eine entlastende Funktion. „Institutionen werden als steuernde Elemente, Normen und Regeln verstanden, die bestimmte Verhaltensoptionen von Akteuren in Standardsituationen prägen, ermöglichen, einschränken und erweitern und damit bestimmte Erwartungen wecken. Sie machen Abläufe, Reaktionen, Interaktionen und Routinen partiell vorausrechenbar, da sie nach vereinbarten und akzeptierten Mustern ablaufen“ (Glaeßner, 1991, 136). Sie bilden damit eine miteinander verwobene Struktur sozialer Beziehungen und Rollen, die Beziehungen zu sozialem und materiellem Austausch ermöglichen. Sie sind gleichermaßen Steuerungselement für die Verteilung sozialer Platzierungen, u.a. im Verhältnis zwischen verschiedenen Altersgruppen. Zudem ermöglichen und repräsentieren sie kulturell durch Symbolsysteme und Ideologien einen Sinnzusammenhang in der Gesellschaft. In ihnen manifestieren sich gesellschaftlich akzeptierte Muster und Schablonen, die gesellschaftlichen und sozialen Abläufen Berechenbarkeit zuschreiben. Damit gibt es eine Regelungskomponente von Institutionen für das Verhalten von Akteuren und deren Erwartungshorizont. Sie ermöglichen Routinen, die dazu beitragen, Vertrauen in Wissensstrukturen des Alltages aufzubauen. An ihren Regelungen richten sich Menschen einer Gesellschaft mit ihren individuellen Erwartungen und Vorstellungen aus. Damit sind sie „polyfunktionale Gebilde“ (Lehmann, 1997, 27).

Insbesondere die Sozialversicherung bildet ein Regelwerk mit einem „direkten Bezug staatlichen Handelns auf soziale Tatbestände, Risiken,

Unsicherheiten, Lebens- und Problemlagen. Sozialpolitische Maßnahmen dienen sowohl dem Schutz vor bestimmten sozialen Risiken - Krankheit, Erwerbsunfähigkeit, Alter – als auch der gezielten Verbesserung von Lebenslagen und Lebenschancen von Menschen“ (Nullmeier / Rüb, 1993, 15). Damit etabliert die Sozialversicherung als sozialpolitische Institution auf Dauer angelegte „Muster sozialer Beziehungen“, die Einfluss auf Erwartungen und Verhalten von Akteuren auf sachlicher, sozialer und zeitlicher Ebene haben. „Als öffentlich-rechtliche Institution bildet die Sozialversicherung ein Regelwerk und dauerhaftes Muster sozialer Beziehungen, das über legitimierten Zwang Erwartungen und Verhalten der Akteure stabilisiert. Ihre ‚rechtliche Verfasstheit‘ (Göhler, 1987,11) stabilisiert Erwartungen auf sachlicher, sozialer und – für den vorliegenden Zusammenhang besonders bedeutsam – auf zeitlicher Ebene (Luhmann, 1972, 92 ff). Sie reguliert verlässlich ein spezifisches Verhältnis *zwischen Staat und Bürger, das in sich gleich wohl variabel gestaltbar ist.* Die institutionelle Gestalt der Sozialversicherung ist der Garant dafür, dass die spezielle Aufgabe der Unsicherheitsreduktion bewältigt werden kann, d.h. die Unsicherheit der Unsicherheitsbewältigung die ursprüngliche Unsicherheit nicht überbietet“ (Nullmeier / Rüb, 1993, 85). Damit sind „Sozialversicherungen [...] ihrer Funktion nach separierte, öffentlich-rechtliche Institutionen zur Reduktion von Unsicherheit durch politisch gewollten Ausgleich von sozialen Risiken.“ (Nullmeier / Rüb, 1993, 84), was natürlich insbesondere für die Rentenversicherung zutrifft. Ihre Aufgabe ist es, Erwartungen zu stabilisieren, was z.B. über das Rentenrecht gesichert ist. Da Ungleichheiten zwischen den Gesellschaftsmitgliedern damit nicht ausgeglichen werden und Diskontinuitäten in Zeiten wirtschaftlichen Umbruchs und gesellschaftlicher Entwicklung entstehen, haben Sozialversicherungssysteme die Aufgabe, Gruppen, die aus unterschiedlichen Gründen aus dem Reproduktionsprozess Gesellschaft herausfallen, wieder zu integrieren.

Dies führt im Umkehrschluss jedoch dazu, dass die Menschen heutzutage immer stärker auf staatliche Versorgungssysteme, Gesetze und Regeln angewiesen und von ihnen abhängig sind. Insbesondere am Vorruhestand wird erkennbar, dass mit der Senkung von Rentenaltern Altersgruppen durch Anordnung erleben müssen, wie ihr „soziales Alter“ beeinflusst wird. „Sozialstaatliche Maßnahmen bedeuten die Prägung und damit die politische Gestaltbarkeit von Lebensläufen und Lebenslagen“ (Beck, 1986, 212). Damit vermittelt der Eingriff des

Staates durch Veränderung der Rechtsnorm nicht nur Hilfe bei der Risikobewältigung, sondern trägt u.U. auch zur Steigerung des Risikos bei. Dies hängt eng mit der Art und Weise der Problembewältigung des Staates zusammen.

Inzwischen dient die Sozialpolitik mehr der Sicherung staatlicher Institutionen als der Förderung sozialer Sicherung. Insbesondere durch den Prozess der Industrialisierung zerfielen traditionelle Milieus und entsprechende Lebensweisen. Mit der Auflösung der entsprechenden Milieus war aber auch verbunden, dass die Versorgung der Mitglieder des sozialen Gebildes direkt zunehmend durch Sozialversicherungssysteme erfolgte. Da die Sozialpolitik jedoch der Aufrechterhaltung eines staatlichen Institutionsgefüges dient, tritt die soziale Sicherheit immer mehr in den Hintergrund. „Das Soziale verschwindet hinter den Institutionen, die es produzieren sollten. Im Zentrum der Sozialpolitik steht die Sicherung der sozialstaatlichen Institutionen, ihres Funktionierens und ihrer ökonomischen, sozialen und kognitiven Grundlagen, die Sicherung monetärer wie nicht monetärer Rahmenbedingungen, die Beibehaltung der etablierten Normen der Leistungsgerechtigkeit, die Bewahrung des institutionellen wie individuellen Besitzstandes, die Sicherung der etablierten Politikarenen, die Sicherung gegenüber geänderten sozialen Problemlagen und schließlich den Schutz des etablierten, institutionellen Selbstverständnisses gegen neue Interpretationsansätze" (Nullmeier / Rüb, 1993, 13 f). Mit dieser Akzentuierung kann die Sozialpolitik jedoch nicht erkennen, dass und welche gesellschaftlichen Entwicklungen „neue Risiken, neue Unsicherheiten und neue Formen sozialen Elends hervorbringen" (Nullmeier / Rüb, 1993, 13).

Demgegenüber scheint der Trend zur frühzeitigen Entberuflichung trotz gegenteiliger Bemühungen der Politik – dies vor allem auf dem Hintergrund der für das Sozialversicherungssystem entstehenden Kosten – ungebrochen. Dafür können vor allem ungünstige wirtschaftliche Rahmenbedingungen geltend gemacht werden. Die Erwerbsquote bei den über 60-Jährigen betrug bei den Frauen im Jahr 1997 4,1 %, bei den Männern lag sie bei 13,3 % (Kohli, 2000, 11). Nach Angaben des Deutschen Gewerkschaftsbundes beschäftigen über 60 % der deutschen Unternehmen keine Beschäftigten über 55 Jahre. Von den 900.000 Arbeitslosen in Nordrhein-Westfalen sind alleine 232.000 älter als 50 Jahre, mit einer denkbar schlechten Vermittlungschance (Haas, 4.2.2003). Damit ergibt sich beim zeitlich zu verortenden „Regelruhestand" ein Spannungsfeld zwischen der Erwartungssicherheit der Individuen und der „Deinstitutionalisierung des Lebenslaufes“ (Kohli, 2000, 12). So ist „die nachberufliche Phase im Lebenslauf [...] kein Ereignis, das über die Individuen ‚hereinbricht‘, sondern sie gehört zur selbstverständlichen Grundlage der Biographiekonstruktion in der Industriegesellschaft“ (Wolf, 1989, 98). Selbst der Trend zum vorzeitigen Ruhestand erwies sich insgesamt als unproblematisch. Mit der Einführung der flexiblen Altersgrenze 1972 als Interventionsinstrumentarium zur Steuerung des Arbeitsmarktes etablierte sich auch diesbezüglich eine intendierte Erwartungshaltung. Die seit Jahren gängige Praxis einer frühzeitigen Entberuflichung machte auch für nachwachsende Altersgruppen den vorgezogenen „Übergang in den Ruhestand zum Bestandteil der biographischen Erwartungen“ (Wolf, 1991, 731). Mit der gleichzeitigen Bedeutungsveränderung der Erwerbsarbeit in Folge der Verschlechterung von Arbeitsmarktchancen entfaltete sich eine Lebensperspektive, die die Erfüllung subjektiver Bedürfnisse intensiviert auf die Zeit nach dem Erwerbsleben verschob. Damit verband sich die Hoffnung auf eine lange erwerbsfreie Phase nach einem aufopferungsvollen Arbeitsleben (Dieck, 1988, 51).

Die inzwischen etablierten Mischformen des Überganges zwischen Erwerbstätigkeit und Ruhestand, z.B. die sogenannte Altersteilzeit, finden ihre Begrenzung jedoch in Anbetracht sich verschlechternder wirtschaftlicher Bedingungen, geschäfts- und arbeitsmarktpolitischer Krisen und dem damit verbundenen Arbeitsplatzabbau in einer immer problematischer werdenden Dimension der „unfreiwilligen Verrentung“. Trotz aller aktuellen politischen Bemühungen, das Renteneintrittsalter auf 67 Jahre zu erhöhen und den Bezug des Arbeitslosengeldes für Arbeitnehmer über 55 Jahren zeitlich noch enger zu begrenzen, werden ältere Beschäftigte weiterhin zu einem früheren Zeitpunkt aus dem Erwerbsleben und dem Arbeitsprozess ausgegliedert. Rahmenbedingungen des vorzeitigen Ruhestandes akzentuieren vor allem eine finanzielle Abfederung unter Zuhilfenahme von Arbeitslosengeldzahlungen und ergänzenden Abfindungen bzw. monatlichen Zusatzbezügen.

In diesem Kontext ist der Zeitpunkt der Entberuflichung oder „Frühpensionierung“ heute weniger berechenbar, sondern Ergebnis aktueller expliziter Entwicklungen. Dies führt zur Notwendigkeit der „individuellen Lebenslaufgestaltung“ (Beck, 1987, 217 f). Es entwickelt sich ein Individualisierungsdruck, der die Sozialstruktur ganzer Regionen, z.B. Ostdeutschland, Ruhrgebiet, Osteuropa etc., betreffen kann und sich unabhängig macht von festen Gruppen und Schichten der Bevölkerung.

Dabei ist bedeutsam, dass „das Ausmaß der Veränderungen der Biographie durch das Eintreten eines Lebensereignisses [...] interindividuell unterschiedlich, jedoch die dadurch ausgelösten Handlungsverläufe nicht ohne kollektive Anbindung [sind]. Wie Ereignisse angenommen und verarbeitet werden ist davon abhängig, welche sozialen Deutungsmuster für den Verarbeitungsprozess mobilisiert werden“ (Hoerning, 1987, 234).
Sowohl beim erwarteten wie beim unfreiwilligen Ausstieg aus dem Erwerbsleben muss der Übergang in den Ruhestand bewältigt werden. Dazu zählt neben der Lebensbilanzierung vor allem die Gestaltung der noch vor einem liegenden Zeit. Dabei ist bedeutsam, dass biographisch erworbene Ressourcen initiiert werden. „Wie Geschehnisse wahrgenommen und verarbeitet werden ist davon abhängig, welche sozialen Deutungsmuster für den Bearbeitungsprozess mobilisiert werden“ (Hoerning, 1987, 234). Damit wird die Individualisierung verstärkt, weil Menschen aus ihren bisherigen sozialen Beziehungen und Verpflichtungen entbunden werden und sie nicht mehr über bisher bestehende Deutungsmuster ihr Leben definieren können. Die „Selbst-Haftung“ (Lehmann, 1997, 101) wächst. Menschen sind gefordert, ihr Leben zu ihrer eigenen Sache zu machen.
Für das individuelle Erleben ist somit eher von einer einschnitthaften Trennung der Lebensphasen auszugehen; „von Flexibilisierung im Sinne eines „gleitenden“ Überganges oder einer späteren Rückkehr in einer Erwerbstätigkeit ist noch wenig zu sehen“ (Kohli, 2000, 13).

5.4.1 Institutionelle Vorgaben und Subjektebene

Gerade in sogenannten strukturschwachen Regionen, wie sie u.a. das Ruhrgebiet trotz aller Bemühungen noch darstellt, führen Betriebsverlegungen (Coca Cola), Betriebsschließungen (Klöckner, Thyssen/Krupp, Ruhrkohle) zu nach wie vor umfangreichen vorzeitigen Entberuflichungen. Die öffentliche Diskussion um die Sicherheit der Rente, die mögliche Einführung von Grundrenten, die Absenkung des Rentenniveaus bestimmter Rentenjahrgänge, etc. führen zu einem Verlust der Einbindung in stabile Bezüge. Auf der Subjektebene ergeben sich damit neue biographische Risiken und Unsicherheiten. Bestehende soziale Netze stehen Menschen in Folge beschleunigter Individualisierungsprozesse nicht mehr in ausreichendem Maße zur Verfügung (Honneth, 1994, 10). Es kommt zu einer Ambivalenz des Bewahrens „alter Nor-

malitätsvorstellungen“ der traditionellen Institution auf der einen Seite und auf der anderen zu einem Fächer „lebensweltlicher Realitäten, die sich immer weiter davon entfernen“ (Beck, 1991, 181). Das Ergebnis dieses Prozesses erzeugt „ein anderes lebensweltliches Gesicht von Gesellschaft: Andere Netzwerke, Beziehungskreise, Konfliktlinien, politische Bindungsformen der Individuen“ (Beck, 1991, 181). Die Folge sind Auflösungstendenzen von „Normalbiographien“ und „Standardlebensformen“ (Beck, 1991, 181), Bedeutungsveränderungen bisheriger Solidargemeinschaften und die Neuakzentuierung individueller Lebenslaufperspektiven. Die in diesem Zusammenhang oft genannte neue Entscheidungsfreiheit von Menschen mit der Wahlmöglichkeit bei unterschiedlichsten Optionen ist jedoch rückgebunden an gesellschaftlichen Rahmenbedingungen, auf die der Einzelne keinen Einfluss hat. Es kommt zu einer neuen Abhängigkeit der „indirekten, vielfältig vermittelten, unsichtbar scheinenden Beeinflussung, die gerade deshalb oft besondere Kraft entwickelt“ (Beck-Gernsheim, 1994, 133).
Sich verändernde Vorgaben und Regeln, die von Politik, Staat und Bürokratie initiiert werden, schaffen zwar einerseits die Ablösung alter Bindungen und die Gestaltung eines neuen Orientierungsrahmens, an denen sich der Einzelne auszurichten hat (Beck-Gernsheim, 1994, 138 f). Andererseits bestehen fest gefügte Institutionen des Staates, hier insbesondere des Ruhestandes, fort. Damit ergibt sich eine Institutionenabhängigkeit der Individuen, die sich auf die Lebensläufe und Lebenslagen der Menschen niederschlägt. Es kommt zu einer Situation, in der „durch konjunkturelle und demographische ‚Hochs oder Tiefs‘ ganze Generationen ins gesellschaftliche Abseits driften [können]. D.h.: Institutionenabhängige Individuallagen lassen gerade entlang von Wirtschafts- und Arbeitsmarktkonjunkturen generationsspezifische Benachteiligungen bzw. Bevorzugungen in entsprechenden ‚Kohortenlagen‘ entstehen. Diese erscheinen allerdings immer auch als mangelnde Fürsorge und Versorgungsleistungen staatlicher Institutionen, die auf diese Weise unter Druck geraten, die institutionell vorgeprägte Chancenlosigkeit ganzer Generationen, Lebensphasen und Altersstufen durch rechtliche Regelungen und sozialstaatliche Umverteilungen zu verhindern, bzw. zu kompensieren. Die Institutionen handeln in rechtlich fixierten Kategorien von ‚Normalbiographien‘, denen die Wirklichkeit immer weniger entspricht. Das Rückgrat der Normalbiographie ist das Normal-Arbeitsverhältnis. So ist das soziale Sicherungssystem auf den Angelpunkt der Beteiligung an Erwerbsarbeit hin zugeschnitten

(Beck, 1986, 214 f). Dies hat zur Konsequenz, dass „die sozialen Sicherungssysteme, Arbeitsverwaltung, Familienpolitik [...] eine industriegesellschaftliche Normalität [konservieren], die für immer größere Kreise der Gesellschaft nicht mehr zutrifft. ... All dies bedeutet: Institutionen werden individuumsabhängig; und zwar nicht, weil die Individuen so mächtig sind, sondern die Institutionen historisch widersprüchlich werden“ (Beck, 1991, 186). Auf der Subjektebene sieht Beck die Konsequenz: „Mit dieser Institutionsabhängigkeit wächst die Krisenanfälligkeit der entstehenden Individuallagen“ (Beck, 1986, 214).
Mit der gesellschaftlichen Differenzierung und der damit einhergehenden Loslösung der Menschen aus bisherigen Sozialbindungen erfolgte die Integration zunehmend über rechtliche Ansprüche. Daraus entwickelt sich eine Lebenslaufstrukturierung, in der sich die Erwerbsphase deutlich von der Vorbereitungsphase auf den Ruhestand und vom Ruhestand selbst abhob. Damit kommt es zu einer Differenzierung hin „auf diachronisch geordnete Segmente oder Lebensabschnitte“ (Meyer / Müller, 1988, 46). Mit Gesetzen und Regeln zur Sozial- und Rentenversicherung und den dort beschriebenen Ansprüchen und Leistungskatalogen ist die Selektierung der Lebensphasen Arbeitsleben und Ruhestand auch formal und strukturell vom Gesetzgeber manifestiert worden.
Damit verbunden ist unter dem Blickwinkel der Erwerbstätigkeit eine Differenzierung zwischen aktiven und inaktiven Gesellschaftsmitgliedern festgelegt. Es gibt strukturell, aber auch subjektiv voneinander abgegrenzte Lebensphasen. Die Lebensabschnitte werden durch „sozial bedeutsame Ereignisse und normativ definierte Übergangsprozesse geprägt. Ferner gibt es deutliche Ordnungsregeln in der Aufeinanderfolge solcher Phasen und in den Beziehungen zwischen verschiedenen Phasen“ (Meyer / Müller, 1988, 47 f). Bedeutsam ist in diesem Kontext die Ordnung des Lebens als Aneinanderreihung von Gegebenheiten (Meyer / Müller 1988, 51 f). Dabei verlieren die Individuen immer stärker die Verfügungsgewalt über solche Prozesse (Beck, 1986, 212). Die Folge sind eine Zuspitzung der Alterssegmentationen und eine Abtrennung des Lebens aus gemeinschaftlichen Beziehungen – und dies über den Weg des Einkommenstransfers aus der Rentenversicherung. Dies hat natürlich unmittelbaren Einfluss auf die Bedeutungs- und Sinnebene (Meyer / Müller, 1988, 58). Insbesondere Sinnzusammenhänge werden durch institutionelle Eingriffe gelöst, was die Situationsbewältigung beeinflusst.

Dabei darf nicht außer Acht gelassen werden, dass mit der Chronologisierung des Lebenslaufes (Kohli, 1985) zum einen die Regelung des sequentiellen Ablaufs des Lebens, zum anderen die Strukturierung der lebensweltlichen Horizonte bzw. Wissensbestände verbunden ist, innerhalb derer die Individuen sich orientieren und ihre Handlungen planen (vgl. Kohli, 1985, 3). Für die Gestaltung individueller Lebenspläne und -entwürfe bilden institutionelle Rahmenbedingungen einen Orientierungsrahmen, der einen expliziten Handlungsspielraum für die Gestaltung der Lebensphasen vorgibt.
Hingegen lassen „Schulpflicht, Versicherungspflicht und Zwangspensionierung [...] dem Einzelnen keine Wahl. Andererseits eröffnen sich jedoch neue Chancen von Individualisierung und Pluralisierung, da die Institutionen einen schützenden Raum darstellen, in dem aus der Vielfalt von Optionen individuell gewählt und fallweise auch vom Regelprogramm abgewichen werden kann. Die individuelle – nur alters-, nicht familien- oder betriebsbezogene Auszahlung von Renten ermöglicht dem alten Menschen eine eigenständige Gestaltung des Lebensabends“ (Leisering, 1992, 19). Dabei kommt es jedoch nachhaltig darauf an, in wie weit „Normalitätserwartungen in der Abfolge des Lebenslaufs beeinträchtigt werden und bisherige Muster sozialer Beziehungen und Vergesellschaftsformen in Frage stehen“ (Lehmann, 1997, 90).

5.4.2 Alter und Biographie

Alter hat an Selbstverständlichkeiten und damit an Berechenbarkeiten eingebüßt. „Kollektiv gültige Rollenmuster, die Gesellschaften für das alt werden und alt sein als „Passepartout für die Alten ... bereit gestellt haben“ (Mader, 1995, 18) liegen nicht vor.
Die unterschiedlichen Lebensbereiche sind individuell kombinierbar, auch Lebensinhalte haben sich pluralisiert. Bei einem Wegfall konkreter Koordinaten gilt, „dass die Biographie aus vorgegebenen Fixierungen herausgelöst, offen, entscheidungsabhängig und als Aufgabe in das Handeln jedes Einzelnen gelegt wird. Die Anteile der prinzipiell entscheidungsverschlossenen Lebensmöglichkeiten nehmen ab, und die Anteile der entscheidungsoffenen, selbstherzustellenden Biographien nehmen zu. (...) Biographien werden selbstreflexiv; sozial vorgegebene werden in selbst hergestellte und herzustellende Biographien transformiert (Beck, 1986, 216).

Es kommt zu einer strukturellen Entkoppelung von gesellschaftlichen Aufgaben. Riley / Riley (1992) sprechen von der „Rolle der Rollenlosigkeit“ in Anbetracht der bestehenden Optionsvielfalt.
Da der Mensch jedoch nie homo clausus, sondern immer homo socius ist, d.h. als soziales Wesen angewiesen auf die Gemeinschaft mit anderen Menschen, ist die „Rolle der Rollenlosigkeit“ Ergebnis eines De-Sozialisationsprozesses. „Bezeichnet die Sozialisation einen Prozess der sozialen Eingliederung, so geht es beim Konzept der De-Sozialisation um einen Anpassungsprozess, in dem sich die Individuen von bisherigen Aktivitätsmustern und gesellschaftlichen Funktionen trennen“ (Woll-Schumacher, 1980, zit. in Prahl / Schroeter 1996, 119).
„Wie nie zuvor ist in unserer Zeit die Kontinuität von Vergangenheit und Zukunft gebrochen. (...) Wir können nur sicher sein, dass wir nicht sicher sein können, ob irgend etwas von dem, was wir als vergangen erinnern, in der Zukunft so bleiben wird, wie es war“ (Luhmann, 1992, zit. nach Becker, 1994, 203). Kaum noch greifende Rituale oder Routinen bei einer gleichzeitig notwendigen Bewältigung beschleunigter Wissensverarbeitung erfordern eine permanente Entscheidungsverpflichtung und Strukturierung des Alltags. Beck / Beck-Gernsheim (1994) sprechen von der „Entroutinisierung des Alltags“, die sich im Alter in einer besonderen Art ausprägt. Die Gefahr einer reflexiven Überlastung (Brose / Hildenbrand, 1988) entsteht, wobei nicht übersehen werden darf, dass die Vielfalt von Lebensmöglichkeiten eine eigene Qualität von Entfaltungsmöglichkeiten hervorbringt.
Schweppe (1996) bringt hingegen zum Ausdruck, dass es neue Abhängigkeiten und Zwänge im Alter gibt. Sie macht es u.a. an der Unwahrscheinlichkeit des Erlernens eines neuen Berufes und das Angewiesensein auf Rentenzahlungen fest.
Zukunft, in diesem Sinne die Gestaltung des weiteren Lebens nach der Entberuflichung, ist bei der beschriebenen Bedeutungsabsenkung von Altersnormen und institutionellen Rahmenbedingungen nur durch eine Konzentration auf bestehende und den Erwerb neuer Ressourcen des Einzelnen zu gestalten. Eine konstruktive Lebensgestaltung älterer Menschen ist gebunden an „Ressourcen, die ihnen aus ihrer Biographie zufließen und die sie durch die biographische Konstruktion ihrer Lebensgeschichte mobilisieren können. Für alte Menschen bedeutet Individualisierung zumeist extreme Biographienotwendigkeit und Abhängigkeit von den im Lebenslauf angesammelten Ressourcen“ (Mader, 1994, 96 f).

Kruse (1997, 33 f) stellt fest, dass „die Art und Weise, wie sich der Mensch in früheren Lebensjahren mit neuen Aufgaben auseinandergesetzt und sein Leben gestaltet hat, [...] Einfluss darauf aus[übt], in welchem Maße er auch im Alter Kontinuität erfährt. Wurden die Möglichkeiten eigener Entwicklung wahrgenommen und konnten diese verwirklicht werden, so wächst die Überzeugung der persönlichen Kontinuität im Lebenslauf. Das Alter ist nicht mehr isolierter Lebens ‚abschnitt'... ."

Unter Biographie soll die „subjektive Geschichte, die jemand für sich und andere zu den objektiven Erfahrungsgeschichten seines Lebenslaufs und seiner Generationenlage gefunden hat und ständig neu erfindet" (Mader, 1995, 27) verstanden werden. „Sie liefert (...) eine zwar offene, aber doch auf Gestalt angelegte Geschichte, die sich anderen erzählen lässt, in der aber auch der Erzähler sich wiedererkennen kann. Sie beinhaltet eine sequentielle Logik, wie Lebensereignisse zusammenhängen. Sie integriert in diese Logik auch, was nicht möglich war: das ungelebte Leben als Horizont des gelebten Lebens. Und sie umfasst Zukunftsphantasien" (Mader 1994, 97). Biographien stehen in einem Wechselverhältnis von Vergangenheit, Gegenwart und Zukunft; sie „haben auch immer den Charakter eines offenen Entwurfs" (Kohli, 1985, 21) und betonen damit ihre prozesshafte Dynamik. Dabei darf nicht außer Acht gelassen werden, dass es nicht um ein „Nachvollziehen der vorgegebenen Strukturen und ... die Reproduktion sozialer Strukturen auf individueller Ebene" (Schweppe, 1999, 583) geht, sondern dass das „Eigensinnige im biographischen Prozess zu berücksichtigen [ist], über die die vorgegebenen und veränderbaren Strukturen in die individuelle Lerngeschichte aufgenommen, integriert und angeeignet werden.

Der Bedeutungsverlust normativer Rahmenbedingungen in der modernen Gesellschaft ergibt eine gleichzeitige Vielzahl möglicher Sinnangebote für den Einzelnen. Dies führt zur „Wahl- und Bastelbiographie" (Beck / Beck-Gernsheim, 1993, 178) für den Einzelnen und einer Verlagerung der Verantwortlichkeit für den Lebensentwurf an das Individuum. Der Volksmund beschreibt, dass nunmehr „jeder seines Glückes Schmied" sei.

Dabei sind die bestehenden Sinnmöglichkeiten und Offerten für gelingendes Leben derart vielfältig, in sich teilweise widersprüchlich und indifferent, dass permanent die Gefahr besteht, sich nicht richtig entschieden zu haben. Das Leben wird „zu einem Projekt mit offenen Ausgang" (Rauschenbach, 1994, 39).

Damit kommt es zu einem Divergenzverhältnis zwischen dem Angewiesensein auf Kontinuität im Leben und einem permanent zu bewältigenden „Spurwechsel“ (Niederfranke, 1996).
Nach Welsch (1991) bedarf es zur Bewältigung der Spannung vor allem einer neuen Form der Subjektivität. „Subjektivität bedeutet primär nicht ein Vermögen der Bewältigung vorgegebener Differenzen, sondern ein Vermögen genuiner Differenzbildung und des Übergehens zwischen dem Differenten“ (360).
Subjektivität als Ressource für die Lebensgestaltung lässt sich nur einsetzen, wenn durch den Lebensrückblick eine Interpretation der bisherigen Lebensgeschichte mit ihren Deutungsmustern erfolgt (vgl. Kade, 1994; Niederfranke, 1996). Eine Antizipation der Zukunft lässt sich nicht auf dem Weg der einfachen Fortsetzung der Vergangenheit erreichen, da sonst eher Diskontinuitäten (vgl. Mader, 1995) mit krisenhaften Verläufen entstünden. Diese könnten zu einer Verschiebung der Lebenswelten beitragen, in dem die Beheimatung alter Menschen sich nur noch in erinnerten, aber nicht mehr in aktuellen Lebensbeziehungen und Vorstellungen vollzieht. Wenn aber die erinnerte Welt in Anbetracht radikaler Veränderungsprozesse nicht mit dem Konstrukt realer Wirklichkeit übereinstimmt, entstehen Fremdheit und Desorientierung, die eher einer Mythenbildung Vorschub leisten (vgl. Améry, 1991). Um so notwendiger erscheint für die Entwicklung von Lebensperspektiven im Alter die Bereitschaft zur Umorientierung, die sich auf der Grundlage der kontinuierlichen Lebensbilanzierung bewegt. Ohne Vergangenes „festzumachen“, ist Neuorientierung schlechterdings kaum möglich. Gefordert ist „Biographizität“ (Alheit, 1993). Darunter ist „ ... die Fähigkeit, moderne Wissensbestände an biographische Sinnressourcen anzuschließen und sich mit neuem Wissen zu assoziieren“ (387) zu verstehen. Es geht also um die Bereitschaft, sich Veränderungen auf der Grundlage der bisherigen biographischen Vergangenheit zu stellen. Oder anders ausgedrückt, sein Leben so zu gestalten, dass eine innere Linie des Lebensverlaufes erkennbar wird, in deren Verlauf sich einzelne Ereignisse, Veränderungen und Lebensunterscheidungen zu einer Lebensgeschichte verbinden, die subjektiv als sinnvoll erlebt wird. Neben der Aussöhnung mit nicht realisierbaren Zielen geht es somit auch um die „Abrundung des Lebens“ in Anbetracht der Begrenztheit und Endlichkeit des Lebens. Nur so wird verhindert, das Alter als eine Sackgasse zu erleben, in der sich positive Lebensinhalte immer mehr verflüchtigen.

5.4.3 Der Eintritt in den Ruhestand

Nach wie vor ist der Beginn des Ruhestandes mit der Gleichzeitigkeit des Eintrittes in das Alter spannungsreich akzentuiert. In einer Untersuchung des Soziologischen Instituts der Universität Zürich (Höpflinger, 1998) wurde eruiert, wie der Übergang in den Ruhestand von Betroffenen erlebt wird und welche Problembereiche sich auftun.[10]
Bei den normal Pensionierten, d.h. mit regulärem Eintritt in den Ruhestand, hat die Pensionierung in der Regel nicht zu einer Verschlechterung der Lebenszufriedenheit geführt. „Die Werte bei Lebenszufriedenheit, Glück und Freuden bleiben über die drei Erhebungszeitpunkte auf dem gleichen hohen Niveau; die Mittelwerte unterscheiden sich statistisch nicht signifikant voneinander... Beim dritten Interview berichten die Befragten im Vergleich zum ersten Interview signifikant weniger alltägliche Sorgen und Kümmernisse“ (Mayring, 1998, 6). Mayring führt dieses Ergebnis, das im Widerspruch zu früheren Pensionierungsstudien (Stauder, 1955 Jores, 1969) steht, die einen psychischen Verfall und damit die „Krisentheorie“ begründeten, auf zeitlich verschiedene Erhebungszeiträume zurück. „Betroffen war eine Generation, die zum Ende des letzten Jahrhunderts geboren wurde, die Hauptphase ihrer Berufstätigkeit nach den Belastungen des Ersten Weltkrieges und der Weimarer Republik und im Dritten Reich erlebte und in der Nachkriegszeit nochmals einen beruflichen Aufstieg vollbrachte. ... Die Pensionierung bedeutete daher einen wirklichen Verlust zur Selbstdefinition und Lebenssinn, eine persönliche Krise“ (Mayring, 1998, 7). Demgegenüber stellt Mayring amerikanische Studien der 70er und 80er Jahre (Parnes, 1981 / Goudy, 1981), die zu einem positiven Pensionierungsbild kamen. Mayring kommt aber auch zum Ergebnis, dass der Eintritt des Ruhestandes für eine Minderheit zu einer Befindensverschlechterung führt. Als auffällig wird festgehalten, dass vor allem Frauen in einem größeren Umfang dieser Risikogruppe angehören, und sie offenbar über weniger Ressourcen verfügen, die Transitionen zwischen Erwerbsleben und Ruhestand zu bewältigen (vgl. Buchmüller, et al., 1996). Des weiteren wurde bei der Risikogruppe ein tieferer sozio-ökonomischer Status und ein lückenhaftes soziales Netz (Mayring, 1998, 9) festgestellt. Mit dem sozio-ökonomischen Status und dem sozialen Netz ist damit eine weitere Bezugsgröße zu Belastungen in Paarbeziehungen beim Eintritt in den Ruhestand gegeben. Nach wie vor nehmen mehr Frauen als Männer Beratung bei Lebensproblemen und Partnerschafts-

konflikten in Anspruch. Zugleich ist der Anteil von Frauen, die keiner außerhäusigen Berufstätigkeit nachgehen und die aktuell mit der Entberuflichung ihrer Männer konfrontiert sind, derzeit noch deutlich größer als in nachwachsenden Generationen.

6.0 Ältere Menschen in ihren Umwelten

Nach Graumann (1992) sind Leiblichkeit, Räumlichkeit, Sozialität und Geschichtlichkeit sich gegenseitig bedingende Faktoren, mit denen Menschen konfrontiert werden. Lebenssituationen sind demnach dadurch gekennzeichnet, „das handlungs- und reflektionsfähige Subjekte in ihrer je spezifischen Leiblichkeit in Wechselwirkung stehen in einer räumlich-dinglichen Umwelt, d.h. aber einer Welt, die für das jeweilige Subjekt in bestimmten Bedeutungen erfahren wird“ (Graumann, 1992, 94). Abgesehen von den Einflüssen der Umwelt durch entsprechend fördernde oder hemmende Rahmenbedingungen gestalten zunächst einmal Menschen ihre Umwelt.

Dies führt zu einem Paradigmenwechsel der bisherigen Sicht, wonach Entwicklung passives Produkt biologischer Entwicklung darstellt oder Ergebnis prägender Einflüsse durch Sozialisationsinstanzen ist. Vielmehr ist der Mensch immer auch aktives Subjekt mit eigenen Zielen und selbst getroffenen Entscheidungen. Graumann stellt in den Vordergrund, dass „nur dasjenige als die Umwelt eines Menschen (gilt), was für die Betreffenden erlebnis- und verhaltenswirksam ist“ (ebenda, 97). Zudem muss es zwischen Mensch und Umwelt eine „Passung“ geben, die den Einzelnen anregt und motiviert, ohne zugleich die Kompetenzen der Person zu überfordern. Dieses Konzept der Ökologischen Gerontologie (vgl. Wahl, Mollenkopf, Oswald, 1999 / Beck, 1988) kommt immer mehr in den Blick der Forschung. Für die Fragestellung dieser Arbeit ist sie in so weit von Bedeutung, weil demnach ältere Menschen in ihren physischen und sozialen Umwelten zu sehen sind. Ein solcher Ansatz steht organismischen und mechanistischen Modellen gegenüber.

6.1 Die Interdependenz von Entwicklung und Umwelt

Entwicklung geschieht immer in Interdependenz zwischen Individuum und Umwelt. Umwelt wird von Beck (1988, 16) als ein Komplex von Miteinander in vielschichtiger Weise gebundenen, vielfältig gegliederten Erfahrungs- und Handlungsräumen definiert, die sowohl materielle, räumliche, und zeitliche als auch ideelle, soziale und symbolische

Gegebenheiten umfassen.[11] Geistig-spirituelle, religiöse Umwelten wie auch das Naturhafte sind vom Grundsatz her einzubeziehen.[12]
Wenn im Rahmen der Sozialisationsforschung praktisch alle Ansätze davon ausgehen, dass sich der Mensch bewusst oder unbewusst mit den gegebenen sozialen, materiellen Dingen der Umwelt auseinander setzt, besteht eine unüberschaubare Definitionsvielfalt in der Zuordnung der Umweltbegriffe. So werden Begriffe wie Raum, Umwelt, Ökologie oder Milieu oft synonym gebraucht. „Die mit sozialen Systemen befassten Disziplinen fokussieren vor allem die funktionale Relevanz der Umweltgegebenheiten für die gesellschaftliche Entwicklung. Dabei thematisieren sie Umwelt als Handlungsbereich regelnder Institutionen („System" im Sinne von Habermas). Demgegenüber steht bei der Betrachtung personaler Systeme naturgemäß der Bedeutungsgehalt für die handelnden Subjekte im Vordergrund („Lebenswelt") (Friedrich, 2001, 93 f).
Wenn damit die Alltagswirklichkeit für das Subjekt in den Fokus gerät, stellt sich zugleich die Frage der Beeinflussbarkeit des Alternsprozesses durch Umweltaspekte. Unter dem Blickwinkel der Mensch-Umwelt-Bezüge lassen sich nach Saup (1993, 58 ff) vorhandene Ansätze in Kompetenz-, Kongruenz- und Stressverarbeitungsmodelle unterscheiden. „Kompetenzmodelle (...) betonen vor allem die Wichtigkeit von Fähigkeiten und Fähigkeitseinbussen der Person für eine Adaption an herausfordernde Umweltbedingungen im Alter. Bei Kongruenzmodellen (...) steht die Annahme im Vordergrund, dass die subjektive Zufriedenheit alter Menschen und eine gute Adaption an die Anforderungen des Alters dann wahrscheinlicher sind, wenn Umwelt und Personmerkmale kongruent sind, d.h. in einem komplementären Verhältnis zueinander stehen, einander ähnlich sind oder sich in einer Beziehung von optimaler Diskrepanz befinden. Stressverarbeitungsmodelle (...) legen das Schwergewicht auf eine prozessuale Sichtweise der Person-Umwelt-Interaktion im Alter. Insbesondere wird durch sie herausgestellt, dass ein älterer Mensch Umweltgegebenheiten aktiv wahrnimmt und bewertet und auf die Anforderungen oder die Belastungen der Umwelt mit kognitiven, behavioralen oder emotionalen Bewältigungsanstrengungen reagiert."
Der Ansatz von Saup geht von der Bedeutung der faktischen räumlich-sozialen Bindung des älteren Menschen an seine Umwelt aus. Dabei akzentuiert er vor allem bestehende Aktionsräume älterer Menschen mit den herrschenden Umweltfaktoren, wie Erreichbarkeit und Zu-

gänglichkeit, aber auch die Gewährung von Privatheit, etc.. Sein Anliegen ist es, darauf zu verweisen, „dass ältere Menschen nicht Spielball ihrer umweltbezogenen Lebensumstände sind, sondern die Möglichkeit haben, die Person-Umwelt-Interaktion selbst aktiv zu beeinflussen und mitzugestalten“ (Saup, 1993, 48 ff).
Dieses Modell wird von Überlegungen getragen, inwieweit es älteren Menschen gelingt, Rahmenbedingungen zu perzeptionieren. Gelingt dieser Prozess im Sinne von persönlicher Zielerreichung, ist der Interaktionsprozess beendet. Bei einer Diskrepanz zwischen dem Soll- und dem Ist-Zustand kommt den Coping-Versuchen zentrale Bedeutung zu, die Passung zu optimieren. Dies führt entweder zu aktiven Gestaltungsbemühungen und damit zu Versuchen der Beeinflussbarkeit der Umwelt, oder zu einer Revision von Zielen. „In jedem Fall schließt sich an die Copingversuche eine erneute Ziel-Perzeptions-Bilanzierung an, die im Falle ermittelter Diskrepanzen in eine mehrfache Wiederholung von Bilanzierung und erneuten Regulationsbemühungen münden kann“ (Friedrich, 2001, 97).

6.2 Die Wohnung

Die Wohnung ist für ältere Menschen nicht nur „Behausung“, sondern Aktivitätsraum. Nach einer Berechnung des Statistischen Bundesamtes aus dem Jahre 1991/92 verbringen 60 – 64 Jährige in der Regel 19 Stunden täglich zu Hause. Die Aufenthaltsdauer nimmt mit dem Alter zu, bei den 70-Jährigen und Älteren sind es schon durchschnittlich 20,5 Stunden, also 80 % des Tages (Küster, 1998, 109).
Die Mobilität trägt nachhaltig zum subjektiven Wohlbefinden bei, was u.a. am Bedeutungsgehalt von Aktivitäten gerade außerhalb der Wohnung festzumachen ist. Neben dem Aspekt, sich an selbst gewählten Orten mit anderen Menschen treffen und sich selbst versorgen (einkaufen gehen, etc.) zu können, spiegelt gerade diese Selbständigkeit die Möglichkeit der gesellschaftlichen Partizipation, der individuellen Autonomie und Unabhängigkeit, sowie der vorhandenen eigenen gesundheitlichen Möglichkeiten wieder (vgl. Mollenkopf, 2001, 28).
Die Bewegungsfähigkeit als zentrale Voraussetzung der Partizipation nimmt mit zunehmendem Alter ab. So steigt „der Anteil der Personen, die ständig in ihrer Bewegungsfähigkeit eingeschränkt sind, [...] von knapp einem Drittel bei den 55 – 64-jährigen auf fast die Hälfte bei den

75-jährigen und Älteren“ (Mollenkopf et al., 2001, 37). Das subjektive Wohlbefinden und die Lebenszufriedenheit werden vom Gelingen „der Person-Umwelt-Interaktionen vom individuell als hinreichend definiertem Ausmaß räumlicher Teilhabe bestimmt. Sie dient den Akteuren damit als täglicher Beweis der eigenen Handlungsfähigkeit“ (Friedrich, 2001, 100).

6.3 Das Verhältnis der Generationen

Menschen stehen immer im Beziehungskontext zu anderen Menschen. Dies gilt natürlich auch für ältere Frauen und Männer. Auf einer Meta-Ebene ist das Verhältnis zwischen alt – jung in vielerlei Hinsicht problematisiert worden, wobei vor allem unterschiedliche Wert- und Normenausrichtungen, zunehmend aber auch der Einsatz wirtschaftlicher Ressourcen für die Lebensgestaltung der unterschiedlichen Altersgruppen immer wieder bemüht wurden. Gerade im letzten Jahr hat sich der Ton mit Blick auf geplante Rentenbeitragshöhen und Lebensarbeitszeit wieder verschärft. Hier ist der Eindruck zu gewinnen, dass der „Mythos“, Individuen erhalten die selbst eingezahlten Rentenbeiträge mit Zins und Zinseszins als Altersversorgung zurück (ähnlich wie bei einer Sparkasse oder Bank), ein hohes Beharrungsvermögen entwickelt (Struck, 2002).

Die angedeuteten Spannungen haben eine längere Tradition. Im Jahre 1996 veröffentlichte Jörg Tremmel seine Studie mit dem Titel „Der Generationsbetrug. Plädoyer für das Recht der Jugend auf Zukunft.“ Zeitgleich meldete „Die Zeit“ in Zeitpunkte 1/1996: „Keine Angst vor dem Alter. Der Krieg der Generationen findet nicht statt.“ In der letzteren Publikation brachten vor allem Vertreter der älteren Generation ihr Vertrauen zum Ausdruck, dass sich die Rentenprobleme zur Zufriedenheit von alten und jüngeren Menschen lösen lassen. Interessanterweise wurde im September 1996 – wiederum angeregt von Tremmel - die „Gesellschaft für Rechte der zukünftigen Generation“ in Oberursel gegründet. Das Alter ihrer Mitglieder bewegte sich zwischen 14 und 30 Jahren.

In einer sehr scharfen und teilweise polemischen Art und Weise wurden von der Gruppe um Tremmel als Konsequenz einer überalterten Gesellschaft vor allem nachteilige finanzielle Konsequenzen für nachwachsende Altersgruppen in die Öffentlichkeit gebracht. Die Frage nach der

Wirksamkeit des sogenannten Generationenvertrages wurde laut, allerdings fälschlicherweise nur auf die Altersgruppen der Jüngeren und Älteren simplifiziert. Auch wenn es gar keinen explizit geschriebenen Generationenvertrag gibt, wurde in der folgenden Diskussion betont, dass es eher um ein implizites Abkommen geht, bei der die mittlere Generation, die voll erwerbstätig ist, für das Bruttosozialprodukt sorgt, aus dem die Mittel für die Zukunftssicherung der Jungen (Ausbildung) und die Versorgung der Älteren (Rentenbezug) entnommen werden (vgl. Nell-Breuning, 1996, 371 ff).

Zwischenzeitlich hat sich trotz der aktuellen Diskussion um die Reform der Sozialversicherungssysteme der Ton wieder gemäßigt, wenngleich bei aktuellen Verlautbarungen zur wirtschaftlichen Zukunftssicherung (3. Säule der Altersversorgung, „Riester – Rente“, die Höhe der Rentenbeitragszahlungen, etc.) die besondere Sensibilität der Thematik wieder erkennbar wird.

Verdienst der Diskussion um den sogenannten „Generationenvertrag“ ist jedoch, dass die Frage der Verhältnismäßigkeit einer einseitigen Nutzung von Lebens- und Energieressourcen zu Lasten jüngerer, nachwachsender Altersgruppen in den Blick kam. Hier ist Eisenberg und Gronemeyer zuzustimmen, wenn sie behaupten: „Die Älteren zerstören dauerhaft und unwiderruflich die Lebensbedingungen der Jüngeren. [...] Was macht diejenigen, die jetzt Erwachsene sind, so sicher, dass ihre Enkel ihnen nicht die Frage stellen: Was habt ihr euch dabei gedacht, als ihr – nur um eure Lebens- und Verbrauchsgier zu befriedigen – die Welt zu einem Rohstofflager gemacht habt?“ (1993, 206) Dies gilt jedoch wohlgemerkt nicht nur für die über 55-Jährigen, sondern für die Gesamtbevölkerung. Nur durch eine gemeinsame Verantwortlichkeit aller Altersgruppen wird es möglich sein, die Herausforderungen der Zukunft gemeinsam zu meistern.

Zugleich wurde ebenfalls deutlich, dass die unter der Überschrift „Generationenkrieg“ laufende öffentliche Diskussion jeglicher Fundierung entbehrt. Die Vorstellung, eine Generation erfasse eine Altersgruppe mit einem Zeitrahmen von ca. 30 Jahren, die sich durch ihre typischen Gewohnheiten und Kleidungen voneinander abgrenzen lassen, ist nicht länger aufrecht zu erhalten. Unter dem Generationenbegriff wird stattdessen ein Konstrukt verstanden, welches sich „durch eine gemeinsame, historisch und sozial fixierbare Lage auszeichnet und die durch kollektive Zuschreibungen zeitspezifischer Eigenschaften an bestimmte Alterskohorten Gestalt annimmt“ (Kaufmann, 1997, zit. in Bleistein, 1997, 412).

Auf der Ebene unmittelbarer Sozialbeziehungen sind die oben skizzierten Brennpunkte in der Regel kaum Thema. Sie bilden ebenfalls keine Hintergrundfolie für die Beziehungsfelder, die sich als Netzwerk darstellen lassen. Übersichtsartig verfügen ältere Menschen über einen größeren Fächer von sozialen Beziehungen:

- Langjährige Partnerbeziehungen,
- Beziehungen zu erwachsenen Kindern, die in Erwerbsleben und Familie bedeutsame Aufgaben erfüllen, von denen die Älteren inzwischen befreit sind,
- Beziehungen zu Schwiegersöhnen und Schwiegertöchtern, die sich zwischen die Beziehung zu den eigenen Kindern geschoben haben,
- Beziehungen zu den Enkelkindern, die meist frei von erzieherischen Pflichten ausgelebt werden können,
- Beziehungen zu weiteren Familienangehörigen, die häufig im Alter wieder an Bedeutung gewinnen,
- Beziehungen zu langjährigen oder neu gewonnenen Freunden sowie neue Partnerbeziehungen, die die Freuden des Alters entdecken helfen und die Beschwerden erträglicher machen

(Goldbrunner, 1999, 71)

Im Gegensatz zum sozialen Netzwerk, welches die Menge sozialer Einheiten charakterisiert, steht hier der Aspekt des persönlichen Netzwerkes im Vordergrund, und zwar aus der Sicht des Individuums.
Persönliche Netzwerke und ihre Qualität sind für die Entfaltungsmöglichkeiten im Alter nahezu konstitutiv. In der Untersuchung von Karl steht in der Prioritätenliste „Menschen zu haben, denen ich vertrauen kann" auf Platz 3. Dabei ist grundsätzlich zwischen inner- und außerfamilialen Netzwerken zu unterscheiden (Karl, 1993, 29).
In der theoretischen Diskussion werden vor allem zwei Positionen hinsichtlich der möglichen Aufgabenteilung in sozialen Netzwerken als gegenläufig akzentuiert. Die These der „hierarchischen Kompensation" (Cantor 1979, 1991) geht davon aus, dass eine kulturell vorgegebene Präferenzordnung von Unterstützungspersonen existiert, die nachrangig Ehepartner/in, Kinder, Geschwister und erst dann außerhalb der Familie stehende Bezugspersonen, wie Freunde, Bekannte, Nachbarn und professionelle Helfer, in Anspruch nimmt. Eine weitere Ausdifferenzierung findet sich bei Qureshi (1990, zit. in Künemund / Hollstein,

2000, 215f), die zusätzlich eine Geschlechterpriorisierung betont. Zunächst würden nach dem Ehepartner / der Ehepartnerin, die Töchter, die Schwiegertöchter, Söhne, Schwiegersöhne, andere Verwandte und schließlich Nicht-Verwandte mit Aufgaben der sozialen Unterstützung betraut.

Die gegenläufige These, die der „funktionalen Spezifität" (Litzwak, 1985, Messeri et al., 1993) betont, dass „informelle soziale Beziehungen nicht aufgabenunabhängig substituierbar sind" (Künemund / Hollstein, 2000, 215). Unterschiedliche Beziehungen übernehmen jeweils unterschiedliche soziale Aufgaben.

Die Daten des Alterssurvey kommen jedoch zum Ergebnis, dass sich weder die eine noch die andere These empirisch widerlegen noch belegen lässt, sondern dass sich die Argumentationslinien lediglich auf unterschiedlichen Ebenen bewegen. „Während Cantor lediglich die Präferenz thematisiert, an wen man sich am liebsten wenden würde (und somit z.B. nicht zwingend berücksichtigt, ob diese Personen dann auch faktisch helfen, helfen würden oder helfen könnten), stehen bei Litzwak die faktischen Hilfeleistungen sowie jene Prozesse im Zentrum, die dazu führen, dass jemand, der potentiell als Helfer in Frage käme, im Bedarfsfall doch nicht verfügbar ist" (Künemund / Hollstein, 2000, 217 f).

Zudem muss die Mehrdimensionalität sozialer Beziehungen einbezogen werden. So sind für instrumentelle (praktische Hilfe, finanzielle Unterstützung), emotionale (Trost, Aufmunterung, Geborgenheit) und kognitive (Anerkennung, Orientierung) Hilfeleistungen, die sich voneinander unterscheiden lassen, andere Qualitäten der Beziehung maßgebend. Es leuchtet ein, dass für instrumentelle Unterstützung eine andere Beziehungsdichte zwischen „Hilfenehmer" und „Hilfegeber" erforderlich ist, als für emotionale Hilfe. Auch die Kontakthäufigkeit gilt es zu berücksichtigen, selbst wenn die Häufigkeit für sich genommen kein Indikator für eine hohe Beziehungsdichte sein kann.

Insoweit bietet es sich an, vor allem familiale Beziehungen älterer Menschen nach dem Zusammenleben im gleichen Haushalt und an verschiedenen Wohnsitzen zu unterscheiden. Insbesondere Ehepartner/innen sind für ältere Menschen vorrangige Unterstützungspersonen; sie leben in der Regel in einem Haushalt zusammen und sind somit auch in alltäglichen Dingen die ersten Ansprechpartner (Künemund / Hollstein, 2000, 214). Das Verschwinden von Mehrgenerationenhaushalten in westlichen Industriestaaten führt gegenüber Kindern und Geschwis-

tern zunehmend zu einer „Intimität auf Abstand“ (Rosenmayr / Köckeis, 1965), auch wenn die Qualität der innerfamiliären Interaktion durch verbesserte Kommunikationsmöglichkeiten (Telefon) oder die Verfügbarkeit eines öffentlichen Verkehrsnetzes und den Gebrauch des eigenen Autos gewonnen hat.
Der Alterssurvey kommt bei der zuhause lebenden Bevölkerung Deutschlands 1996 zur folgenden quantitativen Übersicht:

Tab. 3: Unterstützungssysteme

	55-69 Jahre		70-85 Jahre	
Vorhandensein von Kontaktpersonen:	Frauen	Männer	Frauen	Männer
(Schwieger)-Eltern	34%	42%	2%	5%
Ehepartner	74%	88%	36%	83%
Kinder	88%	87%	84%	88%
Enkelkinder	64%	56%	75%	76%
Geschwister	80%	79%	74%	74%
Urenkel	5%	4%	24%	16%
Tanten/Onkel	57%	58%	19%	29%
Cousins/Cousinen	87%	84%	72%	71%
Nichten/Neffen	83%	80%	80%	77%
Freunde	61%	64%	54%	46%

Alterssurvey; gewichtete Daten; Künemund / Hollstein, 2000, 268-272

Über mindestens eine Person im Kontext instrumenteller, emotionaler und kognitiver Hilfeleistungen verfügten:

	55-69 Jahre		70-85 Jahre	
	Frauen	Männer	Frauen	Männer
Instrumentell (prakt. Unterstützung)	72%	68%	77%	77%
Emotional (Aufmunterung)	89%	86%	86%	87%
Kognitiv (Rat geben)	91%	85%	87%	87%
Enkelkinder	64%	56%	75%	76%

Alterssurvey; gewichtete Daten; Künemund / Hollstein, 2000, 268-272

Mit der Darstellung unterschiedlicher Sozialbeziehungen im Alter ist nicht nur ein quantitativer Hinweis auf die Ungültigkeit der Singularitätsthese verbunden, die die Vereinsamung des Menschen mit zunehmendem Lebensalter in den Fokus stellt. Zugleich wird erkennbar, dass soziale Beziehungen zu den Kernthemen älterer Menschen zählen, die in ihrer kontinuierlichen Ausrichtung (z.B. dem Tod gleichaltriger Menschen) zwar einerseits „brüchiger“ werden, in ihrer Dichte und Vielfältigkeit andererseits an Variabilität zunehmen.

Nach wie vor stellt die Partnerbeziehung im Leben älterer Menschen mit Abstand das wichtigste Beziehungssystem dar. Mit der verlängerten Lebenserwartung und einem nach dem Ende des 2. Weltkrieges 1945 inzwischen nahezu fünfzigjährigem Andauern stabiler Lebensbedingungen in Deutschland können Menschen erstmals in einer Paarbeziehung miteinander alt werden.

Auf die Lebensform der Ehe bedeutet dies: „Noch nie in der Geschichte lebten derart viele Menschen eine so lange Zeit ihres Lebens mit demselben Ehepartner zusammen wie heute, trotz der sinkenden Eheschließungsneigung und des erhöhten Scheidungsrisikos“ (Nave-Herz, 1988, 75). Diese Aussage hat nichts an Bedeutung verloren.

Wenn auch eine Zunahme nichtehelicher Lebensgemeinschaften bei älteren Paaren zu beobachten ist, Schätzungen gehen von einem Anteil von 8 % nichtehelicher Lebensgemeinschaften von Frauen und Männern über 56 Jahre aus (Statistisches Bundesamt, 1992, 44), überwiegt die Lebensform der Ehe.

Dies wird am Anteil der Menschen deutlich, die Ehejubiläen ab der Goldhochzeit aufwärts feiern können. Von 1991 bis zum Jahr 2001 stieg die Zahl von 71.000 Ehepaaren (0,4 % aller Ehepaare) auf 190.000 Ehepaare (1 % aller Ehepaare). Auch bei den Diamanten Hochzeiten, also den 60. Hochzeitstagen, ist im gleichen Zeitraum ein Anstieg von 13.000 auf 18.000 zu verzeichnen. (Mikrozensus, Statistisches Bundesamt, 2002).

Tab. 4: Ehepaare im Mai 2000 nach Altersgruppen und Ehedauer in Tausend

	Ehedauer	Insgesamt	Alter Ehefrau					
Alter Ehemann	von... bis unter... Jahren		25-35	35-45	45-55	55-65	65-75	75 plus
55-65	unter 5 Jahren	79	-	15	32	24	-	-
	5 – 15	224	6	44	86	80	8	-
	15-25	294	-	40	138	104	12	-
	25-35	1.469	-	7	767	659	37	-
	davon 25	50	-	-	30	17	-	-
	35-45	2.006	-	-	132	1.766	106	-
	45 und mehr	18	-	-	-	10	7	-
	ohne Angabe	475	-	19	154	277	22	-
	Gesamt	4.565	13	124	1.309	2.919	194	6
65-75	unter 5	22	-	-	6	10	-	-
	5-15	63	-	-	11	30	16	-
	15-25	77	-	-	14	37	20	-
	25-35	176	-	-	21	103	47	-
	davon 25	11	-	-	-	-	-	-
	35-45	1.293	-	-	-	724	543	23
	45-55	1.092	-	-	-	76	933	84
	davon 50	103	-	-	-	-	92	11
	55 und mehr	-	-	-	-	-	-	-
	ohne Angabe	253	-	-	7	91	141	12
	Gesamt	2.978	-	11	62	1.071	1.705	129

Ergebnis des Mikrozensus. - Bevölkerung am Familienwohnsitz. -Verheiratet zusammenlebend.
Die Beantwortung der Frage zum Eheschließungsjahr ist freiwillig. Da das genaue Datum der Eheschließung nicht erfragt wird, kann die Ehedauer nicht genau bestimmt werden: So sind z. B. bei der Ehedauer von unter 5 Jahren die in der Zeit vom 01.01.1996 bis zum Zeitpunkt der Erhebung geschlossenen Ehen, jedoch keine Ehen aus dem Jahr 1995 berücksichtigt.
- kein Nachweis, da das Ergebnis nicht ausreichend genau ist.
Abweichungen in den Summen ergeben sich durch Runden der Zahlen (Statistisches Bundesamt, Fachserie 1, Reihe 3, 2000).

Mit der grundsätzlich höheren Lebenserwartung der Frauen, dem zum Zeitpunkt der Eheschließung in der Regel jedoch höherem Lebensalter des Mannes, sowie den Nachwirkungen des 2. Weltkrieges verändert

sich mit zunehmendem Alter die Lebensform der Individuen. „Das ungleiche Geschlechterverhältnis im Alter (bei den 60 – 69-jährigen stehen zwei Männer drei Frauen gegenüber, bei den 70 – 89-jährigen liegt das Verhältnis von 1 zu 2 und bei den über 90-jährigen gar bei 1 zu 3 bringt es mit sich, dass die Ehe die meist praktizierte Lebensform der älteren Männer ist“ (Prahl / Schroeter, 1996, 128).
Die divergente Entwicklung bei verheiratet-zusammenlebenden Frauen und Männern über die Altersgruppen hinweg veranschaulichen auch die Angaben des Mikrozensus. Während Männer höheren Lebensalters in Privathaushalten überwiegend mit ihrer Ehefrau zusammenleben, nimmt der Anteil bei den Frauen kontinuierlich ab.

Tab. 5: Bevölkerung in Privathaushalten, 2006
Deutschland, Geschlecht, Familienstand, Altersgruppen
in Tausend

	Alter	männlich	weiblich	Gesamt
verheiratet - zusammen-lebend	55 bis < 60 Jahre	1975	1900	3875
	60 bis < 65 Jahre	1776	1633	3409
	65 bis < 70 Jahre	2121	1875	3996
	70 bis < 75 Jahre	1451	1135	2586
	75 Jahre und mehr	1651	1099	2750

Mikrozensus, Genesis-online, 17.02.2009

Mit der weiter ansteigenden Lebenserwartung beider Geschlechter ist jedoch davon auszugehen, dass das Zusammenleben als Paar zumindest in der Altersgruppe der bis 75-jährigen ebenfalls an Umfang gewinnt und sich das Verhältnis der Geschlechter zueinander verändert. Im dritten Bericht zur Lage der älteren Generation wird festgehalten, dass im Jahr 1998 insgesamt „44 Prozent der Frauen ab 60 Jahren einen Einpersonenhaushalt [führen], gegenüber nur 15 Prozent der Männer“ (Deutscher Bundestag, 2001, 214).

7.0 Ehe als Institution

Die Institution Ehe wird von der Gesellschaft als Handlungsangebot bereitgestellt und ist religiös verankert. Andererseits ist sie nicht nur eine Vorgabe eines kulturellen Systems, sondern definiert sich durch Verhaltensmuster der Menschen.
Durch rechtliche Vorgaben, in Deutschland vor allem der grundgesetzlich geregelte Schutz von Ehe und Familie (Art. 6), wird das Handlungsangebot konkretisiert. Die Verbindlichkeit der Handlungsausrichtung ist jedoch von kulturellen, sozialen und historischen Veränderungen beeinflusst, die zu einer höheren Betonung der Eigenverantwortlichkeit und individueller Entscheidungsnotwendigkeit beigetragen haben.
Ehe und Familie als gesellschaftlich akzeptierte Institutionen sind in die Diskussion geraten (Beck / Beck-Gernsheim, 1986; Nave-Herz, 1991, Kaufmann, 1991). Hans-Joachim Hoffmann-Nowotny sieht eine Deinstutionalisierung von Ehe und Familie, andere sehen eher einen Bedeutungswandel.
Um so notwendiger erscheint die Betrachtung der Institution Ehe unter historischen, kulturellen und rechtlichen Aspekten.

7.1 Die Emotionalisierung der Ehebeziehung

Im Rahmen der gesellschaftlichen Differenzierung (Emilè Durkheim, Max Weber, Norbert Elias) konnte ein systematischer Zusammenhang zwischen spezialisierten Teilbereichen der Gesellschaft und ihren Problembereichen nachgewiesen werden. Für die Betrachtung der Zusammenhänge von Familie und Ehe ist insgesamt von einer Entflechtung traditioneller Strukturen, die bislang unterschiedlichste Funktionsbereiche umfassten, hin zu einer Funktionsvielfalt auszugehen, in der Teilbereiche mit spezifischen Anforderungsprofilen überwiegen. „Damit ist die Annahme verknüpft, dass im gesellschaftlichen Entwicklungsprozess Teilbereiche, wie etwa die Wirtschaft, die Politik, das Recht, die Wissenschaft und nicht zuletzt die Familie aus ursprünglich ganzheitlichen Strukturen ausdifferenziert und auf Dauer gestellt wurden" (Tyrell, 1978a, zit. in Barabas / Erler, 2002, 14). Insoweit hat sich natürlich auch Ehe weiter entwickelt und ausdifferenziert.

Für das Verständnis heutiger Ehe erscheint eine Skizzierung der historischen Wandlung von Ehe und Liebe unverzichtbar, vor allem der Entwicklung seit dem 18. Jahrhundert mit dem Akzent der Begründung von Intimbeziehungen auf die Liebe, der Einheit von Liebe und Ehe im 19. Jahrhundert und der Optionsvielfalt möglicher Lebensformen im 20. Jahrhundert. Insbesondere der private Charakter von Liebe und Partnerschaft mit seinen spezifischen Codes der Intimbeziehung (Luhmann, 1982) heutiger Beziehungen und die daraus resultierende Komplexität von Affekten und Gefühlen, einer speziellen Liebessemantik, erscheint für die Lebenswirklichkeit älterer Paare wegweisend zu sein.
Der Einfluss des Christentums im 13. Jahrhundert führte zu einer Sichtweise von Ehe, die diese als Schöpfungsgeschichte definierte und damit zu einem Bestandteil der religiösen Ordnung machte. „So ist der Ehebund unter Christen Zeichen des Liebesbundes zwischen Christus und der Kirche. Die in der Lebensform menschlicher Gesellschaft existierende Kirche ordnet die Heilszeichen und deren Vollzug durch Gesetze. Aber nicht die durch Gesetze geschaffene Ordnung, sondern die Christusgegenwart im Zeichen vermittelt das Heil. Die rechtliche Ordnung und deren Befolgung vermögen nur eine Hilfestellung zu leisten, damit der in Gefährdung lebende Mensch das Heil leichter und sicherer erlangen kann. Die kirchenrechtliche Ordnung der Ehe dient insofern der Vermittlung und Erlangung des Christusheils“ (Kaiser, 1971, 280).
Dies führte zur Entwicklung eines eigenen kirchlichen Eherechtes. Konstitutionell für das Eheverständnis war der Grundsatz „consensus facit nuptias“, die Freiwilligkeit der Ehepartner, die die Verfügungsgewalt der Ursprungsfamilien drastisch beschnitt (Grziwotz, 1999,4).
Zugleich galt das Verbot, nahe Verwandte zu heiraten (Otis-Cour, 2000), das Gebot der Monogamie und die Unauflöslichkeit der Ehe, die eine Wiederverheiratung verbot. „Wenngleich weiterhin Missbrauchsfälle vorkamen, war es nicht länger ‚gesellschaftlich korrekt‘, mehrere Frauen zu haben, einen nahen Verwandten zu heiraten, Frauen zu verstoßen oder sich nach dem Perlenkettenprinzip eine Partnerin nach der anderen zuzulegen. Die lebenslange Monogamie hatte, wenn auch nicht immer im realen Leben, triumphiert“ (Otis-Cour, 2000, 71).
Die Reformation mit einem Bruch in der Sichtweise des sakramentalen Charakters von Ehe führte zu radikalen Veränderungen in der Wirkkraft und Allgemeingültigkeit katholischen Rechtes. Martin Luther beschrieb Ehe im Jahre 1530 als „ein eußerlich weltlich ding...wie kleider und speise, haus und hoff, weltlicher oberkeit unterworfen“ (Luther, 1530, 205).

Dem zufolge gewannen die weltlichen Bezugssysteme an Bedeutung für das Zustandekommen und die Auflösung der Ehe, wie auch die entsprechenden Vorgaben für die Gestaltung des Zusammenlebens. Bis heute wird aus Sicht der evangelischen Kirche, in Anlehnung an Luther`s Thesen, Ehe und Familie eher im Kontext ethischer Überlegungen gedeutet (Robbers, 2000). Ehe ist zwar „gute Gabe Gottes“ (Robbers, 2000), aber eine Scheidung wegen Untreue, Unglauben oder auch böswilligen Verlassens ist möglich.

7.2 Wandel des Ehe- und Familienrechts

Ehe als sozialer Raum, der gestaltbar und planbar ist, fand natürlich auch in normativen Vorgaben seinen Niederschlag.
Mit der Blickveränderung infolge der Reformation erstarkte das staatliche Ehe- und Familienrecht. Ende des 18. Jahrhunderts wurden das „Preußische Allgemeine Landrecht (ALR) von 1794“, der „Code Civil“ in Frankreich (1804) und das „Österreichische Allgemeine Bürgerliche Gesetzbuch“ (1812) in Kraft gesetzt.
Hintergrundfolie war die Vorstellung der Regelbarkeit von Beziehungen innerhalb der Gesellschaft mit den Vorgaben der Vernunft, die auch vor der Ehe nicht Halt machten. In der ‚Metaphysik der Sitten‘ führte Kant aus: „Geschlechtsgemeinschaft ist der wechselseitige Gebrauch, den ein Mensch von eines anderen Geschlechtsorganen und -vermögen macht... Die natürliche Geschlechtsgemeinschaft ist nun entweder die nach der bloßen tierischen Natur oder nach dem Gesetz. – Die letztere ist die Ehe, d.h. die Verbindung zweier Personen verschiedenen Geschlechts zum lebenswierigen wechselseitigen Besitz ihrer Geschlechtseigenschaften“ (§ 24, Kant, 1966, 389f).
Die Eheschließung bedingte die Freiwilligkeit beider Gatten, ihre Gültigkeit wurde durch kirchliche Trauung besiegelt (§ 38 II.1. ALR).
„Der privatrechtliche Vertrag ersetzte den Sakraments- und Institutionencharakter des kanonischen Rechts durch den Primat der individuellen Willensfreiheit und die Jurisdiktion der Kirche durch die ausschließliche Gesetzgebungskompetenz des säkularen Staates; und der bestätigte die Gleichheit der Ehepartner als rechts- und handlungsfähige Personen. Als unmittelbare Folge der Eheschließung jedoch traten Mann und Frau in ein Rechtsverhältnis, dessen normative Strukturen die Grundzüge des mittelalterlichen Status-Vertrages zwischen Perso-

nen ungleichen Ranges bewahrt hatten“ (Vogel, 1997, 265, 275).
Im Allgemeinen Landrecht ging es folgerichtig um eine vertragsrechtliche Normierung des Ehezweckes.
„Der Hauptzweck der Ehe ist die Erzeugung und Erziehung der Kinder. Auch zur wechselseitigen Unterstützung allein kann eine gültige Ehe geschlossen werden“ (§§ 1,2 II. 1. ALR) (vgl. Barabas / Erler, 2002).
In zahlreichen Bestimmungen wurden die inneren Beziehungen zwischen Eheleuten festgelegt (§§ 173 ff II. 1. ALR), die den „wechselseitigen Beistand“ der Eheleute bestimmten, die „auch wegen Widerwärtigkeiten einander nicht verlassen dürfen.“ Die Vorherrschaft des Mannes wurde bestätigt. Nach § 184 II. 1. ALR war er weiter „das Haupt der Familie“.
Der säkularisierten Rechtsauffassung folgend, wurde die Ehe auf der Grundlage des Vertragsrechts gedeutet, was die Möglichkeit der Scheidung von Eheleuten eröffnete, mit der Einschränkung, dass diese „ ... nicht anders als aus erheblichen Ursachen ...“ (§ 669 II. 1. ALR) vollzogen werden durfte. Als Gründe galten schuldhaftes Verhalten wie z. B. Ehebruch, böswilliges Verlassen, Tötungsabsicht, u.ä.. Im Umgang mit scheidungsbegehrenden Ehepaaren fand eine Differenzierung von kinderlosen Ehepaaren und solchen mit Kindern statt. So wurde es kinderlosen Ehepaaren gestattet, sich im beiderseitigen Einvernehmen voneinander scheiden zu lassen, wobei der Hintergrund dafür eher bevölkerungspolitische Aspekte umfasste (§718 II.1.ALR). Friedrich der Große verfügte 1783, dass man „mit der Trennung einer Ehe nicht sogar facyl seyn muß ... so wie man auf der anderen Seite auch nicht gar zu difficil sein muß, sonsten hindert das die Population. Denn sobald zwei Eheleute durchaus widereinander soweit aufgebracht und erzürnt sind, daß gar keine Vereinigung wieder zu hoffen stehet ... so werden sie auch keine Kinder miteinander erzeugen, und dass ist der Population zum Nachteil. Dagegen wird ein solches Paar geschieden, und das Weib heiratet dann ein anderen Kerl, so kommen doch noch eher Kinder davon...“ (zit. nach Blasius 1992, 27).

7.3 Die Entwicklung der Ehebeziehung seit dem 19. Jahrhundert

Mit Einflüssen der Romantik, die die Ehe als Entfaltungsraum des Menschens ansah, bildete sich eine individuelle und partnerschaftliche Intimität heraus. Im Gegenzug verloren ökonomische, generative oder dynastische Aspekte an Einfluss. (vgl. Barabas / Erler, 2002) Mit einer Emotionalisierung der Beziehungen und der damit verbundenen Individualisierung und Subjektivierung des Eheverständnisses wurde die Ehe jedoch fragil. Als Gegenbewegung zur Instabilität der Liebe kam es zur Institutionalisierung der Ehe.

In der 1820 von Hegel veröffentlichten Rechtsphilosophie (Hegel, 1968, 30) bestimmte dieser die „substantielle Sittlichkeit" eines Volkes in der Familie, der bürgerlichen Gesellschaft und im Staat (Hegel, 1968, §§ 145, 148). Er betonte den gleichseitigen subjektiven und objektiven Charakter der Ehe, die für ihn „...wesentlich ein sittliches Verhältnis" (Hegel, 1968, § 161) darstellte. Für Hegel war die Ehe „die rechtlich sittliche Liebe, wodurch das Vergängliche, Launenhafte und bloß Subjektive aus ihr verschwindet" (a.a.O., § 161).

Aufgrund der Fragilität emotionaler Aspekte forderte er die Unterordnung der Leidenschaft gegenüber der Ehe und stellte fest: „Weil die Ehe das Moment der Empfindungen enthält, ist sie nicht absolut, sondern schwankend, und hat die Möglichkeit der Auflösung in sich. Aber die Gesetzgebungen müssen diese Möglichkeit aufs Höchste erschweren, und das Recht der Sittlichkeit gegen das Belieben aufrecht erhalten" (a.a.O., § 163).

Es kam zur Institutionalisierung der Ehe. Selbst Karl Marx vertrat den notwendigen Regelungsbedarf im Jahre 1842. „Niemand wird gezwungen, eine Ehe zu schließen; aber jeder muss gezwungen werden, sobald er eine Ehe schließt, sich zum Gehorsam gegen die Gesetze der Ehe zu entschließen. Wer eine Ehe schließt, der macht, der erfindet die Ehe nicht, so wenig als ein Schwimmer die Natur und die Gesetze des Wassers und der Schwere erfindet. Die Ehe kann daher nicht seiner Willkür, sondern seine Willkür muss sich der Ehe fügen. Wer willkürlich die Ehe bricht, der behauptet: Die Willkür, das Gesetzlose ist das Gesetz der Ehe, ... so hat doch wohl der Gesetzgeber nicht minder das Recht, es als die maßloseste Willkür zu betrachten, wenn Privatpersonen ihre Kapricen in das Wesen der Sache durchsetzen wollen" (Marx, 1976, 149).

Friedrich Carl von Savigny versuchte in seiner Schrift „Darstellung der in den preußischen Gesetzen über die Ehescheidung unternommenen Reform", die Doppelnatur der Ehe zu klären. „Das Wesen der Ehe besteht zum großen, ja zum wichtigsten Teil nicht auf einem rechtlichen, sondern auf einem sittlichen Verhältnis. Allerdings reicht die Ehe auch in das Rechtsgebiet hinein, und in diesem ihrem rechtlichen Bestandteil wird sie Gegenstand der Gesetzgebung und des Richteramtes. Mit dieser doppelten Natur der Ehe hängt es zusammen, dass bei ihr der Gesichtspunkt für die Behandlung kein so einfacher sein kann, wie es bei Eigentum und in den Schuldforderungen der bloße Rechtsschutz, und nichts außer ihm, ist. ... Ein zweiter besteht in der individuellen Freiheit der Ehegatten; der dritte und wichtigste endlich in der Würde der Ehe selbst, dieser als Institution betrachtet, unabhängig von dem Recht und dem Willen der Individuen" (Sagvigny, 1844, zit. nach Barabas / Erler, 2002, 47).
Bei den hier beschriebenen Entwicklungen darf jedoch nicht außer Acht gelassen werden, dass bis in die zweite Hälfte des 19. Jahrhunderts nur eine eingeschränkte Eheschließungsfreiheit bestand, die mit den Bürgerrechten in Zusammenhang stand. Erst 1868 wurde das „Gesetz über die Aufhebung der polizeilichen Beschränkung der Eheschließung" erlassen, was die Heiratserlaubnis von Vermögensnachweisen entkoppelte (Blasius, 1992, 84).
Da nunmehr nicht allein der private Aspekt von Ehe im Vordergrund stand, sondern der Staat ein Schutzbedürfnis der Institution Ehe reklamierte, das er zum Teil sogar gegen den Willen der Eheleute umsetzen konnte, entstand ein Rechtsstatut mit weitreichender Bedeutung.
Ehe und Familie wurden als Keimzellen von Staat und Gesellschaft verortet. In den Regelungen des Bürgerlichen Gesetzbuches, welches am 01.01.1900 in Kraft trat, wurde die Ehe als eine „vom Willen der Gatten unabhängige, sittliche und rechtliche Ordnung" festgelegt (Mugdan, 1899, 301). Sie ist „ihrem Begriffe und Wesen nach unauflöslich, die Scheidung daher stets etwas Anormales ... Der Staat hat ein dringendes Interesse daran, darauf hinzuwirken, dass die Ehe als die Grundlage der Gesittung und Bildung so sei, wie sie sein soll, und deshalb das Bewusstsein des sittlichen Ernstes der Ehe und die Auffassung derselben als einer von dem Willen der Gatten unabhängigen sittlichen Ordnung im Volke zu fördern" (Mugdan, 1899, 301 f).
Innerhalb der Beziehung zwischen den Eheleuten verband sich mit dem sich entwickelnden Leitbild der Hausfrauenehe ein patriarchali-

sches Verhältnis der Ehegatten zueinander; eine Polarisierung der Geschlechtsrollen als Bestandteil der Ehe war die Folge. „Der Mann hat daher sein wirkliches substantielles Leben im Staate, der Wissenschaft und dergleichen, und sonst im Kampfe und der Arbeit mit der Außenwelt und mit sich selbst, so dass er nur aus seiner Entzweiung die selbstständige Einigkeit mit sich erkämpft, deren ruhige Anschauung und die empfindene subjektive Sittlichkeit er in der Familie hat, in welcher die Frau ihre substantielle Bestimmung und in dieser Pietät ihre sittliche Gesinnung hat“ (Hegel, 1821, zit. in Kaufmann, 1995, 21).
Auch § 1354 BGB in der Fassung 01.01.1900 brachte zum Ausdruck, dass „dem Mann [...] die Entscheidung aller des gemeinschaftlichen ehelichen Lebens betreffende Angelegenheiten zu [steht]“. Die Vorherrschaft des Mannes „ergibt sich ... aus der natürlichen Verschiedenheit der Geschlechter aus der christlichen und deutschen Auffassung, dass der Mann das Haupt der Ehe sei“ (Coester-Waltjen, 1992, 35).
Mit der weiter voranschreitenden Industrialisierung, Urbanisierung, und Säkularisierung, die mit der Veränderung historischer und gesellschaftlicher Bedingungen unter dem Begriff Moderne zusammenzufassen sind, spezialisierten sich partnerschaftliche Beziehungen. Insbesondere der amerikanische Soziologe Talcott Parson, der Emile Dürkheims Komplementaritätsthese weiter ausformte, beschrieb die geschlechtstypische Arbeitsteilung in der Familie als hochgradig funktional (vgl. Kaufmann, 1995, 22).
Auch wenn im BGB gegenüber der Weimarer Reichsverfassung (Art. 109 II) eine verschärfte Gleichberechtigungsnorm gegen große Widerstände eingeführt wurde, gelang die Umsetzung in der Praxis nur bedingt. Mit den Einflüssen der beiden Weltkriege im 20. Jahrhundert hat sich die Eigenständigkeit der Frauen, deren Männer kriegsbedingt abwesend waren, deutlich erhöht, was in der Folge zu einem Erstarken der Frauenbewegung führte. Gerade dem Einfluss der Frauenbewegung ist es zu verdanken, dass die rechtlichen Beziehungen zwischen Mann und Frau neu geregelt wurden.
Mit dem Inkrafttreten des Grundgesetzes wurde im Artikel 3, Absatz 2 festgelegt: „Männer und Frauen sind gleichberechtigt.“ Bis zum 31.03.1953 bestand die Aufgabe für die Politik, alle Gesetze zu ändern, die einer Gleichberechtigung im Wege standen. Trotz allem blieb in der Ehe die Struktur der Hausfrauenehe, die von Emile Dürkheim als Gattenfamilie (famille conjugale) (zit. in Kaufmann, 1995, 27) beschrieben wurde und deren Stabilität sich neben der „Zuneigung der Ehe-

partner sowie die Komplementarität ihrer Bedürfnisse und nicht selten auch durch ökonomische Zwänge“ (Kaufmann, 1995, 26) auszeichnete, bestehen.

Im Jahr 1953 stellte der Bundesgerichtshof fest: „Was die Menschen- und Personenwürde angeht, so sind Mann und Frau völlig gleich; und das muss streng in allem Recht zum Ausdruck kommen. Streng verschieden sind sie aber nicht nur im eigentlich Biologisch-Geschlechtlichem, sondern auch in ihrer seinsmäßigen, schöpfungsmäßigen Zueinanderordnung zu sich und dem Kind in der Ordnung der Familie, die von Gott gestiftet und daher für den menschlichen Gesetzgeber undurchbrechbar ist. Die Familie ist nach der Schöpfungsordnung eine streng ihrer eigenen Ordnung folgende Einheit; Mann und Frau sind ‚ein Fleisch‘. An diesem Urtatbestand (außerhalb des ehewirtschaftlichen Bereichs) Rechtsformen gesellschaftlicher Art herantragen zu wollen, ist widersinnig. Innerhalb der strengen Einheit der Familie sind Stellung und Aufgabe von Mann und Frau durchaus verschieden. Der Mann zeugt Kinder, die Frau empfängt, gebärt und nährt sie und zieht die Unmündigen auf. Der Mann sichert, vorwiegend nach außen gewandt, Bestand, Entwicklung und Zukunft der Familie; in diesem Sinne ist er ihr ‚Haupt‘. Die Frau widmet sich, vorwiegend nach innen gewandt, der inneren Ordnung und dem inneren Aufbau der Familie“ (BGHZ, 1953, 11, Anhang, 34, 65).

Am 1. Juni 1957 wurde das Gleichberechtigungsgesetz (BGB I 1957, 609) von Frau und Mann in Kraft gesetzt. Zahlreiche Einschränkungen, z.B. die Gleichsetzung des Nachnamens des Mannes als Familienname, die lediglich in Übereinstimmung mit Ehe und Familie auszuübende Erwerbstätigkeit der Frau, etc., machen deutlich, wie schwer es dem Gesetzgeber fiel, eine Gleichberechtigung in vollem Umfang zuzulassen. Dies führte am 14.06.1976 zu einem „Gesetz zur Reform des Ehe- und Familienrechts“ (EheRG), mit dem Ziel der Aufhebung zuvor beschriebener Einschränkungen. Lediglich die Vorgaben zum Familiennamen blieben bis zum Jahr 1993 davon unberührt. „Wie die Eheleute ihr Zusammenleben organisieren, wer arbeitet oder wer Kinder erzieht, können sie nun mehr ohne gesetzliche Zielvorstellungen selbst entscheiden“ (Barabas / Erler, 2002, 72).

Mit der Neufassung des Scheidungsrechtes (§§ 1564 ff BGB) wurde eine vertragliche Konstruktion geschaffen, wonach die Ehe zwar auf Lebenszeit geschlossen wird, aufgrund von Gründen der „Zerrüttung“ jedoch geschieden werden kann.

Bezieht man die Vorgaben des StGB in der Fassung der fünfziger Jahre des letzten Jahrhunderts ein, hier vor allem den § 180 StGB, musste noch jeder mit Strafe rechnen, der einem unverheiratetem Paar Unterkunft gewährte. Dieser „Kuppeleiparagraph", wie er im Volksmund abgekürzt wurde, hatte nachhaltigen Einfluss auf die weitere Ausgestaltung des Eherechtes und auf die Bedeutung der Sexualmoral. Noch 1954 merkte der Bundesgerichtshof an: „Die sittliche Ordnung will, dass sich der Verkehr der Geschlechter grundsätzlich in der Einehe vollziehe, weil der Sinn und die Folge des Verkehrs das Kind ist. Um seinetwillen und um der personenhaften Würde und der Verantwortung der Geschlechtspartner willen ist dem Menschen die Einehe als Lebensform gesetzt. Nur in der Ordnung der Ehe und in der Gemeinschaft mit der Familie kann das Kind gedeihen und sich seiner menschlichen Bestimmung gemäß entfalten. Nur in der Ordnung der Ehe und in dieser Gemeinschaft nehmen sich die Geschlechtspartner so ernst, wie sie es sich schulden ... Indem das Sittengesetz dem Menschen die Einehe und die Familie als verbindliche Lebensform gesetzt und indem es diese Ordnung auch zur Grundlage des Lebens der Völker und Staaten gemacht hat, spricht es zugleich aus, dass sich der Verkehr der Geschlechter grundsätzlich nur in der Ehe vollziehen soll und dass der Verstoß dagegen ein elementares Gebot geschlechtlicher Zucht verletzt (BGHSt, 1954, 6, 46, 53).
Im Rahmen der ersten Strafrechtsänderung im Jahre 1969 wurde die Strafbarkeit des Ehebruchs abgeschafft.

7.3.1 Nicht-eheliche Lebensgemeinschaften

Ein weiteres Phänomen, welches den Wandel in der Institution Ehe schon äußerlich deutlich macht, ist die seit den 60-iger Jahren des letzten Jahrhunderts deutlich wahrnehmbare Zunahme von nicht-ehelichen Lebensgemeinschaften. Alleine von 1972 bis 1996 hat sich die Zahl von 137.000 auf 1,4 Millionen Paare erhöht, die in nicht-ehelicher Lebensgemeinschaft zusammenleben (BMFSJ, 1999, 61).
Damit scheint die Befriedigung emotionaler und sexueller Beziehungswünsche nicht mehr allein an die Ehe gekoppelt zu sein; auch die materiellen Bedingungen scheinen diese Entwicklung zu begünstigen. Die Spezialisierung auf die Befriedigung emotionaler Bedürfnisse in der Ehe scheint nicht mehr gegeben, was ihre Monopolstellung deutlich tangiert.

Nach den Angaben des Sozio-Ökonomischen Panels (SOEP) fällt zumindest auf, dass im Jahre 1998 in der Altersgruppe der 25 - 44-jährigen 58,6 %, bei den 45 - 64-jährigen 24 % und immerhin 10 % der über 65-jährigen in nicht-ehelicher Lebensgemeinschaft leben (SOEP Welle 15, 1998, zit. in Barabas / Erler, 2002, 128).
Insbesondere Geschiedene scheinen diese Lebensform zunehmend zu favorisieren. So waren 24,6% der in nicht-ehelich gebundenen Lebensgemeinschaften lebenden Partner getrennt lebend oder geschieden (Erler, 1996, 60). Auch ältere Menschen leben häufiger in nicht-ehelichen Lebensgemeinschaften zusammen, was sich am doppelten Witwenrentenbezug festmachen lässt. Gesellschaftlich erleben sie eine gestiegene Akzeptanz ihrer Entscheidung.

7.3.2 Eingetragene Lebenspartnerschaften

Am 10.11.2000 wurde das „Lebenspartnerschaftsgesetz“ im Bundestag verabschiedet und trat am 01.08.2001 in Kraft. Mit den expliziten Regelungen eines auf Dauer ausgerichteten Zusammenlebens von gleichgeschlechtlichen Lebensgemeinschaften wurde die Wirkkraft der Institution Ehe erneut berührt. In rechtlich relevanten Fragestellungen wurden homosexuelle und lesbische Paare mit Eheleuten gleichgestellt.
Dabei wird das Modell der eingetragenen Lebenspartnerschaft nicht selten fälschlicherweise als „Ersatzehe“ dargestellt. Eine solche Deutung provoziert nach wie vor Widerstand in der Öffentlichkeit, da z.T. ein Bedeutungsverlust der Ehe befürchtet wird (vgl. Diederichsen, 2000; Braun, 2001).
„Gegenwärtig bemühen sich organisierte Interessen nach Kräften, die bürgerliche Ehe sturmreif zu schießen und auf das Niveau einer beliebigen sexuell bestimmten Lebensgemeinschaft zu reduzieren... Dass es den Trend zur Nivellierung aller Lebenspartnerschaften gibt, beweist indessen noch nicht, dass er richtig ist. Womöglich zeigt sich darin auch nur, dass wir in einer Zeit leben, der alle Instinkte abhanden gekommen sind, die eine Gesellschaft zum Überleben braucht. Sicher ist daher allein, dass wir Zeugen eines Prozesses sind, in dem eine Institution, der bisher die Zukunft der Gesellschaft anvertraut war, bis in die Grundfesten erschüttert wird“ (Braun, 2001, 14, 17 f).
Die emotional stark belastete Diskussion, die nach wie vor als unbeendet angesehen werden muss, muss in Anbetracht des quantitativen Ausmaßes eingetragener Lebenspartnerschaften als überzogen beschrie-

ben werden. Zum einen trägt sie auch nicht zu einem konstruktiven Miteinander zwischen homo- und heterosexuell ausgerichteten Paare bei und erschwert die Integration und Partizipation der eingetragenen Lebensgemeinschaften. Zum anderen kann eine Aufwertung der Ehe kaum durch die normative Abwertung anderer Lebensformen erreicht werden.

7.3.3 Ehe aus katholischer Sicht

Für Katholiken gilt nach wie vor das kirchliche Eherecht, der Codex luris Canonici (CIC). In der Fassung aus dem Jahr 1917 wurde Ehe primär auf den Fortpflanzungsaspekt bezogen, die gegenseitige Hilfestellung der Ehegatten war jedoch eher sekundär (vgl. Geringer, 2000). Die Ehezwecklehre findet sich auch in dem Buch „Kath. Moraltheologie“ des Theologen Herbert Jone, welches noch 1953 in 15. Auflage in Paderborn erschienen ist.
„Wegen ihres verschiedenen Einflusses auf die Erregung der geschlechtlichen Lust werden die Körperteile eingeteilt in ehrbare (Gesicht, Hände, Füße), sog. weniger ehrbare (Brust, Rücken, Arme, Schenkel), sog. unehrbare (Geschlechtsteile und Partien, die ihnen sehr nahe sind)...-Küsse, die mit Heftigkeit oder längere Zeit oder wiederholt geschehen, sind leicht eine Todsünde. ...Küsse an unehrbaren oder weniger ehrbaren Teilen sind Todsünde. Ebenso sind Zungenküsse gewöhnlich eine Todsünde.“
Schmälzle (1996) stellte heraus, dass in den Hirtenbriefen der deutschen Bischöfe im 20. Jahrhundert christliche Gedanken mit konservativ gesellschaftlichen Bestrebungen verbunden und in ihrer Deutung zahlreiche Parallelen zwischen der Heiligkeit der Kirche und der der Ehe gezogen und verkündet wurden. Er macht insbesondere die Rolle Marias für die Norm des Gehorsams geltend.
Die Ehezwecklehre begrenzte den Entwicklungsraum der Paare, was sich nach Kaufmann, (1997, 31) durch eine oft bedrückende Verknüpfung von Sexualität und Ehe zu erkennen gab. Schmälzle (a.a.O, 20 f) beschreibt am Beispiel des Familienhirtenbriefes am Grab des Hl. Bonifatius zu Fulda vom 20.08.1913, was mit den Eheleuten, die „die Ehe „zu bloßer Lust mißbrauchen und dabei mit Wissen und Willen ihren Hauptzweck vereiteln“ geschieht. „ ... an ihnen wird wahr das Psalmwort: sie haben den Fluch geliebt und der Fluch wird über sie kommen ... (Ps. 108,18). Wie furchtbar wirkt oft dieser Fluch sich aus in solchen

Familien! Da ziehen oftmals statt der Kinder die man nicht wollte, finstere Mächte wie Rachegeister ein: Körperliches Siechtum, Geistes- und Gemütskrankheit, eheliche Zerwürfnisse, die Qualen des bösen Gewissens, und auf dem ganzen Familienleben lastete schwer die ... Wolke des Fluches – des Fluches der Todsünde."
Mit dem II. Vatikanischem Konzil im Jahre 1965 kam es zu einer deutlichen Veränderung der kirchlichen Ehelehre. In der Pastoralkonstitution „Gaudium et spes" (1968, 47-52) fand ein Paradigmenwechsel der Ehe vom „Ehebund" zum „Eheband" statt, der die personale Sicht der Partner akzentuierte und die Mehrdimensionalität der menschlichen Sexualität betonte.
Im CIC aus dem Jahr 1983 wurde festgelegt, dass der Ehebund eine ganzheitliche Lebensgemeinschaft von Mann und Frau darstellt, die sowohl auf das „Wohl der Gatten und auf die Zeugung und Erziehung der Nachkommenschaft hingeordnet ist" (Geringer, 2000).
Andererseits muss kritisch angemerkt werden, dass bestimmte Verknüpfungen bis in die Gegenwart fortbestehen, u.a. innerhalb der Diskussion um eingetragene Lebensgemeinschaften und Homosexualität.
„Als Symptom dieser verengten Perspektive möchte ich hier lediglich an das im übrigen sehr verständnisvolle Dokument der von der Deutschen Bischofskonferenz eingesetzten Arbeitsgruppe „Ehe und Familie in Recht und Gesellschaft" (1996) erinnern, welches im gleichen Zug die Fragen der kirchlichen Haltung zu Ehe und Familie und zur Homosexualität behandelt" (Kaufmann, 1997, 35).

7.4 Partnerschaft im Zeichen der Moderne

Mit der Loslösung ehelicher Beziehungen aus rechtlichen Vorgaben und der Akzentuierung emotionaler Werte kommt es zu einer neuen Akzentuierung menschlicher Beziehung, zur emotionalisierten Partnerschaft. Stadter (1971) versteht unter Partnerschaft eine Gleichrangigkeit und Gleichberechtigung der an der Beziehung beteiligten Personen. Dies führt zu Auswirkungen auf das Demokratieverständnis in der Paarbeziehung und berührt ihre längerfristige Lebensgestaltung und Fragen der Alltagsbewältigung gleichermaßen (Beck / Beck-Gernsheim, 1990, 73).
Für die Paarbeziehung als Liebesgemeinschaft zweier heterosexuell ausgerichteter Menschen bedeutet dies „Chancen, Gefahren, Unsicher-

heiten der Biographie, die früher im Familienverband, in der dörflichen Gemeinschaft, im Rückgriff auf ständische Regeln oder soziale Klassen vordefiniert waren" (Beck / Beck-Gernsheim, 1993, 179).
Es kommt zur „Individualisierung der sozialen und institutionellen Bezüge", in dessen Verlauf der Mensch nun auch als Geschlechtswesen zunehmend gestaltendes Subjekt seiner sozialen und institutionellen Bezüge wird" (Mikat, 1986, 37).

7.5 Die Institution Ehe im Spannungsfeld von Dauer und Veränderung

In Anbetracht der Optionsvielfalt von Liebes- und Lebensformen ergibt sich zwischen der Institution Ehe und der Handlungsebene der Subjekte ein deutliches Spannungsfeld. Ehe und Familie als privat gestaltbare Lebensformen entziehen sich immer stärker einer vorgegebenen juristischen Ordnung. Im Binnenverhältnis einer Ehe haben sich rechtlich normierte Vorgaben überlebt.
Unter dem Aspekt der Angewiesenheit des instinktlosen Menschen auf Institutionen (Gehlen 1971) sind diese jedoch handlungsstabilisierend. Demgegenüber führt die Pluralität alternativer, subjektiv gestaltbarer Handlungsoptionen zu Instabilitäten. „Gefährdungen verlangen nach Stabilisierungen, d.h. nach einer Institutionalisierung des neu entstandenen Verhaltens. Das Motiv, das einen Zweck erzeugte, muss von diesem abgetrennt werden, so dass der Zweck zum Selbstzweck, das Handeln in einer erneuten Umkehrung der Antriebsrichtung von seiner Motivationsbildung entlastet und damit wieder fraglos sicher zu werden mag" (Firsching, 1994, 234). Reflexive Subjektivität hat eine weitere Deinstitutionalisierung zur Folge, da keine Reintegration des Verhaltens im Sinne vorheriger Institutionen geschieht.[13]
Dabei ist jedoch die Frage zu stellen, „wie der Zusammenhang zwischen Einzelhandlung und Handlungszusammenhang, zwischen Bewusstsein und System, Individualität und gesellschaftlicher Ordnung oder zwischen Freiheit und Zwang jeweils hergestellt wird" (Schmalz-Bruns, 1989, 47). Institutionen sind gekennzeichnet durch ein Regelwerk sozialer Interaktionen, die durch den Prozess der Inklusion und Exklusion sowohl die Individualisierung als auch die Vergesellschaftung ermöglicht. Damit sind strukturelle Veränderungen wie subjektive Handlungsorientierungen gleichermaßen berührt. Veränderte struktu-

relle Vorgaben bewirken durch die subjektive Auseinandersetzung mit ihnen Umformungen der Handlungskontexte, wie auch die Strukturierung subjektiver und individueller Erfahrungen zur Veränderung normativer Regelungen beiträgt.

8.0 Das neo-romantische Beziehungsideal

Bezogen auf die Institution Ehe erscheint besonders die Bedeutung rituellen Handelns interessant.
Nach Joas (1986,150 f) ist Handeln nicht ausschließlich aktuell kontextuiert, d.h. es entspricht nicht immer der aktuellen Situation unter Beachtung geltender Normen und Regeln. Statt dessen wirken eingeübte symbolische Regeln, die sozial und kollektiv eigene Bedeutungsdimensionen begründen. Das schöpferische Handeln stellt Joas neben normative Handlungsmodelle. Er sieht einen „kreativen Charakter menschlichen Handelns“ (1992, 15), der sich darin ausdrückt, dass die Orientierung an Normen und Regeln durch subjektive Suchbewegungen zumindest ergänzt, teilweise sogar ersetzt wird. Unter diesen Umständen wird theoretisch erklärbar, dass soziale Interaktionen in der Ehe nicht nur nach rationalen Aspekten erfolgen, sondern Handlungsmodelle aufgreifen, die sich durch Hinnahme, Duldung, Rückzug, Suche nach Kompromissen und durch Orientierung, Neuausrichtung und Neumobilisierung auszeichnen.
Das romantische Liebesideal erlebt seit einigen Jahren in der Form des neo-romantischen Beziehungsideals eine Renaissance. Dieses hat sich nicht nur in jüngeren Liebes(Ehe)Beziehungen etabliert, auch langjährige Paarbeziehungen sind in einem solchen „main-stream“ zu verorten. Dies führt dazu, dass auch in Partnerbeziehungen mit einer langfristigen zeitlichen Perspektive Beziehungsanspruch und -verpflichtung miteinander vereinbart werden muss. Die Beziehungsqualität wird zum Indikator gelingender Partnerschaft.
Jellouschek (1992) zeigt in seinen Ausführungen „Die Kunst als Paar zu leben“ Tendenzen der Instrumentalisierung von Sehnsüchten auf, die sich nicht nur über Jahre erhalten, sondern sich im Alter und mit der Dauer der Beziehung noch verstärken.

8.1 Die Liebe als Verliebtheit auf Dauer

Der Wunsch nach Erhalt des emotional-erotischen Erlebnisses der Verliebtheit besteht bis ins hohe Alter. Dabei ist für Jellouschek die Phase der Verliebtheit „eine Vision von dem, was zwischen Mann und Frau sein könnte“ (1992, 28). Für ihn liegt in der „Leuchtkraft der Vision“ (1992, 29) zwar die Antriebsfeder für die Gestaltung der Beziehung, betont zugleich aber die Schwierigkeit, dass in länger andauernden Partnerschaften die für einen Spannungsbogen notwendigen Fremdheitsgefühle der Partner zwangsläufig abnehmen. Nach Bertold / Greis entspringt aber gerade „das ekstatische Moment der modernen Liebe [...] dem Erlebnis einer Trotzdem-Verständigung und der Aufrechterhaltung der Individuation, des Differenzwissens“ (Berthold / Greis, 1995, 219).

8.2 Liebe als Verschmelzung

Das Beziehungsideal, dass der Partner als Bezugsperson exklusiv für die Befriedigung emotionaler Bedürfnisse dauerhaft zur Verfügung steht, hat eine Einengung, eine emotionale Fixierung – „ich kann nicht leben ohne dich“ – (Jellouschek, 1992, 141), zur Folge.
Beck / Beck-Gernsheim erkennen gerade in der Liebe die zentrale Instanz für die Konstruktion von „Wirklichkeit“ und für die Entwicklung innerer Identität (Beck / Beck-Gernsheim, 1990, 70, 116), die eine Überforderung des Partners und zugleich auch eine Beschränkung in der Individuation impliziert. Dies machen sie an der Quantität persönlicher Kontakte und der Gestaltung individueller Beziehungen fest. Mit einer ausschließlichen Bezogenheit auf den Partner, der dauerhaft alle Beziehungsbedürfnisse befriedigen soll (Jellouschek 1992, 79), komme es zu einem nicht einlösbaren Totalanspruch aneinander, der das Nähe-Distanz-Verhältnis tangiert. Enttäuschungen, dass der Partner nicht der „alleinige Schlüssel zum Glück“ ist, werden zu schmerzhaften Erfahrungen.
Lazarus (1978/1989) macht dafür u.a. die Verwechslung von Freundschaft und Ehe verantwortlich. Er beschreibt Freundschaft als „anteilnehmende Intimität“, unter Ehe versteht er jedoch „intime gegenseitige Teilnahme“.
Er führt aus: „In der Ehe verlangen die ständige physische Nähe und all die gemeinsamen Lasten und Verantwortlichkeiten einen emotionalen Intimbereich von einem bestimmten Ausmaß. Während die ideale Freundschaft eine von A bis Z Beziehung ist, sollte die ideale Ehe nicht weiter als von A bis W gehen. Ehe bedeutet nicht Eigentumsrecht. Jeder Partner hat das Recht auf seine Individualität, seine emotionale Bewegungsfreiheit“ (1978, 96).

In den „24 Fallstricken der Liebe“ (1989, 31) akzentuiert er ein überzogenes romantisches Beziehungsideal und weist auf die Gefahr des „emotionalen Erstickungstodes“ mit dem Irrtum Nr. 5, „Ein Paar sollte alles gemeinsam tun“ hin. Wird mit zunehmendem Lebensalter die Wohnung immer stärker zum „Zentrum des Lebens“, potenziert sich diese Gefahr.

8.3 Liebe als Selbstverwirklichung

Die Erwartung, dass sich der Partner ganz in den Dienst eigener Selbstverwirklichung stellt, ist insbesondere in traditionellen Beziehungen (Ernährer-Ehe) zu beobachten. Beschreibungen zur vergangenen Ausrichtung der Paarbeziehung, z.B. „ihm immer den Rücken freigehalten zu haben“ oder „den untersten Weg gegangen zu sein“, die vor allem von älteren Frauen nach dreißig oder vierzig Jahren Ehe benannt werden, werfen ein Schlaglicht auf die mit dem Prozess der Selbstverwirklichung einhergehenden Vorgänge zur Machtgestaltung in Paarbeziehungen.
Beziehungsgestaltung auf Kosten des Partners im Interesse der eigenen Verwirklichung provoziert zwangsläufig Konflikte. Gesellschaftlich erwünschte Formen der beruflichen Weiterentwicklung, zu denen die Bereitschaft zur Mobilität und Flexibilität ebenso zählt wie die öffentlich proklamierte Offenheit gegenüber Veränderungen („alles wird anders“) sehen sich mit Sehnsüchten und Wünschen nach Kontinuität, Fürsorge und Selbstrücknahme in partnerschaftlichen bzw. familiensolidarischen Lebensbereichen konfrontiert. Die grundsätzliche Bereitschaft, persönliche Bedürfnisse und Entfaltungsambitionen partnerschaftlichen Erfordernissen unterzuordnen (vgl. Jellouschek, 1992, 63), und im gegenseitigen Prozess des Gebens und Nehmens zur Verlebendigung der Beziehung (Jellouschek, 1992, 145) zu kommen, stellt sich als romantisches Ideal dar. In Anbetracht fehlender sozialer Hilfestellungen pervertiert es mehr und mehr zu einem moralischen Anspruch der Gesellschaft an das zu regelnde Binnenverhältnis eines Paares (Vogt, 2003).
Um sich in der Partnerschaft gegenseitig das Gefühl zu vermitteln, für den anderen eine lebendige Person zu sein, bedarf es „bei jedem der Partner der Hingabefähigkeit (Transitivität) und der Hinnahmefähigkeit (Reflexivität). Jeder gibt von seiner Substanz ab und nimmt von der Substanz des anderen auf. Dadurch vollzieht sich ein dynamischer

Veränderungsprozess" (Primmer, 1973, 3). Damit bedingen sich Selbstverwirklichung und Begegnung. Selbststand und Selbstsein sowie die Bezogenheit und unter Umständen Abhängigkeit vom anderen sind miteinander verbunden. Nach Fromm ist „der Mensch [...] allein und zugleich steht er in Beziehung. Er ist insofern allein, als er einmaliges Wesen ist, das mit keinem anderen identisch ist ... Er muss allein sein ... und doch kann er es nicht ertragen, allein zu sein und ohne Beziehung zu seinen Nächsten. Sein Glück hängt von der Solidarität ab, die er mit seinen Mitmenschen, mit vergangenen und zukünftigen Generationen, empfindet" (Fromm, 1980, 32). Zwischen der Selbstsicht und der Haltung zu anderen besteht nach Fromm ein elementarer Zusammenhang. Dabei akzentuiert er das Dilemma von „Haben oder Sein": „Wenn man das könnte, wäre Liebe ein Ding, eine Substanz, mithin etwas, das man besitzen kann. Die Wahrheit ist, dass es kein solches Ding wie „Liebe" gibt. „Liebe" ist eine Abstraktion; vielleicht eine Göttin oder ein fremdes Wesen, obwohl niemand je diese Göttin gesehen hat. In Wirklichkeit gibt es nur den Akt des Liebens. Lieben ist ein produktives Tätigsein, es impliziert, für jemanden (oder etwas) zu sorgen, ihn zu kennen, auf ihn einzugehen, ihn zu bestätigen, sich an ihm zu erfreuen - sei es ein Mensch, ein Baum, ein Bild, eine Idee. Es bedeutet, ihn (sie, es) zum Leben zu erwecken, seine (ihre) Lebendigkeit zu steigern. Es ist ein Prozess, der einen erneuert und wachsen lässt" (Fromm, 1980, 304). Inneres Wachstum, Selbstwerdung und Selbstverwirklichung schließen unmittelbar das Wachstum des anderen mit ein. Dem gegenüber hat sich Liebe im Sinne von Haben pervertiert: „Wird Liebe aber in der Weise des Habens erlebt, so bedeutet dies, das Objekt, das man liebt, einzuschränken, gefangen zu nehmen oder zu kontrollieren. Eine solche Liebe ist erwürgend, lähmend, erstickend, tötend statt belebend. Was als Liebe bezeichnet wird, ist meist ein Missbrauch des Wortes, um zu verschleiern, dass in Wirklichkeit nicht geliebt wird ..." (Fromm, 1980, 304 ff). Fromm hat anschaulich zum Ausdruck gebracht, dass es „keinen Begriff vom Menschen gibt, der mich selbst nicht einschließt" (Fromm, 1980, 84). So wie wir anderen begegnen, begegnen wir uns selbst, was gleichermaßen die individuelle und soziale Dimension beinhaltet.

Nach Beck / Beck-Gernsheim (1990, 21) gibt es einen Glauben an die Liebe, der den Charakter einer Nach-Religion bekommen hat. „Die Sehnsucht nach Erlösung und Zärtlichkeit, ... die unwirkliche Schlagertextwirklichkeit in den versteckten Kammern des Begehrens – alles das hat einen Hauch von alltäglicher Religiosität, von Hoffnung und Jenseits im Diesseits. Der irdische Glaube der religionslosen, scheinbar rationalen Gegenwartsmenschen ist das Du, die Suche nach der Liebe im Anderen ... Die Hoffnung auf Zweisamkeit ist die überdimensionale Restgemeinschaft, die die Moderne dem Privatmenschen in der enttraditionalisierten, ausgedünnten Sozietät gelassen hat ... Die Liebe ist die Religion nach der Religion, der Fundamentalismus nach der Überwindung desselben. Sie passt zu unserer Zeit wie die Inquisition zum Atomkraftwerk, wie das Gänseblümchen in die Mondrakete. Und doch wachsen die Ikonen der Liebe in uns wie selbstverständlich aus unseren intimsten Wünschen empor." Es kommt zu einem „Liebeserlösungsglauben" (a.a.O., 230), weil Liebe, Sexualität und Zweisamkeit für viele Menschen in einer auf Gewinn und Profit ausgerichteten Gesellschaft nahezu zu einer „letzten Bastion" von Geborgenheit geworden sind. „Partnerschaftliche Liebe wird zum Anker der inneren Identität" (a.a.O., 254 f).

Auch Jellouschek macht eine religiös-transzendentale Dimension fest, weil in der Sehnsucht nach Liebe „eine im Kern religiöse Sehnsucht" aufbricht. (Jellouschek, 1992, 139) Zerbrechen Beziehungen an ihren unerfüllten und zugleich unerfüllbaren Heilserwartungen durch den Partner, führe dies zur existenziellen Sinnkrise, weil für Menschen „ihr Lebenssinn schlechthin zerbricht, wenn ihre Liebesbeziehung zerbricht" (Jellouschek, 1992, 133).

9.0 Die Partnerschaftsqualität und Ehezufriedenheit

Wenn sich auch im langfristigen Zusammenleben gemeinsame Überzeugungen, Werthaltungen und Erwartungen, die alltägliche und globale Bereiche berühren, entwickeln können, weil eine kommunikative Validierung der Weltanschauungen und Selbstbilder erfolgte (Beck / Beck-Gernsheim, 1990, 76), ist hiermit keine Aussage zur subjektiven Zufriedenheit und zur emotionalen Qualität möglich. Schon methodisch ergibt sich das Problem, dass grundsätzliche Aussagen zur Qualität von Partnerbeziehungen aufgrund einer wahrnehmbaren Begriffsdiffusion und -inflation zur Qualitätsbeschreibung kaum möglich sind. So werden Begriffe wie „Partnerzufriedenheit", „Eheglück", „Ehequalität", oder „gesunde Partnerschaft" nahezu synonym verwandt (Jäckel, 1980; Hahlweg, 1991; Brandtstädter et al., 1990 a).
Dabei dürfte die Interpretationsvielfalt u.a. von der Partnerschaftsdauer, der Art der Beziehung (z.B. Wiederverheiratung) sowie durch den kulturell-historischen Hintergrund beeinflusst werden. Alltagskonzeptionen, die ausschließlich von der Dauer einer Beziehung auf ihre Qualität und die subjektive Zufriedenheit der Akteure schließen und damit versuchen, die Stabilität von Ehen monokausal zu erklären, lassen sich empirisch nicht belegen (vgl. Spanier / Lewis, 1980; Fooken, 1995).
Dabei ist auffällig, dass es insgesamt nur wenig gesicherte Ergebnisse zur Partnerschaftsqualität von Paaren im höheren Lebensalter gibt. Dies verwundert kaum, da Determinanten der „Ehequalität" erst seit ca. 25 Jahren in das Forschungsinteresse gerieten, was sich u.a. auf verändernde Lebens- und Familienformen und die Zunahme von Ehescheidungen zurückführen lässt.
Zeitgleich entwickelten sich theoretische Konzeptionen und Hypothesen, die sich um Erklärungsansätze vor allem zur Verschlechterung der Beziehungsqualität bemühten. Nebeneinander gestalteten sich psychoanalytische Denkansätze, die für die Entstehung von Ehekonflikten unbewältigte kindliche Bedürfnis- und Beziehungskonflikte geltend machen, systemtheoretische Modelle, die eine dysfunktionale Interaktion zwischen den Partnern zu Grunde legen, und lerntheoretische Konzeptionen, die eine gegenseitige aversive Kontrolle der Partner für Konflikte verantwortlich machen (Hahlweg, 1991, 118 ff; Vogt, 2001a, 34 ff).

Aus soziologischer Sicht gilt der Rollenansatz als Erklärungskonzeption zur ehelichen Qualität. (Ehe-)Partner sind demnach Individuen, die an ihre soziale Rolle gebunden sind.
Vorliegende Konzepte zur sozialen Rolle ergeben eine große Divergenz. In direkter Konkurrenz stehen die struktur-funktionalistische Rollentheorie (Linton, 1936; Merton, 1968), und die symbolisch-interaktionistische Theorie (Mead, 1968; Turner, 1956; Zurcher, 1983). Die erste Richtung geht von einer stabilen sozialen Struktur mit eindeutigen sozialen Positionen und entsprechender sozial normierter Rollenerwartungen aus, bei der das Individuum Lernerfahrungen in ein Rollenverhalten umsetzt. Hingegen untersucht die symbolisch-interaktionistische Theorie, wie das Individuum „seine Rollen interpretiert und gestaltet" (Meyer, 2000, 23). Die Veränderungsfähigkeit und die Dynamik der sozialen Rolle als erlerntes Verhaltensmuster werden aus interaktionistischer Sicht betont. Dem gegenüber trennt die strukturfunktionalistische Sichtweise die Rolle von der Person, indem sie die Verhaltens- und Einstellungserwartungen akzentuiert.
Die Partnerschaftsqualität wird aus interaktionistischer Sicht durch die Vereinbarkeit der ehelichen Rollen beider Partner beeinflusst, wobei zwischen Rollenerwartung des Partners bzw. der sozialen Umwelt und dem Rollenselbstbild zu unterscheiden ist.
Die Kompatibilität der Rollenerwartungen beider Partner bzw. ihre aktive Angleichung, gekoppelt mit der persönlichen Kompetenz zur Rollenübernahme, geben demnach die Beziehungsqualität. Jäckel (1980, 73) erkennt einen direkten Zusammenhang zwischen Rollenselbstbild und Rollenverhalten auf der einen Seite mit Rollenerwartungen und Rollenverhalten des Partners auf der anderen. Je höher der Grad der Passung ist, desto größer sei die subjektiv empfundene Partnerschaftsqualität.
Die Kompetenz zur Rollenausübung hat eine exponierte Bedeutung. „The greater the role competence of a role player (as reported by his / her spouse), the greater the marital satisfaction of the role enactor`s spouse" (Nye / McLaughlin, 1982, 71).
Beeinträchtigungen der Partnerschafts- und Ehezufriedenheit in langjährigen Beziehungen hängen nach Rollins / Galligan (1978, zit. nach Rollins, 1989, 184 - 194) mit einer Rollenüberlastung zusammen. Die Gleichzeitigkeit unterschiedlicher Rollenanforderungen und ihrer Ent-

sprechung führt zu einem unzureichenden Ausfüllen der Partnerrolle und damit zu einer Verringerung der Partnerschaftszufriedenheit (Rollins, 1989, 188).

9.2 Exkurs: Soziale Belastung, Unterstützung und Gesundheit

Der Zusammenhang zwischen „sozialen Belastungen, Unterstützung und Gesundheit" ist in der soziologischen Forschung ein bekannter Ansatz.
Nach Cohen / Syme (1985), Waltz (1981), Meyer / Suter (1993) werden die sozialen Faktoren als Determinanten der Gesundheit betrachtet. Soziale Belastungen wirken sich nachteilig auf die Gesundheit aus (Angermeyer, 1987; Anenshensel, 1992), hingegen führt soziale Unterstützung in der Regel zu positiven Effekten für die Gesundheit (Badura, 1981; Veiel / Baumann, 1992).
Unter Einbezug der rollensoziologischen Belastungstheorien (Dahrendorf, 1964) nimmt ein Individuum normalerweise die Verpflichtungen mehrerer gleichzeitig übernommener sozialer Rollen als Stress wahr. Dabei ist zwischen alltäglichem, akutem und chronischem Stress zu unterscheiden. Größere Veränderungen, kritische Situationen, unklare Erwartungen der Umwelt führen zur „sozialen Belastung", wobei für Belastung auch die Begrifflichkeit „Stressor" gesetzt werden könnte.
Soziale Belastungen gelten als objektiv-wirkende Faktoren, z.B. Rollenkonflikte zwischen Beruf- und Partnerrolle, die zu subjektiven Stressreaktionen führen. Abhängig vom Copingverhalten, Ressourcen und persönlichen Zielen der Person wird eine Belastung mehr oder weniger als Stress erlebt.
Soziale Belastungen stellen vor allem critical life events (belastende Lebensereignisse) oder daily hazzles (alltäglicher Stress) dar. Critical-life-events werden als soziale Belastungen mit einem Akutfaktor, alltägliche Belastungen („daily hazzles") als alltäglicher Rollenstress definiert. Als Ergebnis der Life-Event-Forschung (Aneshensel, 1992; Theorell, 1992), d.h. die Erforschung von Zusammenhängen von akutem Rollenstress, der Bewältigung und seine Auswirkungen auf die Gesundheit, werden als besonders bedeutsame life-events Verluste oder schwerwiegende Veränderungen im Rollenhaushalt festgestellt. Der Tod des Ehepartners, Scheidung oder Trennung, wie schon 1967 von

Holmes / Rahe beschrieben, führen nach wie vor die Rangreihe der belastendsten Ereignisse an. Aber auch Krisen der Partnerschaft, als Rollenkonflikte zu deuten, stehen in der Anlasshierarchie auf oberen Plätzen.

Meyer stellt fest, dass auf dem Hintergrundverständnis von „Rollenhaushalt", unter dem „die Summe aller von einem Individuum übernommenen sozialen Rollen" (2000, 25) verstanden werden soll, den „zentralen sozialen Rollen" eine herausgehobene Bedeutung zukommt. Darunter versteht Meyer Rollen, die das Leben des Individuums alltäglich beeinflussen und nachhaltigen Einfluss auf die „Rollenidentität" haben. Er extrahiert als die drei zentralen Rollen die Berufs-, Eltern-, und Partnerrolle. Dabei hat die Partnerrolle die größten Auswirkungen auf die erhobenen Gesundheitsvariablen (Meyer, 2000, 246 ff).

Grundsätzlich bewältigen Menschen mit einem Partner Krankheiten autonomer und benötigen deshalb weniger ärztliche Hilfe, so dass von einer Bestätigung der Theorie ausgegangen werden kann, dass Partnerschaft und Familie für die Gesundheit und Krankheitsbewältigung einen hohen Stellenwert haben (Willi, 1985,1991; Willi / Heim, 1986, 511 ff). Zugleich kann eine protektive Funktion der Partnerschaft unterlegt werden, also einen Schutz vor Krankheitsfolgen. Die Reaktionsweisen sind geschlechtsspezifisch. Meyer zeigt auf, dass „alltäglicher Rollenstress stärker auf die Stimmung der Frauen drückt, während die psychische Befindlichkeit der Männer eher durch akuten Rollenstress beeinflusst wird. Insgesamt leiden Männer weit stärker unter Krisen der Partnerschaft als unter Problemen zu anderen Bezugspersonen" (2000, 247 f).

Damit wird die Unterschiedlichkeit der Rollenkonfigurationen zwischen Männern und Frauen und damit ihre Geschlechtsspezifität bestätigt (Wethington / McLeod / Kessler, 1987; Barnett / Biener / Baruch, 1987).

Geschiedene und Verwitwete haben im Vergleich zu Verheirateten ein erhöhtes Mortalitätsrisiko (Höhn / Pollard, 1992, 3).

Theoretische Annahmen, dass Partnerschaft und Familie im Kontext einer hohen subjektiven Partnerschaftszufriedenheit für die Gesundheit und Krankheitsbewältigung einen hohen Stellenwert haben, ihr protektive Funktionen im Sinne eines „Stress-Puffers" (Meyer 2000, 100) zukommen, lassen sich bestätigen (Vogt, 2003).

Untersuchungen (Rollins, 1989; Steinberg et al., 1987) zeigen einen kurvlinearen Verlauf und einen Bezug zwischen dem Familienzyklus und der Partnerschaftsqualität. In der Regel handelt es sich bei Untersuchungen zu Langzeitehen vor allem um Querschnittsuntersuchungen. Auffällig sind U-förmige Zusammenhänge zwischen Dauer der Beziehung und Zufriedenheit (Anderson / Russell / Schumm, 1983).
Insbesondere in den ersten zwanzig Ehejahren scheint die Ehezufriedenheit abzunehmen (vgl. Lee, 1988), was mit Rollenanforderungen oder „daily hazzles" in Verbindung gebracht wird. Nach der Familienphase scheint vordergründig ein Ansteigen der Zufriedenheit und des Wohlbefindens einzutreten.
Auch die Untersuchungen von Vaillant und Vaillant (1993), an der sich 169 Paare im Längsschnitt von 40 Ehejahren beteiligten, bestätigen einen U-förmigen Verlauf. Es gab jedoch bei prospektiver Analyse die Feststellung, dass vor allem auch in den mittleren Ehejahren die Ehequalität stabil bleibt.
Brandtstädter / Baltes-Götz und Heil (1990) konnten den U-förmigen Verlauf lediglich ansatzweise im Querschnitt replizieren.
Das Ergebnis der U-förmigen Ausprägung wird zunehmend kritisch hinterfragt. Zum einen wurden nur die Ehen erfasst, die über den gesamten Untersuchungszeitraum bestanden, so dass der Selektionseffekt auf das Untersuchungsergebnis nicht zu unterschätzen ist (vgl. Lee, 1988; Heil, 1991). Ebenso ist die Aussagekraft in Ermangelung von Vergleichsgruppen nur als begrenzt zu bezeichnen. Die Wahrscheinlichkeit, dass nur „zufriedenstellende Ehen" länger andauern, lässt sich in dieser Kausalität nicht beantworten. Bernard (1973) bringt zum Ausdruck, dass eine langjährige Ehe u.a. auch als Kennzeichen einer inneren Emigration und Resignation gedeutet werden könne, d.h. wenn eine Steigerung der persönlichen Lebensqualität durch eine Veränderung (z.B. Trennung) oder mangels besserer Optionen ausgeschlossen wird.
Ausgehend von den Ergebnissen der „Berkeley Older Generation Study" (Weishaus / Field, 1988), einer Längsschnittuntersuchung von 17 Ehepaaren, die zum letzten Untersuchungszeitpunkt zwischen 50 und 69 Jahre verheiratet waren, zeigt sich, dass sehr wohl unterschiedliche Verlaufsformen erkennbar werden. Partnerschaften lassen eine gleichbleibend positive, negative wie auch neutrale Ehequalität über die gesamte Ehedauer erkennen. Von daher muss von einer Pluralität

der Verlaufsformen ausgegangen werden, die nicht unbedingt mit einer emotionalen Zufriedenheit einher gehen müssen. Auch wenn drei Viertel der Befragten (N=7) einen U-förmigen oder gleichbleibenden Verlauf (N=5) ihrer Ehezufriedenheit beschrieben, hatten 2 Paare einen kontinuierlich negativen und 3 Paare einen neutralen Affekt. Unter „neutral" ist in diesem Zusammenhang eine geringe Konflikthäufigkeit bei gleichzeitig geringem Investment in die Beziehung zu verstehen (Vernunftehe).

9.4 Interaktionen in Partnerschaften

Neben der Erforschung von Zustandsmerkmalen akzentuieren andere Ansätze die Interaktionen in Paarbeziehungen, um Unterscheidungskriterien der ehelichen Qualität zu eruieren.
Da Ehe sowohl die Bereiche der Geschlechts- Wohn- und Wirtschaftsgemeinschaft umfasst als auch die emotionalen Bedürfnisse wie Fürsorge und Anteilnahme abdeckt, ist vom theoretischen Konzept einer hohen Intensität der themenbezogenen Interaktionen auszugehen. Dies führte zu Versuchen der Hierarchisierung der Interaktionsebenen (Bernal / Baker, 1980). Als zielleitend kann die Extrahierung der aus den unterschiedlichen Ebenen abzuleitenden Verständigungsbereichen unterlegt werden, die sich wie folgt charakterisieren lassen (vgl. Heil, 1995, 5):

- eine Objektebene (Verständigung über Sachthemen, z.B. Haushalt)
- eine Individuumsebene (Verständigung über individuelle Merkmale der Partner)
- eine transaktionale Ebene (Verständigung über konkrete Interaktionsmuster)
- eine relationale Ebene (Verständigung über die Beziehung und ihre Regeln)
- eine kontextuelle Ebene (Verständigung über Lebensziele und Zukunftspläne).

Auch wenn meta-theoretisch eine solche Differenzierung nachvollziehbar ist und als sinnvoll beschrieben werden kann, stellen sich zahlreiche Anfragen. Zunächst handelt es sich bei dem Interaktionssystem Paar nicht um ein geschlossenes System. Vielmehr umfasst es zwei Personen mit individuellen Akzentsetzungen und persönlichem Erleben und Verhalten. Die Interaktionen sind bezogen auf „Ereigniszusammenhänge", die zu einer Interdependenz der Beeinflussung beider Partner führen.

Zudem sind beide Partner in andere Systeme eingebunden, z.B. im Kontext ihrer Herkunftsfamilie, in denen die Personen getrennt agieren. Insoweit kommt der sozialen Umwelt neben der personalen Umwelt (der Partner) eine besondere Bedeutung für das Interaktionsgeschehen zu, wobei unter handlungstheoretischer Sichtweise unter „Interaktion" ein „fortlaufender Kreisprozess gegenseitiger Einwirkung und Änderung zu verstehen [ist]", (Heil, 1995, 12), der auch als Transaktion bezeichnet werden kann. Die in einer Paarbeziehung stattfindenden Interaktionen sind geleitet von individuellen Handlungsorientierungen. Partnerschaft ist somit Bestandteil „intentionaler, wenn auch nicht zwangsläufig kompetenter Wirklichkeitsgestaltung" (Heil, 1995, 13). Da sich Handlungsorientierungen in einem Interdependenzverhältnis beider Partner ausformen, z.B. durch Rückschlüsse auf und Vermutungen über bestehende Handlungsorientierungen des Partners, spricht Heil von „Koorientierung", die den Verlauf der konkreten Interaktion beeinflussen und Verständigung ermöglichen. Über den Prozess der gemeinsamen Handlung konstituierten sich Beziehungen (vgl. Duck / Pond, 1989).
Damit ist eine „aktionale Entwicklungsperspektive" (Brandtstädter et al., 1990) der Paarbeziehung intendiert, die durch die wechselseitige Beeinflussung und Koordinierung persönlicher Ausrichtungen der Partner geprägt ist.

9.5 Die Ausrichtung ehelicher Beziehung auf Dauer

Wenn somit rationale Aspekte kaum einen Erklärungsansatz für die Ausrichtung einer Paarbeziehung auf Dauer und ihrer Dynamik bieten, stellen sich Fragen nach den Wirkkomponenten ihrer Stabilität.
Emilè Dürkheim differenzierte schon zur Jahrhundertwende zwischen einer auf Ähnlichkeit beruhenden Sympathie, die nur dann zu Stabilität und Solidarität beiträgt, so lange beide Partner ununterscheidbar bleiben, und einer „vereinenden Unähnlichkeit" gegenseitiger Ergänzung durch kontinuierliche Interaktion in der Ehe. Der Wunsch nach Vervollständigung und das Verwiesensein auf die „Spezialitäten" des Anderen führten zur Beständigkeit (1992, 109).

10.0 Das Phänomen der Liebe

Sternberg (1986) fasste die unter dem Phänomen der Liebe wirkenden Faktoren in einer Dreieckstheorie zusammen.
Er differenziert zwischen Leidenschaft als motivationale, Vertrautheit und Intimität als emotionale, sowie Entscheidung und Bindung als kognitive Komponente der Liebe. Die Liebesform ist das Ergebnis der Kombination der entsprechenden Komponenten. Für ihn handelt es sich um „erfüllte" Liebe, wenn Leidenschaft, Intimität und Bindung gegeben sind, um „kameradschaftliche" Liebe, wenn die Komponente der Leidenschaft fehlt.
Leidenschaft definiert er vor allem als sexuelle Leidenschaft, während Vertrautheit durch den Austausch persönlicher Gefühle und Gedanken im Rahmen von Selbstöffnung und Zuverlässigkeit entstünde. Unter Bindung („commitment") versteht er eine langfristige Ausrichtung auf den Partner, die mit einer kognitiven, emotionalen und verhaltensorientierten Bindung einher geht.
Dieses Modell orientiert sich am Verlauf der romantischen Beziehung (Aufbau, Aufrechterhaltung, Beendigung), da diese durch das Vorhandensein von „Intimität, Gemeinsamkeiten, emotionale Abhängigkeit, Macht, Gegenseitigkeit, sozialer Austausch, Fairness und Gerechtigkeit sowie das Vorhandensein einer längerfristigen zeitlichen Perspektive" charakterisiert ist (Bierhoff / Grau, 1999, 3).
Das „Erlebnis des Nachlassens der Liebe" (vgl. Bierhoff / Grau, 1999, 11) wird vor allem in Zusammenhang mit äußeren Veränderungen und Belastungen wie auch einem Gewöhnungsaspekt der Gefühlsassoziationen gebracht.
In diesem Kontext spielen vor allem Attributionen (Ursachenzuschreibungen) in Paarbeziehungen eine nachhaltige Rolle. Konflikte an sich sagen nichts über Erfolg, Stabilität und Dauer der Beziehung aus. Entscheidend ist eher, ob das Verhalten bzw. die Einstellung des Partners als wohlwollend oder abwertend interpretiert werden, was auf die grundsätzliche Zufriedenheit in der Beziehung zurückwirkt. Mit anderen Worten ist entscheidend, *wie* das unerwünschte Verhalten des Partners gedeutet wird. Buchanan und Seligmann (1995) haben mit ihrer Klassifikation von Attributierungen in Beziehungen deutlich gemacht, dass internale (der Grund für das unerwünschte Verhalten des Partners

liegt z.B. an dessen Stimmungsanfälligkeit), stabile (es handelt sich um unveränderliche Verbohrtheit des anderen) und globale (Unvermögen und Dummheit) Erklärungsmuster sich negativ auf die Einschätzung der Fortdauer der Beziehung auswirken.
Davon grenzen sie externale (es handelt sich um eine konkrete Überforderung), instabile (kurzfristige Stimmungsbeeinflussbarkeit) und spezifische (enge Begrenzung auf einen konkreten Anlass) Erklärungsansätze ab, die in ihrer Konkretion eine positive Einschätzung des Verhaltens und der Haltungen des Partners ermöglichen.
Dabei sind Vorstellungen von und über Liebe immer in ihrem historischen und kulturellen Kontext zu sehen. Ein besonderer Akzent, die Komplexität von Liebe zu erforschen, stellen Untersuchungen einzelner Komponenten des Phänomens dar. So stellt Swenson (1972) (zit. in: Hahlweg / Schindler / Revensdorf, 1998, 12) in einer faktorenanalytischen Auswertung einer Stichprobe von 1000 Personen folgende Verhaltensweisen zusammen, die die Liebe erkennbar machen:

- Leidenschaft
- verbaler und körperlicher Ausdruck von Zuneigung
- Sorge um den anderen
- Sehnsucht nach dem Partner
- Vertrauen in ihn
- Toleranz.

Für eine langfristige Ausrichtung einer Paarbeziehung bzw. für das Kriterium der Zufriedenheit in der Paarbeziehung hält de Shaver (1988) die Befriedigung von folgenden Grundbedürfnissen für notwendig:

- Verbundenheit
- Fürsorge und Schutz
- sexuelle Anziehung und Befriedigung.

Liebe kann nach de Shaver durch jedes einzelne Element erzeugt werden. Damit hat Liebe eine Grundbedeutung für die Herstellung von Bindung, und im Gegenzug hält Bindung die Liebe aufrecht.

10.1 Bindung und Kontinuität

Das Konzept der Bindungstheorie geht auf Bowlby (1969) zurück, der vorrangig Mutter-Kind-Interaktionen erforscht hat. Er kam zum Ergebnis, dass die erfahrene Sicherheit der Bezugsperson in der Vermittlung von Nähe zu bindungssicheren Kindern mit ausgeprägten sozialen Fä-

higkeiten führte und selbst im Erwachsenenalter zur befriedigenderen Gestaltung der Paarbeziehung beitrug. Demnach entwickeln Kinder kognitive Modelle über sich und ihre engeren Sozialpartner. Bestimmte Interaktionsmuster werden somit zum Auslöser für positive Gefühle von Akzeptanz. Gleiches gilt für negative Gefühle von Abweisung. Damit stellt Bowlby persönliche Lernerfahrungen für die Gestaltung von Bindung und Beziehung in den Vordergrund.
Shaver hat diese Ergebnisse auf das Erwachsenenalter übertragen und stellt Gemeinsamkeiten fest, wie

- das Verlangen nach Nähe zum anderen,
- das Gefühl von Sicherheit und Zufriedenheit,
- das Teilen von Erfahrungen (Shaver, et al., 1988, 74).

Dabei wird zu Grunde gelegt, dass sich durch Erfahrungen in der Kindheit ein inneres Arbeitsmodell (inner-working-model) ausprägt, das sowohl das Verhalten als auch die korrespondierenden Gefühle des Erwachsenen beeinflusst. Beck nennt es ein „kognitives Schema“ (zit. in Schindler / Hahlweg, 1998, 19).
In diesem Schemata sind Kognitionen, Gefühle und Verhaltensweisen, die eng miteinander in Beziehung stehen, enthalten. Unter Kognitionen ist das Selbstbild und die eigene Rolle sowie Werthaltungen und Annahmen zur Gestaltungsmöglichkeit der Beziehung genau so zu fassen wie Erwartungen an den Partner. Unter Emotionen sind vor allem der durch die Beziehung erhoffte emotionale Zugewinn gegenüber dem Zustand von Einsamkeit (Shaver / Hazan, 1987) zu verstehen, aber auch Sehnsüchte nach Nähe, Geborgenheit und Akzeptanz.
Mit Verhaltensweisen sind Fertigkeiten der eigenen Person zur Beziehungsgestaltung gemeint, also Initiative, Verwöhnung wie auch Kommunikation und Konfliktlösung.
Wenn auch der universelle Wunsch nach Nähe und Rückhalt zweifellos mit Bindung zusammenhängt, ergeben sich doch individuelle und paarspezifische Beziehungsformen, abhängig von vorausgegangenen individuellen Lernerfahrungen. Es entsteht ein Spannungsfeld unterschiedlicher Lebensbiographien und Zielperspektiven, die eigenständige, z.T. gegenläufige Beziehungskonzeptionen implizieren, welche nicht nur zu Beginn einer Partnerschaft Anlass für Interpretationen bieten und zu Enttäuschungen führen können. Auch, und das ist insbesondere im Kontext der hier behandelten Personengruppe relevant, wird die Passung der unterschiedlichen individuellen Konzepte durch aktuelle

Ereignisse, Erlebnisse und Entwicklungen beeinflusst. Störungen mit veränderten Rollenerwartungen an den Partner können die Folge sein. Für eine positive und für beide Partner zufriedenstellende Beziehung, auch im Falle von Diskrepanzen unterschiedlicher Beziehungskonzepte, sind Kommunikations- und Konfliktlösungsfertigkeiten notwendig. Nur so lassen sich Verständnis für den biographischen Hintergrund des Partners und entsprechende Kompromisse zwischen beiden Partnern entwickeln.

10.2 Bindung unter dem Aspekt der Ausgewogenheit „Equity“

Unter austauschtheoretischen Gesichtspunkten (Thibaut / Kelley, 1959) stellen Interaktionen zwischen Personen den „Austausch von materiellen und nicht-materiellen Gütern“ (Homans, 1968, 179) dar, worunter auch Gefühle, Einstellungen und Handlungen zu fassen sind.
Die Dauerhaftigkeit von Paarbeziehungen wird beeinflusst vom „Input“ und „Outcome“, also um das, was an Gefühlen und Handlungen in die Beziehung eingebracht und welcher Gewinn erfahrbar wird. „Der Outcome wird berechnet durch die Differenz Nutzen minus Kosten. In einer Partnerschaft zählen zum Nutzen beispielsweise das Geliebtwerden vom Partner, sexuelle Befriedigung, soziale Anerkennung, finanzielle Vorteile und die Belohnung, die durch positive Eigenschaften des Partners vermittelt wird. Zu den Kosten zählen alle Anstrengungen, die man für den Partner und die Partnerschaft unternimmt, in Form von Zeit, von Energie oder vom Verzicht auf mögliche andere Partner. Zum Input zählen alle positiven und negativen Eigenschaften und Verhaltensweisen, die man im Rahmen der Beziehung zeigt“ (Bierhoff / Grau, 1999, 105).
Nach Walster / Berscheid / Walster, 1973) sind für die Balance von „Input“ und „Outcome“ maßgebend:
1. die Gewinnmaximierung bei möglichst geringen Kosten,
2. die gerechte Verteilung von Belohnungen und Kosten,
3. die Stressentwicklung durch ungerechte Verteilung,
4. die Herstellung von Ausgewogenheit (equity) bei erlebter Ungerechtigkeit.

Die Partner streben die Ausgewogenheit ihrer Leistungen sowie den Ausgleich von Gewinn und Kosten an. Beides führt zur Zufriedenheit in der Beziehung. Das Streben nach Ausgewogenheit und Gleichheit

wird als positive Reziprozität beschrieben. Eine als zufrieden erlebte Partnerschaft steht somit im direkten Zusammenhang mit Geben und Nehmen beider Partner, also mit einem hohen Maß gegenseitiger Verstärkung und geringen Anteilen gegenseitiger Bestrafung. Der „Equity"-Aspekt, also die Korrelation von Ausgewogenheit und Partnerschaftszufriedenheit, ist empirisch belegt (Feeney, et al., 1994).
Dabei ist bedeutsam, dass in auf Dauer ausgerichteten Beziehungen Partner ihr Investment bei einer positiven Reziprozität nicht mit einem sofortigen Ausgleich verbinden. Gottmann et al. (1976) beschreiben dies als „bank-account-model".
Dem gegenüber drängen negativ besetzte Interaktionen (z.B. Sanktionierung, Konflikte) im Sinne einer negativen Reziprozität zu einem umgehenden Austausch. Subjektives Ungerechtigkeitsempfinden entsteht vor allem durch „Neuentdeckungen" von Eigenschaften und Verhaltensweisen des Partners im Verlaufe der Beziehung und durch Veränderungen des Status, des Einkommens, der Attraktivität oder des Selbstwertgefühls (Hatfield / Traupmann / Sprecher / Utne / Hay, 1985). Unter Häufigkeitseinschätzungen zu Gefühlen wie „Zufriedenheit, Glück, Ärger und Schuld, eine allgemeine Einschätzung der Beziehungs- und Lebenszufriedenheit sowie die Zufriedenheit mit der Sexualität" kommen Bierhoff und Grau (1999, 108) zum Ergebnis, dass die Beziehungsqualität bei verheirateten Paaren am größten ist, wenn Equity vorherrscht.
Insgesamt wird die Frage nach Ausgewogenheit und Gerechtigkeit in der Regel dann virulent, wenn Konflikte eintreten. „Im allgemeinen werden sich die Menschen der Normen erst bewusst, wenn sie gebrochen werden ... Normalerweise wird Equity aufrechterhalten, und wir sind uns ihrer normativen Gebote nicht bewusst. Wenn eine Unausgewogenheit erlebt wird, so erleben wir definitionsgemäß etwas, `das nicht den Regeln entspricht. Dies wiederum nötigt uns zu definieren, was sein sollte und erzwingt somit ein Equity-Bewusstsein" (Utne / Kidd, 1980, 100, Hervorhebungen im Original).
Insbesondere in belastenden und belasteten Situationen, die mit einem hohen Stressniveau einhergehen, wird das Bindungssystem aktiviert. Ausgehend von der Definition Bowlbys, der unter Bindung das „Produkt einer Anzahl von Verhaltensweisen, deren voraussehbares Ergebnis die Nähe zur Mutter ist" (1975, 172), und der Übertragbarkeit der Ergebnisse auf die Ebene des Erwachsenen, ist der „Nähewunsch" Motor der sich gegenseitig suchenden Partner. Nähe in diesem Zusammenhang ist als Synonym für den Wunsch nach

Zusammengehörigkeit und Verständnis zu verstehen und ermöglicht Bindungsverhalten. Dabei darf nicht übersehen werden, dass frühkindliche Bindungserfahrungen zu unterschiedlichen Bindungsstilen (Bierhoff / Grau, 1999) führen. So können negative Bindungserfahrungen in der Kindheit zu einem ängstlich-ambivalenten Bindungsstil führen, der durch belastete und belastende Situationen aktiviert wird und zu einer Verstärkung eines Mangelgefühls und des Stressniveaus beiträgt. Eine aus Sicht des Bedürftigen fehlende Reaktionsbereitschaft des Partners kann Angst auslösen und zu partnerschaftlichen Konflikten führen. Aspekte der Klammerung könnten somit Hinweise auf eine Angstbindung geben, wie Aspekte der Vermeidung auf einen vermeidend-unsicheren Bindungsstil verweisen. Beide Formen führen zu einem Ungleichgewicht in der Balance der Ausgewogenheit. Auf eine differenzierte Darstellung der unterschiedlichen Bindungsstile soll an dieser Stelle verzichtet werden.[14]

Notburga Ott (1989) entwickelte in diesem Zusammenhang ihren Erklärungsansatz von Machtungleichgewichten in Paarbeziehungen. Im Rahmen ihrer Funktionsdifferenzierung spezialisieren sich Partner auf den Austausch unterschiedlicher Güter und Leistungen, z.B. Markt- und Hausarbeit. Die Zusammenführung der individuellen Güter führt zwar einerseits zu einem Synergieeffekt partnerschaftlicher Ressourcen. Anderseits, und dies gilt insbesondere für länger andauernde Beziehungen, sind Vereinbarungen zwischen den Partnern notwendig, damit jeder seinen Beitrag einbringt, ohne verpflichtend im gleichen Maße von dem Beitrag zu profitieren. Dies birgt die Gefahr von Ungleichgewichtungen, vor allem, wenn die subjektiven Kosten gegenüber dem erhofften Gewinn in einem Missverhältnis stehen. Mit der Machtasymmetrie in Folge der zu einem früheren Zeitpunkt getroffenen Vereinbarung mit dem Ziel der Spezialisierung (z.B. Hausarbeit / außerhäusige Erwerbsarbeit, etc.) ergibt dies für den ökonomisch stärkeren Partner einen Vorteil. Wird als Gegenreaktion die eigene ökonomische Unabhängigkeit angestrebt, kommt es zu „Exit-Optionen“ (vgl. Ostner, 2000, 7-24).

Die These der Gewinnmaximierung beider Partner durch die Paarbeziehung ist umstritten. Fromm beschreibt z.B. auch die Freude am Geben. „ ... Wenn jemand wahrhaft gibt, wird er ganz von selbst etwas zurück empfangen. Zum Geben gehört, dass es auch den Anderen zum Geber macht, und beide haben ihre Freude an dem, was sie zum Leben erweckt haben“ (Fromm, 1980, 35).

Andrea Leupold (1983) stellt mit den Blickpunkten „Liebe" und „Partnerschaft" zwei Codierungsformen von Ehe mit unterschiedlichen Wirklichkeitskonstruktionen und Verhaltensweisen gegenüber. Damit tritt sie den in der Literatur vermittelten Eindrücken entgegen, Begrifflichkeiten wie Liebesbeziehung, Partnerschaft, Ehe etc. seien miteinander austauschbar.

Ehe, die sich auf Liebe begründet, erkennt sie als „Exklusiv-Verhältnis". Gegenüber den Herkunftsfamilien, aber auch eigenen Kindern, grenze sie sich ab und verbinde einen sozialen Eigentumsvorbehalt (meine Frau, mein Mann). Das gemeinschaftliche Leben ist durch aktive und engagierte Teilnahme am Leben des anderen charakterisiert, und dies in Wechselseitigkeit. Individuelle Interessen träten mit dem Fokus auf die Gemeinschaft des Paares zurück. Die Folge sei eine Komplexität der Intimbeziehung, die emotional die Einzigartigkeit dieser Beziehung vermittelt.

Dem stellt sie den Typ „Partnerschaft" gegenüber. Partnerschaft ordnet sie zwischen der Ehe und ihrer sozialen Umwelt ein. „(...) Jetzt geht es um die Frage, was überhaupt zur Ehe gehört. Und das heißt, dass es jetzt für jeden Ehepartner relevante außereheliche Interaktions- und Bezugspartner gibt" (1983, 315).

Dieser Ansatz, zwischen Liebe und Partnerschaft als eigene Codierungsformen zu unterscheiden, bekommt insbesondere in der gegenwärtigen Situation funktionaler Differenzierung neuen Auftrieb und wurde von der neueren Systemtheorie aufgenommen.

10.3.1 Ehe als Liebescode

Ehe unter dem Blickwinkel des Liebescodes orientiert sich an Vorstellungen der „romantischen Liebe", wie Hegel (1807, 155) es ausdrückte: „Das wahre Wesen der Liebe besteht darin, das Bewusstsein seiner selbst aufzugeben, sich in einem anderen Selbst zu vergessen, doch in diesem Vergehen und Vergessen sich es selbst zu haben und zu besitzen."

Unterschiedlichste Anforderungen vorhandener Systeme führen für den Einzelnen zum Anspruch der „Kontextflexibilität", also der Fähigkeit, spezifischen Ansprüche zu genügen. Dies hat eine Zergliederung der „Ganzheit" des Einzelnen, eine Entpersonalisierung zur Folge, mit der Konsequenz der zentralen Sinnfrage der personalen und sozialen Identität. Die Unverwechselbarkeit und Identität des Individuums lässt sich nur noch im Inneren des Menschen verorten.[15] In diesem Kontext bekommt die Intimbeziehung, die sich auf Liebe begründet, die Funktion, emotional dem Anderen die Einzigartigkeit zu vermitteln. „Jedes ist dem Anderen die Mitte, durch welche jedes sich mit sich selbst vermittelt und zusammenschließt, und jedes sich und dem Anderen unmittelbares für sich seiendes Wesen, welches zugleich nur durch diese Vermittlung so für sich ist. Sie anerkennen sich als gegenseitig sich anerkennend“ (Hegel 1807, 146). Durch den anderen, durch die Liebe zu ihm, wird es möglich, das eigene Ich zu entfalten, Identität zu gewinnen und die Welt in Besitz zu nehmen. Es kommt zu einer Wiederverzauberung in einer entzauberten Welt. Mit anderen Worten: „Die Liebe macht aus funktionalen Kommunikatoren Personen“ (Retzer 2002, 31).

De Lillo (2001) fasst dieses Geschehen in der Formel „ich nehme mich durch dich wieder in Besitz“ zusammen. Individualität und Identität werden durch die Liebe motiviert und gleichzeitig gesichert.

Unter dem Aspekt der Sinnerzeugung und Sinnzuschreibung durch Paarbeziehungen wird nach der neueren Systemtheorie Sinn zum Wertesystem von Handlungen und Aktionen. „Das Phänomen Sinn erscheint in der Form eines Überschusses von Verweisungen auf weitere Möglichkeiten des Erlebens und Handelns... Also zwingt die Sinnform durch ihre Verweisungsstruktur den nächsten Schritt zur Selektion“ (Luhmann, 1984, 390 ff). Kommunikation wird somit zu einem Systemelement, es geht um Sinn und Funktion der Aktion und Interaktion. Nach Luhmann (1982) ist die Liebe ein Kommunikationscode, der zugleich exklusiv und inklusiv, weltabgewandt und dadurch weltherstellend wirkt. Dies umfasst mehr als die lateinische Übersetzung (lat. communicare = mitteilen) meint und der Gebrauch von Zeichen und Sprache ausdrückt. Vielmehr geht es um ein „höchst persönliches in Beziehung treten“ (Luhmann 1982). Unter Person ist in diesem Sinne die gesamte Person zu verstehen, sein Verhalten in der Paarbeziehung, in Familie und Beruf, aber auch seine Erfahrungswelt, sein zukünftiges Verhalten, seine Hoffnungen und Befürchtungen. Wenn damit das Gesamte oder „Alles“ zur Sprache kommt, findet keine Selektion der Mitteilungen gegenüber funktionalen anderen sozialen Systemen statt. Die Kommunikation ist an die beiden Personen des Paares gebunden, ein Austausch der Personen ist unmöglich. Ein Entfall einer dieser beiden Personen, z.B. durch Tod oder Trennung, würde unweigerlich zur

Auflösung der Paarbeziehung führen. Damit steht vor allen Dingen die individuelle Unersetzlichkeit des Einzelnen im Vordergrund. Dies führt zu einem entscheidenden Unterschiedskriterium gegenüber anderen Sozialsystemen.

10.3.2 Ehe als Partnerschaftscode

Demgegenüber ist Partnerschaft in der Regel gleichberechtigt konzipiert und organisiert. Sie zeichnet sich durch ein Konzept aus, welches sich nach Maximen von Vernunft und Dauer ausrichtet. Durch ein ausgeklügeltes Regelwerk wird der Anspruch an Gerechtigkeit, Gleichberechtigung und Herrschaftsfreiheit gesichert bzw. sanktioniert. Sie kommt zudem nur auf ausdrückliche Entscheidung und gemeinschaftlichen Beschluss zustande.
Retzer (2002) nahm eine Differenzierung unterschiedlicher Charakteristika zwischen Liebesbeziehung und Partnerschaft vor.

Tab. 6: Codierungsformen der Ehe

Liebesbeziehung	*Partnerschaft*
nicht intentional (Schicksal)	Intentional (Entschluss)
Eintritt und Austritt ist nicht möglich	Eintritt und Austritt ist möglich
unbedingt und absolut	Bedingt und relativ
ohne Vertrag	Mit Vertrag
ohne Anspruch auf Vertragstreue	Mit Anspruch auf Vertragstreue
geschenkte Gaben	Verhandelter Tausch
exklusives asoziales Sinnsystem	Integratives soziales Sinnsystem

(Retzer, 2002, 194)

Ehe unter dem Aspekt des Partnerschaftscodes bekommt eine eigene Dynamik und Komplexität. Im Gegensatz zu Wirtschaftspartnerschaften basiert sie in der Regel auf einer Liebesbeziehung, die ohne ausdrücklichen Entschluss entstanden ist. Mündet diese Liebesbeziehung jedoch in eine Ehe, werden Mann und Frau in ein Regelwerk des Ehegesetzes eingebunden, d.h. ihre Beziehung wird jurispondabel, es werden Rechte und Pflichten der Eheleute definiert. Sowohl die öffentliche Signatur (die Unterschrift auf dem Standesamt) als auch Regelungen bei einer möglichen Beendigung sind vorgegeben.
Ausgehend vom konstitutionell vorgegebenen Streben nach Gewinnmaximierung in ökonomisch ausgerichteten Partnerschaften ergibt sich

in der Übertragung dieser Maxime auf die Ehe die Gefahr der Reduktion eines Liebesverhältnisses auf Funktionsbereiche, das durch ausschließlichen Tauschhandel charakterisiert ist, da Leistungen von Gegenleistungen abhängig gemacht werden. Dies impliziert im Verhältnis der Tauschpartner eine Reduktion und Negierung der Emotionalität. Schon Sören Kierkegaard (1847) brachte in seiner Schrift „Der Liebe Tun" zum Ausdruck, dass der durch Tauschhandel mögliche Vergleich des Umfangs persönlichen Investments die Gefahr in sich birgt, Liebe zu entwerten. Ein Vergleich bezieht sich zunächst nur auf die Quantität und den Umfang sozialer Bestätigungen. Unter qualitativen Gesichtspunkten ergeben sich hingegen differente Bedeutungen und Wertigkeiten von Interaktionen.

Zudem besteht die grundsätzliche Schwierigkeit, innerhalb der Partnerschaft eine „Währung" für den Tausch festzulegen, also einen Konsens darüber zu erzielen, was, wofür und wie viel für etwas einzusetzen ist. Mit dem Ziel der Behebung eines eigenen Mangels reichen auch unter Umständen schon geringe „Schnittmengen" in der Beziehung aus, was zu einer weiteren Versachlichung des Verhältnisses der Partner beiträgt.

In Liebesbeziehungen ist jedoch vorauszusetzen, dass die freiwillige Gabe von Geschenken zugleich ein Akt des eigenen Wohlbefindens ist. Eine Gabe verbindet und macht zugleich denjenigen, der gibt, bedeutsam. Dies ist im Kontext von Tauschbeziehungen weniger zu erwarten, so dass eine Akzentverschiebung zugunsten bindender Regeln an Bedeutung gewinnt.

Auf der Hintergrundfolie, dass sich in einer auf Konsum ausgerichteten Gesellschaft scheinbar alle Bedürfnisse durch den Tausch von Geld und Leistung befriedigen lassen, stellt sich innerhalb des Diskurses der hier vorgestellten Codierungsformen die Frage nach dem „Un(ver)käuflichen" in auf Dauer angelegte bzw. in langandauernden Paarbeziehungen. Partnerschaft in dem o.g. Sinne vermittelt zwar auf der einen Seite den Anschluss an die Umwelt, in dem es die Differenz der Paarbeziehung zur Gesellschaft reduziert und dem Paar eine umfassende Teilnahme an anderen sozialen Systemen ermöglicht. Gleichzeitig kann eine Partnerbeziehung für sich keinen exklusiven Sinn beanspruchen. Partnerschaft hat eher den Charakter eines Verfahrens zur Risikominimierung, in dem es um Vertragssicherheit inklusive der Sanktionierung bei Vertragsbruch geht.

Insoweit scheint Partnerschaft wenig über die innere und emotionale Qualität von Beziehungen und Ehen auszusagen. Auch Burkart (2000,

179) kommt zum Ergebnis, dass „Partnerschaft allein weder ausreicht, eine Paarbeziehung in Gang zu bringen, noch sie aufrecht zu erhalten, ihr Dauer zu verleihen ..., dass Partnerschaft auch nicht ausreicht, den Alltag der Paarbeziehung zu regulieren."
Kritisch muss angefragt werden, ob eine Liebesbeziehung durch zahlreiche Routineeffekte nicht zwangsläufig zu einer Codierungsform von Partnerschaft führt, die sich durch den Tausch gegenseitiger Investitionen definiert. Umgekehrt wäre durch die Eliminierung von Routineeffekten ein Anschluss an den „Zauber des Beginns" (Vogt, 1998) denkbar, der Entwicklung durch Achtung und Respekt vor dem anderen ermöglicht und eine Fixierung und damit Überforderung durch die Leitbilder der romantischen Liebe, wie Harmonie, Verschmelzung und Einheit, auflöst.

10.3.3 Unübersichtlichkeit bestehender Optionen

Nach Berger und Kellner (1965) ist eine Ehe ein Regeln und Ordnung vermittelndes Institut, welches Sicherheit und Orientierung verbürgt. Die Konstruktion der Wirklichkeit wird aktuell durch gemeinsame Interaktionen erreicht, die auch die Vergangenheit rekonstruieren. In dem langjährigen Prozess der Ehe wird durch unbewusste Prozesse der wechselseitigen Beeinflussung und durch Koordinierung persönlicher Lebens- und Entwicklungsperspektiven aus zwei Individuen ein Paar mit einem ähnlichen Werthorizont, wie Kaufmann 1994 in seiner empirischen Untersuchung nachweisen konnte.
Mit dem Wandel der Institution Ehe ist jedoch eine „Entkoppelung von Liebe, Partnerschaft und Ehe, von Ehe und Elternschaft" (Kaufmann, 1990) verbunden, die vor älteren Menschen mit ihren Lebensentwürfen, alleine schon durch die Konfrontation mit den gelebten Modellen ihrer erwachsenen Kinder, nicht Halt macht. Je nach Blickwinkel wird der Wandel mit „Gewinnen" oder „Verlusten" verbunden.
„Die Institution Ehe / Familie hat mit der Orientierung auf emotional-partnerschaftliche Funktionen einen Bedeutungs- und Funktionswandel erfahren und in diesem Zusammenhang sogar an institutionellem Gewicht gewonnen. Diese Sicht auf Ehe und Familie gründet sich in erster Linie auf die These der `kindorientierten Ehegründung´ und konstatiert sowohl einen Bedeutungsgewinn als auch einen Bedeutungsverlust ... . Partnerschaft bedarf eben nicht mehr der Ehe ... . Die Ehe hat damit ihre eigene Bestimmung gefunden, nämlich sozialer Raum für das Leben mit Kindern" (Dorbritz, 1999).

Aufgrund einer veränderten gesellschaftlichen Sicht und entsprechender Sanktionierung alternativer Lebensformen zur Ehe sieht er eine begrenzte Deinstitutionalisierung der Ehe, da „über die Institution weiterhin alle Lebensformen nach den Alternativen familial – nichtfamilial oder ehelich – nichtehelich differenziert werden." (ebenda) Er sieht zwei gleichzeitig verlaufende Prozesse: Die Individualisierung, worunter er die Freisetzung aus traditionellen Bezügen versteht, und die Rückbindung, worunter er die im Familienbereich zu findenden Einbindungen in traditionelle Muster meint.
Unter den Schlagwörtern „Individualisierung", „Pluralisierung" sowie „Destandardisierung" werden Veränderungen und dynamische Prozesse beschrieben, die für jedes Paar, unabhängig von ihrem Lebensalter und der Dauer ihrer Beziehung, mit einer Optionsvielfalt von Angeboten mit entsprechenden Wahlmöglichkeiten verbunden ist.
Es kommt zu einer Komplexität, die in weiten Teilen des Lebens, wie Habermas (1985) meint, zu einer „neuen Unübersichtlichkeit" führt. Beck und Beck-Gernsheim (1990) führen sie auf die Gleichzeitigkeit alter und neuer Lebens- und Liebesformen zurück. Demgegenüber lässt sich in Anlehnung an Ariès „Geschichte des privaten Lebens" (1989/1992) ableiten, dass es Veränderungen der ehelichen und familialen Lebensformen und der sexuellen Sitten immer gegeben hat.
Offensichtlich werden die Dauerhaftigkeit von Paarbeziehungen wie ihre Qualität durch die mit dem Begriff „Individualisierung" implizierten Wahlmöglichkeiten von Lebens- und Liebesgemeinschaften tangiert. Es kommt zu einem Bedeutungsgewinn autonomer Lebensentscheidungen auf der einen Seite, führt auf der anderen Seite aber zugleich zu einem „Wahlzwang", bei dem Plausibilität und für andere nachvollziehbare Entscheidungsbegründungen gefordert sind. Dies gilt gleichermaßen für die immer wieder neu zu treffende Entscheidung der Individuen, ihre Paarbeziehung aufrecht zu erhalten. Es kommt zu einer Potenzierung von Entscheidungsbereichen, die in kurzer zeitlicher Abfolge bei gleichzeitiger Beschleunigung des Wissenstransfers und der Urbanisierung globaler (`worldwide´) Möglichkeiten zu einer Unüberschaubarkeit der Optionsvielfalt beiträgt. Im Binnenverhältnis der Paarbeziehung werden permanente Bemühungen notwendig, alles und jedes immer wieder miteinander zu verhandeln. Die Haltbarkeit und der Bestand solcher Verhandlungsergebnisse sind in Folge internaler und externaler Einflüsse begrenzt und können das gerade miteinander Vereinbarte im nächsten Moment außer Kraft setzen mit der Konsequenz, es erneut thematisieren zu müssen.

Unterschiedliche Anliegen und Interessen, aber auch die Operationalisierung individueller und partnerschaftlicher Bedürfnisse führen zur Notwendigkeit der kontinuierlichen „konstruktiven Auseinandersetzung“ (Beck / Beck-Gernsheim, 1990, 76) der Partner. In Lebensbereichen wie Rollenverteilung, Finanzen, Freizeitgestaltung, Familie, Freunde, Kinder und Sexualität, sind mitunter unterschiedliche Erwartungen beider Partner vorherrschend (Beck, 1992, 312). Dies wird vor allem in länger andauernden Beziehungen erkennbar (ebenda, 58). „Gefordert ist Verständigung und Beziehungsarbeit“ (Bartholomäus, 1992, 107).
Die zunehmende Verlagerung der Verantwortlichkeit für das Gelingen einer Paarbeziehung in den Binnenbereich und die daraus resultierenden Erwartungen spitzen die Unübersichtlichkeit noch weiter zu. Die Qualität ehelicher Interaktionen wird der Kompetenz und der Frustrationsbereitschaft der beteiligten Individuen zugeschrieben. „Mit einer gewissen Zwangsläufigkeit wird ... alles, was von Außen – von Arbeitsmarkt, Beschäftigungssystemen, Recht usw. - in die Familie hineinschlägt, ins Persönliche verdreht und verkürzt. In der Familie (und in all ihren Alternativen) entsteht so der systematisch bedingte Wahn, in ihr lägen die Fäden und Hebel, das aufgebrochene Jahrhundertfahrtum der Ungleichheit zwischen den Geschlechtern in der konkreten Zweisamkeit zu ändern“ (Beck / Beck-Gernsheim, 1990, 54). Dabei sind Vorstellungen über und Erwartungen an Beziehung, Partnerschaft und Ehe „nie ganz intim und privat“, eher „in wesentlichen Teilen sozial vorgeprägt“ (Beck-Gernsheim, 1992, 135). Mit anderen Worten: Soziale Rahmenbedingungen, kulturelle und ökonomische Bezugsgrößen beeinflussen nachhaltig die Paarbeziehung. „Sie bestimmen Wertvorstellungen, Normen und Zielsetzungen einer Partnerschaft und bilden gleichzeitig Themen, mit denen die Partner sich auseinandersetzen müssen...“ (Willi, 1991, 217).

11.0 Wandel des Ethos Treue

Für die Lebensform der Ehe lässt sich die Gleichzeitigkeit von Individualisierung und Rückbindung an einem veränderten Ethos von Treue festmachen. „Sich (gegenseitig) treu zu bleiben“ wird von Paaren spezifisch und damit unterschiedlich definiert. Jedoch folgt die gemeinsame Ausrichtung auf eine dauerhafte monogame heterosexuelle Beziehung traditionellen Mustern. Dies gilt in Anbetracht von dynamischen Wandlungsprozessen und prägender Eindrücke auch für die Altersehe. Insoweit erscheint es notwendig, das Phänomen der Treue näher zu betrachten.

11.1 Treue als Element der Liebe

Offensichtlich reicht weder Idealismus alleine noch Routine aus, „die Dauer eines Verhältnisses noch über die Kräfte seines ersten Zustandekommens hinaus“ zu klären. Diesen Zustand nennt Simmel (1983, 439) „Treue“ oder „das Beharrungsvermögen der Seele“.
Insbesondere unter personalen Gesichtspunkten rückt der kath. Moraltheologe Kramer (1992/1997) Treue als ethische Grundorientierung für eine enge intime Beziehung zwischen Mann und Frau in den Vordergrund.
Treue in diesem Zusammenhang ist im Gegensatz zum alltagssprachlichen Gebrauch nicht auf Sexualität reduziert. Auch gegenüber einseitigen moralischen Intentionen und externaler Verhaltensvorgaben (Verhaltenskodex) grenzt sich das Modell von Kramer ab, der Treue als ethische Grundorientierung versteht, in dem die Elemente „Ich-Treue“, „Du-Treue“, „Soziale Treue“ und „Glaubenstreue“ komplementär und konzentrisch aufeinander bezogen sind.

11.2 Ich-Treue als Grundlage der Beziehung

Ich-Treue definiert Kramer als Fundament des Selbststandes. Diese Grundlage ermöglicht es dem Menschen, zwischen „ich“ und „anderen“ zu unterscheiden.

Ich-Treue ist gebunden an die Entwicklung und Gestaltung der Eigenverantwortlichkeit, die die Profilierung individueller Fähig- und Fertigkeiten und ihre wertgeleitete Umsetzung voraussetzt.
In Anlehnung an Levinas „Ethik der Eigenverantwortlichkeit“ (1992) sei dabei die Orientierung an sinnvollen Werten und der Einsatz für andere Menschen bedeutsam, da so soziale Anerkennung und Selbstachtung erfahrbar würden. Gegenüber Versuchen der Verzwecklichung oder Deformierung der eigenen Person, genießt der Selbstschutz im Interesse der „Ich-Treue“ eine höhere Priorität und muss zu Abgrenzungsbemühungen herausfordern.
Unter diesem Aspekt dürfen solche Belastungen, die die Ich-Treue zerstören bzw. gefährden können, nicht weiter zugelassen werden („Ultra posse nemo tenetur – Über sein Können hinaus wird niemandem etwas abverlangt“, 1997, 40). Auf den Bereich der Paarbeziehung übertragen heißt dies, dass eine Fortsetzung der Beziehung bei einer Gefährdung des eigenen Ich ausgeschlossen werden muss.
Die Gefährdung des Ich steht dann nicht mehr im Verhältnis zur Treueverpflichtung aus einem Vertrag oder einem Versprechen[16]. Damit steht nicht das stärkere Motiv oder Bedürfnis im Vordergrund, sondern die Grundüberzeugung der Ich-Treue.

11.3 Du-Treue als Beziehungselement zwischen Frau und Mann

„Du-Treue besagt, dass ein Ich sich in die Verpflichtung gegenüber einer anderen Person begibt“ (Kramer, 1997, 40). Treue wird dialogisch, wenn sich Frau und Mann auf der Grundlage der persönlichen Ich-Treue begegnen. Unter diesen Bedingungen stiftet Du-Treue menschliche Bindung, vor allem weil berechtigte Erwartungen des anderen gegenseitig einfließen.
Buber fasst dies treffend zusammen: „Die Liebe geschieht. Gefühle wohnen im Menschen; aber der Mensch wohnt in seiner Liebe. Das ist keine Metapher, sondern die Wirklichkeit: Die Liebe haftet dem Ich nicht an, so dass sie das Du nur zum `Inhalt´ zum Gegenstand hätte; sie ist zwischen Ich und Du. ... und so ist dann „Liebe Verantwortung eines Ich für ein Du“ (Buber 1923/1983, 22). Die Verbindlichkeit der gegenseitigen Zusage gilt auch unter schwierigen Bedingungen und in problematischen Situationen. Dies wird im übrigen in der Trauformel der

katholischen Eheschließung, „ich nehme Dich an, in guten und schlechten Zeiten ...“ zum Ausdruck gebracht.
In dieser gegenseitigen Ausrichtung geht es nicht um die Initiierung eines Tauschhandels oder eines „do ut des“ – ich gebe, damit Du gibst. Auch ist mit der Du-Treue nicht die Komplementarität des sich gegenseitig Brauchens gemeint, sondern sie umfasst die Wahrnehmung des anderen in seiner Ganzheitlichkeit. Sie ist bezogen auf die wohlwollende Begleitung der persönlichen Entwicklung des Partners. Du-Treue drückt sich in der Freude des anderen an einem selbst und umgekehrt aus. „Beziehung ist Gegenseitigkeit. Mein Du wirkt an mir, wie ich an ihm wirke“ (Buber, 1983, 23).
Auch die Du-Treue kann an ihre Grenzen kommen, wenn die Entwicklung des Partners bedrohliche Züge annimmt und sich das Beziehungsgefühl entscheidend verändert. „Um der Ich-Treue willen, die das zentrale ethische Aufgabenfeld eines jeden Individuums darstellt, muss bei zu hohen existenziellen Kosten die Du-Treue gekündigt werden. Dazu besteht in bestimmten Konstellationen, die sich in einer Partnerschaft entwickelt haben, nicht nur die ethische Berechtigung, sondern die strikte Pflicht“[17] (Kramer 1992, 96). Dies erfordert die Reflexivität des Menschen (Bock, 1991). Reflexivität eröffnet eine ethische und sittliche Dimension, weil es möglich wird, das eigene Tun auf verschiedenen Ebenen zu bewerten und zwischen Antrieb und Handlung zu unterscheiden.

11.4 Der Unterstützungsrahmen der sozialen Treue

Individuelles und soziales Leben lässt sich nur im gesicherten sozialen Rahmen entfalten. Diesen Unterstützungsrahmen nennt Kramer Institutionen-Treue oder Wir-Treue. Dieser Rahmen, wie Verwandtschaft, Nachbarschaft, Verein, Partei und eben auch Ehe als Institution wird zum Unterstützungskonstrukt zur Realisierung von Ich-Treue und Du-Treue. „Ehe ist eine sozial sinnvolle Institution. Als solche gebührt ihr ein Respekt, der die Gestalt der Treue annehmen kann. Man geht nicht leichtfertig mit dem sozial Wertvollen um“ (Kramer, 1997, 40 f). Damit bringt Kramer auf der einen Seite die Entlastungen und Sicherheitsmechanismen des institutionellen Charakters der Ehe ein.
Zugleich gilt aber auch hier, dass bei gravierenden Gründen, die zu hohe Opfer von einer Person fordern, auch die Ehe als an sich sinnvolle

Institution ihre Dignität und ihren Anspruch verliert. „Die betreffende Person ist dann nicht mehr durch eine Verpflichtung zur sozialen Treue gebunden“ (Kramer, 1997, 41).

11.5 Glaubenstreue

Aus katholischer Sicht werden durch das Sakrament der Ehe Ich-, Du- und Wir-Treue im Glauben lebbar. Dabei warnt Kramer vor zuviel magischen Vorstellungen und führt aus, dass „Verpflichtungen aus der Ich-Treue oder Verwerfungen im Feld der Du-Treue [...] den Aspekt der Glaubenstreue außer Kraft setzen [können]. Dann darf eventuell Scheidung nicht nur sein, sie muss vielleicht sogar sein“ (Kramer 1997, 41). Für die Umsetzung einer solchen Ethik sind die eigene Selbstbestimmung und die Authentizität in Achtung vor der Würde des Partners wahrzunehmen. Insgesamt lässt sich auch in Beziehungen beobachten, dass die Annahme der eigenen Würde und das Verwirklichen der Ich-Treue gleichzeitig zu einer Achtung der Würde des Partners führen. Dazu ist es wichtig, die persönliche Integrität des Partners zu achten und eine Beziehung zu entwickeln, in denen beide das gleiche Recht zur Befriedigung ihrer wesentlichen seelischen und materiellen Bedürfnisse haben.

In diesem Wertekoordinatensystem bringt Kramer zum Ausdruck, dass Ehen zur leiblichen, seelischen und sozialen Zufriedenheit beitragen können, wenn sie den Grundbedürfnissen der Selbstachtung, der Gemeinsamkeit und dem gegenseitigen Verständnis Rechnung tragen.

Er bedauert, dass „...die dargelegten Aspekte – angefangen von der neuen personalen und partnerschaftlichen Sicht auf die Ehe sowohl in der nachkonziliaren Kirche und in der modernen Gesellschaft bis hin zur Anerkennung der differenzierten Struktur von Treue [...] bisher kaum Wirklichkeit im Lebensraum der Kirche als Institution und in der Alltagspraxis der Christen geworden [sind]“ (Kramer, 1992, 98).

Kramer kritisiert in diesem Zusammenhang ein dauerndes bilanzierendes Prüfen in den Ehen: „Die Ehepartner bilanzieren, oder einer von ihnen fragt unter der Last seiner Enttäuschungen und Bürden, ob diese Ehe sich noch lohnt. Bei zu negativer Bilanz folgt die Kündigung der bisherigen Gemeinschaft“ (Kramer, 1997, 38). Damit nimmt er Bezug auf die Austauschtheorie.

12.0 Die Kündbarkeit sozialer Beziehungen

Die Kündbarkeit sozialer Beziehungen durch Ehescheidung hat sich seit den 50-er Jahren vervielfacht, wobei ein linearer Anstieg bereits seit Anfang des 20. Jahrhunderts zu beobachten ist. Neben der Erforschung von individuellen Risiken, z.B. Heiratsalter, Kinder, Konfessionszugehörigkeit, Wohneigentum, etc. (Wagner, 1997) beschäftigt sich die moderne Familiensoziologie darüber hinaus mit Prognosen zu einer zukünftigen Scheidungswahrscheinlichkeit.
So kommt die Mannheimer-Scheidungsstudie (Klein / Kopp, 1999) zum Ergebnis, dass sich ca. 20 % der Erstverheirateten scheiden lassen. Nach Schätzungen des Statistischen Bundesamtes von 1990 (Statistisches Bundesamt, 1990, 128 f) enden ca. 30 % der 1980 geschlossenen Ehen in einer Scheidung. Neuere Untersuchungen (Diefenbach, 1999) sprechen gar von eine „sozialen Vererbung des Scheidungsrisikos“.

12.1 Theorie der Ehescheidung

Nach Becker (1981, 331) wird eine Ehe dann geschieden, wenn der Gewinn durch den Eheerhalt geringer ausfällt als der Gewinn nach einer Scheidung. Dies ist „a simple and easily implemented criterion“. Dieser eher ökonomisch orientierte Ansatz der Familienforschung wird nachhaltig von der Abwägung verschiedener Handlungsoptionen hinsichtlich ihrer Konsequenzen für die handelnde Person geleitet.
Diese Nutzen-Theorie (Rational choice approach) wurde von Gary S. Becker (1976) auf den Bereich der Ehescheidung appliziert. Grundannahme dieses Modells ist das nutzenmaximierende Handeln zweier Personen.
In diesem Sinne werden Ehen instabil, wenn sie unerwartet mit negativen Ereignissen und Erlebnissen konfrontiert werden, wie z.B. Krankheiten oder Arbeitslosigkeit. Insbesondere Beziehungen mit einem insgesamt niedrigen Niveau von Ehegewinn werden bei unerwartet auftretenden negativen Ereignissen verunsichert, so dass keine genügende Absicherung im Sinne von Nutzen bestünde (Becker et al.,1977, 1145 f).

Hill / Kopp (1999, 34) stellen die These auf, dass „ ... Investitionen in ehespezifisches Kapital- dies sind generell Güter, die innerhalb einer Beziehung von größerem Wert sind als außerhalb – [...] die Scheidungswahrscheinlichkeit verringern. Erstens verbessern diese Investitionen zum Teil den Output der Haushaltsproduktionsfunktion, erhöhen also die Effizienz bei der Produktion der subjektiven Wohlfahrt und somit den Ehegewinn. Zweitens ist anzunehmen, dass ehespezifisches Kapital nach einer Scheidung an Wert verliert, so dass der Wert der außerehelichen Alternativen geringer wird.“

Als ehespezifisches Kapital werden „learning about the idiosyncrasies of one's spouse” (Becker, 1981, 329) oder „sexual adjustment with one's spouse, and specialized market and nonmarket skills used relatively more while married” (Becker / Landes / Michael, 1977, 1152 f) beschrieben. Vor allem das Vorhandensein von Kindern und Eigentum wird als vorrangiges Kapital bewertet.

Unter dem Aspekt des Austausches emotionaler „Güter“, wie Liebe, Zuneigung, Verständnis oder Vertrauen, differenziert Safilios-Rothschild (1976, 356) im Kontext der Ehescheidungen zwischen „Ehequalität“ und „Ehestabilität“.

Unter dem Blickwinkel, dass unter der Ehequalität die subjektive Bewertung und Interpretation der Beziehung verstanden wird[18], während unter Ehestabilität sowohl die subjektive Bewertung der Dauerhaftigkeit der ehelichen Beziehung als auch der objektive Status der Beziehung zu fassen sind (Lewis / Spanier 1979), wird eine Ehescheidung dann wahrscheinlicher, wenn die Ehequalität als gering bewertet wird und nacheheliche Alternativen attraktiver sind, d.h. soziale und materielle Kosten geringer ausfallen als der Gewinn der Alternativen (Lewis/ Spanier, 1979, 288 f).

Rusbult (1980, 1983) erweiterte das austauschtheoretische Modell um den Aspekt, dass mit der Dauer der Beziehung der Umfang und die Menge an ehespezifischen Investitionen zu einem größeren Commitment (Verpflichtung) zur bestehenden Beziehung führen. Trennungskosten erhöhen sich demzufolge mit der Dauer der Beziehung. Bei geringen positiven Effekten bzw. unzureichenden Alternativerwartungen bei einem zeitgleichen hohen persönlichen Investment in die Beziehung löst sich der Verpflichtungscharakter zunehmend auf, die Stabilität der Paarbeziehung verändert sich negativ. Unter diesen Aspekten entwickelte Esser (1999, 71) einen Pfad in die Scheidung von Ehepaaren.

Abb. 2: Der Pfad in die Scheidung

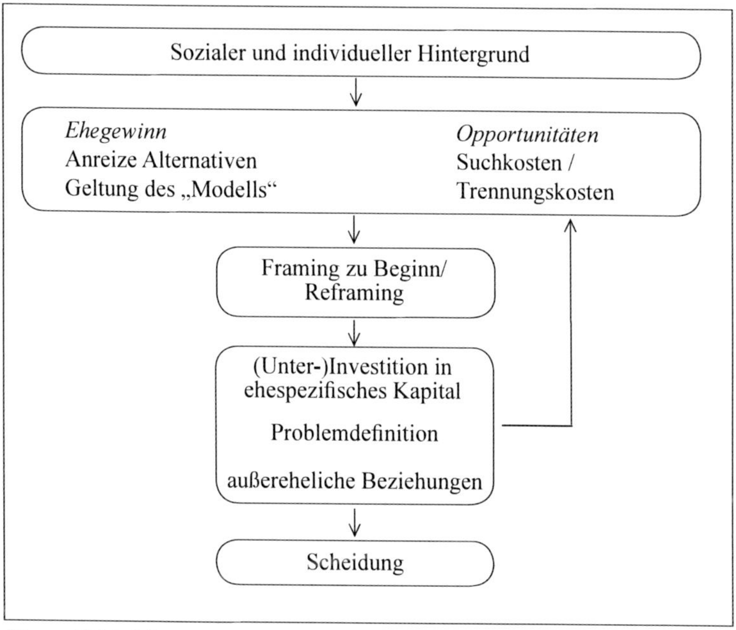

(Esser, 1999, 71)

Ausgehend von der Interpretation der Ehe als Organisation zur „Produktion von ehelichem Gewinn“ (Esser, 1999, 67 f), erfordert eine langfristig ausgerichtete Perspektive Anpassungen und Vorleistungen der Akteure. Kommt es zu einer Reduktion der Vorleistungen bzw. kehrt sich die Bereitschaft zu Leistungen gar in eine Nachrangigkeit gegenüber der zunächst vom Partner zu erbringenden Leistungen um, werden Investitionen in „ehespezifisches Kapital“ immer geringer, so dass die Balance zwischen den Partnern gestört wird. Ein institutioneller Rahmen der Beziehung wird somit für das „Framing der ehelichen Beziehung“ (Esser, 1999, 68) unumgänglich.

Unter „Frames“ sind nicht nur Einstellungen in Bereichen mit normativen Bezügen zu verstehen. Neben der Akzeptanz eines Modells für die Identität der Akteure (kulturelles Element) vermittelt das Verhalten, welches dem „Frame“ folgen wird, Aussicht auf Gewinn. Somit handelt es sich bei dem Konzept des Framings um eine Kombination von „normativen bzw. des symbolisch gesteuerten und des rationalen Handelns“, wobei „Frames“ sich „den Akteuren nicht auf [drängen], sondern gewissen Selektionsleistungen der Akteure [unterliegen], die letztlich wieder von Nutzenerwartungen abhängig sind“ (Esser, 1999, 69). Demnach ist umgekehrt die Scheidung das Ergebnis eines längerfristigen Prozesses der „Unterproduktion von Ehegewinn, der Umorientierung in der Rahmung der Ehe und der Suche nach Alternativen“ (Esser, 1999, 69).

12.1.1 Trennungs- und Scheidungsgründe

Nach wie vor gestaltet sich die Beitragslandschaft zu Ursachen von Scheidung höchst variantenreich. Auf Grund von empirischen Studien (Schneider, 1990; Nave-Herz, 1991; von Gostomski / Hartmann / Kopp, 1998) kann davon ausgegangen werden, dass ein Ursachenbündel zur Trennung von Ehepartnern führt.
Trennung und Scheidung verlaufen auch nicht universell und gradlinig. So haben sich vor ihrer endgültigen Scheidung 30 % der Geschiedenen mehrmals getrennt; 62 % der Betroffenen davon zwei Mal und 22 % sogar drei- oder mehrmals (Nave-Herz, 1991, 323). Es kann davon ausgegangen werden, dass die hohe Erwartungshaltung an eine „glückliche Ehe“ zugenommen hat, die Frustrationsbereitschaft, mit unerfüllten Erwartungen zu leben und diese zu tolerieren, hingegen eher weiter abnimmt (Schneider, 1990). In so weit kann nicht von einem Bedeutungsverlust von Liebesbeziehungen oder der Ehe gesprochen werden, eher davon, dass übersteigerte Erwartungen und irrationale Hoffnungen neben großen Ansprüchen an die Qualität der Paarbeziehungen zu Konflikten und Krisen in Paarbeziehungen und ehelichen Beziehungen führen. Diese Komplexität führt Welter-Enderlin zur Aussage, dass „Paarbeziehungen in der Regel nicht an zuviel Distanz scheitern, sondern eher am Anspruch an zu viel Nähe“ (Welter-Enderlin, 1990).
Als Gründe für den Anlass der Ehescheidung gelten vor allem interpersonale und affektiv emotionale Faktoren.

Tab. 7: Gründe für den Anlass der Ehescheidung

Partner- Beziehungsprobleme	38,3 %
Neue Partnerschaften	24,9 %
Äußere Anlässe (Finanzielle und/oder berufliche Bedingungen)	11,8 %
Kinder	12,1 %
Sonstige Anlässe	12,9 %
	100,0 % (N = 426)

(Nave-Herz, 1991, 321)

Auch Schneider verweist auf die Bedeutung der Beziehungsaspekte auf der Paarebene für eine Trennung und belegt dies mit einer Präferenzliste möglicher Nennungen auf die Frage: „Was waren nach Ihrer Meinung die wichtigsten Ursachen für Ihre Trennung?“

Tab. 8: Die fünf meist genannten Trennungsgründe

		Anzahl der Nennungen:
1.	Enttäuschte / unerfüllte Erwartung	24
2.	Entfremdung, unterschiedliche Entwicklung der Partner, auseinander gelebt	22
3.	Kommunikationsprobleme, häufige Auseinandersetzung	22
4.	fehlende gemeinsame Zukunftsperspektive	20
5.	Unterschiedlicher Lebensstil und unterschiedliche Einstellungen der Partner	18

(Schneider, 1990, 463)

12.1.2 Scheidungen in langjährigen Beziehungen

Die Anfälligkeit der affektiv-emotionalen Aspekte innerhalb der Ehe besteht über ihre gesamte Dauer fort. Auch ältere Paare scheitern immer häufiger an ihren hoch gesteckten Erwartungen und treffen in Anbetracht eines zu geringen Ehegewinnes die Entscheidung, sich von ihrem Partner / ihrer Partnerin zu trennen. So waren von den im Jahr 1955 geschlossenen Ehen nach 25 Jahren etwa 12 % geschieden. Seit 1975 hat sich die Zahl der Ehescheidungen nach der „Silberhochzeit“ verdoppelt; über 9 % werden nach einer Dauer von 26 Jahren und mehr ausgesprochen (Stat. Bundesamt, 2002).
Von den im Jahr 2006 ausgesprochenen Ehescheidungen, insgesamt 190.928, betrug die Ehedauer in 20.932 der Fälle 26 Jahre und länger. (Stat. Bundesamt 2008, 56). Wenn auch ihr Anteil mit dem Lebensalter linear abnimmt, finden Ehescheidungen zunehmend über das 75. Lebensjahr hinaus statt. Dabei ist bedeutsam, dass auch Verbindungen scheitern, die erst im höheren Lebensalter (z.B. nach Verwitwung) geschlossen wurden und damit nur eine kürzere Ehedauer aufweisen. Es ist davon auszugehen, dass die Gruppe der über 60-jährigen, die geschieden sind, bis zum Jahr 2030 kontinuierlich zunimmt, immerhin von derzeit 4,8 % auf 8,6 % bei den Frauen und von 3,1 % auf 13 % bei den Männern (BMFuS, 1994, 78).

Tab. 9: Geschiedene Ehen von 1992 bis 2006 nach Alter und Ehedauer, Deutschland

Frauen

Ehedauer in Jahren	*Ingesamt 1992*	*Insgesamt 2006*	*Alter von ... bis unter ... Jahren*									
			55-60 1992	*55-60 2006*	*60-65 1992*	*60-65 2006*	*65-70 1992*	*65-70 2006*	*70-75 1992*	*70-75 2006*	*75 u. älter 1992*	*75 u. älter 2006*
Frauen												
Unter Jahr	130	47	1	2	1	-	1	-	-	-	1	-
1	1.905	1.104	15	20	2	3	2	3	1	2	1	1
2	6.860	4.674	44	60	14	39	8	12	4	8	1	3
3	9.863	7.678	44	100	21	41	9	14	4	10	3	3
4	10.353	10.143	46	131	17	43	8	24	2	9	3	4
5	9.958	11.706	48	195	12	74	8	35	5	10	3	3
6	8.878	12.297	36	183	12	73	7	31	-	8	2	5
7	7.781	11.119	40	207	12	64	7	32	3	10	2	2
8	7.080	9.929	40	181	12	51	5	27	-	8	1	3
9	6.298	8.829	60	156	33	66	8	30	3	5	1	4
10 – 14	23.282	36.212	196	636	74	270	30	137	5	31	6	4
15 – 19	15.989	31.695	179	607	78	257	41	149	13	30	5	5
20 und mehr	26.633	45.495	2.221	4.522	826	2.075	390	1.167	142	337	74	141
Insgesamt	*135.010*	*190.928*	*2.970*	*7.000*	*1.114*	*3.056*	*524*	*1.661*	*182*	*468*	*103*	*178*

Tab. 9: Geschiedene Ehen von 1992 bis 2000 nach Alter und Ehedauer, Deutschland (Stat. Bundesamt, Abt. VII B, Tab. 6.15, online-Datendienst 2009, eigene Berechnungen)

Männer

Ehedauer In Jahren	*Ingesamt 1992*	*Insgesamt 2006*	*Alter von ... bis unter ... Jahren*									
			55-60 1992	*55-60 2006*	*60-65 1992*	*60-65 2006*	*65-70 1992*	*65-70 2006*	*70-75 1992*	*70-75 2006*	*75 u. älter 1992*	*75 u. älter 2006*
Männer												
Unter 1 Jahr	130	47	3	1	1	-	-	2	2	-	-	-
1	1.905	1.104	21	20	12	15	9	5	7	5	5	2
2	6.860	4.674	64	111	34	60	22	33	10	15	13	17
3	9.863	7.678	83	158	50	79	25	46	10	22	10	11
4	10.353	10.143	71	203	38	116	20	49	5	24	10	13
5	9.958	11.706	87	249	39	128	19	70	6	29	9	17
6	8.878	12.297	77	302	36	131	19	65	5	32	8	20
7	7.781	11.119	95	258	33	134	12	75	2	23	5	19
8	7.080	9.929	83	276	32	131	12	58	4	13	3	11
9	6.298	8.829	82	245	60	130	20	85	10	19	3	14
10 – 14	23.282	36.212	360	1.229	133	596	60	335	30	115	19	45
15 – 19	15.989	31.695	362	1.353	148	586	77	316	34	109	19	51
20 und mehr	26.633	45.495	3.547	7.152	1.391	3.293	547	1.954	206	570	145	286
Insgesamt	*135.010*	*190.928*	*4.935*	*11.557*	*2.007*	*4.921*	*842*	*3.093*	*331*	*976*	*249*	*506*

Auch bei älteren Paaren mit einer langjährigen Beziehungsdauer gelten affektiv-emotionale Faktoren als Scheidungsgründe. „Dagegen kommt den instrumentellen Aspekten der Ehe, der ökonomischen Unsicherheit... usw. eine geringere Bedeutung zu“ (Nave-Herz, 1990, 59).

Betrachtet man ausschließlich die Anzahl der Ehescheidungen mit einer Ehedauer von 26 und mehr Jahren, betrug diese insgesamt 20.932 im Jahre 2006. Vorrangig wurde der Scheidungsantrag von der Frau (10.932) gestellt, während in nur 8.378 Fällen das Scheidungsbegehren vom Mann ausging und in 1.622 Fällen es sich um einen gemeinsamen Antrag handelte. (Stat. Bundesamt, 2008b, 56)

Lauer et al. (1990) stellte in seiner Untersuchung mit 100 Paaren mit einer Ehedauer von 40 bis 64 Jahren fest, dass nicht nur eine globale Zufriedenheit für den Eheerfolg maßgebend ist, sondern auch der Grad der Übereinstimmung in konkreten Lebensbereichen, Wünschen, Bedürfnissen und Perspektiven. Neben dem Verbringen gemeinsamer Zeit und Durchführen gemeinsamer Aktivitäten als Ausdruck freundschaftlicher Verbundenheit, wurde das Vertrauen in den Partner, aber auch in die Institution Ehe benannt. Das entscheidende Unterschiedskriterium zwischen „glücklichen“ und „unglücklichen“ Paaren besteht jedoch vor allem darin, dass unglückliche Paare die Institution Ehe so hoch bewerten, dass selbst bei einem unbefriedigendem Verlauf eine Auflösung als nicht akzeptabel gilt (Lauer et al., 1990, 194).

Da nach wie vor Geschiedene und Verwitwete gegenüber in Ehe und Partnerschaft lebende Menschen eine geringere Lebenserwartung und ein erhöhtes Mortalitätsrisiko aufweisen (Höhn / Pollard, 1992, 4) kommen körperlichem Wohlbefinden und Gesundheit und Lebenszufriedenheit sowie möglicher Hilfeleistung durch den Partner bei altersbedingten Beeinträchtigungen eine Bedeutung zu, die erst neuerdings ins öffentliche Bewusstsein rückt.

Laner (1978) sammelte auf der Basis von Literaturrecherchen insgesamt 1.300 Determinanten zur Ehequalität und Ehestabilität, die in den kulturellen, sozialen, dyadischen individuellen Bereich kategorisiert wurden.

Während der kulturelle Bereich (Aspekte der Bevölkerungszusammensetzung und der Lebensform, die Betonung von Individualität und Emotionalität und der Wertigkeit von Bindung) als gegeben und damit unveränderbar eingeschätzt wird, ergeben sich durch verschiedene Zuordnungen des sozialen (Aspekte der Urbanisierung, der Gleichstellung zwischen Frauen und Männern und die geschlechtsspezifische Arbeits-

teilung), des dyadischen (Dauer der Ehe, Größe der Ursprungsfamilie, die Höhe des Einkommens, die Ehequalität mit der Häufigkeit von Konflikten) und des individuellen Bereiches (Heiratsalter, Schulbildung, sozioökonomischer Status) insgesamt acht mögliche Kombinationen zur Ehestabilität, die die Wahrscheinlichkeit einer Eheauflösung berechnen lassen.
Wenn auch dieses theoretische Modell dyadische und individuelle Komponenten verbindet, wird vernachlässigt, dass die Bereiche selbst durch das Paar eine individuelle Bewertung erfahren, die nicht zu generalisieren sind. Zum anderen ist es eher geeignet, eingetretene Veränderungen reflexiv zu erklären, und weniger, Prognosen über den Beziehungsverlauf zu geben.

12.2 Die Bedeutung der Kommunikation

Ehe als personale Lebens- und Liebesgemeinschaft zeichnet sich durch Aspekte wie Zuneigung, Vertrauen, Akzeptanz und Emotionalität aus, und damit um affektiv-emotionale Aspekte des Zusammenlebens schlechthin. Diese Aspekte zählen offensichtlich zu den begehrtesten Gütern einer Ehe, sind aber zugleich auch die empfindlichsten und fragilsten Komponenten in menschlichen Beziehungen. Somit wird die Kompatibilität von Lebensentwürfen der beiden Personen, die das Paar bilden, mit ihren Wünschen, Bedürfnissen und Sehnsüchten zum zentralen Parameter für die Gestaltung ihrer Liebes- und Ehebeziehung, ihrer gemeinsamen Lebensgemeinschaft.
Übereinstimmend kommen Studien, die die Transaktionen von Partnern untersuchen, zum Ergebnis, dass die Ehequalität stark vom Kommunikationsverhalten des Paares und den Problemlösefertigkeiten beider Partner abhängt (Hahlweg, 1991,118 f).
Die Kommunikations- und Problemlösefähigkeit sind jedoch gekoppelt an individuelle, partnerschaftsspezifische Fähig- und Fertigkeiten sowie an bestehende soziale Unterstützungskonstrukte, hier als Überlegungen zu bestehenden Entwicklungsaufgaben konkretisiert.

12.3 Entwicklungsaufgaben der Paargestaltung

In Anlehnung an Havighurst (1963/1972) ist Entwicklung ein lebenslanger Prozess und beinhaltet lebensalterbezogene Aufgaben. Diese entstehen aus der „Wechselwirkung (1.) biologisch-physiologischer Reifung, (2.) gesellschaftlicher Erwartungen und Anforderungen an die Entwicklung in diesem Lebensalter sowie gesellschaftlich eröffneter Entwicklungsmöglichkeiten und (3.) individueller Bedürfnisse, Wertvorstellungen und Zielen hinsichtlich der weiteren Entwicklung" (Maier, 2001, 50).

Entwicklungsaufgaben auf der Ebene des Paarsystems potenzieren die Entwicklungsanforderungen an das Individuum und führen zu eigenständigen Herausforderungen.

So erwirbt jedes Individuum schon vor der Zeit der Paarfindung, eingebunden in die sozialen Regeln der Ursprungsfamilie und des kulturellen Hintergrundes, d.h. durch Sozialisation und Prägung, seinen „eigenen" Kommunikationsstil. Die gemachten Erfahrungen, ob z.B. eher direkt oder indirekt eingebrachte Wünsche und Bedürfnisse zum „Erfolg", d.h. zur Bedürfnisbefriedigung führen, formen personenspezifische Eigenheiten und Eigenarten, die in die gemeinsame Verständigung und Kommunikation mit dem Partner einfließen, selbst nach jahrelangem Zusammenleben (vgl. Vogt, 2001a, 57).

Im Kontext der Partnerschaftsgestaltung korrespondieren zwei Individuen mit ihrer jeweiligen Lebensgeschichte, d.h. mit angereichertem Wissen zu persönlich bedeutsamen Ereignissen, mit Erfahrungswerten zum Umgang miteinander sowie mit individuellen Zukunftsvorstellungen und emotionalen Bedürfnissen. Dabei können an sich identische Ereignisse von beiden Partnern unterschiedlich erinnert und mit einer unterschiedlichen Wertigkeit verbunden werden. Dies betrifft nahezu unterschiedslos alle Bereiche des Zusammenlebens, die eine emotionale Relevanz aufweisen, z.B. die Geburt eines Kindes, eine massive Konfliktsituation mit dem Partner oder Kindern, eine Erkrankung, Arbeitsplatzverlust, eine außereheliche Beziehung, Verrentung, etc.. Sinnzusammenhänge werden personenabhängig und mit einer individuellen Tiefenschärfe definiert. Für die Kommunikation ist entscheidend, ob die Ereignisse mit ihrer emotionalen Bedeutung als „allgemeingültige, objektive Wahrheit" oder als subjektive Erinnerung angesehen bzw. artikuliert werden, da ein Totalitätsanspruch der Wahrheit immer auch Ausdruck des Machtverhältnisses in Partnerbeziehungen darstellt (Ott, 1989 / Vogt, 2001a).

Von Belang sind derartige Erfahrungswerte nicht nur für die Deutung und Reflexion der Vergangenheit; vielmehr beeinflussen sie die Zukunftssicht und die Einschätzung der Vereinbarkeit individueller Vor-

stellungen und Zielperspektiven, dies auch im höheren Lebensalter.
Es ergeben sich alterspezifische und von der Dauer der Paarbeziehung abhängige Entwicklungsaufgaben, bei denen „die emotionalen Qualitäten und die individuellen Eigenheiten der Partnerin bzw. des Partners wieder wichtiger werden“ (von Sydow, 1997, 17). Schon 1988 zeigte Dannefer, dass die sozialen und individuellen Unterschiede zwischen Personen mit zunehmendem Alter zunehmen und im hohen Alter am höchsten sind.
Textor hat als Aufgaben in der Phase der Altersbeziehung definiert:

- „nach Eintritt in das Rentenalter neue Aufteilung von anfallenden Aufgaben und Arbeiten.
- Entwicklung einer neuen befriedigenden Form der Tagesgestaltung.
- Suche nach anderen Lebensinhalten und sinngebenden Aktivitäten.
- Veränderung der Machtbalance.
- Wechselseitige Unterstützung beim Verarbeiten des „Pensionierungsschocks" (Rollenwandel), von Alterungsprozessen, Verlustängsten, Todesfällen, Trauer, usw.
- Unterstützung des Partners bei Krankheit, Behinderung oder Pflegebedürftigkeit und bei der Vorbereitung auf den Tod" (Textor, 1998, 161 zit. in Vogt, 2001a, 47).

Die Konfrontation mit einer Vielzahl von Veränderungen bestimmt neben dem emotionalen Erleben zugleich die Interaktionen in der Partnerschaft und in intergenerationellen Beziehungen.
Radebold (1992) konkretisiert die Entwicklungsaufgaben im Alter nach drei Alterskategorien. Für die Gruppe der 60./65. bis 70./75-Jährige benennt er als Erfordernisse (zit. in Riehl-Emde, 2002, 586).

- Gestalten der Partnerbeziehung in der nachberuflichen Phase mit Suchen und Verwirklichen gemeinsamer Interessen und Aktivitäten
- Akzeptieren gegenseitiger Einschränkungen und gegenseitige Hilfestellung im Haushalt bei Versorgung und Pflege
- Akzeptieren eines möglichen Wechsels der Dominanz in der Partnerbeziehung
- Gemeinsames Trauern über Verluste von Verwandten und Freunden
- Gegenseitiges Vorbereiten auf möglichen Verlust des Partners / der Partnerin
- Alleinleben nach Verlust von Partner / Partnerin

Nach Brandstädter et al. (1990a) können im höheren Lebensalter „Partnerschaftskontexte als Entwicklungsnischen mit spezifischen Anforderungen, Beschränkungen und Ressourcen aufgefasst werden, die das Spektrum persönlicher Entwicklungsoptionen teils erweitern, teils einschränken und die mit den persönlichen Entwicklungsinteressen und – möglichkeiten der Partner mehr oder weniger verträglich sind, woraus sich Konflikt- und Passungsprobleme auf unterschiedlichen Ebenen ergeben können".

13.0 Der Ansatz des Critical life event

Subjektiv bedeutsame Lebensereignisse sind in der Regel „Wendepunkte“, die mit Veränderungen und Belastungen einhergehen und in denen der Rückgriff auf bewährte Aktions- und Reaktionsmuster weder zu einer Wiederherstellung des Zustandes der Stabilität noch zur Reduzierung des Stress-Niveaus beiträgt.
Diese Verwobenheit floss ein den sogenannten „Critical life event“-Ansatz, der vom Ausmaß der Belastungen, dem Stress-Niveau von Ereignissen und den Bewältigungsformen der betroffenen Personen ausgeht. Filipp (1990) charakterisiert ein kritisches Lebensereignis, wenn „die Kongruenz zwischen Person und Umwelt ein Mindestmaß unterschreitet und die Neuorganisation des Person-Umweltgefüges erforderlich macht“ (Filipp, 1990, 24).
In dem Modell der kritischen Lebensereignisse kommt es vor allem auf diese genannten „*Stressoren*“ an. Nach Patterson (1989) ist zwischen „Stressoren“ und „Strains“ zu unterscheiden. Unter Stressor versteht Patterson „ein Lebensereignis, das entweder eine Veränderung im sozialen System der Familie produziert oder das Potenzial für eine solche Veränderung in sich trägt“. Demgegenüber stellt er „Strain“, die er als „eine Bedingung einer erlebten Spannung, die mit dem Bedürfnis nach einer Veränderung“ zusammenfällt (Patterson, 1989).
Beide Bereiche entstehen im Kontext von individuellen oder familiären Entwicklungsaufgaben oder der Umgestaltung sozialer Bedingungen. Mit anderen Worten entsteht ein Belastungsniveau durch die Notwendigkeit, eine neue Lebensausrichtung mit eigenen Zielen vorzunehmen, Veränderungen auf der Partnerschaftsebene zu gestalten, bzw. für einen Verlust sozialer Beziehungen nach Äquivalenten zu suchen (vgl. Huang, 1991).

13.1 Der Übergang in die nachberufliche Phase als kritisches Lebensereignis

Für die Bewältigung des Übergangs in den Ruhestand mit einer stabilen Ich-Identität sind individuelle Merkmale (Geschlecht, Gesundheit), Kontextmerkmale (sozioökonomischer Status oder Gestalt der Paarbeziehung), Antezedenzmerkmale (frühe Erfahrungen mit Lebensereignissen, Perspektive ihrer Bewältigung), Ereignismerkmale (Frühpensionierung / persönliche Kontrolle über den Zeitpunkt der Verrentung), Klärungsmerkmale (positive oder negative Deutung der Situation, Verwirklichung persönlicher Bedürfnisse), Effektmerkmale (Gesundheitszustand, Veränderungen im sozialen Umfeld) sowie Aspekte, die einer Reorganisation des Personen-Umwelt-Gefüges berühren, maßgebend (Kiefer, 1997, 56).

Handelt es sich um einen klar fixierten Zeitpunkt des Regelruhestandes mit der Bestätigung der Erwartungssicherheit bei einer stabilen Ich-Identität außerhalb des Berufes, kann von anderen Bedingungen ausgegangen werden, als bei der vorzeitigen Entberuflichung einer unsicheren Persönlichkeit. Letzteres erhöht das Belastungs- und Stress-Niveau ebenso, wie die Passungsprobleme zwischen Person und Umwelt (Filipp, 1990), die weitere Konflikte auf individueller, paarbezogener und familiärer Ebene motivieren können (vgl. Hill, 1949). Schneewind (1995/2000) unterscheidet dabei zwischen vertikalen und horizontalen Stressoren.

Unter vertikalen Stressoren fasst Schneewind neben den Systemebenen Individuum, Paar, Familie vor allen die gemeinsame Biographie der Familienmitglieder und damit die Erfahrung mit der Bewältigung verhaltensspezifischer Entwicklungsaufgaben zusammen. Zudem gibt es externe Faktoren, die zwar Entwicklungsansprüche in sich tragen, jedoch endogen gelöst werden müssen. Diese Momente fasst er als horizontale Stressoren zusammen (Schneewind, 1995, zit. nach Perrez, 2000, 75). Die Bewältigung von horizontalen Stressoren geschieht nach diesem Modell jedoch auf der vertikalen Ebene, nämlich in Form der bisher z.B. auf der Paarebene etablierten Bewältigungsmechanismen. In so weit ist für die Bewältigung des externen Stressors das Bewältigungspotenzial auf der individuellen, paarbezogenen oder familiären Ebene entscheidend. Günstige Erfahrungen können z.B. dazu führen, auch mit der neuen Situation konstruktiv umzugehen. Eine bislang eher negative Bewältigung von Stressoren auf der vertikalen Ebene kann hingegen zu einer Potenzierung des Belastungsbereiches durch einen zusätzlichen horizontalen Stressor führen.

Für die Betrachtung der kausalen Zusammenhänge ist entscheidend, dass das Makroereignis „Übergang in den Ruhestand" zu „diskreten Belastungsmikroepisoden" werden kann. Mit anderen Worten provoziert ein zunächst für sich stehendes Ereignis eine Vielzahl unterschied-

lichster Bewältigungs- und Entwicklungsaufgaben, die eine hohe Varianz aufweisen und auch von den Lösungsansätzen unterschiedlichst angegangen werden müssen (vgl. Perrez / Reicherts, 1992).
In der Vergangenheit bezogen sich Untersuchungen zur Bewältigung des normativen Ereignisses „Übergang vom Erwerbsleben in den Ruhestand“ vor allem auf die unmittelbar betroffenen Personen selber (Szinovacz, 1992). Dabei werden über die Betroffenen hinaus weitere Personen aus ihrem sozialen Umfeld, insbesondere der Partner/die Partnerin, berührt.
Dabei sind die Möglichkeiten unterstützender Funktionen von Ehe auf die Bewältigung kritischer Lebensereignisses inzwischen unumstritten (Buchmüller et al., 1996, 242). Die Partnerschaft kann Ansatzpunkte eröffnen, Veränderungen und Übergänge mit den damit verbundenen Entwicklungsaufgaben sowie Anpassungsbemühungen zu meistern. Lediglich in als zufriedenstellend erlebten Paarbeziehungen können diese zugleich als „Stresspuffer“ wirken (Martin / Schmitt, 2000).
Insoweit kommt der „Pflege“ der Paarbeziehung über den gesamten „life-span“ im Interesse der Entwicklung angemessener Ressourcen im höheren Lebensalter natürlich eine besondere Bedeutung zu, handelt es dabei also eher um eine „lebenslange“ Entwicklungsaufgabe. Das zahlenmäßige Ausmaß der Ehen, die sowohl vor dem Zeitpunkt einer möglichen Entberuflichung als auch danach geschieden werden, zeigt nachhaltig auf, dass neben der positiven Variante möglicher Unterstützung durch die Partnerschaft das individuelle und partnerschaftliche Belastungsniveau so hoch ist, dass die Fortsetzung der Ehe zumindest gefährdet ist, wenn nicht sogar als unmöglich resümiert wird, was natürlich die Möglichkeit einer gemeinsamen Bewältigung von Transitionen und Entwicklungsaufgaben unterbindet.
Für den Bereich der institutionellen Ehe-, Familien- und Lebensberatung erscheinen gerade in diesem Zusammenhang die Belastungsfaktoren als Grundlage für die Entwicklung geeigneter Interventionen besonders interessant.

13.2 Primäre und sekundäre Belastungsmomente

Mit dem Ereignis der Entberuflichung ergeben sich Veränderungen, die in unmittelbaren und damit *primären* Zusammenhang stehen, wie z.B. die Veränderung der Autonomie (privacy), des Rollenhaushaltes, der Zeitstruktur, der finanziellen Situation, des mit Arbeit verbundenen Netzwerkes etc.. Zudem ergeben sich mit den Veränderungen mögliche sekundäre Belastungsmomente, die sich auf der Verhaltens- und Erlebensebene der Beteiligten, hier vor allem des Paares, auswirken, wie Rollenkonflikte, Gesprächsinhalte, Veränderung der Selbstdefinition (Identität), Langeweile, Kontrolle, Sinnfragen, Geldfragen, etc. (vgl. Buchebner-Ferstl, 2002, 7).

Tab.10: Primäre und sekundäre Belastungsfaktoren im Zusammenhang mit dem Übergang vom Erwerbsleben in die Pension

Mögliche primäre Belastungsfaktoren	*Mögliche sekundäre Belastungsfaktoren*
Veränderung der Zeitstruktur und Zeitverwendung	Langeweile
Verlust des Lebensbereiches Arbeit (soziales Umfeld, Quelle der Selbstbestätigung...)	Geringe Selbstachtung, Einschränkung von sozialen Kontakten
Obsolet werden von Rollenschemata	Rollenkonflikte, Unzufriedenheit mit der Rolle, u.a.
Neue Aufgabenteilung wird erforderlich	Uneinigkeit bei der Aufgabenverteilung, Frau empfindet Mann als „Eindringling" in den Haushaltsbereich
Wegfall von Gewohnheiten und Ritualen	Keine Gemeinsamkeiten mehr
Beziehung muss neu definiert werden	Keine Anknüpfungspunkte, Partner haben sich nichts mehr zu sagen
Verlust von Autonomie und „privacy", weniger „eigenes Leben"	Sich eingeengt und kontrolliert fühlen
Pensionierung als Beginn des letzten Lebensabschnitts	Mit dem Altwerden „hadern"
„Zurückgeworfensein auf sich selbst"	Sinnkrise
Veränderung der ökonomischen Situation	Streit ums Geld, Schulden, Geldprobleme

(Buchebner-Ferstl, 2002, 7 f)

13.2.1 Die Auswirkung des veränderten zeitlichen Zuschnittes

Das alltägliche Leben vollzieht sich in der Regel nach bestimmten Rhythmen zwischen Arbeits-, Familien- und sozialer Welt. Die Unterscheidung von Arbeits-, Familien- und Freizeitwelt gestaltete sich bis

zum Eintritt in den Ruhestand nach festgelegten Kriterien, die zu einer Strukturierung des Lebens in einzelne Wochentage, in Wochenenden, in Urlaubszeit, etc. grobmaschig beitrug. Im engeren Zusammenhang etablierten sich Zeiten, die der Partnerschaft, der Familie, persönlichen Interessen und Neigungen vorbehalten waren und zu einer Abgrenzung von der Erwerbszeit beitrugen. Mit der Entberuflichung entfällt zwar auf der einen Seite der bislang gültige Zwang, private Zeit von der Arbeitszeit abzugrenzen, zugleich verliert jedoch auch die bisherige Struktur des Tages ihre Gültigkeit, ohne dass zeitgleich eine andere Struktur greifen kann. „... haben diese Arbeitszwänge, die als so belastend empfunden werden, nicht auch wichtige Funktionen erfüllt? Der gegliederte Ablauf des täglichen Lebens, die zeitliche Abgrenzung im Wechsel von Arbeitszeit und freier Zeit, die Ritualisierung der Wochenenden und der Ferien – alle diese sozialen Rhythmen leiten sich von der Arbeitsverpflichtung her. Die dadurch auferliegenden zeitlichen Rahmenbedingungen sind es ja auch, innerhalb derer sich tagtäglich die Einzelexistenz, ja die Identität selber definiert, präzisiert und ihre Bestätigung findet“ (Kolland, 1988, 70).
Der äußere Zeitrahmen birgt auf der inhaltlichen Seite zahlreiche Ausprägungen von Ritualen und Symbolen in der Paarbeziehung. So ist nach vielen gemeinsamen Jahren der Paarbeziehung im inneren Konstrukt des Paares durch positive wie negative Routinen, Gewohnheiten und Rituale geregelt, welche Begegnungsräume und -formen zu welcher Zeit stattfinden, sei es gemeinsame Aktivität, sei es gestaltete Intimität und Sexualität, etc.. Schon Rituale wie der Abschiedskuss, gemeinsames Aufstehen, Ausschlafen am Wochenende gruppiert sich um die Vorgaben, die die Erwerbsarbeit vorgibt. Für das Paar entwickelt sich eine eigene Qualität der Rituale und Symbolik, die mit dem Ausscheiden aus dem Berufsleben obsolet wird. Die Bedeutung von Ritualen und Symbolen in der Paarbeziehung ist akzeptiert (vgl. Schindler / Hahlweg / Revenstorf, 1999; Cöllen, 1989, 2002). Dabei darf nicht außer Acht gelassen werden, dass „die alltäglichen Gewohnheiten aus der Zeit der Berufstätigkeit nicht von einem Tag auf den anderen verloren gehen“ (Kolland, 1988, 70), und neue Formen von Ritualen in der Paarbeziehung geschaffen werden müssen, um die konstruktiven Möglichkeiten sowie die kohäsive Kraft von Gewohnheiten auch zukünftig nutzen zu können.
Die Krisenhaftigkeit der Neustrukturierung wird offensichtlich geschlechtsspezifisch unterschiedlich erlebt, hingegen gehen bisherige

Untersuchungen (Rosenmayr, 1978; Kontos / Walser, 1979; Lehr, 1987; Kolland, 1988; Koch, 1989; Dierks, 1997) eher vom traditionellen Rollenbild des entberuflichten Mannes aus, der zu Hause auf seine bislang nicht außerhäusig berufstätige Frau trifft.[19]
In eigenen Befragungen älterer Männer und Frauen (Vogt, 2002a) zur Bedeutung des Bereiches Wohnen zeigte sich, dass das traditionelle Rollenmuster nach wie vor etabliert ist. Ältere Männer assoziieren mit dem Begriff „Wohnung" vor allem Erholung, Ausspannen und Privatsphäre, hingegen verbanden ältere Frauen eher Gedanken an Haushalt, Kochen, Bügeln, „sie für andere gemütlich machen" (Vogt, 2002a, 20).

13.2.2 Die Beeinflussung der Identität

Insbesondere in der Phase der Transituation zwischen Erwerbstätigkeit und Ruhestand stellt sich als vorrangige Aufgabe der Person die Entwicklung einer Identität außerhalb der beruflichen Biographie.
Willi versteht unter Identität die „...Wahrnehmung des eigenen Selbst als einem festgefügten, sich in der Zeit durchhaltenden Ganzen" (Willi, 1985, 286). Identitätsbildung ist als lebenslanger Prozess zu verstehen. Sie ist nach Erikson das „angesammelte Vertrauen darauf, dass die Einheitlichkeit und Kontinuität, die man in den Augen anderer hat, einer Fähigkeit entspricht, eine innere Einheitlichkeit und Kontinuität aufrechtzuerhalten" (Erikson, 1973, 107).
Er führt aus, dass die „Funktion des Ichs [darin besteht], die psychosexuellen und psychosozialen Aspekte einer bestimmten Entwicklungsstufe zu integrieren und zu gleicher Zeit die Verbindung der neu erworbenen Identitätselemente mit den schon bestehenden herzustellen" (Erikson, 1973, 143).
Interessant erscheint das Modell von Erikson vor allem deshalb, weil er die anzunehmenden Ansprüche der sozialen Welt an das Individuum einbezieht und zugleich mögliche „Gewinne" aufzeigt, die er als „Tugenden", als lebensfördernde Kräfte beschreibt, die zur „Ich-Identität" führen. Diese sind jedoch an Lebenswissen, Überzeugungswissen und Selbstwahrnehmung des eigenen Alters gebunden. Nur über die phasenhafte Entwicklung des Ichs sind die unterschiedlichen Stufen des Erwachsenenlebens (Intimität und Distanzierung gegenüber Selbstbezogenheit; Generativität gegenüber Skeptizismus; Integrität gegenüber Verzweiflung) erreichbar (Erikson, 1973, 150-151).

Die Notwendigkeit der Weiterentwicklung und Umformung von Ich-Identität außerhalb der beruflichen Ausrichtung als Folge des Eintritts in den Ruhestand auf der Makroebene führt zu weitreichenden Bewältigungsaufgaben im Verhaltens- und im Erlebensbereich, wobei „die individuelle Verarbeitung von besonderen Umständen des Ereignisses (z.B. unerwartet oder vorhersehbar; mit vorübergehenden oder dauernden persönlichen Folgen), von individuellen Voraussetzungen (Persönlichkeitseigenschaften, eher positive oder negative Gestimmtheit, kognitive Kompetenzen, persontypische Reaktionsweisen auf belastende Situationen) und von der Qualität sozialer Unterstützungen abhängt" (Vogt, 2001a, 52).
Die Untersuchungen von Koch (1989) und Dierks (1997) zeigen auf, dass die Ressourcen zur Entwicklung einer Identität außerhalb des beruflichen Kontextes personen- und paarspezifisch vorhanden bzw. zu aktivieren sind. Auch ist es nicht unerheblich, welcher Partner zuerst das Erwerbsleben aufgibt und wie bisher die Rollen verteilt waren.

13.2.3 Rollenverteilung

Gather (1996) erkannte unterschiedliche Rollenkonfigurationen, die sie vor allem im Hinblick auf geschlechtsspezifische Regeln des Alltags und ihre hierarchischen Elemente hin untersuchte. In narrativen Interviews mit insgesamt 16 Paaren der Geburtsjahrgänge 1915 - 1928 (männlich) und 1926 und 1937 (weiblich) fand sie fünf auf Gemeinsamkeiten basierende Beziehungstypen:

Tab. 11: Machtstrukturen und Rollenverteilung beim Übergang in den Ruhestand

Typ I	Typ II	Typ III	Typ IV	Typ V
Arbeitsteilung				
Ehefrau erledigt alle Hausarbeiten, „Mann ungeeignet"	Ehefrau wird als Hausfrau definiert	Ehefrau würde gerne Hausarbeiten an den Mann abgeben	Teilen Arbeiten untereinander auf	Mann erledigt alle Hausarbeiten

Typ I	Typ II	Typ III	Typ IV	Typ V
Auf welche Vorstellung von Männlichkeit wird Bezug genommen und auf welche Entscheidungsfindung verständigt sich das Paar?				
Frauen wollen, dass Männer stark sind, sie sollen die Entscheidungen treffen	Männer wollen „männlich" sein, beweisen ihre Entscheidungsmacht in allen Bereichen	Frauen kritisieren konventionelle Männlichkeit, erfolglos	Männer müssen mal „zurückstecken", Frauen verhandeln über Entscheidungen	Frauen treffen die wichtigen Entscheidungen
Freizeit				
Konventionell geschlechtsspezifisch, Familie, Frau steckt zurück	Machen alles zusammen	Mann will, dass Frau mitkommt, sie meckert und geht mit	Überwiegend getrennte Aktivitäten, 2 Fernseher	Frau macht viel alleine, er fährt sie

Gather, 2001, 75

Sie kommt zum Ergebnis, dass es eine auffällige Unterschiedlichkeit in der Bewertung von Erwerbsarbeit zwischen Männern und Frauen gibt, die u.a. dazu führt, dass Versuche von Frauen, ihre Männer zur Mitarbeit im Haushalt nach deren Entberuflichung zu motivieren, bei einer starken hierarchischen männlichen Position scheitern. Selbst dort, wo die Frau ebenfalls erwerbstätig ist, werden sie bei den Typen II / III von ihren Männern über ihre Leistungen im Haus und für die Familie anerkannt. Lediglich bei den beschriebenen Typen IV / V, hinterfragen Frauen die normativen Standards konventioneller Geschlechtsnormen in ihrem Sinne erfolgreich.
Für das damit verbundene Konfliktpotential konstatiert Gather, dass bis auf den Typus I insbesondere die Typen II und III unter latenten bis offen ausgedrückten Problemen leiden. Selbst die Initiierung neuer Geschlechtsrollen (Typ IV und V) kann zu neuen Konfliktfeldern führen, die darin begründet liegen könnten, dass mehr individuelle statt gemeinsame Aktivitäten und Blickwinkel wirken, die wiederrum eine größere Notwendigkeit im Aushandeln unterschiedlicher Bedürfnisse erfordert.

Dabei sind die Unterschiede zwischen Frauen, die selbst einer Erwerbstätigkeit nachgehen bzw. nachgegangen sind, und denen, die eher in einer traditionellen Rollenverteilung gelebt haben, in der Varianz sozialer Kontakte, differenzierter Bemühungen der Befriedigung eigener Bedürfnisse und Vorstellungen und des sozialen Status deutlich spürbar.
Dies wirkt sich neben individuellen Lebensmodellen auch auf die Sicht der Paarbeziehung aus, so dass neben Persönlichkeitsmerkmalen und lebensbiographischen Erfahrungen Wechselwirkungen zum Typus der Paarbeziehung hinsichtlich ihrer Rollendefinition gegeben sind.
Selbst wenn der Ruhestand an sich nicht negativ bewertet ist, ergeben sich durch die „Folgeaufgaben" Herausforderungen, die durchaus unterschiedlich bewertet und erlebt werden. Dies zeigen die Untersuchungen von Gather, die sowohl bei Paaren eher traditioneller Geschlechtsrollenverteilung als auch bei solchen mit modernisierten Formen Konflikte und krisenhaftes Erleben erkennt. Die Vielfalt möglicher Beziehungsformen im Alter gibt keine Antwort auf die Sehnsucht nach einer „befriedigenden Paarbeziehung." „Unter diesem Focus gilt es für Paare die Balance zwischen Individuation und kooperativer Partnerschaft zu finden, was für alte Paare mit einem notwendigen Aushandeln der jeweiligen Eigenheiten der Partner einhergeht, um eine neue Qualität einer dyadischen Beziehung zu erreichen" (Karl, 1992, 1).
„Obwohl vorhersehbar, bedenken manche Paare wenig, welche Veränderungen in ihrer Beziehung entstehen werden, wenn der Mann nach der Pensionierung plötzlich den ganzen Tag anwesend ist und seine Energien nicht mehr in der Berufstätigkeit gebunden sind. Für die Frau, die in der Altersgruppe der jetzt Pensionierten meist als Hausfrau tätig war, ist die Dauerpräsenz des Gatten eine mindestens ebenso große Umstellung wie für ihn. Besonders dann, wenn der Mann keine neue Aufgabe hat, weiß er nun nicht recht, was er mit seiner vielen Zeit anfangen soll. Manche Männer vertreiben sich die Zeit mit Spaziergängen, Wandern oder Wirtshausbesuch. Andere möchten etwas Sinnvolles tun und kommen auf die Idee, ihrer Frau tatkräftig im Haushalt zu helfen beim Kochen, Putzen, Waschen und Bügeln. Obwohl sie damit einer von der Frau seit Jahrzehnten vorgetragenen Forderung entsprechen, wählen sie damit oft den schlechtmöglichsten Zeitvertreib. Die Frau beansprucht zwar die Hilfe des Mannes, untersagt ihm dabei jedoch jede Mitgestaltung des Haushaltes. Um seiner inneren Beteiligung an den Problemen der Haushaltsführung Ausdruck zu geben, kommt der Mann nun aber mit vielen Ideen zu deren praktischen Organisation.

(...) All diese vorzüglichen Ideen lösen jedoch nicht das erwartete Lob aus, im Gegenteil. Die Frau empfindet den Mann als Eindringling in ihr Territorium. Sie fühlt sich in ihrer jahrzehntelangen Tätigkeit durch die Verbesserungsvorschläge des Mannes entwertet. (...) Die Folge ist ein Dauergezänk um den Haushalt. Also empfiehlt es sich, für den Mann eine Außenbeschäftigung zu suchen. Mit Begeisterung besucht er einen Kurs für Datenverarbeitung und sitzt zu Hause stundenlang vor seinem PC, aber jetzt klagt die Frau wiederum, er habe keine Zeit für sie. Schließlich erweist sich Gartenarbeit als ideal: Der Mann bleibt unter den Augen der Frau, ist jedoch mit etwas beschäftigt, das ihren Bereich nicht tangiert" (Willi, 1999, 106 f).[20]
Anderseits ist nicht selten mit dem Lebens- und Erfahrungswissen einer langjährigen Ehe eine Konzentration auf der Paarebene mit einer übergroßen Bezogenheit aufeinander wahrnehmbar. Willi brachte es auf den Punkt, dass die Partner wieder Zeit füreinander im Alter haben, stellt aber gleichzeitig die Frage, wozu die Zeit gebraucht wird (Willi, 1991, 106 -109).

13.2.4 Der Einfluss auf Autonomie und „privacy"

Mit dem Entfall des außerhäusigen Betätigungsfeld der Arbeit und den damit verbunden persönlichen Kontakten und Aufgaben geht zugleich ein individueller Bereich eigenen Erlebens verloren. Die Folge von überhöhten Ansprüchen, nunmehr das Leben gemeinsam zu gestalten, findet nicht selten eine Begrenzung in dem Gefühl, keine eigene Privatsphäre mehr zu haben, sondern 24 Stunden in einer gemeinsamen Ausrichtung zu gestalten. Eigene Entscheidungen haben somit auch immer direkte Auswirkungen auf die Lebenswelt des Partners. Im Gegensatz dazu stand zuvor im beruflichen Kontext ein eigener Entscheidungsspielraum zur Verfügung, der keine Querverbindungen zur Partnerschaft aufwies. Damit verbunden reduziert sich zugleich auch die Kommunikation über Ereignisse, die sich außerhalb der Partnerschaft zugetragen haben. Auch Möglichkeiten der Selbsterhöhung über „gemeisterte Herausforderungen" im Beruf stehen nicht zur Verfügung, da kommunizierte Ereignisse überwiegend auch gemeinsam erlebte Ereignisse sind und damit einer Kontrolle des anderen zugänglich sind. Ausgleichsmöglichkeiten von Konflikten und Spannungsbereichen in Ehe und Partnerschaft durch den Beruf stehen ebenfalls nicht mehr bereit, was neben einer möglichen zeitlich ungewohnten Intensivierung der Beziehung auf der einen Seite gleichermaßen Anpassungskonflikte auf der anderen Seite aktivieren kann (Vogt, 2001a, 54; Breyer / Goldbrunner / Güttler, 1997, 23 f; Vogt, 1998, 35, Buchebener-Ferstl, 2002, 10).[21]

13.2.5 Ungleichzeitiges Altern als Paar

Mit dem Eintritt in den Ruhestand verbindet sich ein Lebensabschnitt, der zugleich offenbart, dass die bisherige berufliche Entwicklung und „Karriere" zum Abschluss gekommen sind. Mit der damit nicht mehr eindeutig vorgegebenen Entwicklungslinie, sich an beruflichen Herausforderungen zu messen, kann neben der Befreiung von Zwängen zugleich die Fragestellung zukünftiger Entfaltungsmöglichkeiten ins Blickfeld geraten, die sich nicht auf bisherige Deutungsschemata bezieht. Die Folge ist, dass sich Menschen „auf sich selbst zurückgeworfen" (Buchebener-Ferstl, 2002) erleben, was eine neue Austarierung persönlicher Identität und gesellschaftlicher Partizipation erfordert.
Damit wird aber neben der Option der Selbstzuständigkeit für die weitere Gestaltung auch der Aspekt von Begrenzung aktiviert. Es entsteht ein Spannungsfeld zwischen der Sehnsucht nach Gefühlen der Entgrenzung auf der einen und der realen Begrenzung von Möglichkeiten auf der anderen Seite.
Die Identifikation mit und die Akzeptanz des eigenen Alters kann, abhängig von den individuellen Erfahrungen und Selbstkonzepten, zwischen den Partnern differieren. Aber auch eine unterschiedliche Vitalität beider Partner wird zu unterschiedlichen Möglichkeiten führen, z.B. am gesellschaftlichen und kulturellen Leben zu partizipieren.
Eine synchrone Entwicklung ist abhängig von individuellen Möglichkeiten, Zielperspektiven sowie physischer und mentaler Verfasstheit. Für viele wird es problematisch, sich „koevolutiv abzustimmen" (Willi, 1991, 113).
Der Aspekt und die Konsequenzen eines möglichen Altersunterschiedes im höheren Lebensalter der Partner erscheint über die hier skizzierte Problembeschreibung hinaus interessant.

13.2.6 Endlichkeit und Sinnfragen

„Vermutlich ist das entscheidende Problem des Alterns das Näherkommen des Todes. Die Einstellung zu diesem unausweichlichen Schicksal wird neben den Funktions-, Prestige- und Machtverlusten des Alterns den erfreulichen oder unerfreulichen Ablauf dieser Periode bestimmen. Je größer die Todesangst, um so schwieriger die Akzeptierung des Schicksals... Es ist jedoch zweifelsfrei, dass die Vorstellung der eigenen Nichtexistenz die schwerste narzisstische Kränkung des Menschen darstellt und den Wünschen nach Allmacht, Allwissenheit und Ewigkeit widerspricht, die wir alle mehr oder weniger stark hegen" (Strotzka, 1982,27).

In der Auseinandersetzung mit der Endlichkeit menschlichen Lebens entstehen Fragen nach dem Sinn des Lebens, nach der Wahrheit. „Die Wahrheit kommt durch eine Bewegung zustande, die das Subjekt seines Status beraubt", sagte Michel Foucault (1985) in seinem letzen Interview. Dazu zählen die innere Akzeptanz von Verlusten und Risiken und die Offenheit, sich unabhängig von erreichten Funktionen, Zielen, Positionen und dem damit verbundenen Status, für „Überschreitungen" des derzeitigen zu entscheiden.

Erfahrungen von Krankheit und Tod aus dem unmittelbaren Umfeld beeinflussen nachhaltig die Motivation, sich mit der Endlichkeit und der mangelnden Vorhersehbar- und Beeinflussbarkeit der Zukunft auseinander zusetzen. Insoweit ist Hans Strotzka beizupflichten, wenn er zum Ausdruck bringt: „Die Versöhnung mit diesem Schicksal (dem Näherkommen des Todes) ist vielleicht die größte psychische Leistung, die von uns gefordert wird. Altern wird dadurch ungemein erleichtert" (Strotzka, 1982, 27).

13.2.7 Veränderung der finanziellen Situation

Mit dem Austritt aus dem aktiven Erwerbsleben verändert sich die Einkommensstruktur. Rentenzahlungen bewegen sich auf einem deutlich niedrigeren Niveau als die vorherige Entlohnung für Erwerbstätigkeit bzw. dem zuvor gezahlten Gehalt.

Von der Einkommensstruktur bei 2-Personen-Rentner-Haushalten macht die gesetzliche Rentenversicherung in Westdeutschland mit 65,2 % gegenüber 81,3 % in Ostdeutschland den größten Anteil aus (BMFSFuJ, 2001, 194). Hinsichtlich ihrer monatlichen Höhe betrug der Durchschnittswert bei den Frauen (West) 832,00 DM und (Ost) 718,00 DM, bei den Männern (West) 1744,00 DM und (Ost) hingegen 1311,00 DM (ebenda, 196).

Da es sich unabhängig von der Unterschiedlichkeit zwischen West und Ost nur um einen prozentualen Anteil der bisher erworbenen Rentenanwartschaften handelt, verringert sich als Konsequenz das monatlich regelmäßig zu erwartende Einkommen, was zu nicht unerheblichen finanziellen Einbußen führt. Noch dramatischer ist allerdings die Situation bei Witwen- und Witwerrenten.

13.2.8 Intergenerationelle Problembereiche

Neben der Beeinflussung der Paarbeziehung, die „mit typischen Altersproblemen wie dem plötzlichen Einbruch von Alterskrankheiten, Pensionierung, Konfrontation mit Tod und Sterben“ (Goldbrunner, 2001, 9) einher gehen, gewinnen Einflussfaktoren durch Kinder, Enkelkinder und Eltern an Bedeutung und können zu einem kritischen Lebensereignis führen.

Wenn diese Komponente bislang auch noch nicht ausreichend Beachtung gefunden hat, werden immer mehr Paare höheren Lebensalters in der Phase der „nachelterlichen Gefährtenschaft“ mit „neuartigen Erwartungen“ ihrer Kinder konfrontiert, „die häufig missverstanden und schwer zu realisieren sind“ (Goldbrunner, 2001, 9), und die den Bestand einer langjährigen Beziehung tangieren.

Dabei hat sich mit der Verlängerung der Lebenserwartung vor allem die Phase der nachelterlichen Lebensgemeinschaft erweitert. Bei dem gängigen Modell des Familienzyklus, welches davon ausgeht, dass sich der Mensch in der ersten Phase in der Herkunftsfamilie aufhält und einen Beruf erlernt (ca. 23 Jahre), während er in der zweiten Phase bis ca. zum 48./50. Lebensjahr mit seinem Partner / seiner Partnerin und ein bis zwei Kindern zusammenlebt, bekommt die dritte Phase, die der nachelterlichen Gefährtenschaft vom zeitlichen Volumen her inzwischen den größten Umfang. Inzwischen beträgt der Zeitrahmen ca. 40 Jahren, während er zu Beginn des 20. Jahrhunderts auf max. 17 – 18 Jahren begrenzt war (Stat. Bundesamt, 2002).

Insoweit lässt sich kaum noch von einer Phase des „leeren Nestes“ reden, sondern von einer eigenen Strukturphase des Lebenslaufes. Der dafür häufig verwandte Begriff der „nachelterlichen Gefährtenschaft“ trifft hingegen ebenso wenig die Komplexität des Beziehungsgefüges, da emotionale Aspekte nicht hinreichend berücksichtigt werden.

Zunächst fordert die Lebensform erwachsener Kinder mit einer eigenen Lebens- und Weltsicht heraus, die nicht unbedingt mit den eigenen Wertvorstellungen harmoniert. Oft wird sie abgewehrt, um langjährige Einstellungen und Entscheidungen nicht in Frage stellen zu müssen.

Unterschiedliche Vorstellungen zur Rollenverteilung, zur Art der Kommunikation oder Zeitgestaltung, zum Recht auf persönliche Entwicklungsfelder incl. beruflicher Orientierung, wie auch gegensätzliche Wert- und Normorientierungen zur Dauerhaftigkeit von Beziehung und Ehe berühren die Identifikation mit Lebens- und Partnerschaftskonzepten und stellen die eigene Ausrichtung nicht selten in Frage.
Aber auch konkrete Familienkonflikte, wie „Ablösungsprobleme bereits erwachsener Kinder, die aufgrund von Suchtphänomenen, Schwierigkeiten in der Ausbildung und im Beruf, Krankheit oder Behinderung noch von ihren Eltern abhängig sind oder aufgrund von Rückschlägen, z.B. nach einer Scheidung oder aufgrund von Arbeitslosigkeit erneut auf die Unterstützung ihrer Eltern angewiesen sind" (Goldbrunner, 2001, 10) führen zu weitreichenden Belastungen. Nicht selten beklagen ältere Menschen, dass sie auch im höheren Lebensalter nicht über ihre finanziellen Mittel alleine verfügen können (Vogt, 2001a, 98 f).
Umgekehrt sind gerade Frauen und Männer um 60 Jahre in der Situation, nicht nur (noch oder wieder) für ihre Kinder einstehen zu müssen, sondern zugleich die Pflege hochaltriger Eltern zu leisten. Selbst wenn noch keine körperliche Pflegebedürftigkeit eingetreten ist, gibt es nach dem Tod eines Elternteils häufig Versuche des verwitweten Teils, sich an die eigenen erwachsenen Kinder zu klammern.
Solche Formen der Inanspruchnahme führen zu Belastungen auf der Ebene des Paares, die sich vor allem dann potenzieren, wenn unterschiedliche Bewertungen des Problems und damit unter Umständen sogar gegensätzliche Lösungsperspektiven favorisiert werden. Es kommt zu einer „Vermischung der Konfliktebenen", die zu Konkurrenz und dem Gefühl „mangelnder Übereinstimmung und fehlender Liebe" (Goldbrunner, 2001, 10) führen kann. Auf der individuellen Ebene verursacht diese Entwicklung somatoforme Erkrankungen durch ein Gefühl der Unfähigkeit, allen Ansprüchen genügen zu können, und leistet damit einer emotionalen Distanzierung Vorschub.[22]

13.2.9 Zuspitzung unterschwelliger Paarkonflikte

An kritischen Lebensereignissen wie Entberuflichung oder andere körperliche wie seelische Veränderungen, entzünden sich nicht selten unterschwellige Paarkonflikte (Goldbrunner, 2001; Vogt, 2001c), bei der sich „das Miteinander-alt-Werden verwandelt [...] aus einem Jugendtraum von ewiger Liebe und Vertrautheit in einen Alptraum voller Bitterkeit“ (vgl. Baumann, 1994, 35). Die Erfahrung, dass ein bislang ungenutzter und unbekannter Entwicklungsraum nach einer jahrelangen oft einseitigen Sorge um Kinder und berufliche Entwicklung nicht als sofortiger neuer Kompensationsraum für partnerschaftliche Schwierigkeiten und Spannungen zur Verfügung steht, potenziert die Dynamik kritischer Lebensereignisse und kann das Ausmaß einer bedrohlichen Ehekrise annehmen. Es entsteht eine Spannung zwischen „Hoffen und Bangen“ (Goldbrunner, 1999), zwischen „gewonnenen Jahren und riskanten Freiheiten“ (Imhoff,1981; Beck / Beck-Gernsheim, 1994).

Eingeschliffene Routinen und starre Beziehungsmuster, die als unveränderbar eingeschätzt und nicht mehr hinterfragt werden, führen „entweder zu einem Nebeneinander von zwei Autisten oder zu Festungspaaren“ (Rosenmayr, 1992a, 469).

Imaginäre Vorstellungen zur Dauerhaftigkeit und Unauflösbarkeit der Beziehung, das Bewahren von Sicherheiten (Eigenheim / finanzielle Sicherheit), das Gebrauchtwerden von Enkeln etc., tragen zu illusionären Vorstellungen von Harmonie und dem Festhalten an bestehenden Beziehungsmustern und somit zu einem Negieren von Veränderungsimpulsen bei.

„Nicht zu vernachlässigen sind kommunikative Muster, die sich in der Paarbeziehung etabliert haben. Im Laufe der Partnerschaft entwickeln sich zuweilen Sprachmuster, die nicht nur Gewohnheiten widerspiegeln, in einer gewissen Art über die Partnerbeziehung zu sprechen (oder zu schweigen), sondern die gleichzeitig festschreiben, wie die Beziehung wahrzunehmen und zu gestalten ist. Dabei entsteht die Versuchung, dass Worte für die Realität gehalten werden, die nicht mehr angezweifelt werden. Auch Altersbeschwerden und Krankheiten, vor allem psychosomatische Symptome, können die Funktion übernehmen, Beziehungsarrangements zu verfestigen, die schwer aufzulösen sind“ (Goldbrunner, 2001, 11).

Selbst bei einem nach außen gepflegten Bild einer Einheit können im Binnenverhältnis unterschiedliche Bedürfnisse oder gegensätzliche Interessenslagen hinsichtlich notwendiger Veränderungen vorherrschen. So ist es möglich, dass einer der Partner an dem bestehenden Beziehungsmuster festhalten möchte, während der andere auf eine Modifikation der Beziehungsregeln und -gestaltung drängt. Somit werden „Veränderungsimpulse und homöostatische Kräfte personalisiert“ (Goldbrunner, 2001, 11), die im Binnenverhältnis eine Eskalation von Konflikten auslösen können.

In der Folge kann es zu einem „ambivalenten Verhältnis zwischen den Partnern im späten Leben" (Rosenmayr, 1992a, 470) kommen, in dem die Gleichzeitigkeit von Zuwendung und Abwendung, Liebe und Hass zu Affären auch im hohen Lebensalter beitragen kann. Als Ziel formuliert Rosenmayr „die Entwicklung von Intimität bei gleichzeitig vorhandener Abgrenzungsfähigkeit" (1992a, 471), also die Fähigkeit, die Ambivalenz zu verarbeiten.

13.2.10 Sexualität in der Altersbeziehung

Im Kontext unterschwelliger Paarprobleme im höheren Lebensalter erweist sich der Bereich der Sexualität als besonders sensibel. Unter austauschtheoretischen Aspekten, bei der die Funktionsfähigkeit und Funktionsbereitschaft von Sexualität im Vordergrund steht, wird die Ausgewogenheit z.B. infolge einer Erkrankung tangiert. Dabei tragen die Behandlung akuter und chronischer Krankheiten mit der notwendigen Einnahme von Medikamenten zu einer Veränderung sexueller Gefühle und des sexuellen Erlebens bei. So kann als bekannt vorausgesetzt werden, dass Psychopharmaka (Tranquilizer, Antidepressiva, Antipsychiotika und Valium), aber auch blutdrucksenkende Medikamente und Antihystamine sowie Insulin die Erregung und Erregbarkeit beeinflussen. Noch gravierender sind Veränderungen in der Erlebnis- und Wahrnehmungsfähigkeit durch operative Eingriffe (Brust, Gebärmutter, Eierstöcke, Prostata) einzuschätzen.

„Ältere, partnerschaftlich gebundene Frauen berichten zu 40 % von mittleren oder starken sexuellen Problemen. Am häufigsten leiden sie unter einem Mangel an sexueller sowie auch zärtlicher Aktivität, unter sexuellen Kommunikationsproblemen sowie schmerzhaftem Geschlechtsverkehr. 60 % der über 50-jährigen Frauen erleben ihre Lubrikation als ausreichend. 60 % der Männer und 58 % Frauen zwischen 60 und 91 Jahren kennen männliche Erektionsprobleme aus eigener Erfahrung. Mit 55 Jahren erleben sich etwa 10 % aller Männer als völlig impotent, mit 70 Jahren etwa 15 % und sehr viel mehr leiden unter „minimal" oder „moderate impotence". Es handelt sich hier zum Teil um einen normalen Alternsprozess, wobei auch Erkrankungen und Medikamente einen negativen Effekt haben können – und emotional sexuelles Vermeidungsverhalten, das oft von Männern und Frauen praktiziert wird. Ältere Frauen wie auch Männer führen die Beendigung der koitalen Aktivität meist auf ein Einschlafen der männlichen sexuellen

Initiative zurück, wegen Krankheit oder Abnahme der Potenz. Sexuelle Probleme des Mannes führen bei Paaren wesentlich häufiger zur Beendigung des Geschlechtsverkehrs (14 – 40 %) als sexuelle Probleme der Frau (4 – 6 %)“ (von Sydow, 1991).

Dabei sind Forschungsergebnisse zur quantitativen Häufigkeit der koitalen Aktivität als problematisch zu bewerten (Schwartz, 1995). Zwar geht die Koitushäufigkeit im Altersgruppenvergleich von 20-jährigen zu 60-jährigen um die Hälfte zurück. Damit ist jedoch weder die Frage der Qualität der sexuellen Intimität beantwortet, noch ein Erkenntniszuwachs an bestehenden Werthaltungen der Subjekte gewonnen. Rosenmayr kommt aufgrund österreichischer Untersuchungen (Brükler / Muger, 1994) zum Ergebnis, dass die „Einstellungen über 60-jährigen zu sexualmoralischen Fragen [...] zunehmend den Einstellungen der 25 Jahre jüngeren Personen vor 25 Jahren [ähneln]. Trennungslinien hinsichtlich sexueller Normen und Werte zeigen sich mehr und mehr nach anderen Merkmalen als jenen die chronologischen Lebensalters“ (Rosenmayr, 1996b, 265 ff).

So bestimmen Schulbildung, soziale Mobilität, Medienkonsum und finanzielle Ressourcen den Grad an Intimität und Körperbezug. Und die Problembelastung, die Bewältigung bestehender Entwicklungsaufgaben bzw. die Veränderungsbereitschaft von Beziehungsmustern entscheiden maßgeblich über den Zugriff auf Handlungsressourcen zur Neugestaltung und Definition der Sexualität im Alter. „Die neuen Kohorten sind nachweislich mehr mit ihrem Lebensentwurf befasst als die früheren. Die älteren Alten waren und sind im Altersprozess mehr auf Selbstbescheidung eingestellt“ (Rosenmayr, 1992b, 57).

Dabei dürfen verinnerlichte Wertvorstellungen nicht aus dem Blick geraten. Einstellungen zur eigenen Körperlichkeit und Sexualität unterliegen kultureller Prägung, die Motivation und Verhaltensweisen zur und von Sexualität beeinflussen.

In Anbetracht erlebter restriktiver Normen, die in Kindheit und Jugend vermittelt wurden, sehen sich Paare oftmals nicht in der Lage, die Gestaltbarkeit ihrer Sexualität im Alter gegenüber internalisierten Normen anzuerkennen und zu leben (von Sydow, 1997). Ängste im Kontext einer intimen-sexuelle Beziehung werden durch eine Triangulierung (Radebold, 1990) zu binden versucht. Es kommt zu einer Dreiecksbeziehung, in der ein „Drittes“ Fluchtpunkt aus einer dualen Beziehung wird, sei es durch die Großelternschaft, Pflege eines Angehörigen oder anderes.

Konflikte werden begünstigt durch eine geschlechtsbezogene Sichtweise gelebter Sexualität, die K. Tucholsky wie folgt beschrieb: „Wenn ein Mann weiß, dass die Epoche seiner stärksten Potenz nicht die ausschlaggebendste der Weltgeschichte ist – das ist schon sehr viel". In seinem Aufsatz „Liebe und Einsamkeit im Alter" stellt Österreich fest, dass ältere Männer sexuelles Versagen schwerer verkraften als z.B. körperliche Schwäche. Damit ist Sexualität eng mit der Machtbalance in der Beziehung verwoben. Unter diesem Aspekt ist der hohe Anteil der Nennungen von Frauen nachvollziehbar, die Sexualität als einschränkend oder sogar „quälend" beschreiben (vgl. Jürgensen, 1990, 439), und sich maximal mit der „ehelichen Pflicht" identifizieren.

Butler und Lewis (1996) haben den Begriff der „zweiten Sprache der Sexualität" geprägt. Dabei geht es um eine Form des Zusammenlebens, in der Genitalität gegenüber Zärtlichkeit und „Liebkosung" an Bedeutung abnimmt und es mehr zu einer Form „postsexueller Kameradschaft bzw. Solidar- und Gefährtenschaft" (Riehl-Emde, 2002, 589) kommt.

Dabei gibt es nach Butler und Lewis (1996), abgesehen von natürlichen hormonellen Veränderungen nach den Wechseljahren, keine altersbedingten Beeinträchtigungen der sexuellen Möglichkeiten von Frauen. Ein Nachlassen der Appetenz lässt sich somit nicht mit physiologischen, sondern eher mit psychischen Gründen erklären. Von Sydow erkennt in dem Grad der sexuellen Selbstbestimmung der Frau, die tendenziell gering sei, einen Indikator für eine Distanz gegenüber von Männern initiierte Sexualität. Viele Frauen wünschen sich eher und zunächst emotionale Nähe, bevor sie zu sexuellen Kontakten bereit sind, während Männer eher den umgekehrten Weg wählen.

Um so bedeutsamer ist eine subjektbezogene Sichtweise von Sexualität. B. Friedan (1993) nennt dies „personhood", Personsein. Damit akzentuiert sie die Wahrnehmung und Anerkennung der personalen Komponente von Sexualität, die eine Engführung auf Genitalität auflöst, indem nicht die funktionalen Aspekte, sondern die sexuelle Intimität in den Vordergrund gerückt wird.

Intimität mit Gefühlen wie Zugehörigkeit, Zärtlichkeit und Sensualität kann als „Grundbedürfnis des Menschen" (Vogt, 2001a, 14) beschrieben werden, welches mit zunehmendem Lebensalter nicht „wegaltert" und mit den alltäglichen Lebensbezügen des Paares gemeinsam gesehen werden muss. Wenn die Qualität der Beziehung in den Vordergrund rückt, bedeutet dies aber zugleich auch den Einbezug von Konfliktbereichen, die in die Gestaltung der partnerschaftlichen Sexualität hineinspielen.

14.0 Ehe-, Familien- und Lebensberatung in Deutschland

In Deutschland hat sich seit Jahren die Ehe-, Familien- und Lebensberatung als Bestandteil der psycho-sozialen Versorgung fest etabliert. Sie gilt als spezifisches Angebot im Kontext von Partnerschaftsstörungen, Lebenskonflikten und -problemen und bei familiären Krisen.

14.1 Historische Entwicklung des Beratungssegmentes

In den fünfziger Jahren des letzten Jahrhunderts professionalisierte sich die Ehe-, Familien- und Lebensberatung in Deutschland. Im Jahr 1949 wurde der erste Verband für Ehe- und Partnerschaftsberatung nach dem zweiten Weltkrieg, die „Deutsche Arbeitsgemeinschaft für Jugend- und Eheberatung" (DAJEB) gegründet (Struck, 1971).
1959 konstituierte sich die Konferenz für Evangelische Familienberatung in Berlin, die nach mehreren Umorganisationen nunmehr „Evangelische Konferenz für Familien- und Lebensberatung e.V." (EKFuL) heißt und Fachverband des Diakonischen Werkes ist. Im April 1952 fand auf katholischer Seite die Gründungssitzung des „Zentralinstitutes für Eheberatung" statt, welches in das „Katholische Zentralinstitut für Ehe- und Familienfragen" (KZI) mündete. Mit seiner Auflösung im Jahre 1975 entstand die „Kath. Bundesarbeitsgemeinschaft für Beratung e.V.", die als Trägerverbund von Erziehungsberatungsstellen, Ehe-, Familien- und Lebensberatungsstellen, der Telefonseelsorge und Offenen Türen in kath. Trägerschaft die Folgeeinrichtung bildete. Im Jahr 1999 erfolgte durch den Wechsel der Erziehungsberatungsstellen zum „Bundesverband kath. Einrichtungen und Dienste der Erziehungshilfe e.V." (BVKE) eine weitere Umstrukturierung mit der Gründung der „Kath. Bundeskonferenz Ehe-, Familien- und Lebensberatung" (KBK-EFL). Zeitgleich wurde als Rechtsträger für die Bereiche Ehe-, Familien- und Lebensberatung und Telefonseelsorge/Offene Türen die „Kath. Bundesarbeitsgemeinschaft für Ehe-, Familien- und Lebensberatung, Telefonseelsorge und Offene Tür e.V." geschaffen.
Am 25.05.1959 schlossen sich die evangelischen und katholischen Träger mit der DAJEB im „Deutschen Arbeitskreis für Jugend-, Ehe- und Familienberatung" (DAK) zusammen. In einem Grundsatzpapier des

DAK wird ausgeführt: „Eheberatung ist ein helfender Dienst an Ehen in unserer Gesellschaft. Sie steht unter der Verantwortung für die Ehe als einer vorgegebenen Seinsordnung. Sie ist getragen von der Achtung vor der personalen Würde des Menschen ... .
Eheberatung befasst sich ... mit den Problemen der Partnerwahl, der Eheführung, der Ehekrisen, der Ehelosigkeit und der Partnerschaft der Geschlechter in der Gesellschaft. ...
Eheberatung ist sowohl ein diakonisch-seelsorglicher wie auch ein sozialer Dienst am Einzelnen und an der politischen Gemeinschaft" (Struck, 1971, 15).
In der Folgezeit erweiterte sich der DAK um die Trägerverbände „Pro Familia – Deutsche Gesellschaft für Familienplanung, Sexualpädagogik und Sexualberatung e.V. (PRO FAMILIA) und um die Bundeskonferenz für Erziehungsberatung e.V. (bke) Zudem ist der Bundesverband kath. Ehe-, Familien- und Lebensberaterinnen und -berater e.V. über die Kath. Bundesarbeitsgemeinschaft Ehe-, Familien- und Lebensberatung, Telefonseelsorge und Offene Türen e.V. in ihm vertreten. 1993 vertrat der Deutsche Arbeitskreis (DAK) insgesamt 9.805 Beratungsstellen in den neuen und alten Bundesländern, wovon 2.639 Ehe-, Familien- und Lebensberatung anboten (Klann / Hahlweg, 1994b, 3). Dies entsprach einem Anteil von 27 % aller Beratungsstellen. Spezifische Ehe-, Familien- und Lebensberatungsstellen gibt es in Deutschland derzeit 905, die sich auf den evangelischen Bereich mit 394 Stellen, den katholischen Bereich mit 317 Stellen und den Bereich von Pro Familia mit 147 Stellen verteilen. Die Kath. Bundeskonferenz vertritt derzeit (mit den integrierten Stellen zusammen) insgesamt 346 Beratungsstellen mit nahezu 1.300 Berater/innen.
Der Deutsche Arbeitskreis (DAK) sieht sich als „Kontakt- und Koordinationsgremium von Organisationen, die in der Bundesrepublik Deutschland in der Jugend- Ehe-, Familien- und Sexualberatung und Therapie arbeiten" (DAK, 1975).
Er kann auf eine Reihe von veröffentlichten und politisch akzeptierten Arbeitsgrundlagen verweisen, die neben einem gemeinsamen Beratungsverständnis für die Arbeit institutioneller Beratungsdienste vor allem Rahmenkonzeptionen für die Ausbildung, Tätigkeit, Supervision, Weiterqualifizierung von Ehe-, Familien- und Lebensberater/innen zum Inhalt haben.[23] Die Trägerverbände haben sich zur gegenseitigen Anerkennung des trägerspezifisch erworbenen Abschlussdiploms verpflichtet.

Derzeit gibt es Bestrebungen, das Beratungswesen in Deutschland auf Betreiben von Berufsverbänden, Therapieverbänden, etc., die nicht im DAK vertreten sind, im Sinne eines „Dachverbandes Beratung“ (Bengel, et al., 2002) zu verändern. Hintergründe bilden Fragen der Rechtssicherheit (Zeugnisverweigerungsrecht, Datenschutz), ethische und fachliche Standards der Beratungsarbeit wie auch die Vergleichbarkeit von Ausbildungsordnungen. Zeitgleich bemühen sich die Hochschulen um die Kooperation mit Anbietern von Aus- und Weiterbildungsangeboten im Kontext der Beratung im Interesse eigener universitärer Studiengänge. Die laufende Diskussion wird derzeit erschwert durch die Vermischung fachlicher und standespolitischer Aspekte.

14.2 Die Aufgabenbereiche Beratung und Therapie

Auf der Grundlage einer 1985 verabschiedeten Erklärung im Deutschen Arbeitskreis versteht sich „psychologische Beratung ... als fachlich qualifizierte Arbeit, die grundlegend psychologisch orientiert ist und im Hinblick auf die wechselseitigen Einflüsse des sozialen Umfeldes des Ratsuchenden soziale Hilfen einbezieht. Beratung bezieht sich vor allem auf Menschen, die in Fragen der allgemeinen Lebensplanung, der Gestaltung von menschlichen Beziehungen und des Umgangs mit Konflikten und Entwicklungsproblemen in Partnerschaft, Ehe und Familie nach Veränderungen und neuen Lösungen suchen“ (DAK, 1985, 2).
Die Vereinbarung der Mitgliedsverbände im Deutschen Arbeitskreis für Jugend-, Ehe- und Familienberatung (DAK) geht von einem grundlegenden Beratungsverständnis aus. „Beratungsarbeit geht – im Unterschied zu einer am Krankheitsbegriff orientierten heilkundlichen Psychotherapie – davon aus, dass das Leben von Individuen, Paaren, Familien und Lebensgemeinschaften einem Entwicklungsprozess unterworfen ist, bei dem die Grenzen zwischen gleichsam notwendigen Krisen und seelischen Fehlentwicklungen fließend sind“ (DAK, 2001, 6). Damit wird als Abgrenzungskriterium vor allem die Schwere der Problematik akzentuiert.
Die Diskussion um das zwischenzeitlich in Kraft getretene Psychotherapeutengesetz führte zu einer zeitweiligen Verschärfung der Abgrenzungsversuche zwischen Psychotherapie und Beratung. Wenn Beratung nicht an die Vorgaben der Reichsversicherungsordnung gebunden ist, sondern vor allem auf das „Vorliegen subjekthaft krisenhaft erlebter

Lebenssituationen, Beziehungskonflikte, psychosozialer Überforderungssituationen und Sinnkrisen mit Hilfe eines multiprofessionellen Fachteams durch ein erweitertes Spektrum von Hilfen zur Lebensbewältigung reagiert, gewinnt neben der Methodik vor allem der Indikationsbereich zunehmend an Bedeutung" (Evgl. Zentralinstitut, 1998, 3). Es wurde geltend gemacht, dass psychische, psychosomatische und soziale Beeinträchtigungen sehr wohl Krankheitswert besitzen können und als Ausdruck überdauernder krisenhafter Lebensumstände zum Indikationsbereich der Beratung zählen. Insbesondere die psychischen Beeinträchtigungen, die Folge von Beziehungskonflikten in Partnerschaft und Familie sind, wurden zum Bereich „psychotherapeutischer Beratung" (Kath. BAG, 1997) gerechnet, womit gleichzeitig ein neuer Terminus eingeführt wurde, der die Klärungsbemühungen nicht weiter erhellte.
Die Diskussion, ob nun Beratung den Oberbegriff von Therapie bildet oder ob Therapie im Sinne von qualifizierterer Tätigkeit Beratung umfasst, beschäftigt seit Jahren Berufs- und Therapieverbände, Träger von Beratungseinrichtungen, etc.. Ausgehend von den unterschiedlichsten Betrachtungswinkeln besteht die Begriffsdiffusion fort, denn vom Selbstverständnis tun Berater/innen offensichtlich das, was Psychotherapeuten als Therapie bezeichnen und Psychotherapeuten das, was Berater als Beratung beschreiben. Dies gilt insbesondere für den Bereich der Eheberatung / Ehetherapie, bei der keine individuumbezogene Behandlung / Beratung indiziert ist. Wenn es sich aber trotz allem um verschiedene Dinge handeln soll, müssen dafür vor allem berufspolitische Argumentationen verantwortlich gemacht werden.
Die Abgrenzung zwischen professioneller Beratung und Therapie findet sich auch im derzeit bundesweit und trägerübergreifend verhandelten „Psychosozialen Beratungsverständnis" (2003, 2) der Arbeitsgemeinschaft Beratungswesen. „Beratung grenzt sich von anderen professionellen Interventionsformen ab. Beispiele sind: Die Informationsvermittlung in der Medizin, das Case-Management in der Sozialen Arbeit oder die handlungsanleitende Beratung bei der Gewährung von materiellen Leistungen in der Sozialhilfe, die Rechtsberatung und die Psychotherapie (heilkundliche Behandlungen entsprechend PsychThG und HPG)".
Andere Ansätze akzentuieren als Unterscheidungskriterien die Qualität der Kommunikation, ihre zeitliche Dichte oder die Intensität der Beziehung. Rechtin (1987) macht dies an einer Kommunikationspyramide deutlich. Während das Fundament eher durch eine breite zwischenmenschliche Kommunikation gekennzeichnet ist, die keine oder nur

wenige Vorgaben erfüllen muss, nehmen die Bedingungen mit zunehmender Spezifikation der Kommunikation zu. Eine bessere Ausbildung der Therapeuten emögliche eine spezifischere Kommunikation.
Die Weiterentwicklung dieses Ansatzes (Teglas / Vogt, 2002b) zeigt auf, dass es insbesondere vom „Mittelbau" der Pyramide aufsteigend, eine notwendige Differenzierung von Beratung in Ratgeber-Gespräche (Information), der psycho-sozialen Beratung, der Ehe- und Partnerschaftsberatung und der Psychotherapie gibt, wobei es zu Schnittstellen zwischen Psychotherapie und Eheberatung kommt.

Abb. 3: Kommunikationspyramide (Teglas / Vogt, 2002b)

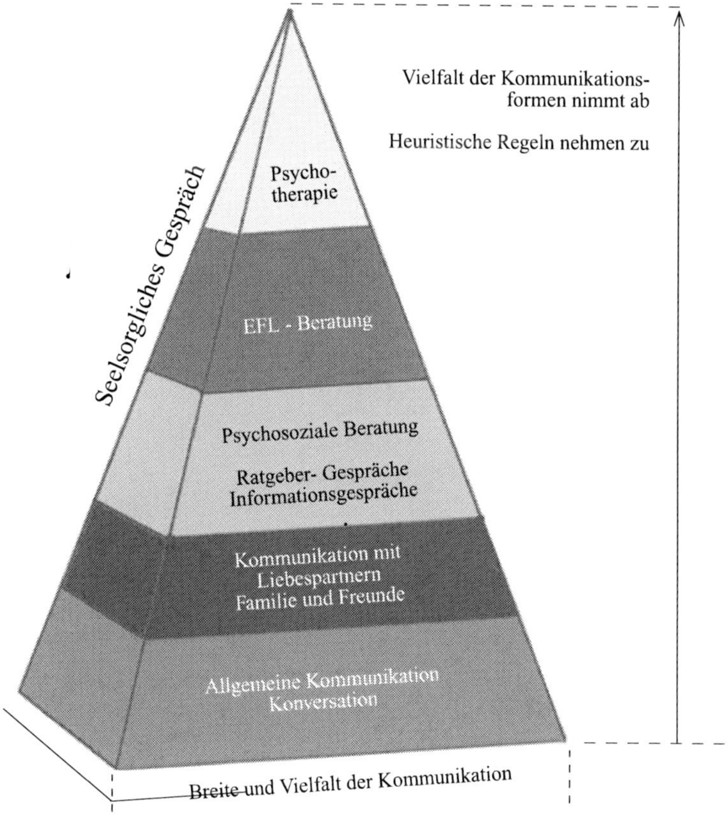

Ehe-, Familien- und Lebensberatung ist demnach eine Teilmenge von Psychotherapie, ergänzt um spezifische Kommunikations- und Interventionsformen, wie sie auch im Gegenstandskatalog des DAK (1998) erwähnt sind, wie z.B. psychoedukative Verfahren, Holding, Begleitung, etc.. Psychotherapie hingegen kann umgekehrt als Teilmenge von Ehe-, Familien- und Lebensberatung betrachtet werden, die um spezielle Interventionsformen bei der Behandlung von psychischen Störungen mit Krankheitswert erweitert ist (2002, 2). Die Sichtweisen von „Teilmengen" oder einer „Überlappung" zwischen Beratung und Therapie belegen auch die Ergebnisse einer Untersuchung zu „Beratung – Psychotherapie" des Bundesministeriums für Umwelt, Jugend und Familie in Österreich aus dem Jahr 1997 (BMUJF, 1997)
Die problematischen Versuche einer möglichst transparenten Begriffsdefinition bergen derzeit jedoch noch eher die Gefahr einer Begriffsdiffusion in sich. Heißt es einerseits in der Beschreibung zu berücksichtigender Teilmengen, „die Beratung wird als der für alle Lebenslagen umfassende Bereich angesehen, während die Psychotherapie als für einen sehr speziellen Ausschnitt der Problemlagen des Menschen zuständig gesehen wird" (BMUJF, 1997, 19), wird andererseits unter dem Modell der Überlappung von Therapie und Beratung ausgeführt: „[Dies] ...hat sich auf Grund der aktuellen Gegebenheiten an den Familienberatungsstellen herauskristallisiert... In den Übergangsbereich fallen u.a. psychologische Beratung, Krisenintervention und Psychotherapie" (ebenda, 29). Nicht nur die Abgrenzung von Beratung / Therapie erweist sich als mühsam, auch die Erklärungsansätze wirken für sich nicht schlüssig.
Für die Praxis erscheint das Modell der „sich überlappenden Teilmengen" zwischen Psychotherapie und Ehe-, Familien- und Lebensberatung als hilfreich und praktikabel, vor allem auf dem Hintergrund des strukturell festgelegten multidisziplinären Teams in den Beratungsstellen, zu denen Angehörige unterschiedlicher Grundprofessionen zählen. Zum anderen verfügen nicht selten auch die Berater/innen über psychotherapeutische Zusatzqualifikationen bis hin zur Approbation.

Als Ziel beraterischen Handelns in der Ehe-, Familien- und Lebensberatung steht die Entwicklung der Beziehungsfähigkeit im Vordergrund. „Beratungsarbeit ist gerichtet auf zwischenmenschliche Beziehungen und deren Möglichkeiten und Konflikte, auf Lebensgeschichte und -entwürfe, auf Lebens- und Entwicklungsbedingungen und deren Zusammenhänge ...“ (DAK, 2001,6).

Es geht um die Befähigung zum „Subjektsein“. „Als Ziel unseres beraterischen Handelns wird häufig die Selbst- und Identitätsfindung genannt. In der Beratung geht es um „Heilung (heilen-, griech.: therapeuein) der beschädigten Subjektivität und Hilfe zur Identitätsfindung des Menschen ...“ (Nixdorf, 1999, 196).

Die institutionelle Ehe-, Familien- und Lebensberatung richtet ihr Angebote an Einzelpersonen, Paare und Familien, unabhängig von ihrer Religion, Weltanschauung oder Lebensform. Dabei handelt es sich um eine zeitlich begrenzte Begleitung, Beratung und / oder Therapie von Menschen unter Beachtung ethischer und rechtlicher Grundsätze.[24] Als Ziel formuliert sie eine frühestmöglich selbständige und verantwortliche Lebensgestaltung des/der Ratsuchenden.

Vom Selbstverständnis hilft Beratung „Ratsuchenden, für sie geeignete Problemlösungen zu finden und unzureichende und unangemessene Problemlösungsversuche zu korrigieren. Dadurch wir die Chronifizierung von Störungen vermieden. Die Entwicklung und Differenzierung eigener Möglichkeiten und Ressourcen schafft zugleich bessere Voraussetzungen für den Umgang mit möglichen zukünftigen Problemen“ (DAK, 2001, 7). Damit ist Beratung nicht enggeführt auf Interventionen zur Bewältigung aus der Vergangenheit stammender Konflikte und Krisen, sondern umfasst zugleich einen präventiven Charakter, indem es zugleich um Unterstützung und Stärkung für die Antizipation der Zukunft von Ratsuchenden geht.

Gemäß des Beratungsverständnisses der Kath. Bundesarbeitsgemeinschaft für Beratung zählen „zu den Beratungsanlässen ... Auseinandersetzungen in Partnerschaft und Ehe, sexuelle Schwierigkeiten, Rollenkonflikte, außereheliche Beziehungen, Probleme im Zusammenhang mit Trennung und Scheidung, Probleme mit erwachsenen Kindern oder mit der Herkunftsfamilie. An persönlichen Schwierigkeiten kommen Angst, Depression, Suizidalität, Einsamkeit, Probleme im Zusammenhang mit Alter, Krankheit und Tod, wirtschaftliche Schwierigkeiten sowie Glaubens- und Sinnfragen zur Sprache“ (Kath. BAG, 1995, 7). Dazu sind strukturelle Bedingungen, wie der niedrigschwellige Zugang zur Beratungsstelle, die Freiwilligkeit der Inanspruchnahme, der Vertrauensschutz von Ratsuchenden als verpflichtende Standards zwischen den Mitgliedsverbänden des Deutschen Arbeitskreises festgelegt, wie auch zwischen den konfessionellen Trägern auf der Ebene des Landes NRW vereinbart.[25]

14.4 Das Profil der Kath. Ehe-, Familien- und Lebensberatung

Die Beziehungsbedürftigkeit und Begrenztheit des Menschen, der nicht nur auf andere Menschen, sondern auch auf Gott existentiell angewiesen ist, macht sich an der Erweiterung eines psychologisch-soziologischen Fachverständnisses fest. Im Verständnis der Kath. Kirche ist die Ehe-, Familien- und Lebensberatung zunächst seelsorglicher Dienst.
Unabhängig von der zunächst anstehenden programmatischen Akzentuierung, ist dieser Hinweis vor allem auch deshalb bedeutsam, weil die an späterer Stelle dargestellten Forschungsergebnisse zur Beratung älterer Menschen sich auf Daten stützen, die von Klienten, die eine kath. Ehe-, Familien- und Lebensberatungsstelle aufgesucht haben, erhoben wurden.
Über die gemeinsam getragenen Grundsätze zur institutionellen Beratung des DAK hinaus, fließt in die Arbeit ein theologisches Verständnis ein, „den Menschen so wahrzunehmen, als jemand, der die Chance hat, zu ergreifen, was Gott für ihn bereitet hat“ (Schmid, 1997, 267).
In der pastoralen Konstitution des Zweiten Vatikanischen Konzils über die Kirche in der Welt von heute, „Gaudium et spes“, heißt es: „Freude und Hoffnung, Trauer und Angst der Menschen von heute, besonders der Armen und Bedrängten aller Art, sind auch die Freude und Hoffnung, Trauer und Angst der Jünger Christi. Und es gibt nichts wahrhaft Menschliches, dass nicht in ihren Herzen seinen Widerhall fände ...“ (Nr. 1).
Den Auftrag, die Würde der menschlichen Person zu wahren und Ehe und Familie zu fördern, hat das Zweite Vatikanische Konzil 1965 auch im Dokument „Lumen gentium“ (41) (Rahner / Vorgrimler, 1966, 171ff) zum Ausdruck gebracht. Im Jahr 1975 wurde die Konzilsaussage durch die gemeinsame Synode der Bistümer in der Bundesrepublik Deutschland in dem Beschluss „Christlich gelebte Ehe und Familie“ bekräftigt. „Zu den notwendigen Hilfen für gefährdete Ehen gehört ein

ausreichendes Angebot von Eheberatungsstellen mit qualifizierten Mitarbeitern“ (Deutsche Bischofskonferenz, 1976, 448). Dabei ist das Angebot von Beratung durch die Kirche in einer langen Tradition verankert. „Pastoral geschichtlich ist das Institut der Beratung nicht neu. Es gab dieses in der Gestalt der „Forum Interum“ schon immer. Auch als „Seelenführung“ ist es in der Geschichte kirchlicher Praxis schon früh anzutreffen. Wesentlich für die Beratungsdienste ist, dass die Beratung dieser althergebrachten Dienste der Kirche nur noch in der Minderheit von Geistlichen durchgeführt wird. In sofern sind die Beratungsdienste ein Teil der Wiederentdeckung der Laien und der ihnen eigentümlichen Charismen in der Kirche“ (Zulehner, 1990, 128).
Kirche versteht Beratung als Dienst, der Menschen bei der Bewältigung von Lebenskrisen und Reifungs- und Entwicklungsaufgaben helfen soll. Ihrem Selbstverständnis nach erfüllt die Kirche durch diesen Dienst einen Grundauftrag: Die Solidarität Gottes mit dem Menschen und sein unbedingtes Ja zu jedem Einzelnen durch helfende und heilende Zuwendung und Unterstützung erfahrbar zu machen. Damit ist Diakonie und Seelsorge miteinander verwoben. „Diakonie als auf Vermeidung und Beseitigung materieller und seelischer Not gerichtetes soziales Handeln wird in der Soziologie (zum Beispiel bei N. Luhmann) als die gewissermaßen „religiös absichtslose“ in den Raum der Gesellschaft gerichtete „Außen-Aktivität“ der Kirche verstanden, deren gesellschaftliche „Nachfrage“ unabhängig von der (sogenannten) „eigentlichen Funktion von Religion (Sinnvermittlung, geistige Kommunikation, d.h. Verkündigung und Liturgie) besteht, die soziologisch als Aktivität nach „innen“, als die religiös-spirituelle Versorgung der Kirchenmitglieder verstanden wird“(Nixdorf, 1999, 192).
Es entstand das Konzept der „heilenden Seelsorge“ (Baumgartner, 1990) oder der „therapeutischen Seelsorge“ (Frielingsdorf, 1991). „Dabei wird die neuzeitliche Situation zur Kenntnis genommen, dass Leben (oder auch Ehe) nicht mehr das Eintreten in einen festgefügten und sozialgeschützten Zustand, sondern zunehmend eine aufzubauende und zu bewahrende Wirklichkeit ist. Dabei wird erkannt, dass intensiver Austausch (auch Gespräch) für die Konstruktion und Sicherung persönlicher (und christlicher) Identität wichtig ist.“ (Zulehner, 1990, 125).
Außerkirchlich wird der Begriff Seelsorge kaum verwandt. „Seelsorge ist vielen heute ein fremdes Wort geworden ... und doch ist Seelsorge zugleich etwas zutiefst Menschliches ... Ob professionell im Rahmen kirchlicher Berufsausübung oder spontan als Reaktion unmittelbaren

Betroffenseins, jede wahre menschliche Begegnung hat von daher seelsorgliche Qualität, weil die Seele dasjenige ist, das alle unsere Lebensäußerungen bestimmt" (Heming, 2001, 2 f).

Ehe-, Familien- und Lebensberatung in kirchlicher Trägerschaft soll dazu beitragen, dass die Heilszusage des Evangeliums (Eph, 5,31), die die Kirche in ihrer Verkündigung zum Ausdruck bringt, auch unter schwierigen persönlichen, gesellschaftlichen und sozialen Bedingungen für den Einzelnen erfahrbar wird. Sie nimmt den Heilungsauftrag Jesu auf, der in seiner Verkündigung und in seinem Handeln Heil und Heilung als aufeinanderbezogene Dimensionen erfahrbar machte. Unter Heilung in diesem Sinne ist die beraterische Begleitung zur Entfaltung eigener Lebensmöglichkeiten zu verstehen: Die Hilfe zur Selbsthilfe; die Vermittlung der Fähigkeit, zu einer persönlich verantwortlichen Entscheidung zu kommen; die Ermutigung, mit nicht behebbaren Belastungen umzugehen.[26]

Dazu zählen die Fähigkeiten zur Selbstannahme und Selbstbejahung, zur Annahme des Anderen mit seinen Grenzen und der Gebrochenheit menschlichen Lebens. „Praktisch – theologisch kann somit Beratung als gesellschaftlich bedeutsames Institut angesehen werden, welches das für sittliche Handeln unabdingbare Moment der Freiheit darstellt, fördert und schützt. Schon die Tatsache, dass es in der Kirche Beratung gibt, öffentlich inmitten der Gesellschaft und der eigenen Kirche, beweist, das diese Freiheit ein unveräußerlicher Wert ist, der auch vor subtilen Unterwanderungen kirchlicher „Gesetzesmoral" geschützt werden soll. Ohne solche Freiheit ist schließlich auch christlicher Glaube nicht möglich" (Zulehner, 1990, 127).

Deutlich wird dies an identischen Grundsätzen seelsorglicher und psychosozialer Beratung, wie Verschwiegenheit, Orientierung am Subjekt, Förderung der Lebensfähigkeit.[27]

Im Positionspapier „Beratungsverständnis der Kath. Bundesarbeitsgemeinschaft" (1995, 3) heißt es: „Kirchliche Beratung achtet und respektiert die menschliche Freiheit und die Entscheidung eines jeden Einzelnen. In diesem Sinne können die kirchlichen Beratungsdienste auch Menschen begleiten, die sich für einen Lebensweg entscheiden, der nicht mit den Vorstellungen und Normen der kirchlichen Lehre übereinstimmt, ohne das kirchliche Selbstverständnis zu verunklaren." In diesem Sinne ist Hilfe nur auf der Grundlage eines partnerschaftlichen Umgangs miteinander gestaltbar, „in dem sich Helfender und Hilfsbedürftiger gegenseitig als Partner bzw.

Partnerin betrachten und speziell das Partner-Sein des Hilfsbedürftigen als dessen Mündig–Sein verstanden wird“ (Haslinger, 1996, 733 f).

Haslinger verweist auf den Bedeutungszusammenhang des Beratungsgeschehens als intersubjektive Begegnung, bei der die Hilfe des Helfenden auf das Notwendige beschränkt werden und das Notwendige an Hilfe danach definiert werden muss, ob es zur Selbsthilfe befähigt. Die gemeinsame Ausrichtung, d.h. die Zielbestimmung, wird gleichermaßen postuliert, wie auch die Notwendigkeit, dass die Differenz zwischen Hilfsbedürftigem und Helfendem nicht vergrößert, sondern verringert wird.

Die Offenheit für die Wertorientierung der Ratsuchenden hat die Verpflichtung zur Folge, „auch solche Entscheidungen der Ratsuchenden zu respektieren, die nicht ihrer (die der Berater, Anmerkung des Autors) eigenen Wertauffassung entsprechen“ (DAK, 2001, 9).

Dies sichert die notwendige „entscheidungsoffene Begleitung“ zu, also die Orientierung an dem Auftrag, den Ratsuchende den Beratern erteilen. „Weil die Beratung im Auftrag der Kirche stattfindet, wird der Hintergrund der Arbeit nicht verleugnet und spiegelt sich deshalb in der Auswahl und Verwendung wissenschaftlicher abgesicherter Arbeitsweisen und im Umgang mit den Klienten und den dabei verfolgten Ziele wider. Gleichzeitig wird sich die Beratung jedoch gegenüber den Klienten vorbehaltlos an dessen Würde als Subjekt und an seiner konkreten Situation orientieren. Wenn auch das kirchliche Selbstverständnis der Bezugsrahmen ist, der zu nachdrücklichen Akzentuierungen führt, werden sich die kirchlichen Beratungsstellen niemals umstandslos ausschließlich auf aus dem Glauben bezogene Einsichten zurückziehen, soll die Feststellung der anthropologischen Relevanz nicht zur bloßen Behauptung werden“ (Klann, 2000, 98-100).

Malfer beschreibt das Beziehungsgeschehen zwischen Ratsuchenden und Berater als echte menschliche Begegnung. „Beratung ist aber nicht nur hohe Beziehungskunst. Abhängigkeit von der Uhr, Schreibblock, der spezielle Beratungsraum weisen darauf hin, dass die Beratung gewissermaßen eine Kunstbeziehung ist. Es handelt sich bei ihr zwar um echte menschliche Beziehung, aber im Rahmen einer künstlich herbeigeführten Situation. Das ist nichts Negatives. Wir haben darin vielmehr die Bedingungen der Möglichkeit von Eheberatung zu sehen. Der fixe und künstliche Rahmen grenzt ein Feld freier Gestaltung aus, ein Freiraum, der die direkte Konfrontation mit Lebens-, Beziehungs- und Persönlichkeitsproblemen gestattet, die sonst nur indirekt, d.h. so gut wie gar nicht möglich ist. Die Begrenztheit der Beratungsbeziehung (auf die Beratungsstelle, auf bestimmte Zeit, auf die allgemeinen Bedingungen des Beratungsdienstes) ist ihre Chance. Es ist wie beim Medikament: Die Dosis unterscheidet das Heilmittel vom Gift" (Malfer, 1985, 523).

14.4.1 Bedarfsströme in der Ehe-, Familien- und Lebensberatung

Die Nachfrage an Ehe- Familien- und Lebensberatung in Deutschland nimmt seit Jahren permanent zu. Allein im katholischen Bereich stieg die Klientenzahl zwischen 1993 und 2001 von 61.000 auf 101.641 Klienten, wovon 61.473 weiblich und 40.168 männlich waren. Im Jahr 2001 wurden insgesamt 420.743 Beratungsstunden in Anspruch genommen (Vogt, 2002c).

Neben den hohen Zahlen der Inanspruchnahme von Beratung steht eine noch höhere Zahl von Ratsuchenden im Hintergrund, die um Beratung nachgefragt haben, infolge der hohen Nachfrage jedoch keinen zeitnahen Termin angeboten bekommen konnten, so dass ihre Daten nicht berücksichtigt wurden.

In Anbetracht des breiten Spektrums verschiedenartiger Beratungsdienste und eines zunehmenden Kostendrucks in der öffentlichen und freien Wohlfahrtspflege, stellt sich über den Indikator der Nachfrage hinaus im Sinne permanent notwendiger Leistungsoptimierungen von Beratungsangeboten die Frage, ob Bedarf und bestehendes Angebot ausgeglichen sind. Für das Qualitätsmanagement reicht es zudem nicht aus, das Vorhalten eines Angebotes ausschließlich mit der Nachfrage zu legitimieren.

Nach einer freien Übersetzung von Freyers, zitiert nach Wittchen (1997,13) ist somit zu klären:

- Welche Phänomene definieren die Ratsuchenden?
- Was sind ihre Bedürfnisse?
- Erhalten sie das, was sie brauchen?
- Brauchen die Ratsuchenden das, was sie bekommen?
- Welche Beiträge leisten Struktur und Prozess des Beratungsangebotes?

Zur Beantwortung dieser Fragestellungen, also bestehender Beratungsanlässe wie auch der strukturellen Entsprechung der Beratungsbedarfslagen von Ratsuchenden, soll auf empirisch gesichertes Material einer durchgeführten „Bestandsaufnahme in der institutionellen Ehe-, Familien- und Lebensberatung“ (Klann / Hahlweg, 1994b) wie auf die Überprüfung der seismographischen Qualität von Beratungsstellen (Saßmann / Klann, 2002) eingegangen werden.

14.4.2 Bestandsaufnahme in der Ehe-, Familien- und Lebensberatung

Für die Praxis ist entscheidend, ob sich die Konzeptualisierung der Ehe-, Familien- und Lebensberatung in reales Beratungsgeschehen übertragen lässt und wie sich die Bedarfslage bei den Ratsuchenden darstellt.
Klann / Hahlweg (1994b) erstellten eine repräsentative Übersicht über die Inanspruchnahme der Ehe-, Familien- und Lebensberatung. Mit dieser Erhebung wurde zudem eine Forderung des Wissenschaftlichen Beirates für Familienfragen beim Bundesministerium für Familie, Senioren, Frauen und Jugend eingelöst, Grunddaten und Vergleichsgrößen für die Evaluation des Beratungsangebotes in öffentlicher und freier Trägerschaft zu erzielen und einen umfassenderen Wissenstransfer zwischen Wissenschaft, Forschung, Beratungspraxis und vor allem den Ausbildungseinrichtungen für Ehe-, Familien- und Lebensberatung zu ermöglichen.
Bis zu diesem Zeitpunkt war eine Vergleichbarkeit der Beratungsanlässe von Ratsuchenden in Ost- und Westdeutschland sowie die Klärung des Inanspruchnahmeprofils unterschiedlicher Träger nicht möglich.
Insgesamt beteiligten sich 138 Ehe-, Familien- und Lebensberatungsstellen in evangelischer, 186 in katholischer, 2 in ökumenischer, 1 in kommunaler Trägerschaft, sowie 49 Stellen von Pro-Familia, also zusammen 441 Stellen, an der Untersuchung, in denen Daten von 2.139 Klienten und Klientinnen erhoben wurden (Klann / Hahlweg, 1994b, 11).
Als Ergebnis wurde festgehalten, dass Ratsuchende in der Ehe-, Familien- und Lebensberatung in der Mehrheit (71,7 %) weiblichen Geschlechts sind (Klann / Hahlweg, 1994b,28).[28]Die Altersgruppe der 31 – 40-jährigen bildete mit 39,9 % die stärkste Gruppe, gefolgt von den 21 – 30-jährigen (26,0 %) und den 41 – 50-jährigen mit 17,0 %. Der Anteil der über 51-jährigen betrug insgesamt lediglich 9,2 %.[29]
Die überwiegende Zahl der Ratsuchenden war verheiratet (64,6 %) und lebte nicht voneinander getrennt. Der Anteil getrennt lebender bzw. geschiedener Klienten betrug 13,9 % (Klann / Hahlweg, 1994b, 32).
Überwiegend (62,0 %) fanden Einzelberatungen statt, gefolgt von der Paarberatung (27,5 %). Dies wird mit einem unterschiedlichen Pro-

blembewusstsein bei Partnern in einer bestehenden Beziehung, der Definition des Problems als eigene Klärungsnotwendigkeit, aber auch einer nur unzureichenden öffentlichen Positionierung, welche Angebote die Ehe-, Familien- und Lebensberatung vorhält, erklärt (Klann / Hahlweg, 1994b, 21).
Leider sind in der Bestandsaufnahme bei der Differenzierung nach Alter und Geschlecht nur grobe Berechnungen zur relativen Häufigkeit der verschiedenen Problemanlässe, verteilt nach Altersgruppen, zum Tragen gekommen.
Als Problembereiche wurde zwischen individuellen, paarbezogenen, familienbezogenen und sozio-kulturellen Anlässen unterschieden. Diese Differenzierung wird im übrigen bis zum heutigen Tag in der statistischen Erhebung der kath. Ehe-, Familien- und Lebensberatungsberatungsstellen in Deutschland fortgesetzt.
Unter individuellen Anlässen sind folgende Kategorien gemeint: Vegetative Probleme, Affektive Probleme, Kognitive Probleme, Ängste und Zwänge, Probleme im Sozialkontakt, allgemeine Probleme in der Sexualität (d.h. die nicht nur in einer aktuellen Partnerschaft bestehen), Probleme in Bezug auf Schwangerschaft und Familienplanung, Suchtproblematiken, Probleme im Zusammenhang mit Verlusterlebnissen, Probleme mit Personen in der unmittelbaren Umgebung (außer der Partnerin), suizidales Verhalten, andere psychologische Anlässe und sonstige Anlässe.
Bei den über 40-jährigen Klient/innen wurden häufiger Problembereiche wie „Niedergeschlagenheit / Depressionen (50,8 % zu 36,8 %), Einsamkeitsgefühle (25,9 % zu 18,9 %), Probleme mit dem Älterwerden (16,0 % zu 1,8 %) und Probleme nachdem die Kinder das Haus verlassen haben (7,7 % zu 0,6 %) angegeben“ (Klann / Hahlweg, 1994b, 94).
Die Problemanlässe in der Partnerschaft wurden unter folgenden Oberkategorien subsumiert: „Partnerdifferenzen in verschiedenen Bereichen, Streitverhalten, Beziehungsklärung, Probleme in der Sexualität, beziehungsrelevante Auffälligkeiten (z.B. Suchtproblematiken, psychische Störungen, suizidales Verhalten) und sonstige Partnerprobleme“ (Klann / Hahlweg, 1994b, 10).
Die Ergebnisse in den Altersgruppe bis 40 und ab 40 Jahren zeigen ein ähnliches Bild. Die Akzentuierung liegt auch hier mehr auf der Ebene einzelner Items. Die Verfasser der Untersuchung betonen, dass „ältere Klienten ... relativ gesehen häufiger Erektionsstörungen und beziehungsrelevante Auffälligkeiten, wie Suchtproblematiken und kör-

perliche Krankheit / Behinderung sowie außereheliche Beziehungen [äußerten]“ (Klann / Hahlweg, 1994b, 97).
In einer nur im katholischen Bereich der Ehe-, Familien- und Lebensberatung erfolgten Erhebung (Klann, 1997) zeigen sich vergleichbare Resultate.
Bei den in die Untersuchung eingeflossenen Daten von 84.268 Ratsuchenden waren 60 % der Klienten verheiratet; 48,26 % gehörten zur Altersgruppe der 28 bis 40-jährigen.
Im Kontext der *personenbezogenen* Anlässen nahmen „stimmungs- und emotionsbezogene Probleme / affektive Probleme“ mit 26,98 % die oberste Position ein, gefolgt von 21 %, deren Schwierigkeiten im Bereich der Sexualität und Partnerschaft lag. Bei den *partnerbezogenen* Problemen überwogen die Bereiche Beziehungsklärung (44,28 %), gefolgt von Partnerdifferenzen mit 31,03 % sowie Streitverhalten in der Partnerschaft mit 25,95 %. Im Kontext *familienbezogener* Anlässe lag das Problem Umgang mit Eltern / Schwiegereltern (13,89 %) auf dem ersten Platz, gefolgt von familiären Schwierigkeiten infolge von Trennung und Scheidung (10,82 %). An dritter Stelle rangierten Familienschwierigkeiten wegen der Kinder mit 9,82 %.
Bei *gesellschaftsbezogenen soziokulturellen* Anlässe standen Probleme mit der Ausbildung/Arbeitssituation (9,29 %) sowie Fragen zur finanziellen Situation (9 %) oder zur Wohnsituation mit 5,86 % im Vordergrund. Insgesamt waren bei den Angaben Mehrfachnennungen möglich (Klann, 1997, 33).

15.0 Seismographische Qualität von Beratung

Der Fragestellung, ob Beratungsstellen als „Frühwarnsystem" (Saßmann / Klann, 2002, 8) für gesellschaftliche Veränderungen herangezogen werden können, wurde in einer Studie von 1998 bis 2001 mit einer Akzentuierung auf den Bereich der Lebensqualität nachgegangen. In einem zweiten Teil der Studie wurden die Bereiche „Armut" und „Gewalt" zusätzlich ins Blickfeld gerückt.

15.1 Der Parameter der Lebensqualität

Der Aspekt der Lebensqualität ist nicht nur für den Bereich subjektiver Lebenszufriedenheit von Bedeutung, vielmehr kann davon ausgegangen werden, dass diese auch richtungsleitend für die Identifikation mit der Gesellschaft und der Partizipation in der Gesellschaft ist.

Lebensqualität ist in den 60er Jahren vor allem auf dem Hintergrund ökonomischer Indikatoren erforscht worden. Mit der Erweiterung um soziale Indikatoren ist die Messung von Lebensqualität ein wichtiger Bestandteil der Sozialberichterstattung geworden, wobei es nunmehr auch um Aspekte des subjektiven Wohlbefindens geht.

Die Definition von Lebensqualität ist jedoch vielschichtig. Häufig wird die Definition von Zapf (1987, 47) herangezogen, wonach sie „ ...von Individuen und Gruppen bestimmt durch die Konstellation (Niveau, Streuung, Korrelation) der einzelnen Lebensbedingungen und der Komponenten des subjektiven Wohlbefindens [ist]. Die Lebensbedingungen umfassen dabei auf der einen Seite die Sicherheitsbedürfnisse (‚having') wie zum Beispiel Einkommen, Bildung, Gesundheit, Wohnung und Arbeitsverhältnisse, auf der anderen Seite die Dimension der Zugehörigkeitsbedürfnisse (‚loving') wie zum Beispiel Familienbeziehungen, soziale Kontakte sowie soziale und politische Beteiligung. Unter subjektivem Wohlbefinden verstehen wir die von den Betroffenen selbst abgegebenen Einschätzungen über spezifische Lebensbedingungen und über das Leben im Allgemeinen. Dazu gehören Hoffnungen, Ängste, Glück, Einsamkeit, Kompetenzen, Unsicherheiten, wahrgenommene Konflikte und Prioritäten, insbesondere aber Zufriedenheit und Sorgen. Dies zusammen sind die Komponenten der Lebensqualität

oder der individuellen Wohlfahrt."
Schandry (1993, 195) untergliedert die Lebensqualität aus einem medizinischen Betrachtungswinkel in vier Ebenen. Demnach bestimmt sich der Grad der Lebenszufriedenheit danach, ob und in welcher Ausprägung Belastungen bzw. Beeinträchtigungen im körperlichen, psychischen, alltagspraktischen bzw. zwischenmenschlichen Bereich vorliegen. Die Oberkategorien formuliert er wie folgt aus:

Körperlichen Beschwerden:
- Krankheitssymptome
- Beschwerden durch Therapienachwirkungen
- Einschränkung der körperlichen Leistungsfähigkeit

Psychische Verfassung:
- Allgemeines Wohlbefinden
- Lebenszufriedenheit
- Stimmung
- Mentale Leistungsfähigkeit

Alltagsleben:
- Beruf, Haushalt
- Freizeitaktivitäten

Zwischenmenschlichen Bereich:
- Auftreten in der Öffentlichkeit
- Partnerschaft
- Sexualität

Für ihn ist Lebensqualität „ ... ein Konstrukt, das heißt, es stellt eine Zusammenführung verschiedener Einzelbereiche dar, die eine neue, inhaltlich sinnvolle Beschreibung eines Konzepts oder Sachverhalts zum Resultat hat." Dieses ist kein zu erreichender Endzustand, „Somit stellt Lebensqualität kein statisches Merkmal dar, das in einer überdauernden Disposition verankert ist, sondern ist eine von verschiedenen, sich ändernden Randbedingungen (Umgebung, körperlichen Zustand) abhängige Variable" (ebenda).
Für das subjektive Erleben des einzelnen ist Lebensqualität ein erstrebenswertes Ziel, wobei die unterschiedlichsten Facetten es schwer machen, Lebensqualität objektiv zu messen. Lebensqualität ist nicht

einfach die „Abwesenheit von Belastungen“ oder „Glücksempfinden“. Wenn Lebensqualität die „Gesamtheit des Menschen in seiner biopsychosozialen Befindlichkeit [betrifft]“ (Weiland, 1994, 36) wird die Spannung der unterschiedlichen Ansätze und Präferenzen für eine Lebensqualitätsmessung deutlich.

Die relevante Ausrichtung und ihre Indikatoren müssen „normativ signifikant sein, um als wohlfahrtsrelevant akzeptiert zu werden, das heißt es muss ein gewisser Konsens darüber bestehen, dass ein Mehr (oder Weniger) erwünscht, gut, von Nutzen ist“ (Stümpel, 1975, 286).

Diese Normen sind jedoch wissenschaftlich nicht fassbar und auf einen gesellschaftspolitisch festgelegten Konsens angewiesen, was für subjektive Einschätzungen als problematisch angesehen werden muss, zumal damit kein interpersonaler Vergleich möglich wird.

15.2 Die Varianz von subjektiven und objektiven Einschätzungen zur Lebensqualität

Da Ratsuchende sowohl über subjektive wie objektive Beeinträchtigungen ihrer Lebensqualität berichten, ist es für eine Einschätzung der Problembelastung im Kontext der Qualitätssicherung folgerichtig, das Beratungsangebot auf die Lebenswirklichkeit von Ratsuchenden hin zu gestalten. Nur so kann die soziale Verantwortung, lebensfördernde Bedingungen zu stützen und gesellschaftlichen Fehlentwicklungen zu begegnen, also politisches Handeln, wahrgenommen werden (Saßmann / Klann, 2002, 18 ff).

In der Studie von Saßmann / Klann (2002) wurden somit sowohl Berater/innen und Ratsuchende zu ihrer Einschätzung befragt. Dabei interessierten Belastungen im Kontext von Wohnung und Arbeit, aber auch Problembereiche in der Paarbeziehung, sexuelle Schwierigkeiten, die Folgen von Trennung/Scheidung, etc..

Zunächst wurden insgesamt 271 Stellenleiter/innen von Beratungsstellen vom EMNID Institut in einem standardisierten Telefoninterview befragt, wie sie die Belastungen bzw. Erwartungen von Ratsuchenden in insgesamt 20 Bereichen einschätzen. Es gab unterschiedliche Interviewleitfäden für die Beratungssegmente Erziehungsberatung und Ehe-, Familien- und Lebensberatung.[30] Die befragten Stellenleiterinnen waren gehalten, standardisierte Antwortbereiche für die Ratsuchenden

ihrer Beratungsstelle zu quantifizieren. Die Einschätzungen von Ratsuchenden wurden mit Hilfe umfangreicher Fragebögen zur Lebenszufriedenheit (FLZ) von Henrich / Herschenbach (2000), der Kurzform des SCL-90 (Klaghofer / Brähler, 2001) zur Erfassung der psychischen Beeinträchtigung, der Beschwerdeliste BL (Zerssen, 1976), zur globalen Glückseinschätzung aus dem Partnerschaftsfragebogen PFB (Hahlweg, 1996), zum Erziehungsstil in der Herkunftsfamilie (Bornewasser, 2000), zum Ausmaß an Gewalterfahrungen (Wetzel, 1997), zur sozialen Dominanz (Six / Wolfradt 2000) und zur Unterstützung im Alltag (Zulehner et al., 1996), sowie zur Selbsteinschätzung von Beratungsanlässen (vgl. Saßmann / Klann, 2002, 64-68) ermittelt. Damit wurde es möglich, die „Experteneinschätzung“ mit der der Ratsuchenden zu vergleichen.
In einer ermittelten Stichprobe von 200 Ratsuchenden wurde herausgefiltert, dass sich Ratsuchende aus dem Bereich der Ehe-, Familien- und Lebensberatung mehr konkrete Unterstützung bei der Bewältigung ihres Alltags, etwa hinsichtlich privater Kontakte (mehr Kontakte zu Freunden - 89 % - und mehr Kontakte zu Nachbarn - 59 %-) wünschen. „Insgesamt werden 6 von 10 angebotenen Hilfen von über 50 % der Klient/innen als erwünscht angesehen. Demnach scheint ein relativ großes Bedürfnis nach Unterstützung von außen vorhanden zu sein“ (Saßmann / Klann, 2002, 102).[31] Dies macht einen relativ großen Bedarf an Unterstützung durch die Beratungsstelle deutlich.
Hingegen gibt es offensichtlich große Differenzen zwischen den Einschätzungen der Experten und der Betroffenen. Der Unterstützungsbedarf von Ratsuchenden wurde nämlich mit 18 % als wesentlich niedriger von den Stellenleiter/innen eingeschätzt.
Ein solches Ergebnis bietet unter dem Aspekt der Angebots- und Qualitätsentwicklung nicht nur die Möglichkeit, sondern die Notwendigkeit, die bisherige Beratungspraxis zu evaluieren. Wenn auch auf den ersten Blick eine Spannung zwischen Angebot der Beratungsstelle und dem Wunsch nach konkreter Anleitung und Unterstützung bei der Gestaltung sozialer Kontakte besteht, darf nicht außer Acht gelassen werden, dass sich hinter den konkretisierten Wünschen vor allem die Frage der eigenen Beziehungskompetenz verbirgt. Hier ist mit Blick auf das Beratungsangebot kritisch zu reflektieren, ob es ausreichende Möglichkeiten und Formen gibt, diese Beziehungskompetenz auch in anderen Settingformen neben der Einzel- , Paar- und Familienberatung zu erlernen, z.B. in entsprechenden Gruppenberatungen.

Dies wird ebenfalls von Grawe et al. (1994a) aufgrund von Ergebnissen zur Psychotherapieforschung, insbesondere zur Veränderung von Interaktions- und Kommunikationsstörungen, empfohlen.
Der große Wunsch nach Gemeinschaftserfahrungen und Solidarisierung (79 % bzw. 73 %) im persönlichen Lebensraum, wie er in der Untersuchung zum Ausdruck kommt, macht zugleich weitere Überlegungen zur Schaffung von psychoedukativen Angeboten im Beratungsbereich notwendig, wie sie sich z.B. im Kontext der Partnerschule (Kröger / Sanders, 2002) oder Triple P (Klann, 2001) etabliert haben. Diese Frage soll hier jedoch nicht weiter vertieft werden.
Hinsichtlich der Relevanz von Beratungsstellen als Seismographen für gesellschaftliche Entwicklungen bleibt festzuhalten, dass trotz der oben geschilderten unterschiedlichen Einschätzungen zum Unterstützungsbedarf „die Stellenleiter/innen ähnliche Problembereiche als relevant [beurteilen] wie die Klient/innen" (Saßmann / Klann, 2002, 148). Insgesamt reichen diese Einschätzungen jedoch nicht aus. Es bedarf offensichtlich einer standardisierten Qualitätssicherung, die unter Umständen zur Erzielung von Informationen besonderer Bedarfslagen im Sozialraum regional durchgeführt bzw. altersgruppenspezifisch eingesetzt werden müssten, um zu spezifischen Beratungs- und Unterstützungsangeboten zu kommen. Dieses Anliegen ist Bestandteil der vorliegenden Arbeit, auf das nachfolgend eingegangen wird, da die bisher vorliegenden Ergebnisse auf die Personengruppe der über 55-jährigen nur bedingt zu übertragen sind.

16.0 Beratungs- und Therapieangebote für ältere Menschen

Mit Hilfe umfangreicher öffentlicher Förderung sind in der Vergangenheit zunehmend Seniorenberatungsstellen geschaffen worden, die sich durch entsprechende Angebote um die Partizipation älterer Menschen an öffentlichen Angeboten und um ihre autonome Lebensgestaltung bemühen. Sie fungieren darüber hinaus als Anlaufstellen zur Stärkung von Selbsthilfeinitiativen und sind bei strukturellen Problemen im Sozialraum, z.B. bei der Nutzung eines breit gefächerten Kultur-, Kurs- und Freizeitangebotes oder bei Aspekten zur Versorgung behilflich. Angebote zur Klärung und Bewältigung intra- oder interindividueller Konfliktstellungen werden in der Regel nicht vorgehalten.

Im Kontext der medizinischen Versorgung hat sich ein eigener Ansatz der Psychotherapie für ältere Menschen etabliert (Radebold, 1992), der sich auf die Behandlung von psychischen Störungen mit Krankheitswert bezieht.

Als Ziele psychotherapeutischer Behandlung werden die Veränderung von dysfunktionalen Verhaltensweisen, Einstellungen und Überzeugungen, die die psychische Anpassung an Anforderungen und Möglichkeiten in der gegenwärtigen Situation erschweren, und die Hilfe bei der Bewältigung von Konflikten und Krisen sowie bei der Auseinandersetzung mit Verlusten im Alter und mit der Endlichkeit des Lebens (Heuft / Senft 1998, Heuft / Kruse / Radebold, 2000)[32] benannt. Damit steht eine individuumbezogene Psychotherapie im Vordergrund.

Dabei sind psychotherapeutische Behandlungen älterer Menschen jedoch nach wie vor eher die Ausnahme. „Einer Analyse von 1223 zufällig ausgewählten Anträgen für Verhaltenstherapie zufolge wurden lediglich 0,2 % dieser Anträge für über 65-jährige Patienten gestellt“ (Linden, 1999, 14). Auch bei der stationären Behandlung ergibt sich ein ähnliches Bild. „Eine Befragung von 97 psychosomatischen Kliniken im gesamten Bundesgebiet ergab, dass 21,5 Prozent aller Patienten auf die Altersgruppe der 50 – 59-jährigen entfielen, auf die Altersgruppe der 60 – 69-jährigen hingegen nur 5,2 Prozent und auf jene der 70-jährigen und Älteren nur noch 1,3 Prozent (Lange / Peters / Radebold, 1995, 103).

Für diesen schleppenden Prozess können zwei entscheidende Problemkomplexe verantwortlich gemacht werden. Zum einen hat sich bei The-

rapeuten die Skepsis einer ausreichenden Plastizität älterer Menschen für einen Beratungs-/Therapieprozess gehalten. Erst langsam verändert sich der Blickwinkel, dass psychogene (d.h. durch psychische Faktoren verursachte) Störungen älterer Menschen zwar eine alterstypische Akzentuierung spezifischer Symptome aufweisen können, sich aber ansonsten weder psychopathologisch noch ätiologisch von psychogenen Störungen in jüngeren Lebensjahren unterscheiden (BMFSFuJ, 2001, 99). Zum anderen ist hier die Aversion gegenüber einer Altersgruppe einzubeziehen, die der Elterngeneration der tätigen Berater/Therapeuten angehören. Abhängig von eigenen, z.T. ungeklärten intergenerationellen Konfliktbereichen erhöht dies nicht unbedingt die Motivation, sich der Lebens- und Belastungswelt älterer Menschen zu öffnen.
Desweiteren lässt sich eine gewisse Scheu bei Therapeutinnen/Beraterinnen im Sinne einer Konfrontation mit „unerwünschten Alterungsverläufen" nicht ausschließen. Zumindest zeigen Erfahrungen in der Fortbildung mit Eheberater/innen, die sich für das Klientel der älteren Menschen öffnen wollen, gewisse Widerstände. Entsprechende Fortbildungsangebote werden in der Regel erst dann aufgegriffen, wenn die eigene Entberuflichung unmittelbar bevorsteht (Vogt, 2000b).
Aber auch auf Seiten der älteren Menschen gibt es Widerstände gegenüber Beratung / Therapie, die nicht zu vernachlässigen sind (Vogt, 2001a, 112 f; Riehl-Emde, 2002b, 50 f).

16.1 Das Angebotsprofil für ältere Ratsuchende in der Ehe-, Familien und Lebensberatung

Auch für die Ehe-, Familien- und Lebensberatung in Deutschland muss bezweifelt werden, ob sie ihrem Anspruch, Beratung und Therapie über den gesamten „life-span" anzubieten, gerecht wird. Derzeit bleibt in Anbetracht der quantitativen Zahlen über die Inanspruchnahme von Beratung durch ältere Menschen festzuhalten, dass entsprechende Angebote bei persönlichen, partnerschaftlichen und familiären Konflikten von Frauen und Männern über 55 Jahren noch nicht offensiv angegangen werden.
Dies mag daran liegen, dass die formulierte Selbstverpflichtung, das Angebot der Ehe-, Familien- und Lebensberatung richte sich unterschiedslos an alle Frauen und Männer - unabhängig von Alter, Geschlecht, Lebensform und Familienstand - weitere Überlegungen hinsichtlich

einer Öffnung für spezielle Personengruppen und/oder Problembereiche behinderte. Dabei ist immer wieder die Befürchtung von Trägern von Einrichtungen wahrnehmbar, mit speziellen Angeboten einen eher gegenteiligen Effekt zu erzielen, nämlich bei den „umworbenen" Personengruppen einen besonderen Beratungsbedarf zu unterlegen, der eine Stigmatisierung begünstigen könnte (Vogt, 1999b). Auch darf nicht verkannt werden, dass die bisherigen Finanzierungsstrukturen lediglich eine öffentliche Förderung von Angeboten zulassen, die eine Relevanz im Kontext des Kinder- und Jugendhilfegesetzes aufweisen.
Insgesamt ist auffällig, dass auch die Wahrnehmung des Beratungsangebotes der Ehe-, Familien- und Lebensberatung durch Frauen und Männer über 55 Jahren deutlich reduziert ist. So betrug der Anteil von Ratsuchenden zwischen dem 51. und 60. Lebensjahr nur 7,1 % am Gesamtklientel – gegenüber ihrem Anteil an der Gesamtbevölkerung mit 13,7 % zum Zeitpunkt der Datenerhebung für die Bestandsaufnahme in der institutionellen Ehe-, Familien- und Lebensberatung (Klann / Hahlweg, 1994b). In der Gruppe der über 60-jährigen ergab sich ein noch eklatanterer Unterschied. Trotz ihres Anteils an der Gesamtbevölkerung mit 19,4 % machten sie nur 2 % aller Ratsuchenden in der Ehe-, Familien- und Lebensberatung aus (ebenda).
Dabei gibt es allerdings geschlechtsspezifische Unterschiede zu beobachten, die sich in allen Altersgruppen durchziehen. Frauen, auch im höheren Lebensalter, zeigen sich gegenüber psychologischer Beratung offener, während Männer sie eher ausschließen. Dies vor allem dann, wenn es um ihre persönlichen Konflikte und Krisen geht. Männer glauben offenbar, ihre Probleme eher selber lösen zu müssen. Entscheidet sich die Partnerin zur Aufnahme einer Beratung, kommen ihre Männer, häufig schon zum ersten Kontakt, mit.
Hier werden Differenzen zwischen Psychotherapie und Ehe-, Familien- und Lebensberatung erkennbar. Während sich Angebote der Psychotherapie – zumindest die der durch Krankenkassen refinanzierten Leistungen – an das Individuum mit seinem Störungsbild richten, hat sich als Domäne der Ehe-, Familien- und Lebensberatung neben der Einzelberatung vor allem die Partnerschaftsberatung etabliert. Somit ist es möglich, dass das dynamische Geschehen einer Paarbeziehung in den Beratungsprozess implementiert werden kann, andererseits aber auch die Wechselwirkung von individuellen, partnerschaftsbezogenen, familiären und sozialen Problembereichen in der Vielfalt möglicher Beratungsthemen entsprechenden Einbezug findet.

Insofern konnten Bemühungen unternommen werden, die Ehe-, Familien- und Lebensberatung für ältere Frauen und Männer in das Regelangebot der Stellen zu integrieren und Mitarbeiter/innen für diese Aufgabe zugleich fachlich zu qualifizieren.
Als erste Schritte standen hier zunächst „Gehversuche“ an, die Bedarfslagen von älteren Frauen und Männern, aber auch ihre Motivationen und Widerstände gegenüber Beratung wahrzunehmen.

16.2 Der Ansatz der „Partnerschafts- und Familienberatung im Alter“ im Bistum Essen

In Anbetracht eines nur begrenzt verwertbaren Datenmaterials zur Lebenssituation und Beratungsbedarfs älterer Menschen wurde im Jahr 1994 das Projekt der „Partnerschafts- und Familienberatung im Alter“ (vgl. Vogt, 2001a, 7) initiiert, an dem sich als Projektpartner die Universität Essen, Fachbereich II, die Kath. EFL-Beratung im Bistum Essen und die memory-clinic Essen mit finanzieller Unterstützung des Landes NRW beteiligten. Auch über den Zeitraum der Projektförderung hinaus wurde mit dieser Initiative der Grund für verschiedene konzeptionelle Maßnahmen im Bereich der Beratung, Erwachsenenbildung und Pastoral gelegt, z.B. Partnerschaftswochenenden zur Zeit der Entberuflichung, Angebote zur Paarkommunikation in langjährigen Ehen, etc.. Parallel dazu erfolgte die kontinuierliche Überprüfung von Bedarfslagen und Problemanlässen in den Ehe-, Familien- und Lebensberatungsstellen im Bistum Essen.

16.2.1 Entwicklung des Projektes

Als Hypothese war wegleitend, dass sich Frauen und Männer, unabhängig von ihrem Alter, im Bereich der Zukunftsantizipation und der Partnerschaftsgestaltung immer wieder neuen Herausforderungen stellen müssen. Als Fragestellung stand im Raum, ob gemeinsames Erfahrungswissen und bewältigte kritische Lebensereignisse sich positiv auf die Lebens- und Partnerschaftsgestaltung im Alter und konkret beim Übergang in den Ruhestand auswirken. Zugleich war das Forschungsinteresse von der Perspektive getragen, welche strukturellen Maßnahmen notwendig sind, damit Ehe-, Familien- und Lebensberatung als Ressource zur Bewältigung von Konflikten und Krisen von älteren Menschen angenommen wird.

Aufgrund der strukturellen Situation im Ruhrgebiet mit Betriebsschließungen im Bergbau und der Montanindustrie, der Abwanderung von Großbetrieben und dem Personalabbau im Dienstleistungsbereich mit der Konsequenz, dass zahlreiche Menschen vor ihrem regulären Renteneintrittsalter über Sozialpläne aus dem Berufsleben ausgegliedert wurden, wurde als einzubeziehende Altersgruppe die 55-jährigen und Älteren gewählt. Aufgrund der Vergleichbarkeit der Daten zieht sich diese Alterszuordnung bis zum heutigen Tag durch.
Das dadurch geschaffene Dilemma, dass jede Beschäftigung mit dem Alter(n) einschließlich der Beratungsangebote sich dem Verdacht stellen muss, negative Altersmythen und damit eine besondere Bedürftigkeit älterer Menschen, hier ab 55 Jahre, zu unterstützen, die sich von ihrer Selbstbeschreibung nicht alt fühlen, wurde durch den Ansatz, Alter und Partnerschaft nicht als herausgehobene Problemfelder zu betrachten, sondern als Ressource für die Bewältigung von Entwicklungsaufgaben und kritischen Lebensereignissen zu sehen, zu entkräften versucht.

16.2.2 Ergebnisse zu den Beratungsanlässen

In verschiedenen Etappen wurde zunächst in einer Kath. Beratungsstelle für Ehe-, Familien- und Lebensberatung (Essen) untersucht, welche Problembereiche die Ratsuchenden über 55 Jahre als Anlass für das Aufsuchen der Beratungsstelle angaben.
Anhand der erfassten statistischen Daten von Ratsuchenden konnte festgestellt werden, dass dies vor allem die in der Theorie als sekundäre Belastungsbereiche benannten Problembereiche darstellen. Vorwiegend Konflikte in Ehe und Partnerschaft veranlassten nahezu fünfzig Prozent der Klient(inn)en ab 55 Jahre dazu, um Beratung nachzufragen.
In Einzelfalluntersuchungen mit einer ausführlichen Exploration wurden besondere Akzentuierungen erkennbar, die die Ratsuchenden belasteten, z.B.:

- Trennungsabsichten nach langjähriger Ehe / Bindungsverhalten
- Rollenkonflikte in Folge von Autonomie und Individuationsbestrebungen
- Kommunikationsprobleme
- Umgang mit dem Partner bei Krankheit und Behinderung (Schlaganfall, Demenz, Altersdepression)
- Bewältigung von chronischen körperlichen Erkrankungen und begleitenden Ängsten

- Sorge um erwachsene Kinder oder Enkel (Alkoholabhängigkeit / Spielsucht / finanzielle Forderungen)

(Goldbrunner, 1997, 21 ff)

Bei den personenorientierten Anlässen konnten Ängste, Wut und Ärger, Trauer, Schuldgefühle, Isolationsgefühle und Eifersucht extrahiert werden. Erkennbar wurde die besondere Bedeutung „emotionaler Wahrnehmungen und Empfindungen, wie z.B. Ängste vor innerem und äußerem Verlust (Gesundheit, Integrität, Partner, Familie) sowie vor Abhängigkeit von anderen Menschen und Diffusion der eigenen Person." Auch die unverarbeitete Wut und affektive Reaktionen, dass es einer Person offensichtlich gesundheitlich besser geht als einem selbst, zählten dazu (Vogt, 2001a, 76).
Sowohl aktuelle Probleme als auch emotional belastete, jedoch unverarbeitete Relikte aus der Lebens- und Paargeschichte führten zu krisenhaftem Erleben und zu einer negativen Charakterisierung des Lebens. Ältere Menschen, die in Ehe und Partnerschaft leben, hatten ebenso wie jüngere Menschen das Bedürfnis nach Beziehungsklärung und müssen sich offensichtlich mit konkreten Abgrenzungsproblemen genauso auseinander setzen wie mit Trennungswünschen oder Kommunikationsproblemen.
Damit sind es vor allem Partnerschaftskonflikte oder familiäre Schwierigkeiten, die ältere Menschen zum Aufsuchen einer Ehe-, Familien- und Lebensberatungsstelle veranlassen. Insbesondere die „stimmungs- und emotionsbezogenen Probleme" sowie „Probleme mit Sexualität und Partnerschaft" standen bei der Kategorie der „Persönlichen Anlässe" sowohl bei Frauen als auch bei Männern an oberster Stelle (Goldbrunner, 1997, 24).
In Weiterentwicklung des Projektes der „Partnerschafts- und Familienberatung" mit Qualifizierungsmaßnahmen und Fortbildungsangeboten für interessierte Beraterinnen wurden im Jahr 1998 die Daten aller 17 Ehe-, Familien- und Lebensberatungsstellen im Bistum Essen auf die Beratungsanlässe von Ratsuchenden über 55 Jahren, ihre sozio-ökonomischen Situation und ihre partnerschaftlichen Lebensform ausgeweitet, um mögliche Unterschiede in einem erweiterten räumlichen Umfeld, teilweise mit ländlichen Strukturen, festzustellen (Vogt, 2001a, 79-91).
Neben dem grundsätzlichen Anstieg der Ratsuchenden über 55 Jahre zwischen 1992 und 1997 fiel vor allem im Verhältnis zum Gesamtklientel der nur geringe Anteil von Frauen und Männer in dieser Altersgruppe

auf. Lediglich 350 Personen, nämlich 225 Frauen und 125 Männer, gehörten der Altersgruppe der 55 bis 64-jährigen über an (Vogt, 2001a, 80).
Bei den beratenen Frauen betrug der Mittelwert für die Dauer der Partnerschaft 31,92 Jahre, bei den Männern 29,55 Jahre. Während 75,2 % der Männer in erster Ehe verheiratet waren, betrug der Anteil bei den Frauen nur 62,7 % (ebenda, 81).
Frauen thematisierten deutlich stärker personenbezogene Anlässe, während Männer partnerschaftsbezogene Anlässe betonten. Nahezu jede zweite Frau (40,9 %) äußerte affektive Probleme mit Niedergeschlagenheit und Stimmungsschwankungen, während nur jeder fünfte Mann (23,2 %) über 55 Jahre darunter litt. Von den Männern hingegen wurde bei den Problemnennungen wesentlich stärker der Bereich Sexualität mit 34,4 % gegenüber 26,2 % bei den über 55-jährigen Frauen zur Sprache gebracht (ebenda, 83).
Bei den partnerbezogenen Anlässen konnte beobachtet werden, dass bei Frauen der Wunsch nach Beziehungsklärung und vorhandene Trennungswünsche und Trennungsängste häufiger eingebracht wurden. Männer hingegen betonten deutlich das Streitverhalten in der Beziehung.
Der Anlass „Entfremdung“ wurde von 16,0 % der Frauen und 21,6 % der Männer benannt. „Eheliche Probleme im Alter“, unter der „anfallende Entwicklungsaufgaben mit neuer Rollenverteilung, Balance zwischen Nähe und Distanz“ zu verstehen sind, wurden von 17,8 % der Frauen und 23,2 % der Männer benannt.
Insgesamt erscheinen zwei Problembereiche, die nachhaltigen Einfluss auf die Lebensqualität der Betroffenen haben, im Beratungskontext als besonders auffällig.
Zum einen die intrapsychische Dynamik des Alterns mit unverarbeiteten Gefühlen der Wut, Trauer, Angst und Isolation. Hierzu zählen neben dem Empfinden, bislang im Leben „zu kurz gekommen“ zu sein, die Verarbeitung von aktuellen Verlusterlebnissen und der Umgang mit Einschränkungen infolge körperlicher Erkrankungen. Zum anderen sind es Probleme, die als sogenannte „critical life events“ auf der Makroebene mit Veränderungen von Beziehungsfeldern auf der Mikroebene zu tun haben. Dazu zählen vor allem die Ausbalancierung der emotionalen Beziehung zum Partner und zu anderen Familienmitgliedern, deren Bewältigung mit einem nicht unerheblichen Energieaufwand verbunden ist, wie auch die Neugestaltung sozialer Beziehungen.
Dabei stellen neue Partnerbeziehungen im Alter, z.B. nach Trennung,

Scheidung oder Verwitwung, ein besonderes Forschungsfeld dar. Dies umso mehr, weil sie neben oft vermittelten subjektiven Empfindungen eines „Spätfrühlings oder Spätherbstes“ immer mit Veränderungen der unmittelbaren Beziehungen verbunden sind. Dieser Blickwinkel würde jedoch die vorliegende Arbeit sprengen.

Ein interessantes Ergebnis konnte hinsichtlich der Beratungsform festgehalten werden. Standen vor allem partnerbezogene Problembereiche im Vordergrund, suchten Frauen wie Männer gleichermaßen in Einzelberatung eher Begleitung im Kontext von Trennungsüberlegungen oder bei bereits vollzogener Trennung / Scheidung unmittelbare Hilfen ihrer Bewältigung. Damit ist eine Einschätzung der Unveränderbarkeit der bisherigen Lebenssituation stärker ausgeprägt, was folgerichtig auch an einem stärkeren Trennungswunsch erkennbar wird.

Nahmen hingegen beide Partner an der Beratung teil, und dies in Form gemeinsamer Settings, dominierte der Wunsch nach Beziehungsklärung. Dies impliziert somit eine Offenheit für die Möglichkeit, weiter zusammenzuleben bzw. sich zu trennen, dies aber erst nach erfolgter Reflexion.

Der Wunsch nach Klärung partnerschaftlicher Konfliktbereiche, der in verschiedenen interpersonalen Variablen zum Ausdruck kommt, steht somit zunächst in direktem Zusammenhang mit dem Wunsch nach kommunikativen Verstehens- und Verständigungsprozessen. Dabei ist auffällig, dass Enttäuschungen auf dem bisherigen Lebensweg Gefühle von Trauer hervorrufen, die schwer auszuhalten sind. Zur eigenen Entlastung wird der andere in die Rolle des Verursachers gedrängt, dem zugleich Verantwortung und Schuld für die entstandene Situation angelastet werden. Projizierte Wut und Aggression sind dabei Ausdruck erlebter Verletzungen und unerfüllter Bedürfnisse. Streit stellt dann eine „primitive Bewältigungsform der Trauer“ dar und ist als Abwehr der negativen Empfindungen zu sehen (Goldbrunner, 2001, 13).

Die Dauer der durchgeführten Beratungen bewegen sich eher im kurzzeitorientierten Bereich. Bei den Einzelberatungen betrug der Mittelwert bei den über 55-jährigen Frauen 5,74, bei den Männern 4,98 Beratungsstunden. Ein ähnliches Bild ergibt sich bei den Paarberatungen mit 4,46 Beratungsstunden bei den Frauen und 5,27 Beratungen im Mittelwert bei den Männern.

Mit den vorliegenden Ergebnissen können bislang Aussagen zu der Inanspruchnahme und den Problembereichen von Ratsuchenden über 55 Jahren gemacht werden. Hinsichtlich der Bedingungen, Ausrichtung und Vorgehensweisen von Beratung, insbesondere aber zu ihrer Wirksamkeit, lassen die vorhandenen Erkenntnisse noch keine weiteren Schlüsse zu. Da eine transparente Darstellung der geleisteten Beratungsarbeit aber nahezu eine Grundbedingung für die Inanspruchnahme durch Ratsuchende und für die Akzeptanz eines solchen Angebotes seitens Träger und Zuschussgeber darstellt, wird im folgenden darauf eingegangen.

17.0 Begegnung und Beziehung als Axiome der Beratungsarbeit

Beratung und Therapie geschehen auf der Grundlage eines bestimmten Menschenbildes und der Sicht einer spezifischen Dynamik der Abläufe. In der Sprache Martin Bubers ist der Mensch auf das „Du“ angewiesen. Diese Ich-Du-Beziehung wird für ihn wegleitend, ergänzt um den Bezug zur äußeren Welt, zu Dingen und Gegenständen (Ich-Es-Beziehung). Im Koordinatensystem dieser Bezüge ist Selbstwerdung möglich, kommt es durch die gegenseitige Bezogenheit sowohl zur unmittelbaren Nähe-Erfahrung als auch zu einem individuellen Erkenntnisprozess. Beziehung ist für Buber „Gegenseitigkeit“. „Mein Du wirkt an mir, wie ich an ihm wirke“ (Buber, 1997, 19). Somit ist der Mensch unmittelbar auf Beziehungen angewiesen: „Die Beziehung zum Du ist unmittelbar. Zwischen Ich und Du steht keine Begrifflichkeit, kein Vorwissen und keine Phantasie; und das Gedächtnis selber verwandelt sich, da es aus der Einzelung in die Ganzheit stürzt. Zwischen Ich und Du steht kein Zweck, keine Gier und keine Vorwegnahme; und die Sehnsucht selber verwandelt sich, da sie aus dem Traum in die Erscheinung stürzt. Alles Mittel ist Hindernis. Nur weil alles Mittel zerfallen ist, geschieht die Begegnung“ (Buber, 1997, 15 ff).
Romano Guardini versteht unter Begegnung eine Möglichkeit, die menschliche Freiheit zu verwirklichen, wobei sich neue, vorher unbekannte Seiten des Daseins eröffnen. „Das Selbstverständliche wird neu und erfüllt mit Staunen“ (Guardini, 1956, 12). Durch die Begegnung weitet sich der subjektive Horizont, „ ... dann öffnet sich Antlitz auf Antlitz zu, eigenstes auf eigenstes, Blick geht in Blick, und Beziehung verschiedenster Art kann entstehen: Vertrauen, ... Freundschaft, Liebe, Nachfolge“ (Guardini, ebenda, 15).
Begegnung führt zum Ich-Bewusstsein und zur Beziehung zum anderen. Das „Ich-Bewusstsein“ (Buber 1987, 32), d.h. die Möglichkeit und Fähigkeit, Selbstpräsentationen zu erzeugen und zu kommunizieren, ist verbunden mit der Beziehung zum anderen. Die Unterscheidungsmöglichkeit zwischen „Ich“ und „Nicht-Ich“, „selbst“ und „fremd“, „Subjekt“ und „Objekt“ entsteht mit Hilfe der Sprache. Bei diesen Differenzierungen handelt sich um Formulierungen, die sich eng an die nicht-metaphysische Philosophie anlehnen und für die in der Antike Sokrates stand.

Maturana sieht darin den Ursprung für die Entstehung der Selbstreflexion: „Daraus ergibt sich auf der einen Seite die Erzeugung einer Welt von Handlungen und Objekten, die Existenz und Bedeutung nur im sozialen Bereich haben, in dem sie entstanden sind, und auf der anderen Seite die Ausbildung der Selbstbeobachtung, die uns dazu führt, in der Selbstreflexion uns selber und die Umgebungen unserer selbst als Objekte voneinander zu unterscheiden und die das Selbstbewusstsein als ein Phänomen hervorbringt, das ebenfalls nur im sozialen Bereich existiert und nur dort seinen Sinn hat“ (Maturana, 1991, 296).
Interaktionen stellen nach Maturana eine Koppelung von Geist und Selbstbewusstsein mit einer sozialen Dimension dar. Er macht dies am Beispiel der Sprache fest. „So kommt es also, dass das Auftreten der Sprache beim Menschen und des gesamten sozialen Kontext, in dem sie auftritt, jenes (so weit wir wissen) neue Phänomen des Geistes und der Selbstbewusstheit als die intimste Erfahrung der Menschheit erzeugt. Ohne eine geeignete Geschichte von Interaktion ist es unmöglich, am menschlichen Bereich teil zu haben – denken Sie an das Wolfsmädchen“ (Maturana / Varela, 1987, 225).
Somit kommt es gleichzeitig zu einem individuellen Erleben und zu einer sozialen Ontogenese. Ich-Bewusstsein wird zu einem individuell zu beschreibenden Ausdruck der kommunikativen Handlungen sozialer Organismen (Vogd, 1999, 274).
Die Bedeutung menschlicher Beziehung zur Schaffung von Ich-Identität bringt Gergen wie folgt zum Ausdruck: „Wenn Individuen das Resultat von Beziehungen sind, dann muss man daraus schließen, dass Beziehungen grundlegender sind als Individuen. Die Individuen sind nur Bestandteile der viel fundamentaleren Einheit der Beziehungen. In diesem Sinne tut sich nun die Möglichkeit auf, Identität nicht als einen Gegenstand anzusehen, nicht als persönlichen Besitz, etwas, das „mir“ gehört. Das Selbst ist nunmehr nichts als ein Knotenpunkt in der Verkettung von Beziehungen und wird in jeder von ihnen unterschiedlich definiert“ (Gergen, 1990, 191-199).
Buber stellt die Kraft des „Zwischen“ als eigene Dimension heraus, die das Subjekt vom Objekt, vom Ich zum Du verbindet und Trennung überwindet. Diese „Klammer“, das Zwischen, von Buber als „Geist“ benannt, ist existenzielles Geschehen, welches nicht inszeniert, von Menschen „gemacht“ werden kann. Dieses Zwischen stellt eine herausragende Eigenart menschlicher Bezüge dar, die auch in der „Philosophie der Subjektivität“ von Schurz (Schurz, 1979, 177) herausgestellt

wird. „Das Zwischen stellt eine eigene Möglichkeit dar, deren Positivität darin liegt, das jeweilige Selbstverständnis des Ich und des Anderen zu einem Consensus, einer Zusammenstimmung, zu vermitteln, die im dialektischem Sinne mehr als die jeweilige Einzeleinheit ist."

Gegenseitigkeit ist somit nicht nur konstitutiv für die Selbstwerdung. In der Beschreibung des Bedeutungsgehaltes zwischenmenschlicher Begegnung verweist Buber darauf, dass der Mensch auf andere Menschen existenziell angewiesen ist (personale Dimension), Beziehung auf Gegenseitigkeit beruht und die Selbstwirklichkeit des anderen in den Blick nimmt (interpersonale Dimension), sowie in der Begegnung ein umfassendes Drittes (transpersonale Dimension) entsteht.

In der dialogischen Bewegung der Beziehung kommt es zur Verdoppelung des Selbstbewusstseins: Es geht um ein sich Verlieren und ein sich im anderen Zurückgewinnen. Dadurch entstehen Wandlung und Selbstfindung. Die Gleichzeitigkeit der Präsenz von Subjekt und Objekt führt dazu, den anderen zu brauchen und sich vom anderen gebrauchen zu lassen.

Der Anthropologe Todorov stellt in seinem Buch „Abenteuer des Zusammenlebens" auch in Abgrenzung gegenüber der modernen Psychoanalyse fest, dass Menschen Zeit ihres Lebens auf die Anerkennung ihrer Person angewiesen sind. Gegenüber der Überbetonung individualistischer Denkströme, die von einer monadischen Existenz des Menschen ausgehen und den Erwerb von Sozialität ausschließlich auf Sozialisationsprozesse zurückführen, betont er: „Die Anerkennung unserer Existenz, die Vorbedingung jeder Koexistenz, ist der Sauerstoff der Seele: Ebenso wenig wie die Tatsache, dass ich heute atme, mich von der Atemluft des folgenden Tages unabhängig macht, genügt mir die gestern erhaltene Anerkennung" (Todorov, 1996, 74). Für ihn ist „die Anerkennung unseres Seins und die Bestätigung unseres Werts ... der Sauerstoff des Daseins" (ebenda, 107).

Menschliche Bedürfnisse, wie Bezogenheit, Liebe, Anerkennung oder Trost, können demnach nur in menschlichen Beziehungen gestillt werden. Nur über und durch Beziehung geschieht Personwerdung. „Das Selbst existiert nur in seinen und durch seine Beziehungen zu den anderen; den gesellschaftlichen Austausch zu intensivieren, heißt das Selbst zu bereichern. Das Ziel des Daseins ist mithin nicht das eine oder andere, mehr Selbst oder mehr Gesellschaft, sondern darin [...] eine ganz bestimmte Beschaffenheit der menschlichen Beziehungen" (ebenda, 170) zu erfahren. Wenn aber der „Hunger nach Anerkennung" [...] un-

stillbar [scheint] (ebenda, 106) kommt es besonders auf die Qualität der Begegnung an.
Koexistenz der Menschen beantwortet nicht positiv die Angst vor Depersonalisierung. Es geht vielmehr um eine Begegnung, in der die Bezogenheit real wird, konkret stattfindet.
Begegnung und menschliche Beziehung werden nur dann realisiert, wenn abstrakt ausgedrückt – die beteiligten Subjekte die Möglichkeit haben, die anderen Subjekte in dieser Situation in irgendeiner Form zu aktivieren (vgl. Tiedemann, 1999). Dies impliziert die notwendige Anerkennung der Würde und der Selbstzwecklichkeit aller beteiligter Personen.
Insbesondere im Kontext der Dichte eines Beratungsgeschehens, das nachhaltig die Beziehung der sich begegnenden Personen akzentuiert, ist die Akzeptanz des anderen in seiner Andersartigkeit gefordert. Dabei muss die Spannung zwischen den Begegnungspartnern erhalten bleiben und darf sich nicht in vorschneller Verschmelzung oder einer *Verobjektivierung* des Gegenübers auflösen (Feld, 1999, 286). Auf dem Hintergrund der Erfahrungen des Faschismus mit einer Verbündung gegen Fremdes und einer Ausgrenzung des inneren Fremden, stellte Emmanuel Lévinas (1992) fest, dass das abendländische Denken von seinen frühesten Wurzeln bis zur Aktualität vom Zwang beherrscht ist, sich das Andere anzueignen und es sich verfügbar zu machen.
Dieses Prinzip innerhalb eines sozialen und räumlichen Kontextes mit fest umrissenen Rollen führt jedoch zu einer einordnenden Verobjektivierung und damit zu einer Vergleichbarkeit, die Begegnung verunmöglicht. Nur durch „die Erfahrung des Antlitzes", dem Einbruch des Unendlichen ins Endliche geschehe Begegnung mit einer alles Bekannte überschreitenden *Konszendenz*. „Das Antlitz bricht ein und spricht an. Dabei ist es frei von Attributen, die einer diagnostizierenden, verobjektivierenden *Einengung* Anhalt geben könnten. Da das Antlitz nackt ist und verletzlich, bedürftig und dadurch fordernd, fordert das Antlitz die Verantwortung des einen für den anderen heraus" (Feld, 1999, 287).
Es geht also vielmehr um die Wertschätzung des anderen in seiner Andersartigkeit als Basis für die Entfaltung menschlicher Beziehung – und nicht um Gleichschaltung, Verschmelzung und Einheit.
Nach Fromm ist [...] „der Mensch [...] allein und zugleich steht er in Beziehung. Er ist insofern allein, als er einmaliges Wesen ist, das mit keinem anderen identisch ist... Er muss allein sein... Und doch kann er es nicht ertragen, allein zu sein und ohne Beziehung zu seinen Nächsten.

Sein Glück hängt von der Solidarität ab, die er mit seinen Mitmenschen, mit vergangenen und zukünftigen Generationen, empfindet“ (Fromm, 1980, 32).

Wenn aber der Mensch im Bewusstsein der sich auflösenden äußeren Ordnung und der Vielfalt bestehender Optionen einer „Funktionalisierung und Verzwecklichung“ seines Lebens gegenübersteht, brechen traditionelle Bezugspunkte weg, ist er auf sich selber zurückgeworfen. Es entsteht Beziehungs-Bedarf und damit Beratungs-Bedarf.

18.0 Die beziehungsorientierte Beratung mit älteren Menschen

Beziehung und Begegnung sind als Grundvariablen nicht nur für das partnerschaftliche und/oder familiäre Leben konstitutiv, sondern ebenfalls für die Gestalt der Berater-Klient(en)-Beziehung.
Für den Beratungsbereich, bei dem aufgrund einer spezifischen Lebenssituation von Ratsuchenden von einer besonderen Angewiesenheit auf das „Gegenüber" der Beraterin ausgegangen werden kann, ist die Authentizität der „Begegnenden" unverzichtbar,[33] wozu Gewaltfreiheit mit sich selbst, seiner eigenen inneren Welt und mit anderen zählt. „Das Selbst existiert nur in seinen und durch seine Beziehungen zu den anderen; den gesellschaftlichen Austausch zu intensivieren, heißt das Selbst zu bereichern. Das Ziel des Daseins ist mithin nicht das eine oder das andere, mehr Selbst oder mehr Gesellschaft, sondern darin [...] eine ganz bestimmte Beschaffenheit der menschlichen Beziehungen" (Todorov, 1996, 170) zu erleben.
Dabei kommt der Kommunikation eine besondere Rolle zu. Kongruenz in der Kommunikation, d.h. auf sprachlicher, nonverbaler, emotionaler Ebene usw., führt zu einer Ausgewogenheit der Begegnungspartner und zu psychischer Gesundheit. Deutlich wird dies in Abgrenzung zum sogenannten „double-bind-Muster" (Bateson, 1981, 276 ff), destruktiven Beziehungsfallen, die von widersprüchlicher und mehrdeutiger Kommunikation geprägt sind. Wenn sich die „Mitteilungen" der verschiedenen Ebenen nicht mehr decken, kommt es zu einer indifferenten Kommunikation, die zu Irritation, Verunsicherung und Störungen beiträgt. Sbandi und Vogl (1978) erkannten einen Zusammenhang von Beziehungs- und Kommunikationsstörungen und psychischer Gesundheit.
Beziehungsfallen erhöhen die Gefahr des „Dramas der Abhängigkeit" (Palmen, zit. in Maurer, 1999, 27) von Beziehungsmustern (Bateson, 1981, 197), die positive Erfahrungen vereiteln und innere Konflikte, psychische Störungen und partnerschaftliche Probleme verursachen.
Auf dieser Grundlage entwickelte Stadter (1992) eine Beziehungstherapie. Er formuliert: „Wenn in der Beziehung etwas stört, wird etwas nicht mitgeteilt..." (Stadter, 1992, 42) und apostrophiert die Notwendigkeit authentischen Verhaltens. Dabei verweist er auf Grundannahmen der humanistischen Psychologie, da es um Stimmigkeit, Selbstübereinstimmung, Selbstannahme, etc. geht.[34]

Für die beziehungsorientierte Beratung mit älteren Menschen ist die Begegnung auf „Augenhöhe" Voraussetzung, d.h. die Achtung und Wahrung der Persönlichkeit des anderen und seiner Entscheidungsfreiheit und –verantwortung. Ansonsten ließe sich lediglich ein distanziertes Objekt-Verhältnis herstellen. Somit ist Subjektivität der Beteiligten Bedingung für die Initiierung von Veränderungsprozessen.[35]
Subjektivität führt über den Bereich der interpersonalen Begegnung in der Beratungsbeziehung hinaus und hat das bedingungslose Interesse (Inter-esse = griech. Jahwe) am „ganzen Menschen" und seiner gesamten Lebensgeschichte zur Grundlage. Dies ist durch die Ausgestaltung struktureller Rahmenbedingungen deutlich zu machen.
Dazu zählt, dass sich Berater zum „Anwalt" von Ratsuchenden, zum „Sprachrohr für jene Menschen machen, die aus Scham, Unsicherheit oder unzureichender Möglichkeiten der Solidarisierung mit anderen, ebenfalls unter persönlichen, partnerschaftlichen, familiären oder sozialen Belastungen leidenden Menschen, nicht öffentlich auf die teilweise durch soziale Rahmenbedingungen entstandenen Beeinträchtigungen hinweisen können" (Vogt, 1996, 2). Subjektivität fordert also zu einer politischen Akzentuierung in die innerkirchliche sowie gesellschaftliche „Realität" heraus, um „lebensfeindliche Bedingungen" abzubauen und systembezogene Bezüge aufzubauen, die eine gesellschaftliche Partizipation von Menschen und Solidarität unter ihnen fördert.

18.1 Bewältigung individueller und partnerschaftlicher Belastungen

Die beziehungsorientierte Beratung älterer Menschen vertritt das Ziel, Klärung und Bewältigung von individuellen, partnerschaftlichen und familiären Konflikten und Krisen bei kritischen Lebensereignissen bzw. „daily hazzles" (alltäglicher Stress) zu ermöglichen.
Da das bedeutendste Beziehungssystem älterer Menschen ihre Partnerbeziehung ist, verdichten sich psychische, physische und psychosoziale Problemkonstellationen in diesem Binnenbereich. Als soziales System richtet es seine Bemühungen der Konfliktbewältigung auf den „Gefahrenherd" (Goldbrunner, 2001, 9). Ist die aktuelle Belastung jedoch so groß bzw. kann das Problem systemintern nicht gelöst werden, stellt sich die Frage nach erweiterten Formen der Bewältigung. Ausgehend von primären und sekundären Folgebelastungen eines kritischen

Lebensereignisses, betrifft dies somit nicht nur das Individuum und seine intrapsychische Konfliktlösestrategien, sondern nachhaltig die interpersonalen Bezüge zu anderen Individuen, insbesondere zum Partner. Dieser Dynamik tragen die Paarberatung und Paartherapie mit Älteren mit dem Einbezug der Beziehungsbiographien Rechnung (Johannsen, 1992; Pinquart, 1992; Goldbrunner, 1999). Dabei kann es nicht darum gehen, vorhandene Problemanlässe isoliert von einander zu betrachten, sondern individuelle Symptome, Störungen des partnerschaftlichen Dialogs und Einflüsse anderer Beziehungssysteme (familiäres und soziales Umfeld) gleichermaßen in den Blick zu nehmen.
Dies ist vor allem auf dem Hintergrund zu sehen, dass neben dem konkreten kritischen Ereignis die bisherige Vorgeschichte des Paares zum Verständnis der aktuellen Problemkonstellation beiträgt. Unter dem Aspekt der Lebens- und Beziehungsbiographie ist bei Partnerschaftskonflikten das individuelle Streben nach innerer Konsistenz naturgemäß komplex und kann von gegenläufigen Perspektiven geprägt sein.
Willi hat dies auf der Basis des von H. Dicks entwickelten Kollusionskonzeptes beschrieben, geht dabei jedoch von einer Abhängigkeit partnerschaftlichen Verhaltens durch den lebensgeschichtlichen Hintergrund aus, ohne zusätzliche Beeinflussungen durch verstärkendes wie dämpfendes Verhalten des Partners zu vernachlässigen.
Unter Kollusion fasst Willi „das uneingestandene, voreinander verheimlichte Zusammenspiel zweier Partner aufgrund eines gleichartigen, unbewältigten Grundkonfliktes“ (Willi, 1984, 59). Er erkennt vier zentrale Kollusionsthemen:

- narzisstisches Beziehungsthema / Liebe als Einsein
- orales Beziehungsthema / Umsorgt-werden
- anal-sadistisches Beziehungsthema / Sich ganz gehören
- phallisch-ödipales Beziehungsthema / männliche Bewährungsprobe[36]

Kollusion wird als Störung der Koevolation beschrieben, worunter Willi die „gegenseitige Beeinflussung der persönlichen Entwicklung von Partnern, die zusammenleben und damit die Integration der Ebenen Ich, Du und Wir“ versteht (Willi, 1985, 128). In seinem Verstehensmodell gibt es eine Interdependenz zwischen Personen, ihren Mitmenschen und ihrer sozial geschaffenen Umwelt (vgl. Willi, 1985, 76 ff). Unter Einbezug der Psychologie der persönlichen Konstrukte von George Kelly (1955) kommt es demnach bei jedem Menschen zur

Ausbildung eines Konstruktsystems, worunter verstanden werden soll „die Integration und Organisation der Konstrukte (Muster, *Anmerkung des Autors*) zu innersten Überzeugungen, Wertvorstellungen und Leitbildern ..., welches das Gerüst unseres Weltbildes ausmachen" (Willi, 1991, 230). Für die Paarbeziehung wird die „Passung" der Konstruktsysteme als entscheidend gehalten, die sich durch alltägliche Wiederholungen in unterschiedlichsten Beziehungs- und Belastungssituationen auf ihre Gültigkeit hin überprüft.

Innerhalb der Paarbeziehung verlebendigen sich diese Konstruktsysteme im Sinne eines gemeinsamen Systems, das übereinstimmende Vorstellungen, mit denen die Subjekte ihre Welt konstruieren, und verbindliche Werte, Normen und Regeln (innere Welt), sowie soziale Beziehungen (äußere Welt) umfasst. Die Maximierung der Passung bzw. der Übereinstimmungen zwischen diesen Konstruktsystemen trägt zur Dauerhaftigkeit der Paarbeziehung bei.

Körperliche, psychische, soziale Veränderungen mit konflikthaftem Verlauf hingegen führen zu partnerschaftlichen Krisen, wenn sie in ihrer Wirkung, Dauer und Kreisförmigkeit nicht beeinflusst und bewältigt werden können.

18.2 Revision und Bilanzierung der Paarbeziehung

Insbesondere an kritischen Lebensereignissen, wie dem Eintritt in den Ruhestand, spitzen sich unterschwellige, nicht gelöste Konflikte zu. Die äußere Veränderung stellt das bisherige, nicht selten starre Beziehungsmuster in Frage. „Während häufig ein Partner die Beziehung als befriedigend erlebt und in der gewohnten Form fortsetzen will, kämpft der andere, der vielleicht außerhalb der Partnerbeziehung Anregungen zur persönlichen Weiterentwicklung erhielt, verzweifelt darum, diese Veränderung auch in der Ehe einzufordern, was er jedoch in schwierigen Situationen nicht alleine erreichen kann" (Goldbrunner, 2001, 11). Homöostatische Kräfte treffen auf Veränderungsimpulse, die in einer gegenseitigen Personalisierung in Schuldzuschreibungen münden, wer für den entstandenen Konflikt verantwortlich ist.

Es entsteht die Notwendigkeit der *Revision der Paarbeziehung* (Goldbrunner, 1994, 133 ff), worunter zu verstehen ist, dass „sich das Paar, in einzelnen Fällen jedoch nur ein Partner, auf eine Inventarisierung der bisherigen Partnerschaft ein [lässt], um zu überprüfen, welche Chancen die Fortführung der Partnerschaft im höheren Alter hat. Manchmal nur für eine Passage, häufig jedoch über mehrere Sitzungen hinweg werden Episoden und Veränderungen der Ehe, die für die Partner eine herausragende Bedeutung in positiven oder negativem Sinn einnehmen, angesprochen und näher untersucht" (Goldbrunner, 1997, 27). Dies beinhaltet eine Reflexion vorhandener innerer Bilder und Erwartungen, aber auch von Verhaltensweisen und Rollenzuschreibungen.

Goldbrunner macht geltend, dass sich die Wahrnehmung des Partners nach langjähriger Ehe nicht selten verengt. Unerfüllte Erwartungen, unverarbeitete Enttäuschungen, nicht lebbare Hoffnungen und Sehnsüchte drängen positive Erfahrungen des gemeinsamen Lebensweges in den Hintergrund. Dies führe in der Folge zu einer Dominanz eines negativen Gegenbildes, was als Umkehrung der zuvor stattgefundenen Idealisierung des Partners zu verstehen ist, und sich – im höheren Lebensalter – nicht selten in Wut und Abwehr ausdrückt. Diese aggressiven Impulse sind als „primitive Bewältigungsform der Trauer" (Goldbrunner, 2001,14 f) über Verletzungen einzuschätzen, die aus „unerfüllten Wünschen herrühren" (ebenda, 14).

Durch eine individuelle Bewertung und Beurteilung objektiver Ereignisse, Begebenheiten oder Erlebnisse während der gemeinsamen Partnerschaft kommt es zu Differenzen, da Erinnerung an die Vergangenheit immer selektiven Charakter hat (Boscolo / Bertrando, 1994). Dies zwingt im Zuge der Revision zu einer Bilanzierung der Paarbeziehung (Goldbrunner, 1997, 29).

Für den Beratungsprozess sind in dieser Bilanzierung des Lebens vor allem die subjektive Berührung und Sichtweise des Geschehenen durch die älteren Menschen bedeutsam. Das Benennen wichtiger Lebensstationen öffnet dem Berater den Blick auf die Komplexität des Geschehens und vermittelt einen Zugang zu den Bedeutungswertigkeiten einzelner „Episoden".

Als Spezifikum der Beratung im Alter kann in Anlehnung an die psychoanalytische Therapie die Entwicklung angemessener Formen der Konfliktbearbeitung durch „die Bewusstmachung und Durcharbeitung a) der durch die Lebenssituation im Alter verursachten psychischen Konflikte und Bedrohungen, b) der im Alter reaktivierten Traumaerlebnisse früherer Lebensjahre und c) der bereits seit mehreren Jahrzehnten bestehenden, aber erst im Alter zu psychischen Symptomen führenden Konflikte" (BMFSFuJ, 2001, 99) gesehen werden. Insbesondere die Bewältigung von Problemen steht im Vordergrund.

Unter „Bewältigung" versteht Lazarus (1984) „sich ständig verändernde kognitive und verhaltensmäßige Bemühungen bzw. Anstrengungen (efforts), mit spezifischen extern/oder internen Anforderungen, die die Ressourcen einer Person beanspruchen oder übersteigen, fertig zu werden" (to manage) (Lazarus / Folkman, 1984, 141).
Schuhmacher erweitert diese eher weitläufige Definition um nachfolgende Aspekte (Schuhmacher / Reschke, 1994, 43 ff):

- Von Bewältigung wird nur im Kontext eines stressbelasteten Geschehens ausgegangen
- Bewältigung akzentuiert den Umgang mit der Spannung zwischen Anforderung und individueller Handlungsfähigkeit, nicht das Gelingen der Bemühungen
- Bewältigung erfordert Anstrengung (efforts) und einen Regulationsaufwand zur Wiederherstellung des Gleichgewichtes zwischen Person und Umwelt. Eine andere Form stellt das Annehmen einer unveränderlichen Situation dar.
- Bewältigung schließt mehrdimensionale Vorgänge ein, insbesondere kognitive, erlebens- und verhaltensmäßige, aber auch physiologisch-endokrinologische und neuropsychoimmunologische Abläufe. Es geht nicht nur um die Aktivierung persönlicher Ressourcen, sondern auch um den Einbezug des sozialen Umfeldes
- Bewältigung ist als prozesshafter Vorgang zu sehen.

Demnach ist unter Bewältigung vor allem funktionales Verhalten zu verstehen. Zu unterscheiden ist zwischen der problemorientierten Bewältigung, die mit der Bereinigung des Problems die Passung zwischen Person und Umwelt wieder herstellt, und der Regulation von Gefühlen (emotionsbezogene Bewältigung). Bewertungsorientierte Bewältigung akzentuiert das Einordnen in eine konkrete Situation.
Bewältigung umfasst intrapsychische Formen, also kognitive Prozesse mit Wahrnehmungen, Vorstellungen, Interpretationen etc., und aktionale Figurationen, wie Angriff oder Verteidigung. Der Ausdruck von Emotionen wird als expressive Form beschrieben.
Abhängig vom zeitlichen Kontext (Auftreten der Belastung, Dauer, erwartet - unerwartet, begrenzt - chronisch) sind andere Bewältigungsstrategien notwendig bzw. müssen aktiviert werden. Dabei beziehen sich sowohl personenbezogene als auch umweltbezogene Bewältigungsversuche auf die problem-, emotions- und bewertungsorientierten Funktionsebenen. Belastungen können unterschiedlich wahrgenommen werden, z.B. als Bedrohung oder Herausforderung. Abhängig von ein-

Tab. 13: Bewältigungsverhalten

Funktionen der Bewältigung	• Problemorientierte Funktion • Emotionsorientierte Funktion • Bewertungsorientierte Funktion
Formen der Bewältigung	• Intrapsychische (internale) Formen • aktionale (verhaltensmäßig-bedingungsverändernde) Formen • (expressive) Formen
Zeitliche Orientierung der Bewältigung	• Zeitliche Charakteristik der Belastungen (Stressoren): · akute, zeitlich begrenzte Stressorern · Sequenzen von Stressoren · Chronisch, intermittierende Stressoren · Chronische Stressoren • Auftretenszeitpunkt der Belastungen · in der Gegenwart (erfordert aktuelle Bewältigung) · in der Vergangenheit (erfordert retrosperspektive Bewältigung) · in der Zukunft (erfordert antizipatorische Bewältigung
Instrumenteller Schwerpunkt der Bewältigung	• Selbstbezogene Bewältigungsversuche • Umweltbezogene Bewältigungsversuche
Bewertung der zu bewältigenden Belastung	• Schädigung/Verlust (erfordert retrospektive Bewältigung) • Bedrohung bzw. Herausforderung (erfordert aktuelle und antizipatorische Bewältigung)
Formalkategorien des Bewältigungsverhaltens	• Bewältigungsakte • Bewältigungsreaktionen • Bewältigungsformen • Bewältigungsmuster • Bewältigungsstrategien • Bewältigungsstil • Bewältigungsdisposition

Ordnungsgesichtspunkte für die Klassifikation von Bewältigungsverhalten (Schumacher / Reschke, 1994,51)

getretenen Erlebnissen, die als Schädigung oder Verlust bewertet werden, ist eine retrospektive Bewältigung notwendig. Demgegenüber erfordert eine aktuelle bzw. zu erwartende Belastung eine gegenwärtige bzw. antizipatorische Bewältigung.
Innerhalb des Gesamtkomplexes der Bewältigung gibt es eine Differenzierung in die unterscheidbaren intrapsychischen und aktionalen Bewältigungsreaktionen und Bewältigungsakte. „Bewältigungsformen sind in sich homogene Klassen von Bewältigungsreaktionen bzw. -akten. Bewältigungsmuster werden als zeitlich relativ stabile, sequentiell geordnete Konfigurationen von Bewältigungsreaktionen oder -formen beschrieben. Sind diese, bezogen auf einen bestimmten Handlungsplan, sequentiell geordnet, so spricht man von Bewältigungsstrategien. Unter dem Bewältigungsstil versteht man transituativ und zeitlich stabile Formen der Bewältigung, die für eine Person typisch sind. Die Bewältigungsdisposition meint schließlich habitualisierte Tendenzen einer Person, in verschiedenen Situationen mit ähnlichen Bewältigungsmustern zu reagieren" (Buchebener-Ferstl, 2002,13).
Die Vorgehensweise, wie sie Goldbrunner weiterentwickelt hat, erscheint als geeignet, da sie für ältere Ratsuchende nachvollziehbar ist und dadurch Widerstände gegenüber der Beratung reduzieren hilft.
Dabei ist einzubeziehen, dass die Bewältigung weitgehend davon abhängt, ob jeweils beide Seiten, die positive wie die negative Seite - hier des Alters- zugelassen werden. Bei einer Negierung der Polaritäten ergeben sich zwangsläufig Spannungen und Enttäuschungen. So blockiert eine Fixierung auf die pessimistische Sicht die kreative Suche nach erfreulichen Tätigkeiten und Erlebnissen. Die ausschließlich optimistische Maske dagegen begünstigt eine Überschätzung der realisierbaren Möglichkeiten und führt zu ernüchternden Erfahrungen, die schwer zu ertragen sind, weil die Begrenzung verdrängt wird" (Goldbrunner, 1994, 153) und wachstumshemmend erlebt werden.
Dieses Modell erscheint auch auf dem Hintergrund der Erwartung einer umgehenden Hilfe operationalisierbar, da es eine kürzere Beratungsdauer impliziert. Ältere Menschen haben in der Regel kein Interesse an einer langfristigen Psychotherapie und an einer Aufdeckung tiefer liegender Problemebenen.
Dies deckt sich mit Empfehlungen im 3. Altenbericht, die eine „geringere Behandlungsintensität und -dauer mit einer verstärkten Konzentration auf die Gegenwart und Zukunft" ausdrücken (BMFSFuJ, 2001, 99) Es geht also um eine „Reduktion auf das Wesentliche ... und Verän-

derungswünsche konzentrieren sich mehr auf aktuelle Problemsituationen, deren Lösung positive Effekte auf andere Lebenslagen und Konstellationen haben" (Vogt, 2001a, 103).

Tab: 14 Prozessorientierte Taxonomie von Problemlösestörungen

Phasen im Problemlöseprozess	*Funktion im Problemlöseprozess*	*Störung*
Allgemeine Orientierung	Einnahme einer förderlichen kognitiv-emotionalen Haltung zum anstehenden Problem	Ungünstige Haltung gegenüber der anstehenden Problemsituation
Problemdefinition	Bestimmung der Momente, die das Problem entstehen lassen, und erste Explikation von Lösungszielen	Falsche bzw. unzureichende interne Vorstellung des Problems
Entwicklung von Hadlungs-alternativen	Entwicklung möglichst vieler Lösungsalternativen ohne Bewertung ihrer Förderlichkeit	Mangelnde Verfügbarkeit zielerreichender Mittel
Formulierung von Entscheidungen	Auswahl der günstigsten Lösungsalternative durch Abschätzen der Konsequenzen der einzelnen Lösungsalternativen	Entscheidung für ungünstige Lösungshandlungen
Handlungs-ausführung	Verwirklichung der Lösungshandlung im Alltag	Beeinträchtigung bei der Verwirklichung der Lösungshandlung

(Goldbrunner, 1999, 122)

Das hat wiederum zu Konsequenz, dass eher Teilziele im Beratungskontrakt zwischen Berater und Klient(en) vereinbart werden sollten, die nachvollziehbar und überprüfbar im Sinne eines problemorientierten Vorgehens kurzfristig erreicht werden können.
In dem Zwei-Prozess-Modell assimilativer und akkomodativer Bewältigung (Brandstädter / Renner, 1990b, 1992; Brandtstädter / Rothermund,

1997) geschieht die Sicherung der Identität der Individuen trotz bestehender Belastungen und Beeinträchtigungen nicht durch die Aufgabe subjektiv bedeutsamer Ziele (z.B. Gestaltung von gemeinsam gestalteter Freizeit, kommunikative Bedürfnisse), sondern durch Bemühungen, diese durch eine Veränderung situativer Rahmenbedingungen, den Erwerb zusätzlicher Kompetenzen oder durch Priorisierung von Interaktionsfeldern bei gleichzeitigem selektiven Rückzug aus nicht so bedeutsamen Bereichen zu stärken. Diese Versuche werden als assimilative Aktivitäten beschrieben.
Dem gegenüber stellen akkomodative Aktivitäten eine Reorganisation persönlicher Ziele und Werte dar, die eine flexible Rücknahme bestehender Zielerreichungsvorstellungen, eine Abwertung blockierter Ziele, eine Anspruchsregulation und eine sinnstiftende Interpretation von Verlusten beinhalten (Brandtstädter / Rothermund, 1997, 122).
Beratung stellt im Sinne der Diskrepanzüberwindung zwischen angestrebtem und erreichbarem Ziel, d.h. unter Einbezug vorhandener Belastungen und Begrenzungen, eine Ressource zur Kompetenzerweiterung der Betroffenen dar.

18.3 Das Streben nach innerer Konsistenz

Grawe (1995) fand vier Wirkprinzipien der Psychotherapie, nämlich „Ressourcenaktivierung, Problemaktualisierung, Problembewältigung, motivationale Klärung“, die sich auf den beraterischen Prozess übertragen lassen, zumal auch in diesem Ansatz die Bedeutung der Beziehung „zwischen Patient und Therapeut“ für die Veränderung des innerseelischen Geschehens, Erlebens und Verhaltens herausgestellt wird (Grawe, 1995, 122).
Oberstes Ziel des psychischen Funktionierens sei das Konsistenzstreben des Menschen. Unter Konsistenz ist neben der Gleichzeitigkeit ablaufender psychischer Prozesse „ein unverzichtbares Systemerfordernis“ (125) zu verstehen, weil es die Befriedigung der Grundbedürfnisse absichert. „Die Konsistenz der psychischen Prozesse kann gefährdet werden, indem die tatsächlichen Wahrnehmungen, die das Individuum in der Auseinandersetzung mit der Umgebung macht, nicht mit seinen Erwartungen und Bereitschaften (d.h. auch mit seinen Bedürfnissen) übereinstimmen.“ Es entsteht eine „externe Inkonsistenz“, also die Nichtbefriedigung der Bedürfnisse. Diese steht im Gegensatz

zur „internen Inkonsistenz“, die darauf ausgerichtet ist, eigene Bedürfnisbefriedigung zu behindern, z.B. durch Vermeidung als Schutz vor Verletzung. Vorerfahrungen, die von Verletzung der Grundbedürfnisse geprägt waren, führen als Folge zu Aktivitäten, eine erneute Wiederholung der Verletzung zu vermeiden.

Als Grundbedürfnisse erkennt Grawe (1995, 125)

- Das Bedürfnis nach Kontrolle und Orientierung
- Das Bedürfnis nach Lustgewinn und Unlustvermeidung
- Das Bedürfnis nach Bindung
- Das Bedürfnis nach Selbstwerterhöhung und Selbstwertschutz.[37]

In diesem Sinne verursachen belastende Ereignisse, wie intra- und interindividuelle Konflikte, die Störung der inneren Konsistenz, die dann der Klärung und Bewältigung bedürfen.
Insoweit hat Psychotherapie die Aufgabe, die Konsistenz im psychischen Geschehen zu erhöhen, also dem Individuum die Möglichkeit zu eröffnen, mehr in Übereinstimmung mit inneren Bedürfnissen zu leben.

Als Ansätze gelten nach diesem Modell die

- Inkonsistenzreduktion durch Aktivierung und Stärkung bereits vorhandener Ressourcen
- Inkonsistenzreduktion durch Destabilisierung von Störungsattraktoren
- Inkonsistenzreduktion durch Hemmung der Vermeidungskomponenten von Konfliktschemata bei gleichzeitiger Förderung der intentionalen Komponenten (Grawe, 1999, 131).

Dieser Ansatz, der als Grundlage von psychischen Prozessen „neuronale Erregungsmuster“ einbezieht, die als Erregungsbereitschaften im Gedächtnis (als neuronale Gruppe) (vgl. Edelman 1987, 1995) gespeichert werden, findet im Bereich der Beratung auch mit älteren Menschen immer stärkere Beachtung. Ohne dass an dieser Stelle eine ausführliche Darstellung möglich wäre, zeigt die besondere Akzentuierung des neurophysiologischen und neuropsychologischen Zusammenspiels eine mögliche Weiterentwicklung therapeutischer/ beraterischer Verstehenszusammenhänge und Interventionsmöglichkeiten, die der weiteren Beachtung bedürfen.[38]

18.4 Der Beratungsprozess

Um adäquate Hilfestellungen geben zu können, ist eine differenzierte Anamnese unverzichtbar. Nur so lässt sich erkennen, ob die Konfliktebenen individueller, partnerschaftlicher, familienbezogener oder sozialer Natur sind und inwieweit eine Mischung der Konfliktebenen vorliegt.
Als Ablaufmuster des diagnostischen Abklärungsprozesse und des Beratungsprozesses erscheint die von Teglas / Vogt (2002a) modifizierte Vorlage von Grawe (1998) und Krampen (2002) brauchbar, die im derzeit laufenden Ausbildungskurs zum / zur Ehe-, Familien- und Lebensberater/in des Bistums Essen vermittelt wird. (Ablaufschema folgende Seite)

18.5 Qualifizierung von Berater/innen

Beratung / Therapie müssen sich von empirischen Erkenntnissen leiten lassen. Dies berührt sowohl die Evaluation der Beratungsarbeit, als auch die kontinuierliche Anpassung der Beratungsmethodik an Erfordernisse der Gegenwart (Bedarfslagen). Zugleich ist aber auch der Einbezug von wissenschaftlichen Erkenntnissen zur Wirksamkeit unterschiedlichster Beratungs- und Therapieverfahren in Aus- und Weiterbildung zu fordern und zu fördern.
Stereotypen und negative Assoziationen gegenüber dem Alter finden sich zweifellos auch bei Therapeuten und Beratern (Radebold, 1992, 1997). Insbesondere im Rahmen der Fort- und Weiterbildung zur Thematik des Alters und des Alterns müssen subjektive Bilder, Hoffnungen und Ängste aufgegriffen werden, um für die Entwicklungsfähigkeit im Alter sensibilisiert zu sein.
In einer Fortbildungsveranstaltung äußerten langjährig tätige Berater/innen zunächst vor allem negative Wahrnehmungen und Befürchtungen zum Alter (Vogt, 2001b, 89):

- Entfremdung zum Partner
- Abhängigkeit
- Angst vor dem Sterben vs. Lebensüberdruss
- Dauernder Abschied
- Erkrankung
- Hilfebedürftigkeit
- Als „Gegenstand" von Spezialisten verwaltet zu werden

Abb. 4: Der diagnostische Abklärungsprozess

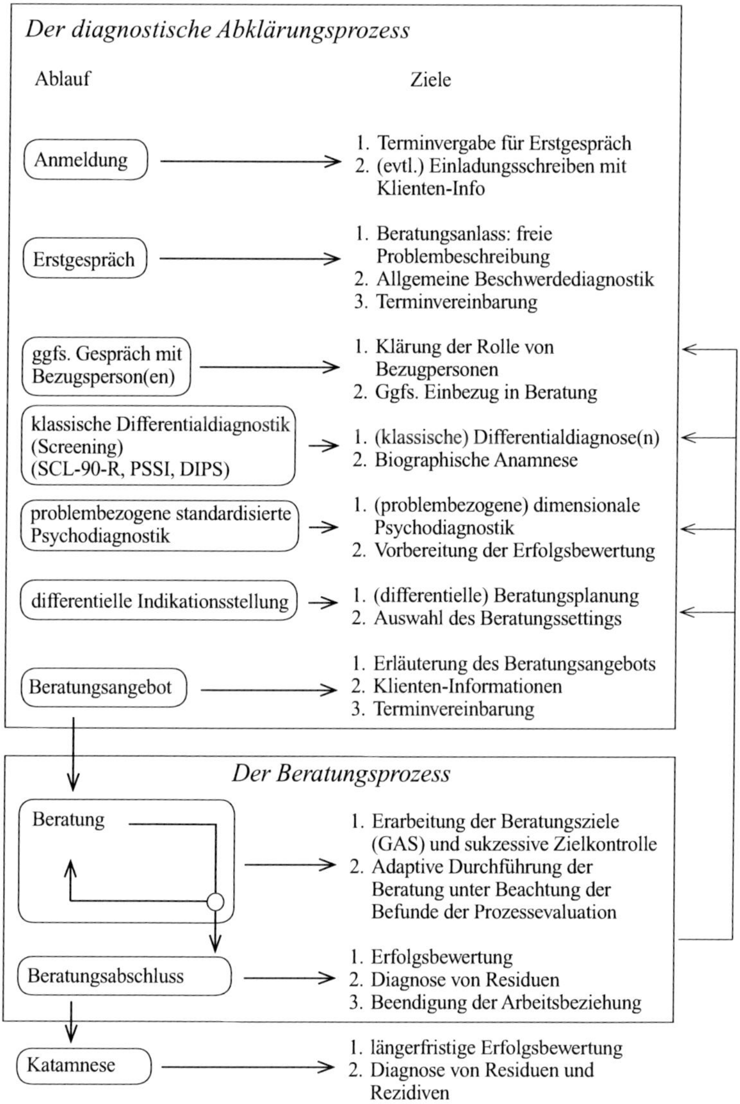

Ablaufschema des diagnostischen Abklärungsprozesses und des adaptiven Beratungsprozesses Teglas / Vogt, 2002a (modifiziert nach Vorlagen von Grawe, 1998; Krampen, 2002)

- Geistiger und körperlicher Verfall
- nicht „richtig" gelebt zu haben
- Verlust des Zutrauens in eigene Kräfte
- Nicht-Verfügbarkeit der Sinne
- Verbitterung
- Armut
- Erkrankung
- Schmerzen
- Verlust der Wertschätzung

Als Spezifikum zeigen sich Übertragung und Gegenübertragung in der Beratungsarbeit mit älteren Ratsuchenden. „Hier kommt es darauf an, ob und inwieweit sich der Berater sensibel der Lebenserfahrung älterer Menschen öffnen kann und zu einer offenen Beziehung mit dem Klienten bereit und in der Lage ist. Erinnert er sich bei der 72-jährigen Frau an seine ihn fordernde und belastende Mutter, wird er unter Umständen gerne auf die verbalen Mitteilungen eingehen, wonach das Anliegen wirklich zu gering sei, um seine Zeit darauf zu verwenden" (Vogt, 2001a, 105).[39]
Differenzierte Informationen über Alterungsprozesse, eine Offenheit für Fragen nach Sinn und Endlichkeit, eine spezielle Sensibilität für Grenzsituationen im Alter und für eine mögliche Revision des bisherigen Lebens sind zu vermitteln. Dabei ist an grundsätzliche Kenntnisse zum psychischen Geschehens und der Wechselwirkung von sozialen Einflussfaktoren anzuknüpfen.
Ein Paradigmenwechsel vom „Anti-Aging" zum „Pro-Aging" (Olbrich, 2002, 19) lässt sich, da dies Berater/innen und Ratsuchende gleichermaßen berührt, auf der Ebene der Subjektivität gemeinsam entwickeln. Es geht nicht vorrangig um den Kampf gegen das Alter, sondern um Vorbereitung und Einstellung auf das Alter.
Ziel der Reflexion muss nicht „ein Mehr vom Alten" (ebenda, 19) sondern die Offenheit für „etwas Neues, aktuell Bedeutsames" (ebenda, 21) sein. In dieser Offenheit geht es nicht um Berechenbarkeit, die sich aus „alten Erfahrungen" speist, sondern um ein „Ergreifen" des Neuen unter dem Aspekt, dass jeden Menschen „ ... in jedem Entwicklungsabschnitt eine Auseinandersetzung zwischen psychischer Strebung und sozialer Forderung beziehungsweise sozialer Bindung [bewegt]" (ebenda, 21]. Im Vordergrund steht die Auseinandersetzung mit aktuellen Entwicklungsaufgaben in einer konkreten Situation bzw. Lebensphase. In der

Analogie zu Erikson, der mit seinem Prinzip der Entwicklungsstufen deutlich gemacht hat, dass jedem Alter und jeder körperlichen Entwicklungsstufe eine psychisch-emotionale Entwicklung zugeordnet ist, gilt es – im Interesse der Identität – die jeweiligen konkreten Herausforderungen zu bewältigen.

Damit beginnt „Pro-aging" weit vor der Phase eines sozial beschriebenen Alters, da „Ich-Integrität", also die Integration von Vergangenem mit Gegenwart und Zukunft, die Identität der Person bedingt.

Auf die gesamte Lebensspanne bezogen ist dies die Herausforderung, sein Leben zu allen Zeiten intensiv zu gestalten, oder wie Papst Johannes XXIII. es einmal ausdrückte: „Oft an den Tod zu denken, ist auch eine gute Art, sich mehr des Lebens zu freuen" (Vogt, 1998, 77).

Den von Österreich (1993) zusammengestellten Essentials der Therapie / Beratung mit älteren Ratsuchenden ist grundsätzlich zuzustimmen und in die Qualifizierungsmaßnahmen für tätige Berater/innen aufzunehmen:

1. Die Wechselwirkung körperlicher, psychologischer und sozialer Faktoren unter dem Aspekt der Mehrdimensionalität und Multikonditionalität des Alters
2. Die Berücksichtigung der Lebensgeschichte des älteren Menschen
3. Der Grundsatz des partnerschaftlichen Umgangs und Dialogs
4. Die Akzeptanz therapeutischer Grenzen
5. Die Notwendigkeit differenzierter Wahrnehmung (statt Stereotypenleitung)
6. Die Individualisierung der Störung und Erkrankung (statt Generalisierung von alt und krank)
7. Die positive Beeinflussbarkeit von psychischen Krankheiten
8. Der differenzierte Umgang mit in der Kommunikation unfähigen oder nicht bereiten älteren Menschen
9. Die Erfolgskontrolle der Therapie
10. Die Steigerung der Kompetenz im Sinne von Selbstsicherheit, Selbstverantwortlichkeit und Unabhängigkeit des älteren Menschen
11. Der Einbezug und die Berücksichtigung von Angehörigen
12. Die sozialraumorientierte interdisziplinäre Zusammenarbeit im Versorgungssystem."

(Österreich, 1993, zit. in: BMFSFuJ, 2001, 101; modifiziert)

Beratung unter dem Aspekt der Begegnung auf „Augenhöhe" hat auf die „Niedrigschwelligkeit" im doppelten Sinn ihrer Bedeutung Wert zu legen. Nicht nur Kostenfreiheit und Bedingungslosigkeit für das Inanspruchnehmen von Beratung müssen gewährleistet sein, sondern auch unter Beachtung möglicher körperlicher Bewegungsbegrenzungen „ebenerdige" oder mit dem Aufzug zu erreichende Zugänge von Beratungseinrichtungen. Zudem ist die Erreichbarkeit mit öffentlichen Verkehrsmittel eine schon nahezu selbstverständliche Voraussetzung.

Bei der Widerstandsbearbeitung gegenüber dem Aufsuchen von Beratungsstellen muss berücksichtigt werden, dass die Inanspruchnahme von Beratung für ältere Menschen häufig ein „Erst-Erlebnis" ist. In der Regel liegen bei älteren Menschen lediglich Erfahrungswerte von Arztbesuchen vor. Die Erfahrung eines „schnellen Durchflusses" in Arztpraxen mit dem Ergebnis einer Rezeptverordnung kann die Erwartungen an die Beratung, ebenso „behandelt" zu werden, beeinflussen.

„Manchmal greifen sie auf Hilfsmittel wie z.B. vorbereitete Notizen zurück, von denen sie ablesen. Diese für Berater in der Regel ungewohnte Situation und vom beraterischen Vorgehen nicht unbedingt bevorzugte Explorationsform hat für die Ratsuchenden kompensatorische Wirkung. Von ihrer Erfahrungswelt kennen sie in der Regel eher die „Wartezimmer-Behandlungszimmer-Situation", die zeitlich eng beschnitten und durch Apparatemedizin wenig Raum für das Gespräch übrig lässt. Eine Vorbereitung durch Notizen kann zunächst die Wahrnehmung emotionaler Berührung beim Klienten durch den Berater behindern; sie stellt anderseits eine optimale Ressource des älteren Menschen dar" (Vogt, 2001a, 101 ff).

Nicht selten kommen ältere Ratsuchende wesentlich früher zum angegebenen Beratungstermin mit der Begründung, erst einmal „ankommen" zu müssen bzw. sich auf das bevorstehende Gespräch vorbereiten zu wollen. Auf diese „Eigenheiten" ist Rücksicht zu nehmen, z.B. durch geeignete Wartemöglichkeiten und durch „Pünktlichkeit" von Berater/innen.

Dabei ist darauf zu achten, dass Ratsuchende nicht auf andere wartende Klienten treffen, z.B. in sogenannten integrierten Erziehungs-, und Ehe-, Familien- und Lebensberatungsstellen auf Eltern und deren minderjährige Kinder (Vogt, 2001b). Gerade ältere Frauen und Männer entwickeln auf dem Hintergrund von Schamgefühlen größere Empfindlichkeiten dafür, als Ratsuchende „erkannt" zu werden. Deshalb scheint

die Akzeptanz der Stellen, die ihr Angebot ausschließlich an Erwachsene richten, größer zu sein (Vogt, 2001b).
Nicht selten kommen ältere Ratsuchende zur Erstberatung – dies gilt vor allem für die Einzelberatung – zunächst in Begleitung einer Person ihres Vertrauens (Kinder, Neffen, Enkel, Bekannte(r), Freund(in)). Diese sollen auf Wunsch der Ratsuchenden gerade zu Beginn eines Beratungsprozesses in das Beratungszimmer mitkommen. Hier ist „Fingerspitzengefühl“ notwendig, den Wunsch einerseits zu respektieren, andererseits aber auch zum Schutz des Ratsuchenden darauf hinzuarbeiten, dass dessen Exploration nur in das Beratungsgeschehen zwischen ihm und Berater/in einfließt (vgl. Vogt, 2001a, 102 f).
Insbesondere empfehlen sich Beratungszeiten während des Tages (Helligkeit), wobei Termine innerhalb der gewöhnlichen Essens- und Ruhezeiten ausgespart bleiben müssen. Dies gilt vor allem für Ratsuchende mit Altersdiabetes.

18.7 Derzeitiger Stand der Bemühungen

Es muss noch einmal betont werden, dass sich die Partnerschaftsberatung im höheren Lebensalter noch in ihren Anfängen befindet und auch der hier vorliegende Beitrag in die Rubrik „Gehversuche“ einzuordnen ist. Dies gilt insbesondere für das Angebot institutioneller Ehe-, Familien- und Lebensberatungsstellen, aber auch für das Spektrum niedergelassener Psychotherapeuten. Paartherapeutische Modelle (Bösch, 1995; Minder, 2000; Willi, 1986; Goldbrunner, 1999; Vogt, 2001a; Riehl-Emde, 2002) müssen sich an der Symptomatik orientieren und weniger am Alter, ohne jedoch die Besonderheiten der Beratung älterer Menschen zu vernachlässigen.
Wenn Radebold darauf verweist, dass über 60-jährige Menschen mit der Entberuflichung nicht zu asexuellen Wesen werden und sich weiterhin mit „ungelösten, unbewussten, individuellen innerpsychischen und mit ihren unbewusst pathogenen Partnerschaftskonflikten als auch mit weiteren intra- und intergenerativen Konflikten konfrontiert sehen“ (Radebold, 1992, 53), so hat sich diese Erkenntnis dennoch nicht in der alltäglichen Praxis von Therapie und Beratung durchgesetzt, ebenso wenig in der Psychotherapieforschung.
Dies ist für die Betroffenen um so bedauerlicher, da die bisherige Lebens- und Partnerschaftserfahrung offensichtlich weder ausreicht, aktu-

elle Konflikte und Krisen zu bewältigen, noch Ängste vor der Zukunft zu binden.

Dabei ermöglicht Partnerschaft im Alter nicht nur die Befriedigung individueller Bedürfnisse. „Ehe in reiferen Jahren... verringert die Angst vor dem Altwerden, vor dem Alleinsein und vor dem Tod" (Wallerstein / Blakeslee, 1989, 84). Sie bietet sich auch im Kontext der Bewältigung kritischer Lebensereignisse als Ressource an.

Holohan und Moos stellen fest, dass personale und vor allem familiale Ressourcen dazu beitragen, life stress zu bewältigen. Unter familialen Ressourcen ist die Beziehungsqualität in der Familie zu verstehen, die sich in Kohäsion (Ausmaß der gegenseitigen Unterstützung), Expressivität (Ausmaß der Ermutigung zum offenen Austausch der Gefühle) und Konflikt (Ausmaß von konflikthaftem Erleben auf der Beziehungsebene) untergliedert.

Die positive Wirkung der familialen Ressourcen wird ebenfalls von Buchmüller et al. beim Übergang vom Erwerbsleben in den Ruhestand festgehalten, wobei der Wirkungsgrad mit auch ansonsten als positiv erlebten Sozialbeziehungen wächst (Buchmüller et al., 1996, 83-83). Eine konflikthafte Beziehung im höheren Lebensalter kann hingegen jegliche Selbstständigkeit, Autonomie und „privacy" zunichte machen und somit anderen Störungsbildern Vorschub leisten.[40]

„Die Bewältigung der Altersprobleme ist davon abhängig, wieweit die positive und die negative Maske zugelassen werden. Enttäuschungen ergeben sich immer dann, wenn eine Seite unterdrückt wird. Die Fixierung auf die pessimistische Sicht blockiert die kreative Suche nach erfreulichen Tätigkeiten und Erlebnissen. Die ausschließlich optimistische Maske dagegen begünstigt eine Überschätzung der realisierbaren Möglichkeiten und führt zu ernüchternden Erfahrungen, die schwer zu ertragen sind, weil die Begrenzung verdrängt wird" (Goldbrunner, 1994, 153).

Insoweit ist Radebold (2003) zuzustimmen, wenn er angibt: „In der Therapie geht es darum, Probleme so weit zu klären, dass das Älterwerden besser gelingt und die eigenen Ressourcen genutzt werden können: ‚Man muss dem Alter nicht begeistert um den Hals fallen, aber lernen, es zu akzeptieren, und sich in Maßen darauf einstellen'„ (in Millhahn, 2003).[41]

Unter der Maxime, dass es in der Beratung, vereinfacht dargestellt, nicht um die Veränderung der Person, sondern um mögliche Veränderungen der als belastend erlebten Situation geht (Weakland / Herr 1984), hat Paarberatung zum Ziel, „die Interaktionen bzw. die Beziehungsdynamik zwischen den Partnern so zu verändern, dass die Probleme der einzelnen, des Paares und manchmal auch der Familie gemildert werden. Sie ist zur Behandlung von Störungen, aber auch zur Ressourcenmobilisierung und Bewältigungshilfe bei psychischen und körperlichen Krankheiten indiziert. Anlass zur Paartherapie können darüber hinaus auch allgemeine Lebensprobleme oder partnerschaftliche Krisensituationen sein" (Riehl-Emde, 2002b, 69).

Im Kontext der Partnerschaftsberatung stellt sich von daher die Steigerung der allgemeinen Reziprozität als Aufgabe dar. „Positive Gegenseitigkeit" ist zugleich Ziel wie auch Handlungsauftrag, weil sie sich an veränderten Kommunikationsformen, Problemlösestrategien, kognitiven Strukturen und an der Verlebendigung und Bereicherung der Sexualität festmacht. Um dies zu erreichen, sind „einübende" Verfahren (vgl. Schindler et al., 1998; Kockott / Fahrner, 2000; Kaplan 2000; Clement, 2002; Vogt, 2001a; 108 f) angezeigt, die sich nicht nur auf ein Paradigma festlegen, sondern eine Vielfalt von Interventionsformen zulassen.

Der Ablaufplan des Beratungsprozesses von Teglas / Vogt (2002a) greift in diesem Zusammenhang die Notwendigkeit der Erfolgsbewertung von Beratung durch Ratsuchende und Berater als Regelfall auf, ein wesentlicher Aspekt im Kontext der Qualitätssicherung. Dazu zählt naturgemäß auch die Klärung von Residuen. Beratung / Therapie sind konzeptionell nie in der Lage, alle Problembereiche aufzuarbeiten; es findet eine Priorisierung nach der eingangs abgestimmten und diagnostizierten Präferenzliste statt.

Damit dies professionell begleitet werden kann, werden katamnestische und prospektive Studien im Kontext von Beratungsprozessen um so bedeutsamer.

19.0 Wirksamkeitsüberprüfungen von Beratung

Im Gutachten „Familie und Beratung“ akzentuierte der Wissenschaftliche Beirat für Familienfragen beim damaligen Bundesministerium für Familie und Senioren, dass „begleitende Forschungen, die den Beratungsprozess in seinen verschiedenen Formen und Wirkungen aufklären, weithin fehlen“ und empfahl demgemäss „zur Erweiterung der Erkenntnisse über den Beratungsprozess... eine nachhaltige Unterstützung der Beratungsforschung und appelliert an die forschungsfördernden Einrichtungen, diesen sozialwissenschaftlich und gesellschaftspolitisch relevanten Themen größeren Raum zu geben“ (Bundesministerium für Familie und Senioren, 1993, 155-156).

Hutt / Fahrenberg definieren Katamnese als „Bericht über den Verlauf einer Krankheit nach Beendigung der Behandlung als Voraussetzung für Erfolgsbeurteilung und Kritik der im speziellen Fall durchgeführten Therapie“ (1986, 352).

Damit müsste Katamnestik ein fester Bestandteil beraterischer Arbeit sein. Grawe (1999, 117) macht jedoch geltend, dass bisherige psychotherapeutische Richtungen „nicht wie noch zu prüfende Hypothesen, sondern wie Erkenntnisse mit Wahrheitsanspruch vertreten wurden.“

Er kritisiert damit vor allem eine Praxis, Erkenntnisse über untersuchte Bereiche hinaus im Sinne und Interesse der jeweiligen Therapieschule zu generalisieren. Dem stellt er die Notwendigkeit von differenzierten und replizierbaren Wirksamkeitsüberprüfungen von Beratung/Therapie empirisch gegenüber und bricht somit mit dem „anything goes“ und der Ideologiebezogenheit in der Psychotherapieforschung (vgl. Grawe et al., 1994, 1996).

Inzwischen besteht ein gewachsenes wissenschaftliches Interesse an der Evaluation von Beratungsprozessen. Katamnestik wird als notwendig beschrieben (z.B. Frank / Fiegenbaum, 1994), weil nur so Aussagen zu langfristigen Auswirkungen des Beratungsprozesses zu treffen sind. Dazu zählt der Versuch der Objektivierung geleisteter Arbeit, da es neben der Erfassung von „Erfolgen“ zwangsläufig auch um die Erkundung von Beeinträchtigungen und wahrgenommener negativer Konsequenzen gehen muss.

In Anbetracht des hohen Kostendrucks im Gesundheitsbereichs, aber auch der schwierigen finanziellen Situation der Länder, die die Förderpraxis von Beratungseinrichtungen nachhaltig tangiert, ist die Dokumentation der Beratungswirkung durch katamnestische Untersuchungen geradezu zwingend geworden. „Leistungsnachweise *müssen* erbracht werden, und Beraterinnen und Berater (...) tun gut daran, diese Herausforderung aufzunehmen" (Brunner / Welter-Enderlin, 1995, 65, Hervorhebung im Original).
Derzeit sind vor allem die Träger an den Ergebnissen von Evaluationsprozessen interessiert, um die Arbeit der Beratungsdienste zu optimieren und Anhaltspunkte für notwendige Qualifizierungsangebote (Fortbildung) der Mitarbeiter/innen zu erhalten.
Der Nutzen katamnestischer Erhebungen für die Selbstreflexion wird von Berater/innen und niedergelassenen Psychotherapeut(inn)en bislang hingegen noch nicht in ausreichendem Maße erkannt. Dabei „könnte man schließlich etwas über die Realitätsangemessenheit der (...) eingeleiteten Maßnahmen bzw. der ausgesprochenen Empfehlungen wie auch die ihnen zugrunde gelegten psychologischen Konzeptionen erfahren" (Kaminski, 1970, 592). Wenn auch vermutet werden kann, dass hier unspezifische Ängste und Vorbehalte gegenüber einer möglichen „Kontrolle" durch den Dienstgeber zu Widerständen führen, ist diese Hypothese in weiteren Untersuchungen zu überprüfen.
Im Kontext der Ehe-, Familien- und Lebensberatung machte Vennen den ersten Versuch im deutschsprachigen Raum, in einer katamnestischen Studie retrospektiv die Wirksamkeit von Eheberatung zu erfassen. Er befragte insgesamt 100 ehemalige Klienten, die von 14 Eheberaterinnen in drei Beratungsstellen beraten worden waren (1992, 127). Insbesondere der retrospektive Ansatz mit nur einem Messzeitpunkt wurde kritisiert. Die Befragung von Ratsuchenden sechs Jahre nach Ende der Beratung ließ zudem Zweifel aufkommen, inwieweit Erinnerungen eine valide Grundlage für die Beurteilung der Effektivität von Beratung bilden können.
Im Bereich der kath. Träger von Ehe-, Familien- und Lebensberatung folgten verschiedene katamnestische Nacherhebungen von Ratsuchenden (Wilbertz, 1999; Vogt, 1999a; Fachstelle Rottenburg-Stuttgart, 2000). Auch hier handelte es sich um Befragungen mit nur einem Messzeitpunkt, die sechs Monate nach Ende der Beratung durchgeführt wurden. Mit den Projekten der „Beratungsbegleitenden Forschung" (Hahlweg / Klann, 1994a; Klann, 2002) wurde eine standardisierte Form der Prozessforschung

entwickelt und zum Einsatz gebracht. Ziel der Beratungsbegleitenden Forschung ist es, in prospektiv angelegten Studien empirisch fundierte Erkenntnisse über die Effektivität von Ehe- und Partnerschaftsberatung „unter Feldbedingungen“ zu gewinnen, auszuwerten und für die Aus- und Fortbildung von Beraterinnen zu operationalisieren. Um so notwendiger wurden nicht nur die Inventarisierung und statistische Erfassung der Problembereiche von Ratsuchenden, sondern die Überprüfung des Ausmaßes ihrer Veränderung durch die Beratung. Zur Standardisierung des Verfahrens wird mit Hilfe einer Fragebogenbatterie die Art und „Schwere“ der partnerschaftlichen und individuellen Beeinträchtigung erhoben. Zugleich werden auch die Dimension der Veränderungen durch die Beratung sowie die dauerhafte Stabilität der Beratungseffekte nach der Beratung erfasst.
Zu diesem Zweck wurde ein quasi-experimentelles Vorgehen mit einer Datenerhebung zu Beginn der Beratung (Prä), einer weiteren unmittelbar nach Beratungsende (Post) und einer Follow-up-Erhebung (FU; sechs Monate nach Beratungsende) entwickelt. Insbesondere die Stabilität der durch die Beratung erzielten Veränderungen sollte durch die Follow-up-Messung kontrolliert werden.[42] Darüber hinaus gelang es, ein Computerprogramm zu entwickeln, dass die Datenerfassung und -auswertung wesentlich vereinfachte.
Die Ergebnisse von inzwischen zwei bundesweiten Studien zur „Beratungsbegleitenden Forschung“ sind an anderer Stelle ausführlich dokumentiert (Klann / Hahlweg, 1994a, 1995; Klann, 2002).
Eine auf den regionalen Bereich von Nordrhein-Westfalen zugeschnittene Folgeuntersuchung nach dem gleichen Forschungsdesign wurde in den Jahren 1999 bis 2001 in den Kath. Ehe-, Familien- und Lebensberatungsstellen der Bistümer Aachen, Essen, Köln, Münster und Paderborn durchgeführt (Kröger / Wilbertz / Klann, 2003).
Hinsichtlich der Wirksamkeit von Eheberatung zeigt sich, dass durch die Beratung eine Minimierung von Belastungen und eine positive Beeinflussung der partnerschaftlicher Interaktion (z.B. globale Partnerschaftszufriedenheit, affektive Kommunikation, Problemlösekompetenzen, gemeinsame Freizeitgestaltung) erreicht werden konnte (ebenda).

20.0 Die Überprüfung der Effekte von Ehe-, Familien- und Lebensberatung bei Menschen über 55 Jahren

Auf die Personengruppe der 55-jährigen und Älteren Ratsuchenden bezogen, liegen bisher keine Wirksamkeitsüberprüfungen von Beratungsprozessen in der Ehe-, Familien- und Lebensberatung vor. Bislang vorliegende Ergebnisse lassen lediglich Aussagen zur „allgemeinen Klientel" zu, also ohne Akzentuierung bestimmter Altersgruppen.
Auch die im Kontext der Projekte „Partnerschafts- und Familienberatung im Alter" durchgeführten Erhebungen (Goldbrunner, 1997, 1999, 2001; Vogt, 2001a) geben nur Auskünfte über die Gründe der Inanspruchnahme von Ehe-, Familien- und Lebensberatung von Menschen über 55 Jahren, hingegen sagen sie nichts aus über Schwere der Beeinträchtigungen noch über Veränderungseffekten durch die Beratung. Da das Entwicklungspotential des „Produktes" der Ehe-, Familien- und Lebensberatung jedoch nachhaltig davon abhängt, ob die „richtigen Prioritäten" gesetzt werden, d.h. Orientierung an veränderte soziale und demographische Rahmenbedingungen und Bedarfslagen sowie Überprüfung und Vermittlung vorgehaltener Qualität, ergibt sich zwangsläufig die Notwendigkeit des Nachweises von Beratungseffekten mit der zunehmend größer werdenden Gruppe der über 55-jährigen und Älteren.
Das Vorgehen und die Ergebnisse sollen hier ausführlich dargestellt werden. Als Rahmen der Untersuchung wird bewusst das Inventar der „Beratungsbegleitenden Forschung" (Klann / Hahlweg, 1994a; Klann, 2002; Kröger / Wilbertz / Klann, 2003) gewählt, um eine Vergleichbarkeit der Ergebnisse zu ermöglichen und Unterscheidungen zwischen dem „allgemeinen Klientel" aus der Studie „Beratungsbegleitende Forschung Nordrhein-Westfalen" und der Gruppe der über 55-jährigen festzustellen.
Die Erhebung stellt sich der Frage, ob und inwieweit Partnerschaftsberatung bei der Bewältigung kritischer Lebensereignisse – hier vor allem des Eintritts in den Ruhestand - mit ihren primären und vor allem auch sekundären Belastungsfolgen für über 55-jährige eine angemessene Hilfestellung darstellt und die Inanspruchnahme der Beratung eine Res-

source für die Antizipation der Zukunft des Paares freisetzt. Insoweit ist den Zusammenhängen zwischen Partnerschaftsstörungen und –konflikten und physischer und psychischer Belastung nachzugehen. Eine erhöhte Prävalenzrate für Depressionen, insbesondere bei Frauen, gilt als belegt, (vgl. Assh / Byers, 1996; Coyne / Kahn / Gotlib, 1987; Weissmann, 1987) wie auch die Schwächung des Immunsystems infolge von Partnerschaftsproblemen (vgl. Kiecolt-Glaser et al., 1987, 1993).

20.1 Fragestellung

Es sei noch einmal darauf verwiesen, dass die Inanspruchnahme von Ehe-, Familien- und Lebensberatung durch Menschen höheren Lebensalters – im Gegensatz zu anderen Altersgruppen – nicht selbstverständlich und mit Widerständen belastet ist (Vogt, 2001a, 112).
Durch gezielte Öffentlichkeitsarbeit (Zeitung, Zeitschriften, Rundfunk, Fernsehen) gelang es in einem überschaubaren regionalen Einzugsbereich, Widerstände zu entkräften und die grundsätzlichen Möglichkeiten der Beratung im Bewusstsein älterer Menschen zu verankern. Dies führte zu zahlreichen Beratungsanfragen von Frauen und Männern über 55 Jahren. Darüber hinaus gelang es, niedergelassene Ärzte (Urologen, Gynäkologen, Psychiater, Internisten, prakt. Ärzte) für die Beratung älterer Menschen zu interessieren und zu Absprachen gegenseitiger Überweisungen zu gelangen.
Im einzelnen interessierten die folgenden Fragen:

1. Stimmen die partnerschaftlichen Problemfelder und individuellen Belastungen zu Beratungsbeginn zwischen Klienten über 55 Jahren mit dem allgemeinen Klientel aus Nordrhein-Westfalen überein?
2. Gibt es unterschiedliche Befunde zur Wirksamkeit der Beratungsarbeit mit über 55-jährigen Klienten im Vergleich zu Ratsuchenden anderer Altersgruppen?
3. Welche spezifischen Erkenntnisse aus der Beratung mit älteren Menschen müssen mit dem Ziel der weiteren Professionalisierung in die Weiterbildungsordnung zum/zur Ehe-, Familien- und Lebensberater/in und in das Fortbildungsprogramm von Mitarbeiter/innen einfließen ?
4. Entsprechen die bisherigen Bemühungen der Ehe-, Familien- und Lebensberatung um Ratsuchende über 55 Jahren der Bedeutung des demographischen Wandels wie dem Selbstverständnis der kath. Träger?

20.2 Methode

Nachfolgend werden das Untersuchungsdesign und die Klientenstichproben erläutert.

20.3 Klientenstichproben

Insgesamt haben sich 84 Paare, bei denen beide Partner über 55 Jahre alt sind, an der Erhebung zum Prämessungszeitpunkt beteiligt. Diese Daten wurden im Zeitraum von Juni 1999 bis November 2002 erhoben.
Als Vergleichsstichprobe werden Prämessungsdaten von 84 Paaren, bei denen beide Partner jünger als 55 Jahre sind, herangezogen. Bei dieser Vergleichsstichprobe handelt es sich um eine Zufallsauswahl aus der Gesamtheit aller nordrhein-westfälischen Klienten, bei denen beide Partner jünger als 55 Jahre sind und die bis November 2001 im Rahmen der Beratungsbegleitenden Forschung erfasst wurden (vgl. Kröger / Wilbertz / Klann, 2003). Um die Vergleichbarkeit zur Stichprobe der Ratsuchenden über 55 Jahre zu gewährleisten, wurden Einzelklienten sowie Klienten, deren Prämessungsdaten vor 1999 erhoben wurden, aus dieser Zufallsauswahl ausgeschlossen.

20.3.1 Soziodemographische Merkmale der Ratsuchenden über 55 Jahre

Das Durchschnittsalter der männlichen Klienten betrug zu Beginn der Beratung 62,2 Jahre (SD = 5,5), das der weiblichen Ratsuchenden 60,7 Jahre (SD = 5,4). 88 % der Paare waren miteinander verheiratet und zwar seit durchschnittlich 31,2 Jahren (SD = 11,8). Die Mehrheit der Paare (68 %) hatte mindestens ein gemeinsames Kind. Ein Fünftel der Klienten war früher schon einmal verheiratet und rund 13 % hatten Kinder aus einer früheren Ehe oder Partnerschaft.
Gut die Hälfte der Klienten verfügte über die mittlere Reife (52 % der Männer und 55 % der Frauen). 38 % der männlichen Klienten sowie 66 % der Frauen waren zum Zeitpunkt der Präerhebung berufstätig. 55 % der Männer waren bereits im Ruhestand, 6 % arbeitslos und 1 % Hausmann; von den Frauen waren 23 % im Ruhestand und 12 % gaben an, Hausfrauen zu sein. Bezüglich der Religionszugehörigkeit zeigte sich, dass 67 % der Klienten der katholischen Kirche angehörten, 19 % wa-

ren evangelischer Konfession und 14 % gaben an, keiner oder einer anderen Religionsgemeinschaft anzugehören.
Die Tabellen 14 und 15 beinhalten eine Gegenüberstellung der soziodemographischen Merkmale der Ratsuchenden über 55 Jahre und der Vergleichsstichprobe.

20.3.2 Stichprobenunterschiede

Bedingt durch die unterschiedliche Altersstruktur der beiden Stichproben ergibt sich eine signifikante Differenz hinsichtlich der mittleren Ehedauer (siehe Tabelle 15): Während die Klienten der Vergleichsstichprobe seit durchschnittlich 11 Jahren miteinander verheiratet sind, beträgt die mittlere Ehedauer der über 55-jährigen Paare, rund 31 Jahre.

Tab. 15: Vergleich soziodemographischer Daten der über 55-jährigen Klienten (55plus; N = 84 Paare) mit den Klienten der Vergleichsstichprobe (VGS; N = 84 Paare) hinsichtlich Mittelwert (M), Standardabweichung (SD) und Range

	55plus			VGS			t-Test
	M	SD	Range	M	SD	Range	t
Alter Männer	62,2	5,5	55-78	41,2	6,3	27-54	- 23,03
Alter Frauen	60,7	5,4	55-76	38,4	6,4	24-54	- 24,37
Ehedauer (Jahre)	31,2	11,8	1-54	11,0	5,9	2-22	- 15,21

Anmerkungen. Die Freiheitsgrade (df) betrugen in Abhängigkeit von fehlenden Werten 120-166. *** p ≤.001.

Darüber hinaus befinden sich in der Vergleichsstichprobe mehr Paare, die mindestens ein gemeinsames Kind haben. Auch der prozentuale Anteil an Ratsuchenden mit vergleichsweise hohem Bildungsniveau fällt in der Vergleichsstichprobe größer aus als in der Stichprobe der über 55-jährigen Klienten. Mit großer Wahrscheinlichkeit handelt es sich hierbei in erster Linie um einen Kohorteneffekt, da die Geburtsjahrgänge vor 1945 zum Zeitpunkt ihrer Schul- und Berufsausbildung noch nicht von der umfangreichen Bildungsreform in den 70iger Jahren profitieren konnten.

Da von den über 55-jährigen ein nicht unerheblicher Teil bereits im Ruhestand ist (s.o.), fällt natürlich auch der Anteil an Berufstätigen in der Vergleichsstichprobe größer aus.
Ein weiterer bedeutsamer Unterschied zeigt sich bezüglich der Religionszugehörigkeit der weiblichen Klienten: In der Stichprobe der über 55-jährigen ist der Anteil an Frauen, die angeben, der katholischen Kirche anzugehören, signifikant größer (siehe Tabelle 16).

Tab. 16: Vergleich soziodemographischer Daten der über 55-jährigen Klienten (55plus; N = 84 Paare) mit den Klienten der Vergleichsstichprobe (VGS; N = 84 Paare) hinsichtlich Häufigkeit (n) und prozentualem Anteil (%)

	55plus		VGS		χ^2-Test		
	n	%	n	%	χ^2	df	p
mit Partner verheiratet	148	88	137	82	2,28	1	ns.
mindestens ein gemeinsames Kind	114	68	130	77	3,83	1	*
schon einmal verheiratet	34	20	27	16	0,98	1	ns.
Kinder aus früherer Partnerschaft	21	13	24	14	0,23	1	ns.
zur Zeit berufstätige Männer	32	38	78	93	55,72	1	***
zur Zeit berufstätige Frauen	55	66	71	85	8,13	1	*
Schulbildung Männer:							
ohne Abschluss/Hauptschule	26	31	7	8			
Mittlere Reife	44	52	22	27	46,04	3	***
Abitur	9	11	15	18			
Fachhochschule/Universität	5	6	39	47			
Schulbildung Frauen							
ohne Abschluss/Hauptschule	28	33	5	6			
Mittlere Reife	46	55	34	41	40,11	3	***
Abitur	4	5	17	20			
Fachhochschule/Universität	6	7	28	33			

Religionszugehörigkeit Männer							
katholisch	53	63	44	52			
evangelisch	14	17	21	25	2,35	2	ns.
keine/sonstige	17	20	19	23			
Religionszugehörigkeit Frauen							
katholisch	60	71	43	52			
evangelisch	17	20	26	32	6,47	2	*
keine/sonstige	7	8	13	16			

Anmerkungen. ns. = nicht signifikant, * p ≤ .05, *** p ≤ .001.

20.3.3 Ausfallraten

An der Datenerhebung zu Beratungsende (Posterhebung) beteiligten sich noch 55 der über 55-jährigen Paare sowie 52 Paare der Vergleichsstichprobe.

Von insgesamt 30 Paaren, bei denen beide Partner über 55 Jahre alt sind, und von 22 Paaren der Vergleichsstichprobe konnten Daten zu allen drei Messzeitpunkten (Prä, Post und Follow-up) erhoben werden. Somit liegen in der Stichprobe der über 55-jährigen von 36 % und in der Vergleichsgruppe von 26 % der eingangs untersuchten Klienten Datensätze mit Angaben zu allen drei vorgesehenen Erhebungszeitpunkten vor.

Die Drop-out-Raten fallen damit ähnlich hoch aus wie in den vorangegangenen Studien der Beratungsbegleitenden Forschung (vgl. Klann, 2002; Klann / Hahlweg, 1994a; Kröger / Wilbertz / Klann, 2003).

Um mögliche, durch die Ausfallraten bedingte Verzerrungen der Ergebnisse einschätzen zu können, werden im Folgenden jeweils entsprechende Vergleiche zwischen den Klientengruppen (z.B. Vergleiche der Klienten mit und ohne Postdaten hinsichtlich soziodemographischer Merkmale und der zu Beratungsbeginn vorliegenden Belastungen, vgl. Kapitel 21.2.2 und 21.3.1) berechnet.

20.4 Erhebungsinstrumente

Zur Verdeutlichung des Vorgehens im Rahmen der Evaluation werden die einzelnen Fragebögen vorgestellt.

20.4.1 Fragen zur Person

Mit den Fragen zur Person werden die wesentlichsten soziodemographischen Merkmale der Klienten erhoben (wie z.B. Alter, Geschlecht, Schulbildung, Berufstätigkeit, Religionszugehörigkeit, Familienstand etc.), ergänzt um spezifische Fragestellungen, wie z.B. Angaben zu früheren Ehen. Die Fragestellungen entsprechen im Wesentlichen denen, die durch den Minimal-Datensatz, der obligatorisch in Kath. Ehe-, Familien- und Lebensberatungsstellen in Deutschland zum Einsatz kommt, erhoben werden (Klann / Maurer / Schmidt / Vogt, 1994).

20.4.2 Problemliste (PL)

Mit der Problemliste (PL) wird das Ausmaß sowie der Umgangsstil mit partnerschaftlichen Konflikten im Rahmen der Selbstbeurteilung erfasst. Es werden 23 Bereiche des Zusammenlebens erfragt, die nach Einschätzung tätiger Berater/innen und empirischer Überprüfung (Hahlweg / Kraemer / Schindler / Revenstorf, 1980; Klann / Hahlweg, 1987, 1994a) in Paarbeziehungen problembelastet sind. (z.B. Zuwendung des Partners, Sexualität, Kommunikation/ gemeinsame Gespräche, Vorstellungen über Kindererziehung und Freizeitgestaltung).

Die Ratsuchenden schätzen für jeden Bereich das Ausmaß der erlebten Belastung und der Konfliktlösung ein (Antwortkategorien: 0 = keine Konflikte; 1 = Konflikte, erfolgreiche Lösung; 2 = Konflikte, keine Lösung, oft Streit; 3 = Konflikte, aber wir sprechen kaum darüber).

Die Addition der Bereiche, die mit 2 oder 3 beantwortet wurden, führen zur Quantifizierung der Gesamtproblembelastung. Mit Hilfe der Problemliste (PL) ist die Analyse von partnerbezogenen Problembereichen und ihre Präferenzordnung möglich. Zugleich erfolgt eine Gegenüberstellung von subjektiven Einschätzungen zu bestehenden Konfliktbereichen von beiden Partnern.

Im Kontext der Veränderungsmessung kann bei einer Differenz von zehn und mehr T-Punkten von einem signifikanten Unterschied ausgegangen werden.

Die interne Konsistenz der PL beträgt $\alpha = 0.83$. Für die Konstruktvalidität der PL liegen überzeugende Hinweise vor (Hahlweg, 1996).

20.4.3 Einschätzung von Partnerschaft und Familie (EPF)

Bei dem Fragebogen „EPF“ handelt es sich um die Fortschreibung und in die deutsche Sprache übersetzte Fassung des Marital Satisfaction Inventory (MSI; Snyder, 1981), der zur reliablen und validen Erfassung wesentlicher Aspekte partnerschaftlicher Interaktion insgesamt 280 Einzelitems umfasst. In der deutschen Version erfolgte eine Konzentration auf 120 Items ohne wesentliche Einbußen an Reliabilität und Validität (Klann, Hahlweg / Hank, 1992).
Er beinhaltet insgesamt 10 Skalen mit je 12 Items pro Skala:

Globale Zufriedenheit mit der Partnerschaft (GZ)
Ziel dieser Skala ist die Erfassung der globalen Ehe- bzw. Partnerschaftszufriedenheit mit Items, wie z.B. „Ich bin ziemlich glücklich verheiratet“ und „Selbst wenn ich mit meinem Partner zusammen bin, fühle ich mich häufig einsam“.

Affektive Kommunikation (AK)
Mit der Skala „affektive Kommunikation“ (AK) wird die Zufriedenheit mit dem Ausmaß an Zuneigung, Affektivität, Selbstöffnung und Verständnis, welches vom Partner gezeigt wird, erfasst und abgebildet.
Als Items stehen z.B. zur Verfügung: „In unserer Partnerschaft drücken wir unsere Liebe und Zuneigung offen aus“, „Manchmal glaube ich, dass mein(e) Partner(in) mich gar nicht richtig braucht“.

Problemlösung (PL)
Im Rahmen dieser Skala geht es um die Einschätzung von Möglichkeiten, Konflikte und Differenzen mit dem Partner konstruktiv zu lösen. Mit den Einzelitems soll erfasst werden, ob aus kleineren Differenzen zwischen den Partnern häufig größere Auseinandersetzung entstehen, ob ungeklärte Dissonanzen eher unausgesprochen bleiben oder ob der Partner als übersensibel bzw. bestrafend wahrgenommen wird
Beispielitems: „Meine Partnerin versteht Kritik als persönlichen Angriff“, „Wenn wir miteinander streiten, kommen immer wieder dieselben alten Probleme auf den Tisch“.

Gemeinsame Freizeitgestaltung (FZ)
Die Zufriedenheit mit der gemeinsamen Freizeitgestaltung wird mit der Skala „FZ“ erhoben. Insbesondere das Vorhandensein gemeinsamer In-

teressen und die Ausrichtung der Freizeit in Beziehung zum Partner werden erfragt. Dabei ist die subjektive und in Beziehung zum Partner zu setzende Einschätzung über die als befriedigend oder eher unbefriedigend erlebte Gestaltung der Gemeinsamkeit hervorgehobenes Ziel.
Beispielitems: „Ich wünschte mir, mein(e) Partner(in) würde meinen Neigungen mehr Interesse entgegenbringen“, „Die Zeit, die wir täglich miteinander verbringen, beschränkt sich fast ausschließlich auf die Essens- und Schlafenszeiten“.

Finanzplanung (FP)
Mit Beispielitems wie „Wir entscheiden gemeinsam, wie das Familieneinkommen ausgegeben werden soll“, „Mein(e) Partner(in) ist leichtsinnig im Umgang mit Geld“ soll erhoben werden, ob und inwieweit einvernehmliche oder konfliktbesetzte Regelungen der finanziellen Angelegenheiten von beiden Partnern erfolgen.

Sexuelle Zufriedenheit (SZ)
Mit dieser Skala, die Einzelitems zur sexuellen Aktivität, zur Befriedigung durch Zärtlichkeit und Geschlechtsverkehr, zum Interesse an außerehelichen sexuellen Aktivitäten und zur Frage, ob Differenzen im sexuellen Bereich vorliegen bzw. bewältigt werden können, umfassen, verbindet sich das Ziel der Bestimmung der sexuellen Zufriedenheit.
Beispielitems: „Ich genieße die sexuellen Kontakte mit meinem(r) Partner(in)“, „Es ist schwierig, mit meinem(r) Partner(in) über Sexualität zu sprechen“.

Rollenorientierung (RO)
Die eheliche Rollenorientierung, insbesondere die Annahme bzw. Zurückweisung traditioneller Geschlechtsrollen, die Ausrichtung im Sinne einer partnerschaftlichen Rollenverteilung, wie auch die Akzeptanz der Berufstätigkeit der Frau werden mit der Skala „Rollenorientierung“ (RO) erhoben.
Beispielitems: „In erster Linie ist der Mann für den Lebensunterhalt der Familie verantwortlich“, „Im Grunde wünschen sich die meisten Männer fürsorgliche und ‚traditionelle‘ Frauen“.

Ehezufriedenheit der Eltern (EZ)
Die Einordnung der ehelichen Beziehung der Eltern als harmonisch, glücklich und stabil wird erfragt. Zudem werden Einschätzungen nach

erlebter emotionaler Nähe und Verständnis in der Ursprungsfamilie eruiert, sowie eine Klassifikation, ob die eigene Kindheit und Jugend als glücklich oder unglücklich beurteilt wird. Beispielitems: „Die Ehe meiner Eltern könnte für viele Paare ein gutes Vorbild sein“, „In meiner Familie standen wir uns alle sehr nahe“.

Zufriedenheit mit den Kindern (ZK)
Die Zufriedenheit mit der Elternrolle und der Eltern-Kind-Beziehung wird mit der Skala „Zufriedenheit mit den Kindern“ (ZK) thematisiert, wozu Einschätzungen zum Grad der Belastung durch die Wahrnehmung der Erziehungsaufgabe und der Auswirkungen von Elternschaft auf die bestehende Partnerschaft angesprochen werden.
Beispielitems: „Die Kinder haben mir nicht die Befriedigung gebracht, die ich mir erhofft habe“, „Durch die Kinder ist unsere Ehe glücklicher geworden“.

Kindererziehung (KE)
Hier geht es um bestehende Konflikte zwischen den Partnern durch die Kindererziehung, also unterschiedliche Erziehungsziele, gerechte Verteilung der Aufgaben, etc.. Mögliche Konfliktbereiche sind als Items vorgegeben.
Beispielitems: „Wir beide entscheiden gemeinsam, welche Regeln für die Kinder gelten sollen“, „Mein(e) Partner(in) trägt zu wenig zur Kindererziehung bei“. Die Items des Fragebogens zur EPF sind jeweils zur Hälfte positiv und negativ formuliert, um Tendenznennungen zu reduzieren.
Die internen Konsistenzen in der deutschen Version des EPF, hier konkret der einzelnen EPF-Skalen liegen zwischen .78 (Skala Zufriedenheit mit den Kindern) und .94 (Skala Globale Zufriedenheit mit der Partnerschaft) und sind somit befriedigend bis sehr gut.
Zur Einschätzung der diskriminativen Validität des EPF verglichen Klann et al. (1992) die mittleren Skalenwerte von Paaren, die eine Eheberatung in Anspruch genommen hatten, mit denjenigen von Paaren, die mit ihrer Beziehung zufrieden waren: Die entsprechenden Mittelwertsvergleiche ergaben für alle EPF-Skalen signifikante Differenzen zwischen den beiden Gruppen.

20.4.4 Beschwerdenliste (BL)

Mit der Beschwerdenliste (BL) werden subjektive, überwiegend körperlich bedingte Beeinträchtigungen in einem quantitativen Maß erfragt. Insgesamt 24 Items richten sich auf die Ausprägung von Allgemeinbeschwerden (z.B. „Schwächegefühl“, „Mattigkeit“), zuzuordnenden körperlichen Beschwerden (z.B. „Schluckbeschwerden“, „Gliederschmerzen“), körpernahen Allgemeinbeschwerden (z.B. „Gewichtsabnahme“) sowie psychischen Beschwerden (z.B. „Grübelei“, „innere Unruhe“, „Reizbarkeit“). Im Sinne der Selbstbeurteilung werden Angaben nach der Ausprägung der angegeben Beschwerden erbeten (vierstufige Antwortskala „gar nicht“, „kaum“, „mäßig“ und „stark“). Somit wird eine grobe Orientierung über das Ausmaß subjektiver körperlicher Beeinträchtigungen möglich, die weitergehende Anhaltspunkte dafür geben kann, ob zusätzlich oder alternativ ärztliche oder psychologische Intervention angezeigt ist.
Aufgrund eines Cronbach-α-Koeffizienten von .90 kann die Reliabilität der BL als gut beurteilt werden. Es gelang in mehreren Untersuchungen, Erkenntnisse zur Validität der BL zu sammeln (Zerssen, 1976).

20.4.5 Allgemeine Depressionsskala (ADS)

Die „Allgemeine Depressionsskala“ (ADS) wurde von Radloff (1977) entwickelt und von Hautzinger / Bailer (1992) ins Deutsche übersetzt und angepasst.
Mit insgesamt 20 Items verfolgt sie das Ziel, das Vorhandensein und Ausmaß depressiver Verstimmungen zu erfassen. Mit einer vierstufigen Ratingskala werden das Vorhandensein und die Dauer von 20 für depressive Verstimmungen typischen Symptomen von den Ratsuchenden beurteilt. Mit der Akzentuierung auf Angaben der letzten Woche ergibt sich ein aktuelles Bild der gegenwärtigen Befindlichkeit.
Sowohl die Reliabilität der ADS mit einer internen Konsistenz von .90, als auch ihre Validität können als gut eingeschätzt werden.

20.4.6 Fragen zur Lebenszufriedenheit (FLZ)

Angaben zur allgemeinen subjektiven Lebensqualität bzw. –zufriedenheit werden durch den „Fragebogen zur Lebenszufriedenheit“ (FLZ; Henrich / Herschbach, 2000) erhoben.

Relevante Lebensbereiche (z.B. „Freunde/Bekannte“, „Gesundheit“, aber auch „Partnerschaft/Sexualität“) sind von den Ratsuchenden mit Hilfe von acht Items zum einen nach subjektiver Bedeutung, zum anderen nach subjektiver Zufriedenheit zu bewerten. Die subjektiven Angaben sind für die letzten vier Wochen auf einer fünfstufigen Likertskala vorzunehmen. Im Rahmen der Auswertung ist es möglich, einen gewichteten Zufriedenheitsscore für jeden der acht Lebensbereiche zu ermitteln, der die Werte für „wichtig“ und „zufrieden“ mathematisch miteinander in Bezug setzt. Mit den gewichteten Werten eröffnet sich die Perspektive, zwischen einer hohen Zufriedenheit in Bereichen, die für das eigene Wohlbefinden als nicht wichtig erlebt werden, und denen, die eine hohe subjektive Bedeutung haben, zu unterscheiden. Das Maß für die globale Lebenszufriedenheit ergibt sich durch die Addition der gewichteten Zufriedenheitswerte.
„... die gewichtete Zufriedenheit (W*Z) errechnet sich nach der Formel: W*Z=(W-1)x(Zx2-5), die den Anteil des entsprechenden Lebensbereiches an der globalen Lebenszufriedenheit darstellt. Der Wert kann zwischen –12 und + 20 schwanken“ (Klann, 2002, 87).
Die interne Konsistenz der FLZ beträgt $\alpha = .82$. Sowohl für die inhaltliche Validität als auch die Konstruktvalidität der FLZ liegen überzeugende Hinweise vor (Henrich / Herschbach, 2000).

20.4.7 Fragen zur Beratung an Klienten (FBK)

Zur subjektiven Beurteilung der Beratung durch den Klienten kommt der „Fragebogen zur Beratung an Klienten“ (FBK) mit 20 Items zur Anwendung, die z.B. Erwartungen an die Beratung, Transparenz des beraterischen Vorgehens, subjektiv empfundener Nutzen der Beratung, Beziehung zum Berater, etc. umfassen. Der Fragebogen wird dem Klienten zum Beratungsende (Posterhebung) ausgehändigt. Bei diesem Fragebogen handelt es sich um eine Weiterentwicklung einer Beratungsstundenbeurteilung.
Klann und Hahlweg (1994a) ermittelten faktorenanalytisch die Skalen „Subjektiver Beratungserfolg“ (Cronbach's $\alpha = .88$) und „Hilfreiche Beratervariablen“ (Cronbach's $\alpha = .72$), denen insgesamt 14 der 20 Items eindeutig zugeordnet werden können. Die übrigen 6 Items wurden wegen ihrer inhaltlichen Relevanz beibehalten. Aufgrund der Vorgehensweise bei der Konstruktion kann die inhaltliche Validität des FBK vorausgesetzt werden.

20.4.8 Fragen zur Beratung an Berater (FBB)

Der Fragebogen zur Beratung an den Berater kommt ebenfalls zum Zeitpunkt der Postmessung zum Einsatz. Mit ihm wird der Beratungsprozess aus Sicht des Beraters und auf der Grundlage von 10 Items retrospektiv beurteilt. Die Fragestellungen beziehen sich u.a. auf Struktur und Stringenz der Beratung, Empathie, Motivation und Zusammenarbeit, Beziehung zum Klienten, persönliche Betroffenheit, etc.).
Auch bei dem Fragebogen zur Beratung an den Berater (FBB) handelt es sich um eine Fortschreibung, in diesem Fall der Therapeutenversion der Stundenbeurteilung. (Schindler / Hohenberger-Sieber / Hahlweg, 1990) Faktorenanalytisch konnten Klann und Hahlweg (1994a) die aus vier Items bestehende Skala „Globale Zufriedenheit des Beraters“ (Cronbach’s $\alpha = .86$) extrahieren, die übrigen sechs Items wurden allerdings aufgrund ihrer inhaltlichen und praktischen Bedeutung beibehalten. Auch für den FBB kann inhaltliche Validität beansprucht werden.

20.4.9 Fragen zum Beratungsverlauf (FBV)

Angaben zu Anzahl und Dauer der Sitzungen, zu den Sitzungsintervallen, zur Stundenbegrenzung, zur Art des Beratungsabschlusses und zu einer eventuellen Weiterverweisung werden mit dem Fragebogen zum Beratungsverlauf vom Berater am Ende des Beratungsprozesses erhoben (Klann / Hahlweg, 1994a).

20.5 Auswertungsmodalitäten

Mit Hilfe des entwickelten Computerprogramms „UNISOLO-BF II“ (1998) werden die Datensätze der drei aufeinander folgenden Erhebungen (Prä/Post/Follow-up) ausgewertet, deren Ergebnisse tabellarisch und grafisch abgebildet werden.
Signifikante Veränderungen zwischen zwei Messungen werden mit der „kritischen Differenz“ ausgewertet. „Im ersten Schritt werden Differenzen gebildet und mit der sog. Kritischen Differenz verglichen. Nötige Angaben zur Berechnung dieser kritischen Differenz sind Standardabweichungen (s), Signifikanzniveau (z, 5%= 1,96) und Reliabilität ($r_{tt,}$ hier immer interne Konsistenz). Die Formel lautet: $D_{krit} = z*s*\sqrt{}2*(1-r_{tt})$. Eine signifikante Veränderung liegt vor, wenn der Differenzwert größer als die kritische Differenz ist“ (Klann, 2002, 93).

21.0 Ergebnisse

Im Folgenden werden die Ergebnisse zu den unterschiedlichen Messzeitpunkten entfaltet.

21.1 Analyse der Prämessungsdaten

21.1.1 Vorbemerkung

Im Rahmen der Analyse der Prämessungsdaten soll vor allem aufgezeigt werden, welche partnerschaftlichen und individuellen Beeinträchtigungen die Ratsuchenden über 55 Jahre zu Beratungsbeginn erleben. Darüber hinaus interessiert, ob sich die anfängliche Belastungskonstellation von der jüngerer Klienten bedeutsam unterscheidet. Dazu werden im Folgenden die Fragebogendaten beider Klientenstichproben jeweils insgesamt miteinander verglichen. Zusätzliche geschlechtsspezifische Analysen, die Auskunft über etwaige Unterschiede zwischen weiblichen und männlichen Klienten geben können, werden nur für die Stichprobe der über 55-jährigen Klienten berechnet.
Werden mehrere Einzeltests zur Überprüfung einer Gesamthypothese durchgeführt, so wird eine entsprechende Korrektur des Signifikanzniveaus (Bonferoni-Korrektur, siehe Bortz, 1999) vorgenommen.

21.1.2 Problemliste (PL)

Anhand der Angaben der Klienten in der PL kann ermittelt werden, in welchen Bereichen des Zusammenlebens es besonders häufig zu nicht mehr lösbaren Partnerschaftskonflikten kommt. Tabelle 16 vermittelt zunächst einen Überblick darüber, wie viel Prozent der Klienten in beiden Stichproben vor Beginn der Beratung bei den einzelnen Themenbereiche die Antwortkategorien 2 (= Konflikte, keine Lösung, oft Streit) oder 3 (= Konflikte, aber wir sprechen kaum darüber) angekreuzt haben.
Für beide Stichproben zeigt sich, dass insbesondere die Sexualität Zündstoff für schwerwiegende Konflikte liefert: Sowohl bei den Ratsuchenden über 55 Jahren als auch bei den jüngeren Klienten steht dieser

wichtige Bereich der Partnerschaft an erster Stelle der konfliktauslösenden Themen.
Allerdings ergeben sich auch bedeutsame Differenzen zwischen den beiden Klientenstichproben (vgl. Tabelle 16): Neben der Sexualität erleben die älteren Paare vor allem die Freizeitgestaltung und die Haushaltsführung als problematisch, und auch hinsichtlich des Freundes- und Bekanntenkreises ist bei den älteren Paaren eine höhere Problembelastung zu verzeichnen als bei den Klienten der Vergleichsstichprobe. Demgegenüber fällt die Problembelastung bei Themen der Kindererziehung und der Familienplanung in der Vergleichsstichprobe größer aus.
Für die Gesamtproblembelastung (PL-Summenwert) zeigt sich hingegen kein bedeutsamer Unterschied zwischen beiden Stichproben ($t(331) = -1{,}34$, p = ns.): Die über 55-jährigen Klienten beurteilen im Mittel 7,8 ($SD = 4{,}6$) der 23 in der Problemliste aufgeführten Themenbereiche als konfliktbehaftet, die Klienten der Vergleichsstichprobe geben durchschnittlich 7,2 Konfliktbereiche ($SD = 4{,}6$) an.

Tab. 17: Vergleich der prozentualen Häufigkeiten von nicht gelösten/unausgesprochenen Partnerschaftskonflikten zwischen den über 55-jährigen (55plus; N = 84 Paare) und den Klienten der Vergleichsstichprobe (VGS; N = 84 Paare) *Anmerkungen.* Die Freiheitsgrade (df) betrugen jeweils 1.

	55plus	VGS	χ^2	p
Sexualität	70%	59%	4,49	ns.
Freizeitgestaltung	69%	37%	33,83	***
Haushaltsführung/Wohnung	60%	29%	32,53	***
Kommunikation/gemeinsame Gespräche	59%	56%	0,23	ns.
Freunde und Bekannte	57%	24%	36,51	***
Zuwendung des Partners	52%	52%	0,01	ns.
Persönliche Gewohnheiten des Partners	49%	37%	4,81	ns.
Gewährung persönlicher Freiheiten	46%	34%	4,64	ns.
Berufstätigkeit	42%	29%	7,01	ns.
Fehlende Akzeptanz/Unterstützung des Partners	40%	52%	5,27	ns.
Forderungen des Partners	33%	48%	7,79	ns.
Temperament des Partners	31%	42%	4,07	ns.
Vertrauen	31%	31%	0,01	ns.
Verwandte	30%	34%	0,66	ns.

Attraktivität	23%	19%	0,79	ns.
Eifersucht	21%	29%	3,03	ns.
Einteilung des monatlichen Einkommens	20%	12%	3,61	ns.
Außereheliche Beziehungen	16%	15%	0,07	ns.
Krankheiten/Behinderungen/psychische Störungen	12%	14%	0,33	ns.
Umgang mit Alkohol/Medikamenten /Drogen	9%	12%	0,83	ns.
Vorstellungen über Kindererziehung[a]	7%	37%	28,89	***
Tätlichkeiten	4%	7%	0,97	ns.
Kinderwunsch/Familienplanung	4%	15%	12,13	***

[a] wurde nur für Paare mit Kindern berechnet.
ns. = nicht signifikant, * $p \leq .002$ (Bonferoni-Korrektur), *** $p \leq .000$.

Für die Stichprobe der über 55-jährigen Klienten erfolgte zusätzlich eine Prüfung auf geschlechtsspezifische Differenzen. Für den PL-Summenwert ergibt sich ein signifikanter Unterschied zwischen den Geschlechtern ($t(165) = -2{,}57$, $p \leq .05$): Frauen benennen im Mittel 9 und Männer durchschnittlich 7 Bereiche, in denen es zu Konflikten kommt, die entweder nicht gelöst werden können oder über die kaum noch gesprochen wird. Dieses Ergebnis steht in Übereinstimmung zu den Resultaten vorangegangener Studien der Beratungsbegleitenden Forschung, da sich dort ebenfalls eine durchschnittlich höhere Belastung der weiblichen Klienten gezeigt hatte (vgl. Klann, 2002; Klann / Hahlweg, 1994a; Kröger / Wilbertz / Klann, 2003).
Auf der Ebene einzelner Problembereiche ergeben sich jedoch, zumindest nach der entsprechenden Bonferoni-Korrektur, keine bedeutsamen Unterschieden zwischen den Angaben der über 55-jährigen männlichen und weiblichen Klienten. (siehe Tabelle B-1 im Anhang B)

21.1.3 Ehe- und Partnerschaftsfragebogen (EPF)

Bei der Auswertung der Angaben im EPF wurde als erstes überprüft, ob hinsichtlich der Skalenmittelwerte statistisch bedeutsame Unterschiede zwischen den über 55-jährigen Klienten und den Klienten der Vergleichsstichprobe vorliegen. Signifikante Differenzen zwischen den beiden Klientengruppen zeigen sich bei den folgenden Skalen (vgl.

Tabelle B-2 im Anhang B): Die Ratsuchenden über 55 Jahren weisen höhere Belastungen in den Bereichen „Affektive Kommunikation“ sowie „Finanzplanung“ auf. Darüber hinaus befürworten sie weitaus stärker als die Klienten der Vergleichsstichprobe eine traditionelle Geschlechtsrollenverteilung in Ehe und Partnerschaft. Die Ehezufriedenheit der Eltern wird von den Klienten der Vergleichsstichprobe signifikant ungünstiger als von den über 55-jährigen eingeschätzt.
Des weiteren wurde analysiert, ob sich innerhalb der Stichprobe der über 55-jährigen Paare geschlechtsspezifische Differenzen ergeben (siehe Tabelle B-3 im Anhang B). Abbildung 5 ist zu entnehmen, dass hinsichtlich der sexuellen Zufriedenheit und der Rollenorientierung statistisch bedeutsame Unterschiede zwischen männlichen und weiblichen Klienten bestehen, wobei die männlichen Klienten unzufriedener mit der Sexualität sind und ein traditionelleres Rollenverständnis vertreten als die weiblichen Klienten. Es sei darauf hingewiesen, dass der t-Test für die EPF-Skala „Kindererziehung“ trotz der vergleichsweise großen absoluten Mittelwertsdifferenz kein signifikantes Ergebnis lieferte, da nur ein entsprechend kleiner Teil der Stichprobe die Fragen dieser Skala beantwortete (N = 27 Paare).
Der graue Kasten in Abbildung 5 kennzeichnet den Normbereich zufriedener Paare: T-Werte unter 40 weisen darauf hin, dass ein Klient zufriedener ist als der Durchschnitt; T-Werte über 60 zeigen eine überdurchschnittliche Belastung an. Somit lassen sich sowohl für die männlichen als auch für die weiblichen Ratsuchenden über 55 Jahren überdurchschnittlich ausgeprägte Beeinträchtigungen in den folgenden Bereichen identifizieren: „Globale Zufriedenheit“, „Affektive Kommunikation“, „Problemlösung“, „Gemeinsame Freizeitgestaltung“, „Finanzplanung“ und „Sexuelle Zufriedenheit“. In Bezug auf die Zufriedenheit mit der Kindererziehung weisen allein die Frauen eine überdurchschnittlich starke Belastung auf (siehe Abbildung 5).

Abb. 5: Geschlechterunterschiede in den einzelnen Skalen des Ehe- und Partnerschaftsfragebogens (EPF) zum Zeitpunkt der Prämessung für die über 55-jährigen Klienten (N = 84 Paare)

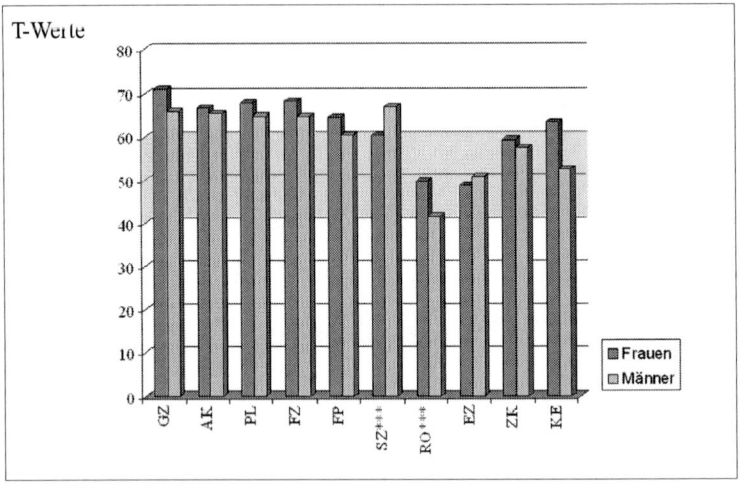

GZ = Globale Zufriedenheit, AK = Affektive Kommunikation, PL = Problemlösung, FZ = Gemeinsame Freizeitgestaltung, FP = Finanzplanung, SZ = Sexuelle Zufriedenheit, RO = Rollenorientierung, EZ = Ehezufriedenheit der Eltern, ZK = Zufriedenheit mit Kindern, KE = Kindererziehung
* $p \leq .005$ (Bonferoni-Korrektur), *** $p \leq .001$.

21.1.4 Allgemeine Depressionsskala (ADS)

Hinsichtlich der Beeinträchtigung durch depressive Verstimmungen – erfasst durch den ADS-Gesamtwert – zeigt sich kein statistisch bedeutsamer Unterschied zwischen den über 55-jährigen Klienten und den Klienten der Vergleichsstichprobe (t (333) = -0,49, p = ns.).
In beiden Stichproben leiden jeweils die Frauen in einem höheren Ausmaß unter depressiven Verstimmungen als die männlichen Klienten (vgl. Tabelle 18).

Tab. 18: Ergebnisse der t-Tests zur Prüfung auf Geschlechterdifferenzen hinsichtlich des ADS-Summenwertes in der Stichprobe der über 55-jährigen Klienten (55plus; N = 84 Paare) und der Vergleichsstichprobe (VGS; N = 84 Paare)

	Frauen		Männer		t-Test		
	M	SD	M	SD	t	df	p
55plus: ADS-Summenwert	20,9	9,9	18,1	7,4	-2,02	166	*
VGS: ADS-Summenwert	20,7	10,9	17,2	10,6	-2,10	165	*

Anmerkungen. M = Mittelwert, SD = Standardabweichung, df = Freiheitsgrade. * $p \leq .05$.

Für die Ratsuchenden über 55 Jahren wurde zusätzlich auf Itemebene geprüft, unter welchen depressiven Symptomen die Frauen im einzelnen stärker leiden. Tabelle B-4 im Anhang B ist zu entnehmen, dass die Frauen zu Beratungsbeginn signifikant häufiger als die Männer angaben, dass sie während der vorangegangenen Woche durch Dinge beunruhigt wurden, die ihnen sonst nichts ausmachen, dass sie deprimiert / niedergeschlagen waren, kaum Appetit hatten und unter Angstgefühlen litten.
Fällt der ADS-Gesamtwert größer als 23 aus, so muss nach Hautzinger und Bailer (1993) davon ausgegangen werden, dass eine klinisch relevante depressive Verstimmung vorliegt. Abbildung 6 gibt Aufschluss darüber, wie viel Prozent der Klienten beider Stichproben nach diesem Kriterium als klinisch depressiv eingeschätzt werden müssen.

Abb. 6: Prozentualer Anteil an Klienten in der Stichprobe der über 55-jährigen (55plus; N = 84 Paare) und in der Vergleichsstichprobe (VGS; N = 84 Paare) mit ernsthaften depressiven Verstimmungen zum Zeitpunkt der Prämessung

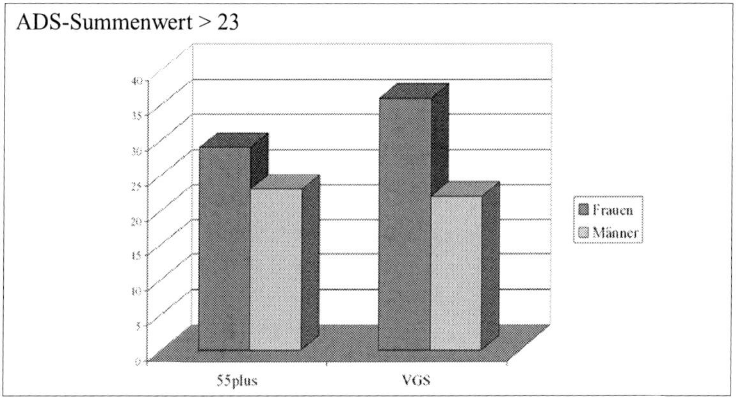

Es wird deutlich, dass in der Stichprobe der über 55-jährigen Klienten zum Zeitpunkt der Prämessung 23 % der Klienten und 29 % der Klientinnen in einem klinischen Ausmaß durch depressive Symptome beeinträchtigt sind. Zu den entsprechenden prozentualen Anteilen in der Vergleichsstichprobe zeigen sich weder für die Frauen ($\chi^2 = 1,09$, df = 1, p = ns.) noch für die Männer ($\chi^2 = 0,04$, df = 1, p = ns.) signifikante Unterschiede.

21.1.5 Beschwerdenliste (BL)

Anhand der BL wird die subjektive Beeinträchtigung der Klienten durch körperliche Beschwerden erfasst.
Erstaunlicherweise fällt der durchschnittliche BL-Summenwert mit 14,0 (SD = 9,1) in der Stichprobe der Ratsuchenden über 55 Jahren deutlich niedriger aus als in der Vergleichsstichprobe (M = 19,4; SD = 10,9; t (332) = 4,97; $p \leq .001$). Dies bedeutet, dass die Klienten der Vergleichsstichprobe, also die jüngeren Klienten, zu Beginn der Beratung in einem weitaus stärkeren Ausmaß durch subjektive körperliche Beschwerden, wie z.B. Mattigkeit, Grübelei, Schlaflosigkeit oder Kreuz- und Rückenschmerzen, belastet sind.
Dieser Unterschied zwischen den beiden Stichproben manifestiert sich auch im prozentualen Anteil an Klienten mit klinisch auffälligen Werten (für Frauen liegt das Kriterium für klinisch bedeutsame Beeinträchtigungen bei einem BL-Summenwert von $\leq$ 22, für Männer bei einem BL-Summenwert von $\leq$ 19): Während in der Stichprobe der über 55-jährigen Klienten 20 % der Frauen und 17 % der Männer einen BL-Gesamtwert aufweisen, der als klinisch auffällig zu beurteilen ist, sind es in der Vergleichsstichprobe rund doppelt soviel Klienten und Klientinnen (44 % der weiblichen Klienten und 33 % der Männer; siehe Abbildung 7). Dies bedeutet entgegen häufig zu hörender landläufiger Meinungen ein höheres – in beiden Stichproben bei Frauen stärker ausgeprägtes – körperliches Belastungsniveau jüngerer Ratsuchender im Verhältnis zu den hier in Fokus stehenden Frauen und Männer ab 55 Jahren.

Abb. 7: Prozentualer Anteil an Klienten in der Stichprobe der über 55-jährigen (55plus; N = 84 Paare) und in der Vergleichsstichprobe (VGS; N = 84 Paare) mit klinisch auffälligen Beeinträchtigungen durch subjektive körperliche Beschwerden zum Zeitpunkt der Prämessung

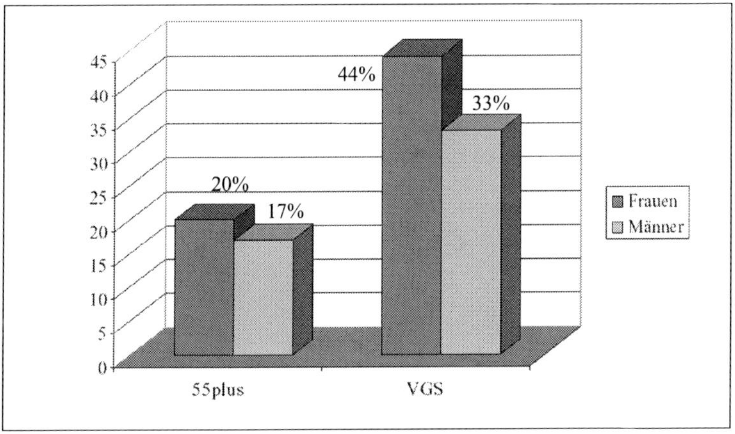

Für die Stichprobe der über 55-jährigen Paare erfolgte zusätzlich eine Prüfung auf Geschlechterdifferenzen: Hier zeigte sich, dass die weiblichen Klienten einen signifikant höheren BL-Gesamtwert aufweisen ($t(166) = -3{,}24$; $p \leq .001$).
Die stärkere Beeinträchtigung der Frauen macht sich bemerkbar auf der Ebene der einzelnen Beschwerden: „Innere Unruhe“, „Kloßgefühl, Engigkeit oder Würgen im Hals“ „Schluckbeschwerden“ sowie „Überempfindlichkeit gegen Kälte“ (siehe Tabelle B-5 im Anhang B).

21.1.5.1 Zusammenhang zwischen depressiven und psychosomatischen Beschwerden

Abbildung 8 zeigt, wie viel Prozent der über 55-jährigen Klienten zu Beginn der Beratung sowohl durch depressive als auch durch subjektive körperliche Beschwerden in einem klinisch relevanten Ausmaß beeinträchtigt sind (Der Berechnung wurden die genannten Grenzwerte zugrunde gelegt, vgl. Kapitel 21.1.4 sowie Kapitel 21.1.5).
Die ermittelten Prozentsätze (siehe Abbildung 8) fallen um einiges niedriger aus als in den vorangegangenen Studien der Beratungsbeglei-

tenden Forschung: Beispielsweise wiesen in der bundesweiten Studie von Klann (2002) rund 1/3 der weiblichen Klienten (34 %) und 1/4 der männlichen Klienten (26 %) sowohl klinisch auffällige Werte in der ADS als auch in der BL auf.

Abb. 8: Prozentualer Anteil an Klienten in der Stichprobe der über 55-jährigen (N = 84 Paare), die zum Prämessungszeitpunkt entweder sowohl in der Allgemeinen Depressionsskala (ADS) als auch in der Beschwerdenliste (BL) oder ausschließlich in der ADS bzw. BL klinisch auffällige Werte aufweisen

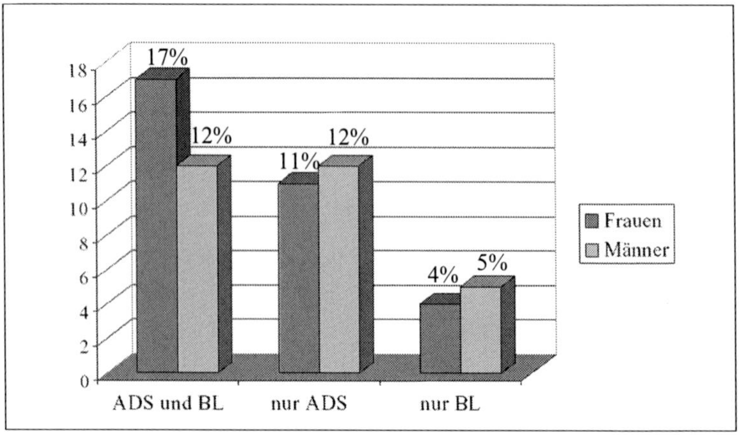

21.1.6 Fragen zur Lebenszufriedenheit (FLZ)

Ziel der FLZ ist die Erfassung der subjektiven Lebensqualität bzw. -zufriedenheit (Henrich / Herschbach, 2000). Das verwendete Modul „Allgemeine Lebenszufriedenheit" umfasst insgesamt acht Items zu relevanten Lebensbereichen, für die jeweils ein gewichteter Zufriedenheitsscore berechnet wird.

Zunächst interessierte die Frage, ob sich bezüglich der Einschätzung der Lebenszufriedenheit Unterschiede zwischen den älteren Klienten und den Klienten der Vergleichsstichprobe ergeben. Die entsprechenden statistischen Vergleiche der gewichteten FLZ-Zufriedenheitswerte (siehe Tabelle B-6 im Anhang B) zeigen sehr deutlich, dass die älteren Klienten in allen Lebensbereichen weitaus zufriedener sind als die jüngeren Klienten. Besonders ausgeprägt sind diese Differenzen zwischen den beiden Stichproben für die finanzielle Sicherheit und die globale Lebenszufriedenheit, die durch den FLZ-Summenwert abgebildet wird. Darüber hinaus wurden die gewichteten Zufriedenheitswerte der Ratsuchenden über 55 Jahren mit den von Henrich und Herschbach (2000) ermittelten Normwerten verglichen (siehe Tabelle B-7 im Anhang B). Hier wird deutlich, dass die über 55-jährigen Klienten in den Lebensbereichen „Einkommen/finanzielle Sicherheit", „Beruf/Arbeit", „Wohnsituation" und „Familienleben/ Kinder" sogar signifikant zufriedener sind als der Bevölkerungsdurchschnitt (vgl. Tabelle B-6 im Anhang B). Außerdem fällt auch die globale Lebenszufriedenheit (FLZ-Summenwert) bei den über 55-jährigen Klienten deutlich höher aus als in der Normstichprobe. Der einzige Bereich, in dem die Klienten erwartungsgemäß unzufriedener sind als der Bevölkerungsdurchschnitt, ist die Partnerschaft / Sexualität (vgl. auch Abbildung 9).

Abb. 9: Vergleich der gewichteten Zufriedenheitswerte (FLZ) der über 55-jährigen Klienten (N = 84 Paare) mit der Normstichprobe (N = 2562)

Zufriedenheitswerte

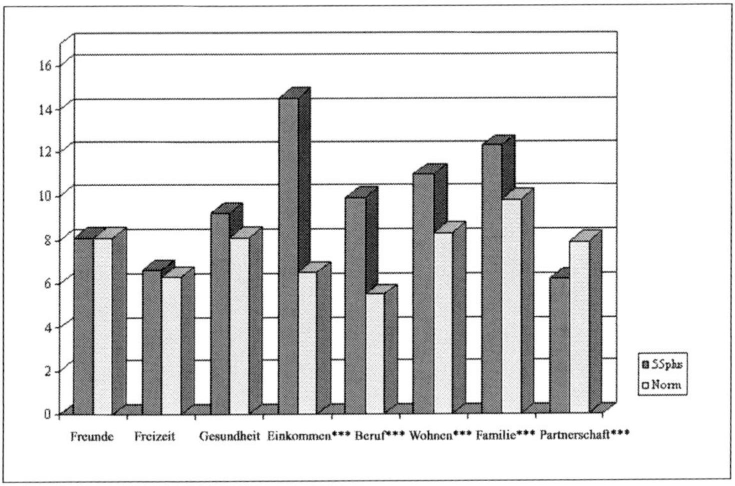

* $p \leq .006$ (Bonferoni-Korrektur), *** $p \leq .001$.

21.1.7 Zusammenfassende Beurteilung der Analyse der Prämessungsdaten

Die individuellen und partnerschaftlichen Belastungsbereiche von Menschen über 55 Jahren im Verhältnis zur deutlich jüngeren Altersgruppe der Vergleichsstichprobe zu Beratungsbeginn weisen einerseits zahlreiche Gemeinsamkeiten auf, die die emotional-affektive Qualität der Partnerschaft betreffen (z.B. Sexualität, Zuwendung des Partners, Kommunikation / gemeinsame Gespräche). Insbesondere die Sexualität steht sowohl bei den jüngeren als auch bei älteren Ratsuchenden an erster Stelle der konfliktauslösenden Themen. Andererseits erleben die Ratsuchenden über 55 Jahren vor allem die Freizeitgestaltung und die Haushaltsführung als problembelastet, wie auch die Gestaltung sozialer Kontakte mit Freunden und Bekannten. Da sich in der Regel zumindest ein Partner in der untersuchten Stichprobe der über 55-Jährigen schon im Ruhestand befindet oder arbeitslos ist, verweisen die letztgenannten Problembelastungen auf die sekundären Folgen des kritischen Lebensereignisses „Entberuflichung“ (vgl. Buchebner-Ferstl, 2002; Vogt, 2001a). Aspekte der Rollenverteilung, der Neuaustarierung individueller und partnerschaftlicher Aufgabenfelder und die Neuausrichtung zwischen Intimität und „privacy“ bewegen die über 55-jährigen Ratsuchenden deutlich intensiver als die Ratsuchenden der Vergleichsstichprobe, wenn auch das Belastungsniveau (die Anzahl der 23 in der Problemliste aufgeführten Themenbereiche) ähnliche Werte ausdrückt. Der Entfall gewohnter Beziehungssysteme durch eine außerhäusige Berufstätigkeit führt zudem offensichtlich zu schwierigen Bemühungen, Sozialkontakte in einem anderen Beziehungskontext zu gestalten.

Erwartungsgemäß fällt die Belastung bei Themen der Kindererziehung deutlich geringer aus, wobei die Zuschreibung „Erziehung“ in Anbetracht dessen, dass es sich in der Regel um erwachsene Kinder handelt, schon grundsätzlich als problematisch zu bewerten ist. Insgesamt geht es auf Itemebene auch mehr um die Gestaltung der Kontakte zwischen Eltern und erwachsenen Kindern.

Die errechneten geschlechtsspezifischen Vergleiche weisen darauf hin, dass sich die weiblichen Ratsuchenden zu Beginn der Beratung deutlich belasteter erleben. Dieses Ergebnis steht in Übereinstimmung mit den Resultaten vorangegangener Untersuchungen der Beratungsbegleitenden Forschung, da dort ebenfalls eine höhere Belastung

der weiblichen Klienten zum Ausdruck kam (vgl. Klann, 2002; Klann / Hahlweg 1994a; Kröger / Wilbertz / Klann 2003).
Anhand des EPF zeigen die weiblichen und männlichen Ratsuchenden über 55 Jahren überdurchschnittlich ausgeprägte Beeinträchtigungen (im Vergleich zur Normstichprobe) in den Bereichen der globalen Partnerschaftszufriedenheit, der affektiven Kommunikation, der Problemlösungskompetenzen, der gemeinsamen Freizeitgestaltung, der Finanzplanung und der sexuellen Zufriedenheit.
Während in den durch den EPF erfassten Bereichen allein bei den Frauen eine überdurchschnittlich starke Belastung bezüglich der Zufriedenheit mit der Kindererziehung zum Ausdruck kommt, ist die allgemeine Unzufriedenheit mit der Paarbeziehung bei den Frauen erkennbar höher als bei den Männern. Lediglich im Kontext der sexuellen Zufriedenheit und der Ehezufriedenheit der Eltern weisen die mit dem EFP erhobenen Belastungen bei den Männern höhere Werte aus.
Aufgrund der Ergebnisse der PL ist erkennbar, dass die Sexualität auch für die Frauen deutlich belastet ist und dieser Lebensbereich für sie wie für die Männer an oberster Stelle der Problembereiche rangiert. Wenn auch Frauen und Männer Belastungen und Beeinträchtigungen der Sexualität erleben, ist von unterschiedlichen Hintergründen auszugehen. Einerseits ist von einer Unterschiedlichkeit des „sexuellen Begehrens" (Clement, 2002; von Sydow, 1991/1993; Jürgensen, 1990) die Rede, bei der Männer vor allem häufigere sexuelle Kontakte wünschen, was von den Frauen eher als belastend und konfliktträchtig erlebt wird. Andererseits zwingen körperliche Veränderungen infolge des Alterungsprozesses (Altersdiabetes, Prostata-Erkrankungen, Gebärmuttersenkungen, etc.) zu einer Neugestaltung der sexuellen Interaktionen auch außerhalb von koitalen Aktivitäten (Rosenmayr, 1992a; Radebold, 1992; Butler / Lewis, 1996).
Hinsichtlich der individuellen Belastungen zeigt sich, dass erstaunlicherweise die ermittelten Ergebnisse zum Ausmaß der körperlichen Beschwerden zu Beratungsbeginn bei den über 55-jährigen weiblichen Klienten mit 20 % und den männlichen Ratsuchenden mit 17 % erheblich niedriger ausfallen als bei der Vergleichsgruppe jüngerer Ratsuchender mit 44 % bei den Frauen und 33 % bei den Männern. Dies bedeutet, dass körperliche Beschwerden, wie z.B. Mattigkeit, Grübelei, Schlaflosigkeit, Klienten über 55 Jahren weniger stark belasteten als die jüngeren Klienten. 29 % der weiblichen und 23 % der männlichen Ratsuchenden über 55 Jahren weisen zum Zeitpunkt der Prä-Erhebung

klinisch relevante depressive Verstimmungen auf. Die ermittelten Prozentsätze fallen um einiges niedriger aus als in den vorangegangenen Studien der Beratungsbegleitenden Forschung. Wenn in der bundesweiten Studie (Klann, 2002) 34 % der weiblichen und 26 % der männlichen Klienten klinisch auffällige Werte in der Allgemeinen Depressionsskala (ADS) und in der Beschwerdenliste (BL) aufweisen, beträgt der Anteil bei den über 55-jährigen mit 17 % bei den Frauen und 12 % bei den Männern deutlich weniger.

Im Kontext der zu Beratungsbeginn erhobenen Daten zur subjektiven Einschätzung der Lebensqualität und -zufriedenheit (Henrich / Herschbach, 2000) ist auffällig, dass die älteren Klienten im Verhältnis zu denen der Vergleichsstichprobe in allen Lebensbereichen deutlich zufriedener sind als die jüngeren Klienten. Dies gilt vor allem für die Bereiche „finanzielle Sicherheit" und „globale Lebenszufriedenheit". Bei den gewichteten Zufriedenheitswerten wird erkennbar, dass in den Lebensbereichen „Einkommen/finanzielle Sicherheit", „Beruf/Arbeit", „Wohnsituation" und „Familienleben" die über 55-jährigen Ratsuchenden signifikant zufriedener sind als der Bevölkerungsdurchschnitt.

Offensichtlich trägt die eingetretene Erwartungssicherheit zum Rentenbezug (Nullmeier-Rüb, 1993; Wolf, 1991; Dieck, 1988) der bis zum Ende des 2. Weltkrieges geborenen Frauen und Männer mit einer umfangreichen finanziellen Absicherung der Lebensphase nach der Entberuflichung dazu bei, dass die Zufriedenheit mit dem Einkommen derart hoch ausfällt. Zum anderen ist zu bedenken, dass in Anbetracht des wirtschaftlichen Aufschwunges in der Nachkriegszeit gerade diese Generation Vermögens- und Sachwerte aufbauen konnte, wie keine Generation zuvor und, mit den Ereignissen im Jahr 2001 und der sich abschwächenden Wirtschaftskonjunktur, wahrscheinlich auch danach. Beschneidungen der Sozialversorgung sind derzeit für Menschen jünger als 55 Jahre geplant. Für die 55-jährigen und Älteren gilt jedoch eine Besitzstandswahrung.

21.2 Kurzfristige Effektivität: Analyse der Veränderungen im Prä-Post-Zeitraum

21.2.1 Vorbemerkung

In diesem Kapitel stehen zwei Fragestellungen im Vordergrund: Zum einen soll überprüft werden, inwieweit es bei den Ratsuchenden über 55 Jahren gelungen ist, durch die Paarberatung die dargestellten partnerschaftlichen und individuellen Belastungen abzubauen. Zum anderen interessiert, ob die erzielten Beratungserfolge vergleichbar zu denen bei jüngeren Klienten ausfallen.
Um die durchschnittlichen Veränderungen im Prä-Post-Zeitraum für die Ratsuchenden über 55 Jahren zu analysieren, werden in einem ersten Auswertungsschritt Mittelwertsvergleiche (Varianzanalysen, siehe Kapitel 21.2.3) für diese Klientenstichprobe berechnet.
Zur Beantwortung der Frage, ob die Paarberatung bei den älteren und jüngeren Klienten gleichermaßen wirksam ist, werden zusätzlich sowohl für die Stichprobe der Klienten, bei denen beide Partner über 55 Jahre alt sind, als auch für die Klienten der Vergleichsstichprobe Effektstärken (siehe Kapitel 21.2.4) sowie die klinische Signifikanz der Veränderungen (siehe Kapitel 21.2.5) bestimmt (siehe auch Kröger / Klann, 2003).

21.2.2 Vergleich der Klienten mit und ohne Postdaten

Da in beiden Klientenstichproben nur von einem Teil der Paare, die an der Eingangsmessung teilnahmen, auch die Post-Daten erhoben werden konnten (in der Stichprobe der Ratsuchenden über 55 Jahren von 65 %, in der Vergleichsgruppe der jüngeren Klienten von 62 %), soll vor der Analyse der Veränderungen im Prä-Post-Zeitraum geprüft werden, ob sich die Klienten mit und ohne Postdaten hinsichtlich soziodemographischer Merkmale und dem Ausmaß der anfänglichen Belastung voneinander unterscheiden.
Die Tabellen B-8 und B-9 im Anhang B erfassen die Ergebnisse der entsprechenden statistischen Vergleiche der soziodemographischen Charakteristika von den Ratsuchenden über 55 Jahren. Die Tabellen B-10 sowie B-11 beinhalten die diesbezüglichen Resultate für die Vergleichsstichprobe. Es zeigt sich, dass der Anteil an Klienten, die verheiratet sind und die mindestens ein gemeinsames Kind haben, bei den über 55-jährigen Klienten mit Postdaten höher ausfällt als bei den über

55-jährigen, die nach der Präerhebung ausgeschieden sind. In der Vergleichsgruppe hingegen ergeben sich keinerlei statistisch bedeutsame Differenzen hinsichtlich der sozioökonomischen Merkmale von Klienten mit und ohne Postdaten.

Auch im Ausmaß der zu Beratungsbeginn vorhandenen Probleme und Belastungen zeichnet sich für die Ratsuchenden über 55 Jahre ein Unterschied zwischen den Klienten mit und ohne Teilnahme an der Posterhebung ab: Eine einfaktorielle multivariate Varianzanalyse (Zwischensubjektfaktor mit versus ohne Postdaten), in die die Fragebogendaten zur Präerhebung als abhängige Variablen eingegangen sind, lieferte ein signifikantes Ergebnis (F)11, 125) = 2,48, $p \leq .01$). Die jeweiligen univariaten Varianzanalysen (vgl. Tabelle B-12 im Anhang B) verdeutlichen, dass die über 55-jährigen Klienten mit Postdaten hinsichtlich des affektiven Austauschs, der Problemlösungskompetenzen, der gemeinsamen Freizeitgestaltung, der sexuellen Zufriedenheit und des Ausmaßes an depressiven Verstimmungen signifikant stärker belastet sind als die über 55-jährigen Klienten, die nicht mehr an der Posterhebung teilgenommen haben. In der Vergleichsgruppe fand sich demgegenüber kein Unterschied zwischen Klienten mit und ohne Postdaten im Ausmaß der anfänglichen Beeinträchtigungen.

21.2.3 Varianzanalytische Ergebnisse für die über 55-jährigen Klienten

Um die durchschnittlichen Veränderungen im Prä-Post-Zeitraum für die über 55-jährigen Klienten einschätzen zu können, wurde als erstes eine zweifaktorielle (2 x 2) multivariate Varianzanalyse mit den beiden Innersubjektfaktoren Zeit (Prä/Post) und Geschlecht berechnet. Das Geschlecht wurde als Innersubjektfaktor in die Analyse aufgenommen, weil bei (Ehe-) Paaren die Abhängigkeit zwischen den Werten von Mann und Frau berücksichtigt werden sollte (vgl. Bortz, 1999).

Da nur ein vergleichsweise geringer Anteil der über 55-jährigen Klienten die Items der EPF-Skalen „Zufriedenheit mit den Kindern“ und „Kindererziehung“ beantwortet hat, wurden diese beiden Skalenwerte nicht in die multivariate Analyse einbezogen.

Es zeigten sich signifikante Haupteffekte für die Faktoren Zeit ($F(11,26) = 11,23$, $p \leq .001$) und Geschlecht ($F(11,26) = 12,50$, $p \leq .001$). Auch der Wechselwirkungseffekt Zeit*Geschlecht war signifikant ($F(11,26) = 6,07$, $p \leq .001$).

Diese multivariaten Ergebnisse sprechen insgesamt für bedeutsame Veränderungen im Prä-Postmessungszeitraum. Die signifikante Interaktion verweist allerdings darauf, dass die männlichen und weiblichen Klienten in unterschiedlichem Ausmaß von der Beratung profitieren.

Zur umfassenden Auswertung der durchschnittlichen Veränderungen im Prä-Post-Zeitraum wurden nun univariate Varianzanalysen wiederum mit den beiden Faktoren Zeit und Geschlecht berechnet und - falls erforderlich - Einzelvergleiche angestellt.

Tabelle 18 sind die Mittelwerte und Standardabweichungen für die Ratsuchenden über 55 Jahren zur Prä- und Posterhebung zu entnehmen; die Haupt- und Interaktionseffekte der univariaten Varianzanalysen sind in Tabelle B-13 im Anhang B aufgeführt.

Tab. 19: Mittelwerte (M) und Standardabweichungen (SD) zum Prä- und Postmessungs-Zeitpunkt für die über 55-jährigen Klienten (N = 55 Paare)

	$M_{prä}$	$SD_{prä}$	M_{post}	SD_{post}
Problemliste-SW *Frauen*	9,1	4,5	2,4	2,6
Problemliste-SW *Männer*	7,4	3,6	2,3	2,9
EPF-Skalen:				
Globale Zufriedenheit *Frauen*	72,1	11,9	54,0	13,9
Globale Zufriedenheit *Männer*	68,1	12,3	49,9	12,2
Affektive Kommunikation *Frauen*	68,7	9,4	49,8	10,0
Affektive Kommunikation *Männer*	67,7	9,3	49,7	10,1
Problemlösung *Frauen*	69,2	9,5	50,3	10,8
Problemlösung *Männer*	67,2	8,7	49,2	9,5
Gemeinsame Freizeitgestaltung *Frauen*	70,1	10,1	52,9	11,5
Gemeinsame Freizeitgestaltung *Männer*	66,4	11,2	51,9	10,7
Finanzplanung *Frauen*	66,0	21,1	56,1	17,6
Finanzplanung *Männer*	61,4	19,7	52,9	14,3
Sexuelle Zufriedenheit *Frauen*	61,0	7,3	51,3	8,0
Sexuelle Zufriedenheit *Männer*	69,2	12,2	54,2	12,4
Rollenorientierung *Frauen*	49,7	10,3	52,5	10,5
Rollenorientierung *Männer*	39,6	12,1	47,1	11,1
Ehezufriedenheit der Eltern *Frauen*	48,6	9,5	51,2	10,7
Ehezufriedenheit der Eltern *Männer*	51,2	11,2	50,2	11,2
Zufriedenheit mit Kindern[1] *Frauen*	59,1	19,7	57,5	17,1
Zufriedenheit mit Kindern[1] *Männer*	59,0	17,3	54,8	16,1
Kindererziehung[1] *Frauen*	66,4	17,2	65,9	18,0
Kindererziehung[1] *Männer*	52,8	13,6	51,5	8,3
Allgemeine Depressionsskala-SW *Frauen*	22,1	10,3	10,5	6,1
Allgemeine Depressionsskala-SW *Männer*	19,3	7,8	10,5	4,6
Beschwerdenliste-SW *Frauen*	16,1	8,3	9,0	5,5
Beschwerdenliste-SW *Männer*	12,0	7,6	7,3	3,5

Anmerkungen. SW= Summenwert, EPF = Fragebogen zur Einschätzung von Partnerschaft und Familie. [1] wurde nur für Paare mit Kindern berechnet.

21.2.3.1 *Problemliste (PL)*

Die Gesamtproblembelastung der Klienten (erfasst durch den PL-Summenwert) fällt zur Posterhebung signifikant niedriger aus als zu Beginn der Beratung (signifikanter Haupteffekt Zeit $F(1,52) = 130,61$, $p \leq .001$, vgl. Tabelle B-13 im Anhang B).
Der ebenfalls statistisch bedeutsame Interaktionseffekt Geschlecht* Zeit (F81,52) = 6,97, $p \leq .05$, vgl. Tabelle B-13 im Anhang B) verweist allerdings darauf, dass dieser Beratungserfolg nicht unabhängig vom Geschlecht der Klienten ist. Die sich anschließenden t-Tests für abhängige Stichproben bestätigen zwar, dass sowohl für die männlichen ($t(54) = 9,53$, $p \leq .001$) als auch für die weiblichen Klienten ($t(52) = 10,46$, $p \leq .001$) eine signifikante Veränderung erreicht wurden. Eine Betrachtung der entsprechenden Mittelwerte (siehe Tabelle 19) belegt aber, dass die Frauen eine deutlichere Verbesserung der anfänglichen Problembelastung erleben: Bei den Männern reduzierte sich die Gesamtproblembelastung um durchschnittlich fünf Konfliktbereiche, bei den Frauen hingegen um im Mittel sieben Bereiche.
Die Veränderungsanalyse auf Itemebene (siehe Tabelle 20) zeigt, dass die überwiegende Mehrheit der in der PL aufgeführten Bereiche zu Beratungsende signifikant seltener als konfliktträchtig eingeschätzt werden. Bei den wenigen Themenbereiche, bei denen keine Veränderung zu verzeichnen ist, handelt es sich eher um solche, die bereits zu Beginn der Beratung von vergleichsweise wenigen Klienten als problematisch erlebt wurden, wie z.B. „Außereheliche Beziehungen", „Krankheiten/Behinderungen / psychische Störungen", „Umgang mit Alkohol / Medikamenten / Drogen", „Tätlichkeiten" etc. (siehe Tabelle 20).

Tab. 20: Prozentuale Häufigkeiten von nicht gelösten/unausgesprochenen Konflikten zum Prä-und Postmessungszeitpunkt für die über 55-jährigen Klienten (N = 55 Paare) sowie Ergebnisse der McNemar-Tests zur Signifikanzprüfung einer Veränderung

	prä	post	McNemar-χ^2	p
Freizeitgestaltung	78%	16%	59,07	***
Sexualität	73%	26%	43,35	***
Freunde und Bekannte	65%	31%	24,50	***
Kommunikation/ gemeinsame Gespräche	64%	11%	54,15	***
Haushaltsführung/Wohnung	62%	12%	44,86	***
Zuwendung des Partners	57%	12%	40,42	***
Gewährung persönlicher Freiheiten	52%	12%	34,24	***
Persönliche Gewohnheiten des Partners	45%	16%	19,15	***
Berufstätigkeit	45%	15%	25,29	***
Fehlende Akzeptanz/ Unterstützung des Partners	41%	9%	31,24	***
Forderungen des Partners	30%	11%	10,62	*
Temperament des Partners	29%	8%	15,61	***
Vertrauen	29%	6%	17,45	***
Verwandte	27%	17%	3,12	ns.
Attraktivität	27%	13%	7,26	ns.
Eifersucht	23%	2%	--- [b]	***
Einteilung des monatlichen Einkommens	23%	4%	--- [b]	***
Außereheliche Beziehungen	22%	10%	--- [b]	ns.
Krankheiten/ Behinderungen/ psychische Störungen	9%	5%	--- [b]	ns.
Umgang mit Alkohol/ Medikamenten/ Drogen	9%	2%	--- [b]	ns.
Vorstellungen über Kindererziehung[a]	7%	1%	---[b]	ns.
Tätlichkeiten	3%	1%	--- [b]	ns.
Kinderwunsch/ Familienplanung	2%	0%	--- [b]	ns.

Anmerkungen. Die Freiheitsgrade (df) betrugen jeweils 1. [a] wurde nur für Paare mit Kindern berechnet, [b] da weniger als 25 Fälle beim Prä-Post-Vergleich die Kategorie gewechselt haben, berechnet SPSS anhand der Binomialverteilung das Signifikanzniveau, daher entfällt die Prüfgröße Mc-Nemar-$\chi 2$. ns. = nicht signifikant , * $p \leq .002$ (Bonferoni-Korrektur), *** $p \leq .000$.

Die entsprechenden geschlechtsspezifischen Analysen auf Itemebene (vgl. Tabelle B-14 und B-15 im Anhang B) bestätigen den bereits erwähnten Befund, dass die weiblichen Klienten deutlich stärker von der Beratung profitieren als die Männer, denn für die Frauen zeigt sich bei auffallend mehr Themenbereichen eine signifikante positive Veränderung. Die Bereiche des Zusammenlebens, die zur Postmessung ausschließlich von den Frauen, nicht aber von den Männer signifikant seltener als konfliktträchtig beurteilt werden, sind im einzelnen „Freunde und Bekannte", „Persönliche Gewohnheiten des Partners", „Forderungen des Partners", „Temperament des Partners", „Vertrauen", „Eifersucht" und „Einteilung des monatlichen Einkommens" (siehe Tabelle B-14 und B-15 im Anhang B).

21.2.3.2 Ehe- und Partnerschaftsfragebogen (EPF)

Die univariaten Varianzanalysen ergaben bei folgenden Skalen des EPF einen signifikanten Interventionseffekt: „Globale Zufriedenheit mit der Partnerschaft" ($F(1,48) = 76,33$, $p \leq .001$), „Affektive Kommunikation" ($F(1,54) = 131,17$, $p \leq .001$), „Problemlösung" ($F(1,54) = 150,99$, $p \leq .001$), „Gemeinsame Freizeitgestaltung" ($F(1,53) = 74,72$, $p \leq .001$), „Finanzplanung" ($F(1,49) = 11,79$, $p \leq .001$) „Sexuelle Zufriedenheit" ($F(1,52) = 77,82$, $p \leq .001$) und „Rollenorientierung" ($F(1,49) = 28,52$, $p \leq .001$; vergleiche Tabelle B-13 im Anhang B).
Da sich für die beiden Skalen „Sexuelle Zufriedenheit" und „Rollenorientierung" zusätzlich signifikante Interaktionen zeigten (siehe Tabelle B-13 im Anhang B), wurde anhand von t-Tests für abhängige Stichproben überprüft, inwieweit sich Männer und Frauen hinsichtlich des Beratungserfolgs in diesen Bereichen voneinander unterscheiden. Sowohl die Männer ($t(53) = 7,61$, $p \leq .001$) als auch die Frauen ($t(52) = 7,23$, $p \leq .001$) weisen eine signifikante Verbesserung der sexuellen Zufriedenheit nach der Beratung auf. Dennoch wird offensichtlich, dass hier die Männer in einem etwas höheren Ausmaß von der Beratung profitieren (siehe die Mittelwerte in Tabelle 19). Hinsichtlich der Einstellungen zur Rollenorientierung zeigt sich ausschließlich für die männlichen Klienten ($t(51) = -5,47$ $p \leq .001$) eine statistisch bedeutsame Veränderung hin zu einem weniger traditionellen Rollenverständnis. Der entsprechende t-Test für die weiblichen Klienten lieferte kein signifikantes Resultat ($t(51) = -1,92$, $p =$ ns.).

Für die drei EPF-Skalen „Ehezufriedenheit der Eltern", „Zufriedenheit mit den Kindern" sowie „Kindererziehung" ergaben sich keine statistisch bedeutsamen positiven Veränderungen zwischen der Prä- und Posterhebung. Die Abbildungen 10 und 11 illustrieren abschließend die durch die Beratung erzielten Veränderungen in den EPF-Skalen über die beiden Erhebungszeitpunkte. Wie in Abbildung 11 zu sehen ist, sind für die Männer in allen EPF-Skalen, in denen zu Beginn der Beratung auffällige Werte vorlagen, signifikante Verbesserungen zu verzeichnen. Besonders hervorzuheben ist, dass der Abbau der anfänglichen Beeinträchtigungen für die männlichen Klienten durchweg so groß ausfällt, dass die Werte zur Postmessung innerhalb des Normbereichs für zufriedene Paare liegen (40 ≤ T-Werte ≤ 60).
Für die weiblichen Klienten (siehe Abbildung 10) konnten solche Beratungserfolge für die allgemeine Zufriedenheit mit der Partnerschaft, für affektive Kommunikations- und Problemlösekompetenzen, für die gemeinsame Freizeitgestaltung, für die Finanzplanung und für die sexuelle Zufriedenheit erreicht werden. Allerdings bewirkte die Beratung bei den Frauen keine bedeutsame Veränderung hinsichtlich der Zufriedenheit mit der Kindererziehung: Auch zu Beratungsende muss hier eine überdurchschnittlich starke Belastung konstatiert werden.

Abb. 10: Ehe- und Partnerschaftsfragebogen: Veränderungen im Prä-Postmessungszeitraum für die über 55-jährigen Frauen (N = 55)

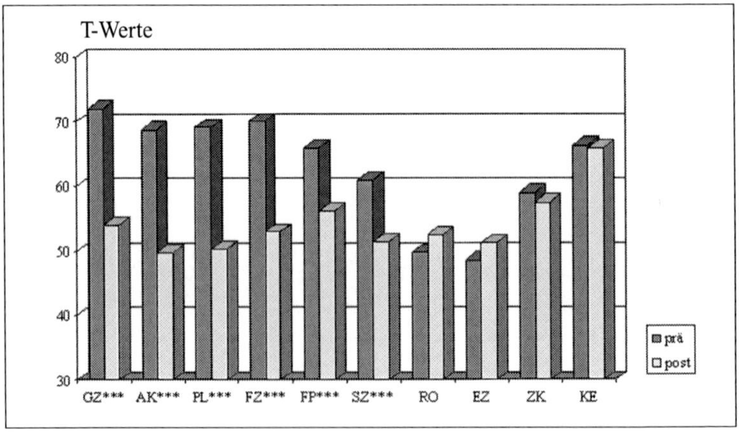

GZ = Globale Zufriedenheit, AK = Affektive Kommunikation, PL = Problemlösung, FZ = Gemeinsame Freizeitgestaltung, FP = Finanzplanung, SZ = Sexuelle Zufriedenheit, RO = Rollenorientierung, EZ = Ehezufriedenheit der Eltern, ZK = Zufriedenheit mit Kindern, KE = Kindererziehung ***P≤ .001.

Abb. 11: Ehe- und Partnerschaftsfragebogen: Veränderungen im Prä-Postmessungszeitraum für die über 55-jährigen Männer (N = 55)

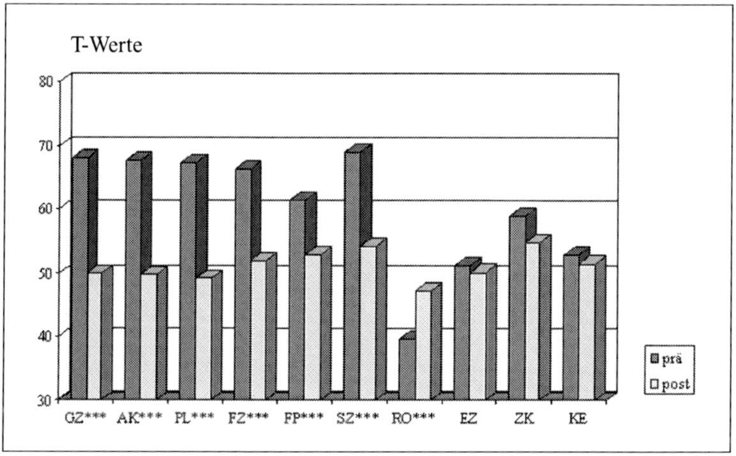

GZ = Globale Zufriedenheit, AK = Affektive Kommunikation, PL = Problemlösung, FZ = Gemeinsame Freizeitgestaltung, FP = Finanzplanung, SZ = Sexuelle Zufriedenheit, RO = Rollenorientierung, EZ = Ehezufriedenheit der Eltern, ZK = Zufriedenheit mit Kindern, KE = Kindererziehung *** $p \leq .001$.

21.2.3.3 Allgemeine Depressionsskala

Der signifikante Interventionseffekt (Haupteffekt für den Faktor Zeit ($F(1,52) = 90{,}35$, $p \leq .001$, siehe Tabelle B-13 im Anhang B) belegt, dass die Belastung der Klienten durch depressive Verstimmungen zur Posterhebung wesentlich geringer ausfällt als zu Beginn der Beratung. Die nicht signifikante Wechselwirkung Geschlecht*Zeit (siehe ebenfalls Tabelle B-13 im Anhang B) spricht dafür, dass sich die positive Veränderung für männliche und weibliche Klienten gleichermaßen zeigt.

Auch der prozentuale Anteil an Ratsuchenden, die den kritischen Wert für das Vorliegen einer klinisch relevanten depressiven Verstimmung überschreiten, konnte deutlich reduziert werden: Von den männlichen Klienten war zur Posterhebung keiner mehr in einem klinischen Ausmaß durch depressive Symptome beeinträchtigt, bei den Frauen waren es nur noch 6 %.

Eine Analyse auf Itemebene (siehe Tabelle B-16 im Anhang B) ergab, dass sich die Auftretenshäufigkeit für die Mehrheit der in der ADS abgefragten depressiven Symptome zu Beratungsende statistisch bedeutsam verringert hat: So gaben z.B. 33 % der Ratsuchenden zu Beratungsbeginn an, in der vorangegangen Woche öfters bzw. meistens deprimiert oder niedergeschlagen gewesen zu sein. Zum Beratungsende berichteten dies nur noch 2%.

21.2.3.4 Beschwerdenliste (BL)

Auch die durch körperliche Symptome bedingte subjektive Beeinträchtigung konnte für die Ratsuchenden über 55 Jahren durch die Beratung in einem statistisch bedeutsamen Ausmaß abgebaut werden (Haupteffekt für den Faktor Zeit ($F(1,53) = 64,03$, $p \leq .001$, siehe Tabelle B-13 im Anhang B). Die aufgrund der signifikanten Interaktion (siehe ebenfalls Tabelle B-13 im Anhang B) durchgeführten Einzelvergleiche bestätigen, dass sowohl die Frauen ($t(53) = 7,89$, $p \leq .001$) als auch die Männer ($t(54) = 5,06$, $p \leq .001$) eine bedeutsame Verbesserung körperlicher Beschwerden erleben. Ein Blick auf die entsprechenden Mittelwerte (siehe Tabelle 19) macht allerdings deutlich, dass die weiblichen Klienten hier etwas stärker von der Beratung profitieren: Der BL-Gesamtwert der Frauen reduziert sich im Mittel um 7 Rohwertpunkte, der der Männer um durchschnittlich 5 Rohwertpunkte.
Die Veränderungsanalyse auf Itemebene ergab, dass zu Beratungsende bedeutend weniger Ratsuchende angaben, „mäßig" oder „stark" unter innerer Unruhe, Grübelei, Reizbarkeit, Stichen bzw. Schmerzen in der Brust, Schlaflosigkeit, Kloßgefühlen oder Würgen im Hals, Mattigkeit, Kreuz- oder Rückenschmerzen, übermäßigem Schlafbedürfnis und Sodbrennen zu leiden (siehe Tabelle B-17 im Anhang B).

21.2.3.5 Fragen zur Lebenszufriedenheit (FLZ)

Um zu analysieren, ob durch die Beratung auch Veränderungen der subjektiven Lebenszufriedenheit herbeigeführt werden konnten, wurde zuerst eine zweifaktorielle (2 x 2) multivariate Varianzanalyse mit den beiden Innersubjektfaktoren Zeit und Geschlecht durchgeführt. Die gewichteten Zufriedenheitswerte für die acht Lebensbereiche sowie der FLZ-Summenscore gingen als abhängige Variablen in diese Berechnung ein. Als Resultat zeigten sich signifikante Haupteffekte für die beiden Faktoren Zeit ($F(8,44) = 15,30$, $p \leq .001$) und Geschlecht

(F(8,44) = 3,29, $p \leq .01$) sowie eine statistisch bedeutsame Interaktion (F(8,44) = 2,99, $p \leq .01$). Insgesamt ergaben sich also signifikante Veränderungen der Lebenszufriedenheit im Prä-Post-Zeitraum, wobei allerdings entsprechende Geschlechterunterschiede zu erwarten sind.
Um die Veränderungen nun im einzelnen zu untersuchen, wurden univariate Varianzanalysen, wiederum mit den beiden Innersubjektfaktoren Zeit und Geschlecht, angeschlossen. Tabelle B-18 im Anhang B beinhaltet eine detaillierte Übersicht über die entsprechenden Ergebnisse. Mit Ausnahme des Lebensbereichs „Beruf/Arbeit“ ergaben die univariaten Analysen durchgängig signifikante Haupteffekte für den Faktor Zeit (siehe Tabelle B-18 im Anhang B). Auch die globale Lebenszufriedenheit (FLZ-Summenwert) fällt zur Posterhebung signifikant höher aus als zu Beratungsbeginn.
Wegen der signifikanten Wechselwirkungseffekte für die Bereiche „Freunde / Bekannte“, „Freizeitgestaltung/Hobbies“ und „Gesundheit“, wurde anhand von t-tests für abhängige Stichproben geprüft, inwieweit sich die männlichen und weiblichen Klienten hinsichtlich des Beratungserfolgs in diesen Bereichen voneinander unterscheiden. Sowohl die Männer als auch die Frauen erlebten in allen drei genannten Bereichen eine signifikante Steigerung der Zufriedenheit ($Freunde_{Frauen}$: t(54) = -5,72, $p \leq .001$; $Freunde_{Männer}$: t(54) = -2,99, $p \leq .01$; $Freizeit_{Frauen}$: t(54) = -6,13, $p \leq .001$; $Freizeit_{Männer}$: t(54) = -2,82, $p \leq .01$; $Gesundheit_{Frauen}$: t(54) = -8,48; $p \leq .001$; $Gesundheit_{Männer}$: t(54) = -4,65, $p \leq .001$). Allerdings sei darauf hingewiesen, dass die Frauen jeweils einen etwas höheren Zugewinn an Lebenszufriedenheit in diesen drei Bereichen erleben.
Zusammenfassend kann also festgehalten werden, dass die Klientinnen und Klienten in fast allen durch die FLZ erfassten Lebensbereichen (einzige Ausnahme: „Beruf/Arbeit“) eine deutliche Steigerung ihrer Zufriedenheit erfahren, obwohl die Lebenszufriedenheit der Ratsuchenden über 55 Jahren bereits zu Beginn der Beratung auf einem ungewöhnlich hohen Niveau angesiedelt war (vgl. auch Kapitel 21.1.6). Dies kann unter Umständen als Hinweis für die Bedeutung der Erwerbstätigkeit auf das Selbstwertgefühl gedeutet werden.

Die Abbildungen 12 und 13 beinhalten abschließend eine graphische Darstellung der Veränderungen der gewichteten Zufriedenheitswerte im Prä-Post-Zeitraum.

Abb. 12: Vergleich der gewichteten Zufriedenheitswerte zum Prä- und Postmessungszeitpunkt für die über 55--jährigen Frauen (N = 55)

Zufriedenheitswerte

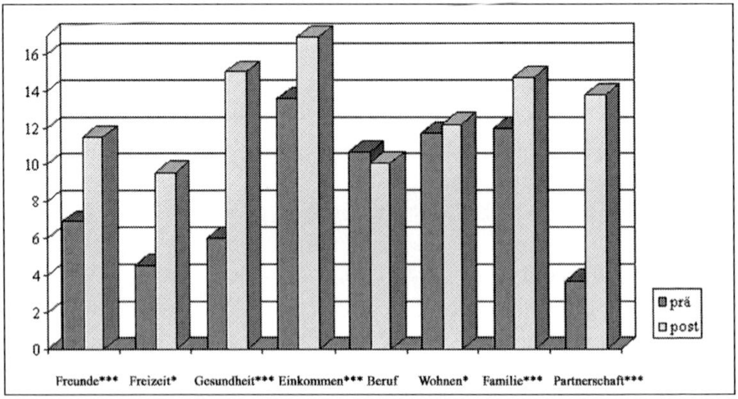

* p ≤ .05, *** p ≤ .001.

Abb. 13: Vergleich der gewichteten Zufriedenheitswerte zum Prä- und Postmessungszeitpunkt für die über 55-jährigen Männer (N = 55)

Zufriedenheitswerte

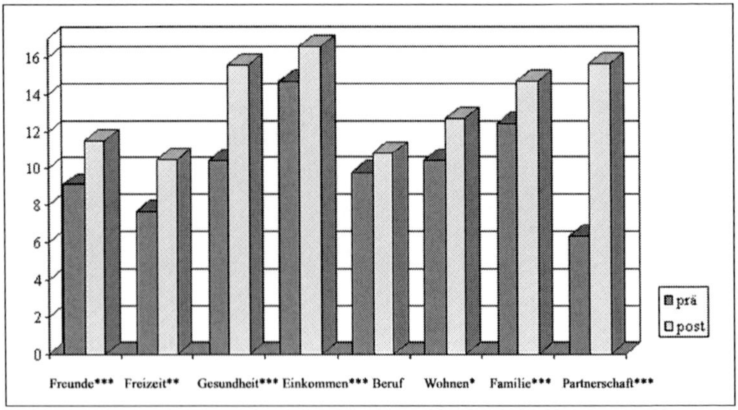

* p ≤ .05, ** p ≤ .01, *** p ≤ .001.

21.2.4 Effektstärken

Nachdem in den vorangegangenen Auswertungsschritten die im Prä-Post-Zeitraum erzielten mittleren Veränderungen für die Ratsuchenden über 55 Jahren beleuchtet wurden, steht nun die Frage im Vordergrund, ob und inwieweit die Beratungserfolge für die Stichprobe der älteren Klienten mit denen für jüngere Klienten vergleichbar sind. Zu diesem Zweck werden sowohl für die Ratsuchenden über 55 Jahren als auch für die Klienten der Vergleichsstichprobe Intragruppeneffektstärken (IGES) berechnet. Effektstärken eignen sich besonders für einen direkten Wirksamkeitsvergleich, da sie in standardisierter Form Auskunft über die Größe eines Interventionseffektes geben. Die von Smith, Glass und Miller (1980) entwickelte Berechnung wurde im Sinne von Hartmann und Herzog (1995) ausgefaltet. Somit werden die Mittelwerte der Post-Messung von denen der Prä-Messung subtrahiert. Die Differenz der durch die über beide Messzeitpunkte ermittelten Standardabweichungen wird im Anschluss dividiert.
Bei der Berechnung von IGES wird zunächst die mittlere Prä-Post-Differenz bestimmt, die anschließend durch die über beide Erhebungszeitpunkte gemittelte Standardabweichung dividiert wird (vgl. Hartmann / Herzog, 1995).
Die der Effektstärkenberechnung zugrundegelegten Mittelwerte und Standardabweichungen sind für die Ratsuchenden über 55 Jahren der Tabelle 20 zu entnehmen, für die Klienten der Vergleichsgruppe sind die entsprechenden Angaben in der Tabelle B-19 im Anhang B zusammengefasst.
Es sei darauf hingewiesen, dass nach Cohen (1988) Effektstärken ≤ .40 als niedrig und Effektstärken ≥ .80 als hoch einzuordnen sind.
Zusätzlich zu den Prä/Post-Vergleichen wurde zur Veränderungsmessung die Effektstärke berechnet. Im Bereich zwischen .40 und .80 spricht man von mittlerer Effektstärke, unter .40 ist die Effektstärke gering, über .80 dagegen groß.
Dabei muss beachtet werden, dass diese Form der Berechnung zu einem um .36 höheren Wert bei der Prä/Post-Untersuchung führt, als dies bei Berechnungen mit Kontrollgruppen der Fall ist (Grawe / Braun, 1994). Als Erklärung wird angeführt, dass u.a. Spontanremissionen wie auch statistische und natürliche Regressionen einfließen (Schulz / Hoyer / Hahlweg, 1998).

Tab. 21: Intragruppeneffektstärken zum Postmessungszeitpunkt für die über 55-jährigen Klienten (55plus; N = 55 Paare) und die Vergleichsstichprobe (VGS; N = 52 Paare)

	55plus		VGS	
	Frauen	Männer	Frauen	Männer
Problemliste-SW	1.89	1.57	.78	.41
EPF-Skalen:				
Globale Zufriedenheit	1.40	1.45	.55	.30
Affektive Kommunikation	1.95	1.85	.52	.24
Problemlösung	1.86	1.99	.59	.34
Gemeinsame Freizeitgestaltung	1.59	1.31	.40	.34
Finanzplanung	.47	.49	.13	-.10
Sexuelle Zufriedenheit	1.22	1.21	.33	.24
Rollenorientierung	.24	.64	.05	.33
Ehezufriedenheit der Eltern	-.15	.01	.01	.18
Zufriedenheit mit Kindern[1]	.08	.21	.01	.17
Kindererziehung[1]	-.05	-.04	.22	.00
Allgemeine Depressionsskala-SW	1.43	1.42	.79	.43
Beschwerdenliste-SW	1.04	.84	.69	.38
Gesamt-IGES[2]	.99	.97	.42	.25

Anmerkungen. SW= Summenwert, EPF = Fragebogen zur Einschätzung von Partnerschaft und Familie. [1]wurde nur für Paare mit Kindern berechnet, [2] Gesamt-Effektstärke wurde unter Ausschluss der Skala EZ berechnet.

Wie in Tabelle 20 zu sehen ist, ergeben sich für die Ratsuchenden über 55 Jahren sowohl in den Skalen, die wesentliche Aspekte der Partnerschaft abbilden (Problemliste, Globale Zufriedenheit, Affektive Kommunikation, Problemlösung, gemeinsame Freizeitgestaltung, Sexuelle Zufriedenheit) als auch in den Fragebögen zur Erfassung der individuellen Belastungssymptomatik (Allgemeine Depressionsskala und Beschwerdenliste) überaus hohe Effektstärken. Dies gilt für männliche und weibliche Klienten gleichermaßen. Darüber hinaus zeigt sich für die Männer eine Effektstärke mittlerer Höhe für die EPF-Skala Rollenorientierung.

Im Gegensatz hierzu fallen die IGES für die Klienten der Vergleichsgruppe bedeutend niedriger aus: Beispielsweise sind für die männlichen Klienten der Vergleichsstichprobe lediglich zwei mittlere Effekte für den Abbau der Gesamtproblembelastung und depressiver Symptomatik zu verzeichnen, alle übrigen Effektstärken sind von zu vernachlässigender Größe. Obwohl sich für die weiblichen Klienten der Vergleichsgruppe ein etwas positiveres Bild ergibt, so muss im Vergleich zu den über 55-jährigen Klienten doch eine weitaus geringere Wirksamkeit der Beratung festgehalten werden.
Auch die gemittelten Gesamteffektstärken bestätigen, dass die älteren Klienten in einem sehr viel höheren Ausmaß von der Beratung profitieren als die Stichprobe der jüngeren Klienten (siehe Tabelle 21). Während sich sowohl für die über 55-jährigen Männer als auch für die über 55-jährigen Frauen hohe Gesamteffekte ergeben, zeigt sich in der Vergleichsgruppe nur bei den Frauen eine Gesamteffektstärke mittlerer Höhe. Die Gesamt-IGES der männlichen Klienten ist im niedrigen Bereich anzusiedeln.
Alles in allem erweist sich die Beratung bei den Ratsuchenden über 55 Jahren also als außerordentlich erfolgreich. Die Effektstärken, die für die Vergleichsstichprobe ermittelt wurden, decken sich im übrigen mit denen, die sich in den verschiedenen vorangegangen Studien der Beratungsbegleitenden Forschung ergaben (vgl. Klann, 2002; Klann / Hahlweg, 1994a; Kröger / Wilbertz / Klann, 2003). Dies bedeutet, dass die Wirksamkeit der Beratung bei den hier untersuchten älteren Paaren weit über die bislang nachgewiesene Effektivität von Ehe- und Paarberatung hinausgeht.

21.2.5 Reliable und klinisch signifikante Veränderungen im Prä-Post-Zeitraum

Zur umfassenden Einschätzung der Veränderungen im Zeitraum von Beratungsbeginn bis Beratungsende soll abschließend bestimmt werden, für wie viel individuelle Klienten die Verbesserungen ein deutlich spürbares Ausmaß annehmen. Hierfür wird ermittelt, wie viele von ihnen sich statistisch reliabel und klinisch signifikant verbessert haben (vgl. Jacobson / Follette / Revenstorf, 1984; Jacobson / Truax, 1991).
Die Angabe der statistisch reliabel Verbesserten (und Verschlechterten) informiert über den Anteil an Klienten, bei denen die Veränderung zwischen den beiden Messzeitpunkten so groß ausfällt, dass Zufälle ausgeschlossen werden können.

Klinische Signifikanz ist dann gegeben, wenn die Klienten vor der Beratung im dysfunktionalen Bereich eines diagnostischen Maßes lagen, sich aber zu Beratungsende im funktionalen Bereich befinden (vgl. auch Amelang / Zielinski, 2002). Grundlage für die Berechnung des prozentualen Anteils an Klienten mit klinisch signifikanten Verbesserungen ist dabei nur die Anzahl an Klienten, die zu Beginn der Beratung Werte im dysfunktionalen Bereich der jeweiligen Skala aufwiesen. Nur auf diese Subgruppe an Klienten ist das Kriterium der klinischen Signifikanz sinnvoll anwendbar, denn bei Klienten, die bereits zur Präerhebung im funktionalen Bereich liegen, ist mathematisch keine klinisch signifikante Veränderung möglich.[43]

Tab. 22: Anteil an Klienten aus der Stichprobe der über 55-jährigen (55plus; N = 55 Paare) und aus der Vergleichsstichprobe (VGS; N = 52 Paare), die sich zum Postmessungszeitpunkt statistisch reliabel verbessert, statistisch reliabel verschlechtert und klinisch signifikant verbessert haben

		55plus			VGS		
		statistisch reliabel verbessert	statistisch reliabel verschlechtert	klinisch signifikant verbessert	statistisch reliabel verbessert	statistisch reliabel verschlechtert	klinisch signifikant verbessert
PL-SW		78%	6%	58%	41%	19%	28%
EPF-Skalen:							
	GZ	71%	5%	76%	35%	7%	37%
	AK	80%	5%	80%	33%	12%	31%
	PL	78%	3%	80%	40%	11%	33%
	FZ	70%	7%	70%	31%	9%	24%
	FP	31%	7%	35%	6%	8%	13%
	SZ	56%	3%	52%	21%	5%	21%
	RO	4%	25%	4%	2%	8%	3%
	EZ	5%	11%	8%	5%	1%	6%
	ZK[1]	14%	7%	24%	11%	9%	11%
	KE[1]	27%	23%	7%	18%	14%	17%

	statistisch reliabel verbessert	statistisch reliabel verschlechtert	klinisch signifikant verbessert	statistisch reliabel verbessert	statistisch reliabel verschlechtert	klinisch signifikant verbessert
ADS-SW	55%	3%	73%	33%	6%	55%
BL-SW	26%	1%	77%	28%	1%	42%
Mittelwert[2]	46%	8%	50%	23%	8%	25%

Anmerkungen. PL-SW= Problemliste-Summenwert, EPF = Fragebogen zur Einschätzung von Partnerschaft und Familie, GZ = Globale Zufriedenheit, AK = Affektive Kommunikation, PL = Problemlösung, FZ = Gemeinsame Freizeitgestaltung, FP = Finanzplanung, SZ = Sexuelle Zufriedenheit, RO = Rollenorientierung, EZ = Ehezufriedenheit der Eltern, ZK = Zufriedenheit mit Kindern, KE = Kindererziehung, ADS-SW = Allgemeine Depressionsskala-Summenwert, BL-SW = Beschwerdenliste-Summenwert.
[1] wurde nur für Paare mit Kindern berechnet, [2] wurde unter Ausschluss der Skala EZ berechnet.

Während der mittlere Prozentanteil an Klienten mit klinisch signifikanten Verbesserungen in der Stichprobe der über 55-jährigen Paare bei rund 50 % liegt, erlebt im Durchschnitt nur rund ein Viertel der Paare in der Vergleichsgruppe klinisch signifikante Veränderungen. Vergleichbare Prozentsätze ergeben sich für statistisch reliable Verbesserungen. Die mittlere Verschlechterungsrate liegt in beiden Untersuchungsgruppen bei rund 8 %.

Insgesamt bestätigen die Resultate zu reliablen und klinisch signifikanten Veränderungen die bereits im vorangegangenen Kapitel gezogene Schlussfolgerung, dass die Beratung bei den über 55-jährigen Klienten sehr effektiv ist: Beispielweise erleben 80 % der über 55-jährigen Klienten klinisch signifikante Verbesserungen in der affektiven Kommunikation und hinsichtlich von Problemlösungskompetenzen, in der Vergleichsstichprobe sind es hingegen lediglich 31 respektive 33 % (siehe Tab. 22).

Für die Ratsuchenden über 55 Jahren wurden die entsprechenden Prozentsätze auch für männliche und weibliche Klienten getrennt ermittelt; diese geschlechtsspezifischen Ergebnisse sind Tabelle B-20 im Anhang B zu entnehmen.

21.2.6 Zusammenfassende Beurteilung der Veränderungen im Prä-Post-Zeitraum

Die varianzanalytischen Auswertungen zur kurzfristigen Effektivität bestätigen, dass die Beratung bedeutsame Veränderungen erzielt hat. So fällt die Gesamtproblembelastung der Ratsuchenden zum Zeitpunkt der Post-Erhebung signifikant niedriger aus. Allerdings gibt es deutliche geschlechtsspezifische Unterschiede. Während sich die Gesamtproblembelastung bei den Männern um fünf Konfliktbereiche reduzierte, waren es bei den Frauen durchschnittlich sieben Bereiche.

Beide, Frauen und Männer, benannten positive Veränderungen in ihrer gemeinsamen Freizeitgestaltung, der partnerschaftlichen Sexualität und ihrer affektiven Kommunikation. Insgesamt waren sie zufriedener mit ihrer Beziehung und erlebten positive Veränderungen ihrer Problemlösekompetenzen. Im Kontext der Berufstätigkeit, und hier konkret auch ihrer Aufgabe, hat sich die Konflikthäufigkeit deutlich reduziert.

Insbesondere die weiblichen Ratsuchenden beurteilten zum Beratungsende die Bereiche „ Freunde und Bekannte“, „Persönliche Gewohnheiten des Partners“, „Forderungen des Partners“, Temperament des Partners“, „Vertrauen“, „Eifersucht“ und „Einteilung des monatlichen Einkommens“ weniger konfliktträchtig als ihre Partner.

Im Gegensatz zu den vorangegangenen Untersuchungen (vgl. Klann, 2002; Klann / Hahlweg, 1994a; Kröger / Wilbertz / Klann, 2003), die keine positiven Veränderungen innerhalb der sexuellen Zufriedenheit nach der Beratung feststellen konnten, weisen die Ergebnisse sowohl bei den Frauen als auch bei den Männer eine signifikante Verbesserung der sexuellen Zufriedenheit aus. Dies könnte in Bezug gesetzt werden mit einem veränderten Rollenbild in der Beziehung, das sich zum Beratungsende bei den Männern weniger an traditionellen Vorgaben orientiert. Zugleich stellt sich aber auch die Frage, wie sich Intimität und partnerschaftliche Sexualität in Anbetracht der bislang zahlreichen beruflichen, außerhäuslichen Aufgaben oder der Sorge um Kinder entwickeln konnten.

Während für die Männer die Veränderungen in allen durch den EPF-Bogen ermittelten Bereichen nach der Beratung so groß ausfallen, dass ihre Werte im Normbereich zufriedener Paare liegen, gilt dies nur eingeschränkt für die weiblichen Ratsuchenden. Insbesondere die Zufriedenheit mit den Kindern blieb stark belastet. Auch hier muss erwähnt werden, dass sich die Belastungen auf die Kontakte zu erwachsenen Kindern und Enkelkindern beziehen, die Frauen deutlich stärker als die Männer tangieren und somit eher ein traditionelles Rollenbild der Frauen implizieren. Individuelle Beeinträchtigungen durch depressive Verstimmungen und psychosomatische Beschwerden konnten durch die Beratung deutlich reduziert werden, wobei auch hier die älteren Ratsuchenden stärker davon profitierten als die Ratsuchenden in den vorangegangenen Untersuchungen mit jüngerem Klientel. Dies gilt für die weiblichen wie männlichen Ratsuchenden, wobei die Frauen einen etwas höheren Gewinn für sich verbuchen konnten, wenn gleich im Gegensatz zu den Männern ein Teil der Frauen auch noch zu Beratungsende in einem klinischen Ausmaß durch subjektive körperliche Beschwerden beeinträchtigt sind (vgl. Kapitel 21.2.3.3 / 21.2.3.4).

In dem Bereich der Partnerschaft und der individuellen Belastungssymptomatik ergeben sich bei den über 55-jährigen weiblichen und männlichen Ratsuchenden hohe Effektstärken. Für die Männer zeigt sich darüber hinaus eine Effektstärke mittlerer Höhe für den Bereich „Rollenorientierung“ der EPF-Skala. Die ausgesprochen hohen Werte weichen deutlich von denen der Vergleichsgruppe ab. Ausgehend davon, dass auch zu Beratungsbeginn ein niedrigeres Belastungsniveau der weiblichen und männlichen Ratsuchenden festgestellt werden konnte, scheint die langfristige Bindung der Paare mit einem entsprechenden Erfahrungsschatz bei der Bewältigung von Entwicklungsaufgaben und krisenhaften Herausforderungen eine Ressource für die Antizipation konflikthaft besetzter Belastungen und Konflikte zu sein, die sich durch die Beratung in Problemlösekompetenz ausformte. Zum anderen bedarf es der besonderen Erwähnung, dass konzeptionell ein begrenzter und klar umrissener Beratungsauftrag (Goldbrunner 1999; Vogt 2001b) zu einer Entflechtung der Problembereiche und damit zu einer Transparenz notwendiger und möglicher Veränderungen führt, die die subjektive Autonomie steigert und damit zu einer positiven Veränderung der Lebensqualität beiträgt.

Das Ergebnis hinsichtlich der Verminderung depressiver Verstimmungen mit einer hohen Effektstärke deckt sich mit dem vorangegangener Untersuchungen. Auch wenn als belegt gilt, das insbesondere verhaltenstherapeutisch orientierte Paartherapien mit einer Steigerung der positiven Reziprozität des Paares positive Effekte in der Behandlung von Depressionen erzielen (z.B. Beach / Sandeen & O’Leary, 1990; Jacobson et al., 1991a), ist das Ergebnis bei den über 55-jährigen Ratsuchenden beeindruckend, weil die Behandlung individueller klinischer Symptome nicht das vorrangige Ziel der durchgeführten Paarberatung war.

21.3 Langfristige Effektivität: Analyse der Veränderungen im Prä-Post-Follow-up-Zeitraum

21.3.1 Vergleich der Klienten mit und ohne Follow-up-Daten

In Kapitel 20.3.3 wurde bereits erläutert, dass von 36 % der Ratsuchenden über 55 Jahren Daten zu allen drei vorgesehenen Messzeitpunkten erhoben werden konnten. In der Vergleichsstichprobe umfasst die Gruppe der Klienten, die sich an allen Erhebungen beteiligt haben, 26 % der Ausgangsstichprobe.

Aufgrund der Ausfallraten werden zunächst die Klienten, von denen Follow-up-Daten vorliegen, mit denjenigen, die sich an der Drittmessung nicht mehr beteiligten, hinsichtlich soziodemographischer Merkmale, des Ausmaßes der erlebten Belastungen zu Beratungsbeginn und des Beratungserfolgs zur Posterhebung miteinander verglichen. Erst im Anschluss daran werden die Veränderungen im Prä-Post-Follow-up-Zeitraum umfassend analysiert.

Bei den Ratsuchenden über 55 Jahren ergaben sich in Bezug auf soziodemographische Merkmale keinerlei bedeutsame Differenzen zwischen den Klienten mit und ohne Follow-up Daten (siehe Tabelle B-21 und B-22 im Anhang B). In der Vergleichsstichprobe zeigte sich ein signifikanter Unterschied: Die Klienten mit Follow-up-Daten sind im Durchschnitt rund 4 Jahre länger miteinander verheiratet als die Klienten, von denen keine Follow-up-Daten mehr erhoben werden konnten (siehe Tabelle B-23 und B-24 im Anhang B).

Um zu prüfen, ob sich die Klienten mit und ohne Follow-up-Daten in Bezug auf die anfängliche Belastungssymptomatik bedeutsam voneinander unterscheiden, wurden für beide Stichproben (Ratsuchende über 55 Jahren sowie Vergleichsstichprobe) einfaktorielle multivariate Varianzanalysen berechnet, in die die Fragebogenwerte zur Prä-Erhebung als abhängige Variablen eingegangen sind. Weder für die Ratsuchenden über 55 Jahren ($F(11,79) = 1{,}74$, $p = \text{ns.}$) noch für die Klienten der Vergleichsstichprobe ($F(11,64) = 0{,}56$, $p = \text{ns.}$) zeigten sich signifikante Ergebnisse. Dies bedeutet, dass in beiden untersuchten Stichproben keine statistisch signifikanten Unterschiede im Ausmaß der Beeinträchtigungen zu Beratungsbeginn zwischen Klienten mit und ohne Follow-up-Teilnahme vorliegen.

Allerdings ergeben sich sehr wohl Unterschiede hinsichtlich des Beratungserfolgs zur Posterhebung. Die Tabellen 22 und 23 zeigen, dass die Intragruppeneffektstärken für Klienten, die sich an allen drei Erhebungszeitpunkten beteiligt haben, höher ausfallen als für Klienten, die zur Follow-Erhebung nicht mehr zur Verfügung standen. Besonders deutlich wird dies jeweils für die weiblichen Klienten: Während bei den weiblichen Ratsuchenden über 55 Jahren mit Follow-up-Daten eine hohe Gesamteffektstärke (Gesamt-IGES) zu verzeichnen ist, ist die Gesamteffektstärke für die Frauen über 55 ohne Follow-up-Teilnahme im mittleren Bereich einzuordnen. Bei den Frauen der Vergleichsstichprobe liegt die Gesamt-IGES für die Follow-Teilnehmerinnen im mittleren Bereich, demgegenüber fällt die Gesamt-IGES für die Frauen der Vergleichsstichprobe ohne Follow-up lediglich niedrig aus.

Tab. 23: Intragruppeneffektstärken zum Postmessungszeitpunkt für die über 55-jährigen Klienten (55plus) mit (N = 30 Paare) und ohne Follow-up-Daten (N = 25 Paare)

		55plus mit Follow-up		55plus ohne Follow-up	
		Frauen	Männer	Frauen	Männer
Problemliste-SW		2.25	1.61	1.42	1.52
EPF-Skalen:					
	Globale Zufriedenheit	1.76	1.55	.96	1.32
	Affektive Kommunikation	2.35	1.98	1.45	1.71
	Problemlösung	2.28	2.21	1.37	1.71
	Gemeinsame Freizeitgestaltung	2.17	1.55	.91	1.03
	Finanzplanung	.81	.71	.08	.21
	Sexuelle Zufriedenheit	1.48	1.41	.94	.98
	Rollenorientierung	.19	.65	.29	.63
	Ehezufriedenheit der Eltern	-.13	-.01	-.18	.04
	Zufriedenheit mit Kindern[1]	-.11	.05	.24	.34
	Kindererziehung[1]	-.06	-.21	-.04	.13
Allgemeine Depressionsskala-SW		1.52	1.60	1.32	1.20
Beschwerdenliste-SW		1.03	.94	1.01	.72
Gesamt-IGES[2]		1.19	1.08	.75	.89

Anmerkungen. SW= Summenwert, EPF = Fragebogen zur Einschätzung von Partnerschaft und Familie. [1] wurde nur für Paare mit Kindern berechnet, [2] Gesamt-Effektstärke wurde unter Ausschluss der Skala EZ berechnet.

Tab. 24: Intragruppeneffektstärken zum Postmessungszeitpunkt für die Klienten der Vergleichsstichprobe (VGS) mit (N = 22 Paare) und ohne Follow-up-Daten (N = 30 Paare)

		VGS mit Follow-up			VGS ohne Follow-up	
		Frauen	Männer		Frauen	Männer
Problemliste-SW		.71	.46		.86	.36
EPF-Skalen:						
	Globale Zufriedenheit	.76	.31		.33	.30
	Affektive Kommunikation	.70	.34		.32	.12
	Problemlösung	.84	.46		.33	.18
	Gemeinsame Freizeitgestaltung	.70	.54		.06	.11
	Finanzplanung	.18	.02		.09	-.26
	Sexuelle Zufriedenheit	.40	.39		.26	.08
	Rollenorientierung	.10	.52		.00	.10
	Ehezufriedenheit der Eltern	-.08	.19		.02	.17
	Zufriedenheit mit Kindern[1]	.02	.36		.09	.02
	Kindererziehung[1]	.40	.04		.13	-.04
Allgemeine Depressionsskala-SW		.85	.75		.71	.08
Beschwerdenliste-SW		.70	.44		.67	.31
Gesamt-IGES[2]		.51	.38		.32	.11

Anmerkungen. SW= Summenwert, EPF = Fragebogen zur Einschätzung von Partnerschaft und Familie. [1] wurde nur für Paare mit Kindern berechnet, [2] Gesamt-Effektstärke wurde unter Ausschluss der Skala EZ berechnet

Der Befund, dass sich eher die besonders „erfolgreichen“ Klienten auch noch an der Follow-up-Erhebung beteiligen, ist allerdings nicht allzu überraschend, denn er korrespondiert mit den Ergebnissen in den vorangegangenen Studien der Beratungsbegleitenden Forschung (vgl. Klann / Hahlweg, 1994a; Kröger / Klann / Wilbertz, 2003).

21.3.2 Varianzanalytische Ergebnisse

Ebenso wie bei der Auswertung der Prä-Post-Daten werden auch zur Beurteilung der Veränderungen über alle drei Erhebungszeitpunkte zunächst Varianzanalysen für die Stichprobe der Ratsuchenden über 55 Jahren berechnet. Ein Vergleich der langfristigen Beratungserfolge zwischen älteren und jüngeren Klienten wird dann im Rahmen der Effektstärkenberechnung sowie der Berechnung statistisch und klinisch signifikanter Veränderungen vorgenommen.
Als erstes wurde für die Stichprobe der Ratsuchenden über 55 Jahre eine zweifaktorielle multivariate Varianzanalysen über die drei Messzeitpunkte berechnet, wobei die EPF-Skalen „Zufriedenheit mit den Kindern“ und „Kindererziehung“ nicht einbezogen wurden. Sowohl die beiden Haupteffekte für die Faktoren Zeit ($F(22,50) = 5,61$, $p \leq .001$) und Geschlecht ($F(11,29) = 3,75$, $p \leq .05$) als auch die Interaktion Geschlecht*Zeit ($F(22,50) = 5,47$, $p \leq .001$) sind signifikant.
Um konkret zu überprüfen, welche der abhängigen Variablen für den signifikanten Haupteffekt Zeit verantwortlich sind, wurden univariate Varianzanalysen berechnet und - falls erforderlich - Einzelvergleiche angeschlossen. In Analogie zu den vorangegangenen Studien der Beratungsbegleitenden Forschung (Klann / Hahlweg, 1994a; Klann, 2002) werden jeweils univariate Analysen über die Prä-Post-Daten und die Post-Follow-up-Daten berechnet. In den Tabellen B-25 und B-26 im Anhang B sind die entsprechenden Haupt- und Interaktionseffekte der univariaten Analysen zusammengefasst. Die Mittelwerte und Standardabweichungen zu den drei Messzeitpunkten sind in Tabelle 24 wiedergegeben.
Insgesamt betrachtet scheinen die univariaten Prä-Post-Analysen für die über 55-jährigen Klienten mit Follow-up-Daten die Resultate der in Kapitel 21.2.3 dargestellten Veränderungen von Beratungsbeginn bis Beratungsende weitgehend zu betätigen. Darüber hinaus kann vorab festgehalten werden, dass die überwiegend nicht signifikanten Haupteffekte für den Faktor Zeit der varianzanalytischen Post-Follow-up-Ver-

gleiche (siehe Tabelle B-26 im Anhang B) darauf hinweisen, dass die erzielten Beratungserfolge auch im sechsmonatigen Follow-up-Zeitraum stabil geblieben sind.

Tab. 25: Mittelwerte (M) und Standardabweichungen (SD) zur Prä-, Post- und Follow-up-Erhebung für die Stichprobe der über 55-jährigen Klienten (N = 30 Paare)

	$M_{prä}$	$SD_{prä}$	M_{post}	SD_{post}	M_{fu}	SD_{fu}
Problemliste-SW *Frauen*	10,4	4,6	2,4	2,5	1,6	2,8
Problemliste-SW *Männer*	7,3	3,8	2,1	2,2	1,3	1,6
EPF-Skalen:						
Globale Zufriedenheit *Frauen*	73,0	12,6	50,3	10,7	47,7	9,3
Globale Zufriedenheit *Männer*	67,4	12,3	48,4	9,6	46,2	9,1
Affektive Kommunikation *Frauen*	70,6	7,6	47,8	8,0	46,5	9,0
Affektive Kommunikation *Männer*	68,5	9,8	49,4	9,5	46,9	9,0
Problemlösung *Frauen*	70,3	9,5	47,1	7,2	47,1	8,1
Problemlösung *Männer*	67,3	8,1	47,2	8,3	46,2	7,8
Gemeinsame Freizeitgestaltung *Frauen*	72,8	9,1	49,3	9,3	48,7	8,3
Gemeinsame Freizeitgestaltung *Männer*	68,0	10,3	50,8	10,9	47,6	6,5
Finanzplanung *Frauen*	70,2	22,0	53,7	15,7	55,4	13,1
Finanzplanung *Männer*	65,4	21,2	53,3	15,9	52,1	14,0
Sexuelle Zufriedenheit *Frauen*	62,1	7,2	50,4	6,8	50,2	7,5
Sexuelle Zufriedenheit *Männer*	70,2	12,3	52,7	11,0	49,6	8,1
Rollenorientierung *Frauen*	49,3	10,5	51,9	11,0	51,1	11,4
Rollenorientierung *Männer*	39,1	12,5	46,9	10,2	46,1	11,2
Ehezufriedenheit der Eltern *Frauen*	47,5	9,5	49,4	10,8	46,8	11,5
Ehezufriedenheit der Eltern *Männer*	51,6	11,7	50,9	12,8	51,7	12,8

	$M_{prä}$	$SD_{prä}$	M_{post}	SD_{post}	M_{fu}	SD_{fu}
Zufriedenheit mit Kindern[1] *Frauen*	59,8	18,5	58,9	14,8	58,7	12,4
Zufriedenheit mit Kindern[1] *Männer*	59,4	20,0	57,6	21,0	58,6	21,6
Kindererziehung[1] *Frauen*	66,5	17,1	64,4	15,1	57,2	7,8
Kindererziehung[1] *Männer*	55,2	14,7	55,0	11,0	55,2	8,5
Allgemeine Depressionsskala-SW *Frauen*	22,4	11,8	10,0	5,2	7,4	3,6
Allgemeine Depressionsskala-SW *Männer*	19,5	8,5	9,5	4,6	8,7	5,2
Beschwerdenliste-SW *Frauen*	16,9	8,9	9,8	5,9	8,0	4,4
Beschwerdenliste-SW *Männer*	13,2	8,3	7,9	3,5	9,2	6,0

Anmerkungen. SW= Problemliste-Summenwert, EPF = Fragebogen zur Einschätzung von Partnerschaft und Familie. [1]wurde nur für Paare mit Kindern berechnet.

21.3.2.1 Problemliste (PL)

Die über 55-jährigen Klienten mit Follow-up-Daten erleben zur Posterhebung eine statistisch signifikante Verringerung der Gesamtproblembelastung in der Partnerschaft (signifikanter Haupteffekt Zeit $F(1,29) = 90,46$, $p \leq .001$ der univariaten Prä-Postvergleiche, siehe Tabelle B-25 im Anhang B), die allerdings für die weiblichen Klienten etwas höher ausfällt (signifikante Interaktion Geschlecht*Zeit $F(1,29) = 16,15$, $p \leq .001$, siehe ebenfalls Tabelle B-25 im Anhang B).
Darüber hinaus belegt der signifikante Haupteffekt Zeit der Post-Follow-up-Analyse ($F(1,29) = 5,98$, $p \leq .05$, vgl. Tabelle B-26 im Anhang B) sowie eine Betrachtung der entsprechenden Mittelwerte in Tabelle 24, dass sich die Anzahl partnerschaftlicher Konfliktbereiche im sechsmonatigen Katamnesezeitraum, wenn auch nur geringfügig, weiterhin verringert hat. Abbildung 14 zeigt anschaulich, wie sich die selbsteingeschätzte Problembelastung der Ratsuchenden über 55 Jahren über die drei Erhebungszeitpunkte hinweg reduziert hat.

Abb. 14: Veränderung der mittleren Gesamtproblembelastung über die drei Erhebungszeitpunkte für männliche und weibliche Klienten über 55 Jahre, von denen Follow-up-Daten vorliegen (N = 30 Paare)

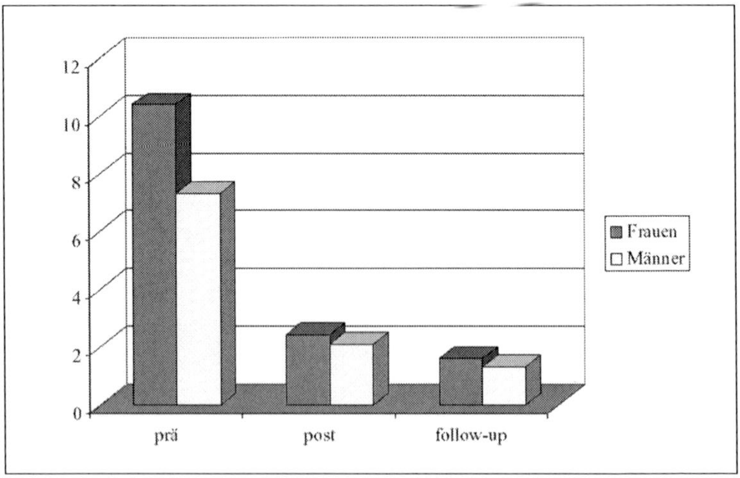

Insgesamt kann also festgehalten werden, dass es durch die Beratung gelungen ist, die Anzahl partnerschaftlicher Konfliktbereiche anhaltend zu reduzieren.

21.3.2.2 Ehe- und Partnerschaftsfragebogen (EPF)

Ebenso wie im Rahmen der Auswertung der Prä-Post-Daten, zeigen sich auch für die Teilstichprobe der Klienten mit Follow-up zu Beratungsende statistisch signifikante positive Veränderungen in den EPF-Skalen „Globale Zufriedenheit mit der Partnerschaft“, „Affektive Kommunikation“, „Problemlösung“, „Gemeinsame Freizeitgestaltung“, „Finanzplanung“, „Sexuelle Zufriedenheit“ sowie „Rollenorientierung“ (siehe entsprechende Haupteffekte Zeit in Tabelle B-25 im Anhang B).

Allerdings ergaben sich für die Klienten mit Follow-up in mehreren EPF-Skalen statistisch bedeutsame Wechselwirkungen, die auf geschlechtsspezifische Unterschiede hinsichtlich des Beratungserfolgs zur Post-Erhebung hinweisen (siehe ebenfalls Tabelle B-25 im Anhang B). Die entsprechenden t-Tests zeigen zwar, dass sowohl die Frauen als auch die Männer bezüglich der Partnerschaftszufriedenheit (Frauen: $t(26) = 8{,}08$, $p \leq .001$; Männer: $t(26) = 7{,}20$, $p \leq .001$),

der affektiven Kommunikation (Frauen: $t(29) = 11,62$, $p \leq .001$; Männer: $t(26) = 8,18$, $p \leq .001$) und der gemeinsamen Freizeitgestaltung (Frauen: $t(29) = 10,40$, $p \leq .001$; Männer: $t(28) = 7,81$, $p \leq .001$) statistisch bedeutsame positive Veränderungen erleben; dennoch wird deutlich, dass die Frauen in den genannten Bereichen etwas stärker von der Beratung profitieren. Hinsichtlich der Einstellung zur ehelichen Rollenorientierung belegen die aufgrund des signifikanten Interaktionseffekts berechneten t-Tests, dass ausschließlich die männlichen Klienten ($t(26) = -3,99$, $p \leq .001$) eine bedeutsame Veränderung hin zu einer weniger traditionellen Orientierung erfahren, der t-Test für die weiblichen Klienten erbrachte kein signifikantes Ergebnis ($t(26) = -1,04$, p = ns.).
Zusammenfassend betrachtet decken sich die im Prä-Post-Zeitraum erzielten Veränderungen, für die Subgruppe der Ratsuchenden mit Follow-up-Daten weitgehend mit den entsprechenden Veränderungen, die in Kapitel 21.2.3.2 für die Klienten mit Prä-Post-Daten ermittelt wurden.
Die Resultate der univariaten Varianzanalysen über den Post-Follow-up-Zeitraum (siehe Tabelle B-26 im Anhang B) ergeben, dass die bei der Postmessung erzielten Beratungserfolge über den Katamnesezeitraum stabil bleiben. Die Klienten erleben im Katamnesezeitraum sogar eine weitere Verbesserung der allgemeinen Partnerschaftszufriedenheit (siehe signifikanter Haupteffekt Zeit für die entsprechende EPF-Skala in Tabelle B-26 im Anhang B). Auch die Beurteilung der Ehezufriedenheit der Eltern verändert sich im Zeitraum von der Post- zur Follow-up-Erhebung (siehe ebenfalls Tabelle B-26), wobei die aufgrund der signifikanten Wechselwirkung durchgeführten t-Tests belegen, dass lediglich die Frauen die Ehezufriedenheit ihrer Eltern bei der Follow-up-Befragung positiver einschätzen als bei der Post-Erhebung ($t(27) = 2,36$, $p \leq .05$). Für die männlichen Klienten verändert sich die Beurteilung der Ehe der Eltern nicht signifikant ($t(26) = -1,46$; p = ns.).
Die durch die Beratung erzielten Veränderungen in den einzelnen Skalen des EPF für die Klienten mit Follow-up-Teilnahme sind abschließend in den Abbildungen 15 und 16 zusammengefasst. Abbildung 16 macht deutlich, dass es bei den männlichen Klienten über 55 Jahren mit Follow-up gelungen ist, die anfänglichen Belastungen soweit zu reduzieren, dass die durchschnittlichen Skalenwerte sowohl zur Post- als auch noch zur Follow-up-Erhebung innerhalb des Norm-

bereichs für zufriedene Paare liegen. Der Beratungserfolg für die weiblichen Klienten fällt weitgehend vergleichbar aus, allerdings liegt hier der Skalenwert für die „Zufriedenheit mit der Kindererziehung" zur Post-Erhebung noch außerhalb des Normbereichs.

Abb. 15: Ehe- und Partnerschaftsfragebogen: Veränderungen im Prä-Post-Follow-up-Zeitraum für die über 55-jährigen Frauen (N = 30), von denen Follow-up-Daten vorliegen

T-Werte

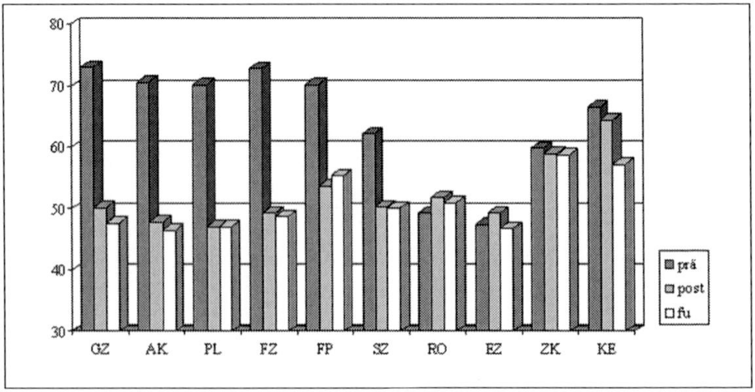

GZ = Globale Zufriedenheit, AK = Affektive Kommunikation, PL = Problemlösung, FZ = Gemeinsame Freizeitgestaltung, FP = Finanzplanung, SZ = Sexuelle Zufriedenheit, RO = Rollenorientierung, EZ = Ehezufriedenheit der Eltern, ZK = Zufriedenheit mit Kindern, KE = Kindererziehung

Abb. 16: Ehe- und Partnerschaftsfragebogen: Veränderungen im Prä-Post-Follow-up-Zeitraum für die über 55-jährigen Männer (N = 30), von denen Follow-up-Daten vorliegen.

T-Werte

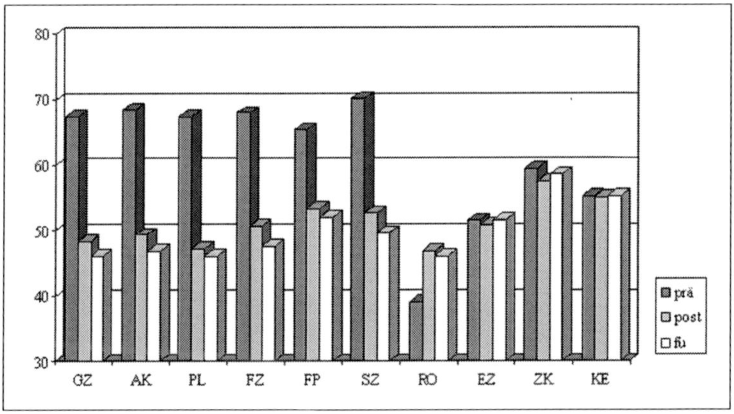

GZ = Globale Zufriedenheit, AK = Affektive Kommunikation, PL = Problemlösung, FZ = Gemeinsame Freizeitgestaltung, FP = Finanzplanung, SZ = Sexuelle Zufriedenheit, RO = Rollenorientierung, EZ = Ehezufriedenheit der Eltern, ZK = Zufriedenheit mit Kindern, KE = Kindererziehung

21.3.2.3 Allgemeine Depressionsskala (ADS)

Aufgrund des signifikanten Haupteffekts Zeit der univariaten Prä-Post-Analyse ($F(1,28) = 45{,}27$, $p \leq .001$; vgl. Tabelle B-25 im Anhang B) kann festgehalten werden, dass die Gesamtbelastung durch depressive Symptome für die Klienten mit Follow-up-Teilnahme zur Posterhebung bedeutend geringer ausfällt als zu Beginn der Beratung. Darüber hinaus bestätigen die Ergebnisse der univariaten Analyse über den Post-Follow-up-Zeitraum (siehe Tabelle B-26 im Anhang B), dass dieser Beratungserfolg über die untersuchte Zeitspanne von sechs Monaten stabil bleibt.
Abbildung 17 gibt zusätzlich Auskunft darüber, wie sich der prozentuale Anteil an Klienten mit klinisch relevanten depressiven Verstimmungen über die drei Erhebungszeitpunkte hinweg verringert hat. Besonders erfreulich ist, dass zur Follow-up-Erhebung kein Klient mehr in einem klinischen Ausmaß durch depressive Symptome beeinträchtigt ist.

Abb. 17: Prozentualer Anteil klinisch depressiver Frauen und Männer zu den drei Erhebungszeitpunkten für die über 55-jährigen Klienten mit Follow-up-Daten (N = 30 Paare)

ADS-Summenwert>23

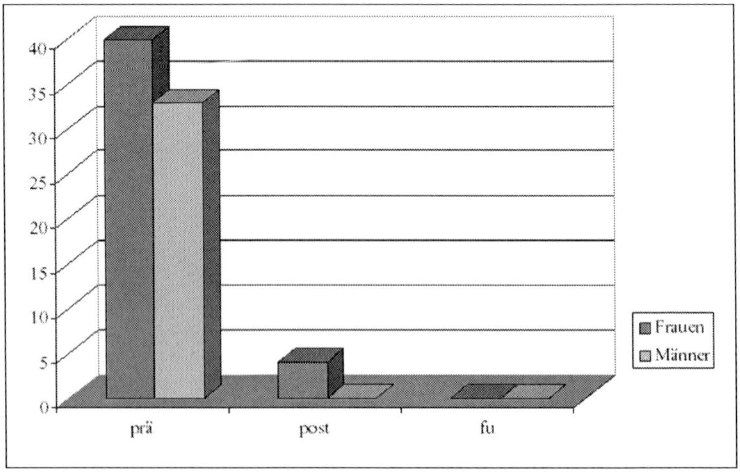

21.3.2.4 Beschwerdenliste (BL)

Die univariate Prä-Post-Analyse bestätigt zunächst (statistisch bedeutsamer Haupteffekt für den Faktor Zeit ($F(1,29) = 35{,}17$, $p \leq .001$, vgl. Tabelle B-25 im Anhang B), dass die über 55-jährigen Klienten mit Follow-up eine deutliche Verbesserung hinsichtlich subjektiver körperlicher Symptome zum Postmessungszeitpunkt erleben.

Die langfristige Stabilität dieser positiven Veränderung lässt sich anhand der Resultate der entsprechenden Post-Follow-up-Varianzanalyse (siehe Tabelle B-26 im Anhang B) nachweisen. Abbildung 18 zeigt darüber hinaus, dass es gelungen ist, die Rate an Klienten, vor allem an weiblichen Klienten, mit klinisch auffälligen Werten in der Beschwerdenliste sowohl kurz- als auch langfristig zu reduzieren.

Abb. 18: Beschwerdenliste: Prozentualer Anteil klinisch auffälliger Frauen und Männer zu den drei Erhebungszeitpunkten für die über 55-jährigen Klienten mit Follow-up-Daten (N = 30 Paare)

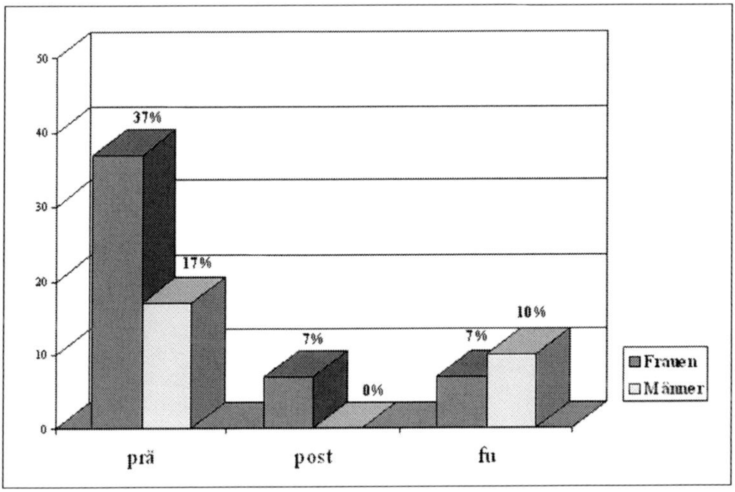

21.3.2.5 Fragen zur Lebenszufriedenheit (FLZ)

Zur Auswertung der FLZ über alle drei Erhebungszeitpunkte wurde als erstes eine multivariate Varianzanalyse (MANOVA) mit den Innersubjektfaktoren Zeit und Geschlecht berechnet, in die die gewichteten Zufriedenheitswerte für die einzelnen Lebensbereiche sowie der FLZ-Summenwert als abhängige Variablen eingegangen sind. Die MANOVA ergab sowohl signifikante Haupteffekte für die beiden Faktoren Zeit ($F(16,9) = 8{,}45$, $p \leq .05$) und Geschlecht ($F(8,17) = 2{,}87$, $p \leq .05$) als auch eine signifikante Interaktion ($F(16,9) = 5{,}93$, $p \leq .01$).
Um zu prüfen, in welchen Lebensbereichen die Klienten mit Follow-up-Teilnahme im einzelnen statistisch bedeutsame Veränderungen im Prä-Post-Zeitraum erleben, wurden univariate Varianzanalysen berechnet (Tabelle B-28 im Anhang B.) Darüber hinaus wurden univariate Analysen mit den Post-Follow-up-Daten durchgeführt, um die Stabilität der Veränderungen einschätzen zu können (Tabelle B-29 im Anhang B). Die Mittelwerte und Standardabweichungen der gewichteten

Zufriedenheitswerte zur Prä-, Post- und Follow-up-Erhebung sind in Tabelle B-27 im Anhang B aufgeführt.
Aufgrund entsprechender Zeiteffekte lassen sich für die Klienten mit Follow-up-Teilnahme zu Beratungsende signifikante Zugewinne an Zufriedenheit in folgenden Lebensbereichen ausmachen (vgl. Tabelle B-28 im Anhang B): „Freunde/Bekannte" ($F(1,29) = 24,83$, $p \leq .001$) „Freizeitgestaltung/Hobbies" ($F(1,29) = 25,36$, $p \leq .001$), „Gesundheit" ($F(1,29) = 51,30$, $p \leq .001$), „Einkommen/finanzielle Sicherheit" ($F(1,28) = 6,87$, $p \leq .05$) „Familienleben/Kinder" $F(1,29) = 4,90$, $p \leq .05$) sowie „Partnerschaft/Sexualität" ($F(1,27) = 59,14$, $p \leq .001$). Außerdem erlebten die Klienten im Verlauf der Beratung eine statistisch bedeutsame Steigerung der globalen Lebenszufriedenheit (FLZ-Summenwert: ($F(1,29) = 47,34$, $p \leq .001$; siehe ebenfalls Tabelle B-28 im Anhang B). Da die signifikanten Interaktionen für die Lebensbereiche Gesundheit und Partnerschaft (vgl. Tabelle B-28 im Anhang B) geschlechtsspezifische Unterschiede bezüglich der Veränderungen im Prä-Post-Zeitraum vermuten lassen, wurde dies durch Einzelvergleiche näher beleuchtet. In beiden Bereichen zeigten sich sowohl für die Männer (Gesundheit: $t(29) = -3,36$, $p \leq .01$; Partnerschaft/Sexualität: $t(28) = -5,64$, $p \leq .001$) als auch für die Frauen (Gesundheit: $t(29) = -6,29$, $p \leq .001$; Partnerschaft/Sexualität: $t(28) = -9,47$, $p \leq .001$) signifikante positive Veränderungen, die jedoch jeweils für die Frauen ausgeprägter waren.
Da sich im Rahmen der univariaten Post-Follow-up-Varianzanalysen keinerlei signifikante Haupteffekte für den Faktor Zeit ergaben, kann festgehalten werden, dass die geschilderten Veränderungen über den sechsmonatigen Katamnesezeitraum stabil bleiben (siehe Tabelle B-29 im Anhang B).
Die Abbildungen 19 und 20 illustrieren abschließend die Veränderungen der gewichteten Zufriedenheitswerte über die drei Erhebungszeitpunkte. Hier wird noch einmal deutlich, dass im Prä-Post-Zeitraum sowohl für die weiblichen als auch die männlichen Klienten die jeweils größten Zugewinne an Zufriedenheit erwartungsgemäß im Bereich Partnerschaft/Sexualität zu verzeichnen sind.

Abb. 19: Fragen zur Lebenszufriedenheit: Veränderungen im Prä-Post-Follow-up-Zeitraum für die über 55-jährigen Frauen (N = 30), von denen Follow-up-Daten vorliegen

Zufriedenheitswerte

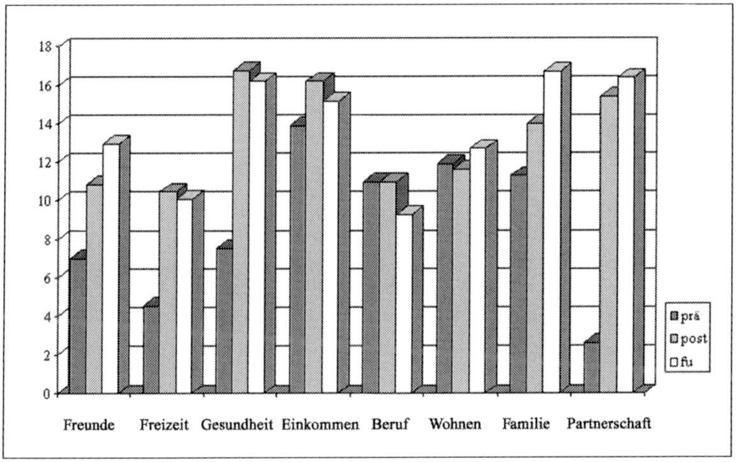

Abb. 20: Fragen zur Lebenszufriedenheit: Veränderungen im Prä-Post-Follow-up-Zeitraum für die über 55-jährigen Männer (N = 30), von denen Follow-up-Daten vorliegen

Zufriedenheitswerte

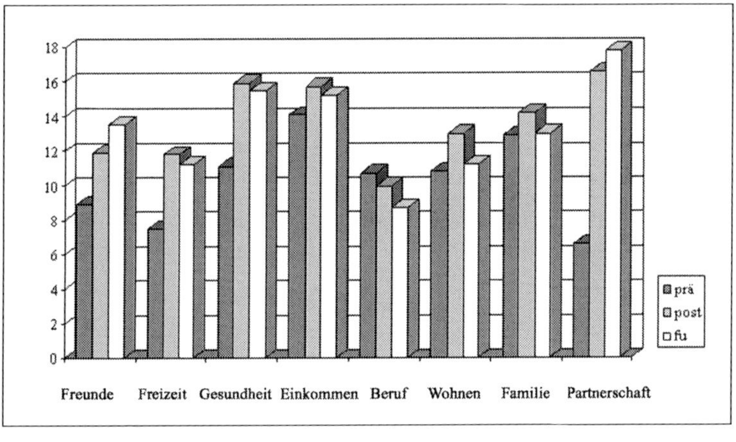

Nachdem in den vorangegangenen Abschnitten die durchschnittlichen Veränderungen in der Prä-Post-Follow-up-Zeitspanne für die über 55-jährigen Klienten varianzanalytisch untersucht wurden, soll nun ein Vergleich der Stabilität der Beratungserfolge zwischen älteren und jüngeren Klienten erfolgen. Dazu wurden zunächst Post-Follow-up-IGES sowohl für die Ratsuchenden über 55 Jahren als auch für die Klienten der Vergleichsstichprobe berechnet (siehe Tabelle 26).
Liegen die Post-Follow-up-Effektstärken um 0, so ist dies als Hinweis darauf zu interpretieren, dass die durch die Beratung erzielten Veränderungen über den sechsmonatigen Nachkontrollzeitraum stabil geblieben sind. Negative Effektstärken verweisen auf eine Verschlechterung innerhalb dieses Zeitraums, positive Effektstärken auf weitere Verbesserungen (vgl. Kröger / Klann, 2003).
Die der Effektstärkenberechnung zugrunde liegenden Mittelwerte und Standardabweichungen zur Post- und Follow-up-Erhebung können für die über 55-jährigen Klienten der Tabelle 25 entnommen werden, die entsprechenden Werte für die Klienten der Vergleichsstichprobe sind in Tabelle B-30 im Anhang B zu finden.

Tab. 26: Intragruppeneffektstärken von der Post- zur Follow-up-Erhebung für die über 55-jährigen Klienten (55plus; N = 30 Paare) und die Vergleichsstichprobe (VGS; N = 22 Paare)

	55plus			VGS	
	Frauen	Männer		Frauen	Männer
Problemliste-SW	.30	.40		-.03	-.06
EPF-Skalen:					
Globale Zufriedenheit	.31	.23		.01	.18
Affektive Kommunikation	.13	.27		.12	-.04
Problemlösung	.00	.13		-.06	.10
Gemeinsame Freizeitgestaltung	.07	.24		.00	-.10
Finanzplanung	-.08	.08		-.11	-.16
Sexuelle Zufriedenheit	-.04	.23		.25	.09
Rollenorientierung	.08	.12		.07	.19
Ehezufriedenheit der Eltern	.24	-.07		.24	-.01
Zufriedenheit mit Kindern[1]	.02	-.05		.29	-.33
Kindererziehung[1]	.31	.14		.10	-.15
Allgemeine Depressionsskala-SW	.57	.18		-.13	.19
Beschwerdenliste-SW	.35	-.27		.11	.07
Gesamt-IGES[2]	.13	.14		.07	.02

Anmerkungen. SW= Summenwert, EPF = Fragebogen zur Einschätzung von Partnerschaft und Familie. [1] wurde nur für Paare mit Kindern berechnet, [2] Gesamt-Effektstärke wurde unter Ausschluss der Skala EZ berechnet.

Tabelle 25 zeigt, dass die Post-Follow-up-IGES für die über 55-jährigen Klienten meist um 0 rangieren oder sich im positiven, allerdings überwiegend niedrigen Bereich bewegen. Lediglich für die über 55-jährigen Männer zeigt sich mit einer IGES von - .27 eine geringfügige Verschlechterung der subjektiven körperlichen Symptome. Die über 55-jährigen weiblichen Klienten weisen im Zeitraum von Beratungsende bis zur Follow-up-Erhebung eine sehr deutliche weiterführende Verbesserung depressiver Verstimmungen auf. Ansonsten sind für die über 55-jährigen Ratsuchenden beiderlei Ge-

schlechts geringfügige positive Veränderungen der Gesamtproblembelastung (Problemliste-SW) und der globalen Zufriedenheit mit der Partnerschaft zu konstatieren. Die Frauen beurteilen zusätzlich die Ehezufriedenheit ihrer Eltern, die Kindererziehung sowie die Beeinträchtigung durch körperliche Beschwerden zur Follow-up-Messung positiver als zu Beratungsende; für die Männer fallen die Einschätzungen des affektiven Austauschs in der Partnerschaft, der gemeinsamen Freizeitgestaltung sowie der sexuellen Zufriedenheit günstiger aus als zur Post-Erhebung.
Die Post-Follow-up-Effektstärken für die Klienten der Vergleichsstichprobe liegen mehrheitlich im Bereich um 0. Für die Frauen der Vergleichsstichprobe sind im Follow-up-Zeitraum geringfügige positive Veränderungen der sexuellen Zufriedenheit, der Ehezufriedenheit der Eltern sowie der Zufriedenheit mit den Kindern zu beobachten. Bei den Männern ergibt sich eine leichte Verschlechterung der Zufriedenheit mit den Kindern.
Insgesamt kann sowohl für die über 55-jährigen als auch für die jüngeren Klienten bestätigt werden, dass die durch die Beratung erzielten Veränderungen weitgehend stabil bleiben. Ein direkter Vergleich zwischen beiden Klientengruppen macht jedoch auch deutlich, dass die über 55-jährigen Ratsuchenden in mehreren Bereichen weiterführende Verbesserungen im Follow-up-Zeitraum erleben, d.h. auch unter einer langfristigen Perspektive fallen die Beratungserfolge für die älteren Klienten etwas positiver aus als für die jüngeren Klienten der Vergleichsstichprobe.

21.3.4 Reliable und klinisch signifikante Veränderungen

Auch die Resultate im Hinblick auf reliable und klinisch signifikante Veränderungen zur Follow-up-Erhebung belegen insgesamt die Beständigkeit der Beratungsergebnisse über den Katamnesezeitraum für beide Klientenstichproben. In der Tendenz erhöht sich der Anteil der Follow-up-Teilnehmer klinisch bedeutsamen Verbesserungen sogar geringfügig von der Posterhebung zur Nachuntersuchung (siehe Tabelle 27).

Tab. 27: Anteil an Klienten aus der Stichprobe der über 55-jährigen (55plus; N = 30 Paare) und aus der Vergleichsstichprobe (VGS; N = 22 Paare), die sich zur Follow-up-Erhebung statistisch reliabel verbessert, statistisch reliabel verschlechtert und klinisch signifikant verbessert haben

	55plus			VGS		
	statistisch reliabel verbessert	statistisch reliabel verschlechtert	klinisch signifikant verbessert	statistisch reliabel verbessert	statistisch reliabel verschlechtert	klinisch signifikant verbessert
PL-SW	72% (78%)	2% (5%)	58% (56%)	50% (45%)	12% (14%)	48% (34%)
EPF-Skalen:						
GZ	79% (80%)	0% (2%)	91% (85%)	55% (49%)	12% (7%)	59% (57%)
AK	86% (87%)	2% (3%)	87% (84%)	41% (47%)	12% (14%)	52% (44%)
PL	83% (85%)	0% (0%)	91% (91%)	45% (51%)	7% (12%)	43% (57%)
FZ	88% (85%)	0% (3%)	85% (80%)	36% (44%)	10% (2%)	42% (36%)
FP	46% (39%)	0% (2%)	34% (37%)	12% (5%)	7% (2%)	23% (15%)
SZ	71% (65%)	2% (0%)	72% (57%)	35% (28%)	10% (3%)	38% (31%)
RO	6% (4%)	28% (26%)	11% (7%)	2% (0%)	7% (12%)	0% (0%)
EZ	5% (5%)	11% (9%)	14% (9%)	7% (2%)	7% (2%)	12% (0%)
ZK[1]	10% (10%)	14% (14%)	13% (13%)	11% (14%)	8% (8%)	12% (17%)
KE[1]	42% (40%)	33% (33%)	0% (13%)	32% (22%)	18% (11%)	14% (19%)
ADS-SW	76% (58%)	2% (3%)	95% (80%)	46% (43%)	7% (5%)	65% (65%)
BL-SW	33% (27%)	3% (0%)	81% (75%)	36% (25%)	5% (0%)	63% (50%)
Mittelwert[2]	54% (51%)	7% (8%)	56% (53%)	31% (29%)	9% (7%)	36% (33%)

Anmerkungen. Die Prozentangaben in Klammern bezeichnen den Anteil an Klienten mit Follow-up, die zum Zeitpunkt der Postmessung signifikante Veränderungen aufweisen. PL-SW= Problemliste-Summenwert, EPF = Fragebogen zur Einschätzung von Partnerschaft und Familie, GZ = Globale Zufriedenheit, AK = Affektive Kommunikation, PL = Problemlösung, FZ = Gemeinsame Freizeitgestaltung, FP = Finanzplanung, SZ = Sexuelle Zufriedenheit, RO = Rollenorientierung, EZ = Ehezufriedenheit der Eltern, ZK = Zufriedenheit mit Kindern, KE = Kindererziehung, ADS = Allgemeine Depressionsskala-Summenwert, BL-SW = Beschwerdenliste-Summenwert.
[1] wurde nur für Paare mit Kindern berechnet, [2]wurde unter Ausschluss der Skala EZ berechnet.

Die mittleren Raten an Klienten mit statistisch und klinisch signifikanten Verbesserungen zum Zeitpunkt der Follow-up-Erhebung bestätigen abschließend noch einmal, dass die älteren Klienten stärker von der Beratung profitierten als die jüngeren: Während bei den über 55-jährigen Paaren die mittlere Verbesserungsrate bei rund 55 % liegt, so betragen die Mittelwerte für den prozentualen Anteil an Klienten mit statistisch reliaben und klinisch signifikanten Verbesserungen in der Vergleichsstichprobe nur 31 respektive 36 %.
Für die Ratsuchenden über 55 Jahren wurden zusätzlich die geschlechtsspezifischen Anteile an statistisch reliablen und klinisch signifikanten Veränderungen zum Zeitpunkt der Follow-up-Erhebung berechnet (siehe Tabelle B-31 im Anhang B).

21.3.5 Veränderung der sozialen Situation

Wie der Tabelle 27 zu entnehmen ist, hat sich der Anteil der Ratsuchenden, die sich zu den verschiedenen Messzeitpunkten im Ruhestand befanden, insbesondere bei den Frauen von der Prämessung zur Follow-up-Messung hin deutlich erhöht. Interessant erscheint, dass sich der Anteil der Männer, die sich im Ruhestand befinden bzw. aufgrund von Arbeitslosigkeit keiner außerhäusigen Berufstätigkeit mehr nachgehen, sich während der Untersuchung zwischen 64 % und 57 % bewegt.

Tab. 28: Übersicht über die derzeitige Tätigkeit der über 55-jährigen Klientinnen und Klienten

Männer:	Prä (N = 84 Paare)	Post (N = 55 Paare)	Follow-up (N = 30 Paare)
im Ruhestand	55%	58%	50%
berufstätig	38%	36%	43%
arbeitslos	6%	6%	7%
Hausfrau/Hausmann	1%	0%	0%
Frauen:			
im Ruhestand	23%	27%	40%
Berufstätig	66%	62%	57%
Arbeitslos	0%	0%	0%
Hausfrau/Hausmann	12%	11%	3%

21.3.6 Zusammenfassende Beurteilung der Veränderungen im Prä-Post-Follow-up-Zeitraum

Der Beratungserfolg über den sechsmonatigen Katamnesezeitraum lässt sich auf der Basis der Daten von Klienten, die sich auch an der Follow-up-Erhebung beteiligt haben, einschätzen. Im Verhältnis zur Vergleichsstichprobe haben sich bei den über 55-jährigen Ratsuchenden mehr Paare an der Follow-up-Messung beteiligt.

Die Ergebnisse lassen darauf schließen, dass die durch die Beratung erzielten positiven Veränderungen bei den über 55-jährigen Ratsuchenden, wie auch bei der Vergleichsstichprobe, über den Zeitrahmen von sechs Monaten stabil bleiben und somit Beratung eine langfristige Effektivität erzielt. Im Verhältnis zur Post-Messung wird an den Werten für reliable und klinisch signifikante Veränderungen deutlich, dass die durch Beratung erzielten positiven Effekte bei den Ratsuchenden, die sich an allen drei Messungen beteiligten, noch deutlicher ausfallen.

Die Problembelastung der über 55-jährigen Ratsuchenden reduzierte sich gegenüber der Eingangsmessung erheblich: Beurteilten die weiblichen Ratsuchenden zu Beginn der Beratung im Mittel 10,4 und die Männer 7,3 Themenbereiche als problembelastet, waren es zum Zeitpunkt der Follow-up-Messung bei den Frauen 1,6 und den männlichen Ratsuchenden 1,3 Problembereiche.

Während es bei den männlichen Klienten über 55 Jahren mit Follow-up-Daten gelungen ist, die anfänglichen Belastungen, die mit der EPF-Skala erhoben werden, soweit zu reduzieren, dass die durchschnittlichen Skalenwerte zur Post- und Follow-up-Erhebung innerhalb des Normbereichs für zufriedene Paare liegen, lag bei den weiblichen Ratsuchenden bei ansonsten vergleichbaren Ergebnissen der Skalenwert für die „Zufriedenheit mit der Kindererziehung" zum Zeitpunkt der Post-Erhebung noch außerhalb des Normbereichs.

Dabei gilt zu berücksichtigen, dass es bei dieser Fragestellung nicht um die Qualität des elterlichen Erziehungsverhaltens geht, sondern um die Belastungen der Partnerschaft, die durch Probleme und aktuelle Konflikte mit Kindern (und hier ebenfalls Enkelkindern) entstehen. Die Items dieser Skala erfragen beispielsweise, ob der Partner zu wenig Interesse an den Neigungen und Fähigkeiten der Kinder zeigt (vgl. auch Kapitel 20.4.3). Auf die Gruppe der über 55-jährigen Ratsuchenden stellt sich allerdings die Fragestellung einer Konkretisierung der Beziehungsebenen, da die vorhandenen Skalen eher vom Vorhandensein minderjähriger (erziehungsbedürftiger) Kinder ausgehen.

Im Kontext individueller Beeinträchtigungen verdeutlichen die Ergebnisse, dass es durch die Beratung gelungen ist, depressive und psychosomatische Beschwerden nachhaltig abzubauen und Ratsuchende über 55-Jahren langfristig zu stabilisieren. Die globale Lebenszufriedenheit hat durch die Beratung bei den weiblichen und männlichen Ratsuchenden gleichermaßen gewonnen. Die Zugewinne an Zufriedenheit im Bereich Partnerschaft/Sexualität fallen für weibliche und männliche Klienten im Prä-Post-Zeitraum am größten aus und bleiben über den sechsmonatigen Katamnesezeitraum stabil.

Alles in allem bringen die Ergebnisse zum Ausdruck, dass die durch Beratung erzielten Veränderungen nicht nur bei der jüngeren Vergleichsstichprobe, sondern auch bei den über 55-jährigen Ratsuchenden weitgehend stabil bleiben. Im Verhältnis beider Klientengruppen ist ablesbar, dass die über 55-jährigen Ratsuchenden in verschiedenen Bereichen weiterführende Verbesserungen im Follow-up-Zeitraum erleben und somit aus einer langfristigen Perspektive die Beratungserfolge für sie noch positiver ausfallen als für die jüngeren Klienten der Vergleichsstichprobe.

Insgesamt muss bei der Interpretation der Ergebnisse jedoch bedacht werden, dass sich eher die besonders „erfolgreichen“ Klienten auch noch an der Follow-up-Erhebung beteiligt haben. Dies korrespondiert allerdings mit den Ergebnissen in den vorangegangenen Studien der Beratungsbegleitenden Forschung (vgl. Klann / Hahlweg, 1994a; Kröger / Klann / Wilbertz, 2003).
Auch wäre die Ausfallrate, d.h. der Anteil der Klienten, die sich nicht an der Follow-up-Messung beteiligten, näher zu eruieren. Da die Drop-out-Rate in allen bisherigen Untersuchungen der Beratungsbegleitenden Forschung deutlich wahrnehmbar ist, besteht die Absicht, mit einer weitergehenden Studie die Hintergründe dafür zu erforschen.

21.4 Ergebnisse der Nachbefragung von Klienten und Beratern

Ein Bestandteil innerhalb der Beratungsbegleitenden Forschung ist die Beurteilung des Beratungsprozesses unmittelbar nach Abschluss der Beratung (Postmessung) durch die Klienten und Berater. Hierfür werden die Fragen zur Beratung an Klienten (FBK) sowie die Fragen zur Beratung an Berater (FBB) eingesetzt; zwei Einschätzungsbögen, die im Rahmen der ersten bundesweiten Studie zur Beratungsbegleitenden Forschung (Klann / Hahlweg, 1994a) entwickelt wurden. Der FBK erfaßt mit insgesamt 20 Items das subjektive Erleben der Klienten hinsichtlich verschiedener Aspekte, wie z.B. Erwartungen an die Beratung, Transparenz des beraterischen Vorgehens und die Beziehung zum Berater. Anhand des FBB (10 Items) beurteilen die Berater u.a. die Stringenz der Beratung, die Motivation des Klienten und die Qualität der Zusammenarbeit aus ihrer Perspektive (vgl. Kapitel 20.4.7 bis 20.4.9).
Von den über 55-jährigen Klienten mit Prä- und Postmessungsdaten haben mit Ausnahme von einem Paar alle Ratsuchenden auch Nachbefragungsdaten geliefert. Bei den Klienten der Vergleichsstichprobe haben leider nur 36 der 52 Paare mit Postdaten an der Nachbefragung teilgenommen.

21.4.1 Formale Aspekte der Beratungssituation

Für 54 Beratungsfälle von Paaren über 55 Jahren und 8 Paare der Vergleichsstichprobe konnten Angaben zu formalen Aspekten der Beratungssituation ausgewertet werden.

Für die Ratsuchenden über 55 Jahren betrug die durchschnittliche Anzahl der Beratungssitzungen 8,9 Sitzungen. Die Tabelle 27 verdeutlicht, dass sowohl die mittlere Sitzungszahl als auch die durchschnittliche Sitzungsdauer in beiden Stichproben vergleichbar ist.

Tab. 29: Vergleich der Sitzungsanzahl und -dauer von Paaren über 55 Jahren (55plus; N = 54 Paare) und der Vergleichsstichprobe (VGS; N = 8 Paare) hinsichtlich Mittelwert (M), Standardabweichung (SD) und Range

	55 plus			VGS			t-Test	
	M	SD	Range	M	SD	Range	t	p
Anzahl der Sitzungen	8,9	3,0	3-19	10,0	5,5	3-25	2,58	ns.
Sitzungsdauer in Minuten	67	12,6	60-90	70	14,5	60-90	1,72	ns.

Anmerkungen. Die Freiheitsgrade (df) betrugen in Abhängigkeit von fehlenden Werten 59-60. ns. = nicht signifikant.

Die Sitzungsintervalle bei den Paaren über 55 Jahren verteilten sich wie folgt: In 4 % der Fälle fanden die Sitzungen häufiger als einmal pro Woche statt, in 27% wöchentlich und in 69% der Fälle betrug der zeitliche Abstand zwischen den Beratungsterminen alle zwei Wochen. In der Vergleichsstichprobe wurden 6% der Klienten häufiger als einmal pro Woche beraten, weitere 6% wöchentlich beraten, 63% im zwei Wochen Rhythmus und für 25% der Klienten lagen mehr als zwei Wochen zwischen den einzelnen Beratungsterminen.

21.4.2 Subjektive Klienteneinschätzung des Beratungsprozesses

Grundsätzlich wird der Beratungsprozess von den Klienten rückblickend als sehr positiv und sehr hilfreich beurteilt. Tabelle 29 gibt einen Überblick darüber, wieviel Prozent der Klienten beider Stichproben die jeweiligen Items des FBK entweder mit „weitgehend“ oder „vollkommen“ beantwortet haben (für die über 55-jährigen Klienten ist das detaillierte Antwortmuster zusätzlich der Tabelle B-32 im Anhang B zu entnehmen).

Beispielsweise gaben 87 % der Ratsuchenden über 55 Jahren und 94 % der Klienten der Vergleichsstichprobe an, dass sie das Vorgehen des Beraters als hilfreich erlebt haben. Auch die Tatsache, dass 83 bzw. 85 % der Klienten bei zukünftigen Problemen wieder eine Beratung in Anspruch nehmen würden, verweist auf die hohe subjektive Zufriedenheit der Klienten mit der Beratung.

Darüber hinaus kann festgehalten werden, dass die retrospektive Klientenbeurteilung des Beratungsprozesses in beiden untersuchten Stichproben weitgehend vergleichbar ausfällt. Lediglich für zwei FBK-Items zeigte sich ein statistisch bedeutsamer Unterschied, da der prozentuale Anteil an Klienten, die angaben, den Berater als sympathisch erlebt zu haben und die sich vom Berater verstanden fühlten, jeweils in der Vergleichsstichprobe noch höher ausfiel als bei den Ratsuchenden über 55 Jahren (siehe Tabelle 30).

Tab. 30: Vergleich der subjektiven Klienteneinschätzung (FBK) zwischen den über 55-jährigen Klienten (55plus; N = 54 Paare) und der Vergleichsstichprobe (VGS; N =36 Paare)

	55plus	VGS	χ^2	p
1. Bin mit bestimmten Erwartungen in die Beratung gekommen	56%	61%	0,60	ns.
2. Konnte in der Beratung ansprechen, was mir wichtig war	85%	93%	2,60	ns.
3. Habe mich vom Berater verstanden gefühlt	84%	99%	9,89	*
4. Vorgehen des Beraters habe ich als hilfreich erlebt	87%	94%	2,54	ns.
5. Berater erlebte ich als sympathisch	84%	100%	12,52	***
6. Ablauf der Beratung als planvoll u. zielgerichtet erlebt	82%	93%	4,84	ns.
7. Erfahrungen der Beratung haben mir Mut gemacht	81%	88%	1,22	ns.
8. Habe an Verständnis in meine Situation gewonnen	75%	79%	0,36	ns.

	55plus	VGS	χ^2	p
9. Habe an Verständnis in Situation meines Partners gewonnen	72%	75%	0,17	ns.
10. Partner hat an Verständnis für meine Situation gewonnen	62%	55%	0,80	ns.
11. Habe Anregungen bekommen, wie wir Leben verändern können	80%	74%	0,89	ns.
12. Besser im Stande, auftretende Schwierigkeiten zu überwinden	83%	70%	4,14	ns.
13. Beratung hat zur Lösung meiner Probleme beigetragen	79%	63%	4,89	ns.
14. Wir haben gelernt, besser miteinander zu sprechen	76%	66%	1,91	ns.
15. Bei zukünftigen Problemen wieder Beratung in Anspruch nehmen	83%	85%	0,06	ns.
16. Erwartungen in die Beratung sind erfüllt worden	79%	80%	0,03	ns.
17. Konnte Beratungssitzungen aktiv mitgestalten	74%	91%	8,44	ns.
18. Thema Trennung oder Zusammenleben wurde bearbeitet	44%	62%	5,84	ns.
19. Beratung hat meine Beziehung gefestigt	74%	61%	3,64	ns.
20. Während der Beratung entschloß ich mich zur Trennung	13%	9%	0,86	ns.

Anmerkungen. Die Prozentangaben beziehen sich auf die zusammengefaßten Antwortkategorien „weitgehend“ und „vollkommen“. Die Freiheitsgrade (df) betrugen jeweils 1.
ns. = nicht signifikant, * $p \leq .003$ (Bonferoni-Korrektur),*** $p \leq .000$.

21.4.3 Subjektive Beratereinschätzung des Beratungsprozesses

Im vorliegenden Abschnitt sollen kurz die subjektiven Beratereinschätzungen für die über 55-jährigen Paare vorgestellt werden. Es sei darauf hingewiesen, dass alle Ratsuchenden über 55 Jahren von einem Eheberater (dem Autor dieser Arbeit) beraten wurden. Auf eine Gegenüberstellung mit den Beratereinschätzungen der Vergleichsgruppe

wird an dieser Stelle verzichtet, da in der Vergleichsstichprobe nur für 14 Paare die entsprechenden Einschätzungen der Berater vorlagen. Zum anderen wird auf die Aussagen der offenen Fragebögen verwiesen (vgl. Kapitel 21.4.5).
Insgesamt betrachtet fällt auch die Beratereinschätzung recht positiv aus. Tabelle 30 zeigt z.B., dass es aus der Perspektive des Beraters in rund 70 % der Beratungsfälle gelungen ist, auf die Klienten einzugehen und diese positiv zu beeinflussen.

Tab. 31: Subjektive Beratereinschätzung für die Stichprobe der über 55-jährigen Klienten (N = 54 Paarberatungsfälle, die durch einen Berater beurteilt wurden)

	weitgehend/ vollkommen
1. Ich hatte eine ziemlich genaue Vorstellung davon, wie ich die Stunden gestalten wollte	92 %
2. Es ist mir gelungen, auf den/die Klienten einzugehen.	72 %
3. Den Ablauf der Beratung habe ich als planvoll und zielgerichtet erlebt.	82 %
4. Es ist gelungen, den/die Klienten positiv zu beeinflussen.	70 %
5. Ich habe eine gute Zusammenarbeit erlebt.	69 %
6. Ich habe Bestätigung für mein Vorgehen erhalten.	75 %
7. Den/die Klienten erlebte ich als sympathisch.	72 %
8. Die Beratungsziele wurden erreicht.	71 %
9. Der/die Klient(en) war(en) sehr motiviert.	67 %
10. Dieser Fall hat mich persönlich sehr bewegt.	57 %

21.4.4 Zusammenhänge zwischen den Nachbefragungsergebnissen der Ratsuchenden über 55 Jahren und dem Beratungserfolg

Im Anschluss soll überprüft werden, ob und welche korrelativen Zusammenhänge in der Stichprobe der Ratsuchenden über 55 Jahren zwischen den retrospektiven Klienten- und Beratereinschätzungen

und dem Beratungserfolg (erfasst über die entsprechenden Prä-Post-Effektstärken) existieren. Dabei ist zu beachten, dass korrelative Zusammenhänge keine Schlussfolgerungen auf mögliche ursächliche Beziehungen gestatten. Zudem ist eine generelle Interpretation der Befunde durch die Ausfallquote bei der Nachbefragung nicht möglich.
Grundlage für die verbale Umschreibung der Höhe der Korrelationskoeffizienten ist die gängige Abstufung, Koeffzienten bis .19 als sehr niedrig, zwischen .20 und .39 als niedrig, zwischen .40 und .69 als mittel, zwischen .70 und .89 als hoch und solche darüber als sehr hoch zu beschreiben (vgl. z.B. Bryman / Cramer, 1997).
Um eine möglichst übersichtliche und anschauliche Darstellung der Befunde zu gewährleisten, wurden - in Anlehnung an die erste bundesweite Studie der Beratungsbegleitenden Forschung (Klann / Hahlweg, 1994a) - aus den Prä-Post-Effektstärken der 10 Skalen des EPF zwei Summenwerte gebildet. Der Summenwert EPF-P umfasst alle Skalen, die sich nicht auf Kinder beziehen (mit Ausnahme der beiden Skalen „Rollenorientierung (RO), und „Ehezufriedenheit der Eltern (EZ)". Im zweiten Summenwert sind die beiden Skalen „Zufriedenheit mit Kindern (ZK)" sowie „Kindererziehung (KE)"zusammengefasst (siehe auch Klann / Hahlweg, 1994a, 137).

21.4.4.1 Zusammenhänge zwischen Klienteneinsschätzung und Beratungserfolg

Die einzelnen Items der FBK-Skala „Hilfreiche Beratervariablen" korrelieren durchgängig signifikant und in erwarteter Richtung mit den Effektstärken, die Verbesserungen der partnerschaftlichen Situation widerspiegeln. Die signifikanten Koeffizienten bewegen sich allerdings überwiegend im niedrigen Bereich. Lediglich für die Klienteneinschätzung, inwieweit das Vorgehen des Beraters als hilfreich erlebt wurde, und dem Skalensummenwert zeigen sich Koeffizienten im mittleren Bereich.
Für die übrigen Maße des Beratungserfolgs (EPF-K, ADS und BL) ergeben sich mit einer Ausnahme keine systematischen Zusammenhänge zu dieser FBK-Skala (siehe Tabelle 32).

Tab. 32: Korrelationen zwischen dem Beratungserfolg und den Items der FBK-Skala „Hilfreiche Beratervariablen“ (N = 54 Paare)

	PL	EPF-P	EPF-K[a]	ADS	BL
Habe mich vom Berater verstanden gefühlt	.34***	.39***	.16	.11	.13
Vorgehen des Beraters als hilfreich erlebt	.29**	.51***	-.01	.21*	.101
Berater erlebte ich als sympathisch	.27**	.36***	.07	.16	.10
Ablauf der Beratung planvoll u. zielgerichtet	.20*	.29**	.14	.02	-.01
Skalensumme „Hilfreiche Beratervariablen“	.33***	.46***	.12	.15	.10

Anmerkungen. PL = Problemliste, EPF-P = Fragebogen zur Einschätzung von Partnerschaft und Familie-Partnerschaft, EPF-K = Fragebogen zur Einschätzung von Partnerschaft und Familie-Kinder, ADS = Allgemeine Depressionsskala, BL = Beschwerdenliste. [a] wurde nur für Paare mit Kindern berechnet.
* $p \leq .05$, ** $p \leq .01$, *** $p \leq .001$.

Für die FBK-Skala „Subjektiver Beratungserfolg“ sind ebenfalls durchgängig signifikante Zusammenhänge mit denjenigen Erfolgskriterien erkennbar, die sich direkt auf die Partnerschaft beziehen (Problemliste und Partnerschaftsskalen des Fragebogens zur Einschätzung von Partnerschaft und Familie; siehe Tabelle 32). Während sich die Korrelationen für die Problemliste im niedrigen Bereich bewegen, zeigen sich für die Partnerschaftsskalen des EPF auch Korrelationen mittlerer Höhe.

Darüber hinaus ergeben sich vereinzelt auch signifikante Korrelationen zwischen den Items dieser FBK-Skala und der Veränderung depressiver Verstimmungen.

Tab. 33: Korrelationen zwischen dem Beratungserfolg und den Items der FBK-Skala „Subjektiver Beratungserfolg“

	PL-SW	EPF-P	EPF-K[a]	ADS	BL
Verständnis in meine Situation	.20*	.30**	-.16	.10	.05
Verständnis für Situation meines Partners	.23*	.38***	.12	.07	.03
Verständnis von Partner	.21*	.42***	-.08	.18	-.01
Anregungen für Veränderungen bekommen	.26**	.34***	-.22	.21*	.11
Schwierigkeiten besser zu überwinden	.23*	.28**	-.22	.15	.19
Beitrag zur Lösung meiner Probleme	.26**	.43***	-.04	.21	.17
gelernt, besser miteinander zu sprechen	.35***	.41***	.00	.16	.17
Beziehung gefestigt	.37***	.57***	-.16	.34***	.17
Skalensumme „Subjektiver Beratungserfolg“	.34***	.51***	-.18	.24*	.14

Anmerkungen. PL = Problemliste, EPF-P = Fragebogen zur Einschätzung von Partnerschaft und Familie-Partnerschaft, EPF-K = Fragebogen zur Einschätzung von Partnerschaft und Familie-Kinder, ADS = Allgemeine Depressionsskala, BL = Beschwerdenliste. [a] wurde nur für Paare mit Kindern berechnet.
* $p \leq .05$, ** $p \leq .01$, *** $p \leq .001$.

Tabelle 33 verdeutlicht abschließend die Korrelationen zwischen den FBK-Items, die keiner der Skalen angehören, und dem Beratungserfolg. Für das FBK-Item „In der Beratung ist das Thema Trennung bearbeitet worden“ sind keinerlei systematische Zusammenhänge zu den verschiedenen Indikatoren des Beratungserfolgs erkennbar. Für alle anderen Items gibt es verschiedene signifikante Korrelationen, wiederum vor allem zu den direkt partnerschaftsbezogenen Effektstärken.
Der Entschluß zur Trennung steht erwartungsgemäß in einem negativen Zusammenhang zur den partnerschaftsbezogenen Erfolgskriterien und auch zu den Effektstärken in der ADS und BL.

Tab. 34: Korrelationen zwischen dem Beratungserfolg und den Items des FBK, die keiner Skala angehören

	PL-SW	EPF-P	EPF-K[a]	ADS	BL
mit bestimmten Erwartungen gekommen	.22*	.15	-.09	-.01	-.02
konnte wichtiges ansprechen	.31**	.37***	-.10	.21*	.09
Beratung als mutmachende Erfahrung	.27**	.44***	-.16	.26**	.23*
wieder Beratung in Anspruch nehmen	.23*	.36***	-.17	.13	.11
Erwartungen wurden erfüllt	.21*	.35***	-.19	.26**	.16
aktive Mitgestaltung der Beratungssitzungen	-.07	-.02	-.20	-.18	-.22*
Thematisierung Trennung	.03	-.13	-.17	-.13	-.14
Entschluß zur Trennung	-.37***	-.51***	-.06	-.42***	-.28*

Anmerkungen. PL = Problemliste, EPF-P = Fragebogen zur Einschätzung von Partnerschaft und Familie-Partnerschaft, EPF-K = Fragebogen zur Einschätzung von Partnerschaft und Familie-Kinder, ADS = Allgemeine Depressionsskala, BL = Beschwerdenliste. [a] wurde nur für Paare mit Kindern berechnet.
* $p \leq .05$, ** $p \leq .01$, *** $p \leq .001$.

21.4.4.2 Zusammenhänge zwischen Beratereinsschätzung und Beratungserfolg

Die globale Zufriedenheit des Beraters steht vor allem in positivem Zusammenhang mit den partnerschaftsbezogenen Beratungserfolgen (siehe Tabelle 35). Auch zur Verbesserung depressiver und subjektiver körperlicher Symptome zeigen sich einzelne signifikante Korrelationen.

Tab. 35: Korrelationen zwischen dem Beratungserfolg und den Items der FBB-Skala „Globale Zufriedenheit des Beraters“

	PL-SW	EPF-P	EPF-K[a]	ADS	BL
Positiver Einfluß auf den Klienten	.40***	.49***	.25	.17	.21*
gute Zusammenarbeit	.38***	.45***	.16	.23*	.25**
Bestätigung für Vorgehen erhalten	.26**	.42***	.19	.10	.09
Beratungsziele wurden erreicht	.27**	.38***	-.05	.20*	.17
Skalenwert „Globale Zufriedenheit des Beraters“	.36***	.49***	.16	.20*	.21*

Anmerkungen. PL = Problemliste, EPF-P = Fragebogen zur Einschätzung von Partnerschaft und Familie-Partnerschaft, EPF-K = Fragebogen zur Einschätzung von Partnerschaft und Familie-Kinder, ADS = Allgemeine Depressionsskala, BL = Beschwerdenliste.

[a] wurde nur für Paare mit Kindern berechnet.

* $p \leq .05$, ** $p \leq .01$, *** $p \leq .001$.

Bei den FBB-Items, die keiner Skala zugeordnet sind (siehe Tabelle 35), zeigen sich ausschließlich für die Einschätzung der Motivation des Klienten und der Sympathie des Klienten niedrige bis mittelhohe Korrelationen zu den verschiedenen Maßen des Beratungserfolgs. Die übrigen Items, wie z.B. die Beurteilung, inwieweit es gelungen ist, auf den Klienten einzugehen, stehen in keinem Zusammenhang zum Beratungserfolg.

Tab. 36: Korrelationen zwischen dem Beratungserfolg und den Items des FBB, die keiner Skala angehören

	PL-SW	EPF-P	EPF-K[a]	ADS	BL
genaue Vorstellung über Stundengestaltung	.11	.09	-.14	.08	.11
Gelungenes Eingehen auf Klienten	.18	.27	.20	.02	.10
Planvoller Beratungsablauf	.07	.16	.15	-.05	-.06
Sympathie für Klienten	.21*	38***	.12	.21*	.20*
Motivation des Klienten	.28**	42***	.18	.18	.19*
Persönlich sehr bewegt durch den Fall	-.18	-.18	-.03	-.11	.01

Anmerkungen. PL = Problemliste, EPF-P = Fragebogen zur Einschätzung von Partnerschaft und Familie-Partnerschaft, EPF-K = Fragebogen zur Einschätzung von Partnerschaft und Familie-Kinder, ADS = Allgemeine Depressionsskala, BL = Beschwerdenliste.
[a] wurde nur für Paare mit Kindern berechnet.
* $p \leq .05$, ** $p \leq .01$, *** $p \leq .001$.

21.4.5 Ergänzung um offene Antwortbereiche

Die Beratungsbegleitende Forschung verfügt innerhalb der zum Einsatz kommenden Fragebogenbatterie ausschließlich über geschlossene Fragestellungen. Erfahrungen mit dem in der Ehe-, Familien- und Lebensberatung im Bistum Münster entwickelten Nachbefragungsbogen für Ratsuchende (Wilbertz, 1999, 2000) und für eine Befragung von Ratsuchenden in den Ehe-, Familien- und Lebensberatungsstellen der (Erz)Bistümer Essen (Vogt 1999a), Köln und Paderborn geringfügig modifizierten Bogen, wiesen nach, dass die Möglichkeit einer offenen allgemeinen Anmerkung zum Beratungsprozess durch Ratsuchende weitere Impulse ermöglicht.
Insoweit wurde den Ratsuchenden zum Zeitpunkt der Follow-up-Messung ein zusätzlicher Bogen[44] übersandt, der ausdrücklich zu subjekti-

ven, nicht standardisierten Rückmeldungen (Anmerkungen, Eindrücke und Wünsche) zur erfolgten Beratung aufforderte.
Die im Folgenden wiedergegebenen wörtlichen Aussagen der Ratsuchenden zeigen in ihrer hohen Varianz ihre subjektiv bedeutsamen Anliegen auf: Insgesamt konkretisiert sich mit den wörtlichen Anmerkungen der Ratsuchenden deren Einschätzung zum Beratungserfolg.
Auffällig ist die große Varianz der Antworten. Während sich einige der Ratsuchenden noch einmal ausdrücklich für die Beratung bedankten, gaben andere ganz konkret Bereiche an, unter denen sie zuvor am stärksten gelitten hatten. Der Themenbereich Partnerschaft/Sexualität fällt auch hier zunächst ins Auge. Körperliche Gebrechen der Männer über 55 Jahren, wie Erkrankungen der Prostata, Diabetes, etc., führten offensichtlich zu konflikthaft besetzten Problemen in der Paarbeziehung.

- *Nach der Prostataoperation dachte ich, jetzt ist Ende. Meine Frau sagte zwar immer, nicht so schlimm, aber ich fühlte mich als Versager. Dann Angst, dass sie einen anderen kennenlernt, der noch kann. Schrecklich, total gereizt. Auf die Idee, dass es auch anders geht, bin ich nicht gekommen. Gut, dass der Urologe mich auf die Stelle aufmerksam gemacht hat.*
- *Ich dachte immer, irgendwann braucht er es nicht mehr. Dann konnte er nicht mehr und ich wollte mit ihm schlafen. Dachte aber, er wollte nur nicht. Dass diese Medikamente gegen Zucker so wirken, hab ich nicht gewusst. Jetzt glaube ich, dass er nicht mehr so kann und nicht, dass er nicht will.*

Aber auch außereheliche Beziehungen im höheren Lebensalter führten offensichtlich zu Konflikten:

- *Vorher gings mir nicht gut, wegen der Freundin meines Mannes. Er jubelte und mir gings beschissen. Jetzt ist es anders. Mein Mann hat sich von ihr getrennt, will bei mir bleiben. Und ich will auch, dass er bleibt. Wir schaffen das jetzt gemeinsam. Ohne die Unterstützung von Herrn Vogt wären wir auseinander.*

Langandauernde und latent wirkende Partnerschaftskonflikte wurden in bestimmten Lebenssituationen und in einer besonderen Lebensphase bewusst. Die Zukunftsausrichtung des weiteren Lebens wurde davon abhängig gemacht, ob es gelingt, die Beziehung zu klären und Konflikte zu bewältigen.

- *Vorher sahen wir nur die Macken, hatten ständig Streit. Sag ich grün, meint er rot. Jetzt können wir reden, ohne uns sofort zu fetzen. Planen sogar einen Urlaub. Danke für die Beratung.*

- *Durch ein Radiointerview bin ich auf die Beratung und Herrn Vogt aufmerksam geworden. Hatte erstmal Mühe zu erfahren, wo die Beratung stattfindet, dann meinem Mann zu überzeugen! Der sollte ja mit und auch mit dem Auto fahren (120 Kilometer entfernt!) Haben länger warten müssen bis zum ersten Gespräch, dann aber regelmäßig (alle 2 Wochen) Gespräche. Endlich kamen die Dinge zur Sprache, die schon so lange drückten – und mein Mann hat nicht gekniffen. Konnte er dort nicht! Wir haben jetzt auch wieder Spaß zusammen und unternehmen was. Sind doch noch gar nicht so alt!*
- *Ich dachte, jetzt ist die letzte Gelegenheit, neu anzufangen. Schluss und anders neu. Horror, so irgendwann zu sterben. Könnte ja noch schlimmer werden. Lieber weg und meine Ruhe. Kann lieber nur für mich putzen und kochen, weniger Arbeit. Immer dieses Hinterherräumen und mach mal das, koch mal dies, als sei ich seine Mutter. Wenn der in Rente geht, dachte ich, ist nicht auszuhalten. Doch jetzt klappt es irgendwie, haben weniger Stress. Ich glaube, jetzt bleibe ich doch bei ihm.*

Die sekundären Belastungsfaktoren mit dem Eintritt in den Ruhestand wurden teilweise konkret erlebt:

- *Mit dem Vorruhestand war es zuerst Klasse. Ausschlafen, Zeit haben, in Urlaub fahren. Dann kam diese Langeweile. Ich wusste schon am Wochenanfang, wie die Woche zu Ende geht, aber nicht, worüber ich mit meiner Frau sprechen sollte. Durch Zufall las ich den Zeitungsartikel und ging zu Herrn Vogt. Jetzt geht es mir wieder besser, auch mit meiner Frau.*
- *Mein Mann nervte seit seinem Abschied aus dem Betrieb nur rum. Sollen wir nicht das, fahren wir da hin. Dann die Vorschläge, wie es mit Aufräumen und putzen schneller geht oder ob es überhaupt muss. Der saugte mich aus, war nur um mich rum, da bekam man keine Luft mehr. Jetzt ist besser. Er hat seins und ich wieder meins.*

Ein zentrales Thema berührt die Art und Weise der Kommunikation in der Paarbeziehung:

- *Ich hab viel neues über mich und meine Frau erfahren. UND dies nach 35 Jahren Ehe!*
- *Als mein Ärztin mir sagte, gehen Sie zu Herrn Vogt, dachte ich, die spinnt. Ich war krank, hatte doch keinen Vogel. Doch weil die so hartnäckig war, bin ich dann doch gegangen, und mein Mann kam sogar mit. Und wir haben nach Jahren über das geredet, wie es mit uns weiter geht. Jetzt geht es mir besser.*

- *Ich habe aus der Zeitung von Herrn Vogt gelesen und mir sofort gedacht, da will ich hin. Vielleicht weiß der ja'nen Rat. Wenn die Kinder und Enkelkinder nicht wären, wär ich sonst schon weg.*

Für Menschen über 55 Jahren tritt häufig die Belastung durch pflegebedürftige Elternteile oder durch die Lebensweise der eigenen Kinder in den Vordergrund.

- *Mit der alten Mutter im Haus haben wir keine Ruhe. Erst die Kinder, jetzt die Mutter. Die überlebt uns noch, und wo waren wir, dachte ich. Jetzt hoffe ich, dass wir die neuen Möglichkeiten nicht verlieren.*
- *Unser Sohn macht uns große Sorgen. Neben der Scheidung die Arbeitslosigkeit. Ständig fragte er uns um Geld. Endlich können wir auch mal nein sagen und trotzdem noch Kontakt zu den Enkelkindern halten.*

Beratung wird zwangsläufig als wenig hilfreich erlebt, wenn persönliche Ziele auch mit deren Hilfe nicht umzusetzen sind. Dies gilt insbesondere für emotionale Verknüpfungen:

- *Die Beratung hat nicht geholfen. Meine Frau hat sich getrennt, jetzt stehe ich da nach 44 Jahren.*
- *Trotz der Beratung empfinde ich nichts mehr für meinen Mann. Das ist mir klar geworden. Ich werde die Scheidung einreichen.*

Auch die Bereitschaft, zur Lösung vorhandener Probleme und Konflikte aktiv zu werden und selbst weitere Anreisen nicht nur in Kauf zu nehmen, sondern sogar einzuplanen, wird deutlich. Dabei zeigt sich, dass nur durch Öffentlichkeitsarbeit, die die Möglichkeiten von Beratung im höheren Lebensalter positiv benennt, Menschen aufmerksam werden. Trotz allem werden auch Angebote in räumlicher Nähe gewünscht.

- *Dass die Kirche so was hat, so für Leute in unserem Alter. Wusste ich nicht, sonst wäre ich schon früher dahin gegangen.*
- *Hätte ich gewusst, dass die „Beziehungstankstelle" `ne Beratungsstelle ist, wäre ich nicht mit hin gegangen. Trotzdem dann dageblieben, gut so.*
- *Es müssten noch mehr so gute Berater geben in unserer Nähe.*
- *Schade, dass es ein solches Angebot in unserer Nähe nicht gibt. Da gibt es nur Beratung für junge Leute, nicht für uns.*
- *Die Beratung war gut. Und kostete nichts. Hätte ich bezahlen müssen oder so `nen Antrag stellen müssen, wär' ich da nicht hingegangen.*

Interessanterweise gibt es einen engen Bezug der ausformulierten Beiträge von Ratsuchenden zu den im Jahr 1998 erhobenen Problemanlässen, die Menschen über 55 Jahren in die Ehe-, Familien- und Lebensberatung führten (Vogt, 2001a).

21.5 Zusammenfassung und Diskussion

Im Kontext der Qualitätssicherung beraterischer und psychotherapeutischer Arbeit sind inzwischen zahlreiche Untersuchungen erschienen. Schlagwörter, wie Effektivität und Effizienz, Input und Output sowie der Steuerung und Ergebniskontrolle, haben über den Gesundheitsbereich auch den Sozial- und Beratungsbereich erreicht. Insbesondere die „Erfolgskontrolle" als Teil der „Ergebnisqualität" bekommt in Anbetracht der Verknappung öffentlicher Fördermittel einen neuen Stellenwert, ob und inwieweit die Förderziele erreicht werden (vgl. Kienbaum, 2003). Dabei ist Qualitätssicherung in erster Linie kein ökonomisches Kontrollverfahren, sondern ein Instrument zur Überprüfung der fachlichen Arbeit (vgl. Lenz / Gmür, 1996).
In der empirischen Sozialforschung kommen für die Evaluation quantitative und qualitative Methoden zum Einsatz (vgl. Flick 1995; Schnell et al., 1993). Dabei gibt es keine Festlegung des Begriffes Evaluation. Er „steht für ein ganzes Bündel von Ansätzen, Methoden und Instrumenten, aus denen je nach spezifischer Aufgabenstellung ein geeignetes Design maßzuschneidern ist" (Kromrey, 1995, 315). Im Kontext der Psychotherapieforschung dominieren ergebnisorientierte, summative Evaluationen (vgl. Eckert, 1995). Über standardisierte Instrumente werden „die Zustände im Zielbereich des Programms vor und nach den ergriffenen Maßnahmen fest[gestellt] und untersucht, welche Veränderungen auf welche Elemente des Programms zurückzuführen sind" (Kromrey, ebenda, 320).
Zunehmend wird die Bedeutung akzentuiert, die Wirksamkeit beraterischer und psychotherapeutischer Interventionen unter Feldbedingungen zu untersuchen und nicht nur auf der Grundlage von Labor- bzw. Forschungsbedingungen zu operieren (z.B. Heekerens, 1997; Seligman, 1995; Shadish et al., 1997; Weisz / Donenberg / Han & Weiss, 1995; Weisz & Weiss, 1989; Weisz / Weiss & Donenberg, 1992).
Grundsätzlich ist hierbei zwischen *„efficacy"* und „effectiveness" zu unterscheiden. Während „efficacy" die Wirksamkeit von psychothe-

rapeutischer Behandlung in einem klar umrissenen Forschungssetting meint, stellt „effectiveness“ die Effektivität therapeutischer Interventionen im klinischen Alltag dar. Insbesondere zum Forschungsstand therapeutischer und beraterischer Hilfen für Paare fallen die aktuell vorliegenden Ergebnisse zur *„effectiveness“* eher mager aus (Heekerens, 2000), was besonders die institutionelle Beratung mit Ratsuchenden über 55 Jahren betrifft.
Die Kath. Ehe-, Familien- und Lebensberatung, und damit ein Vertreter der institutionellen Beratung, stellt sich mit der hier vorgelegten Studie der Überprüfung der Effizienz von Beratung älterer Menschen (mindestens 55 Jahre alt) in der Settingfom der Paarberatung unter Feldbedingungen. Im Interesse der Qualitätssicherung steht dabei neben der Dokumentation der Wirksamkeit als herausragendes Ziel die Vergleichbarkeit der Beratungsergebnisse zwischen älterem und jüngerem Klientel in Ehe-, Familien- und Lebensberatungsstellen im Vordergrund.
Von daher wurde das Design der „Beratungsbegleitenden Forschung“ (Klann / Hahlweg, 1994a; Klann, 2002; Kröger / Wilbertz / Klann, 2003) mit einem quasi-experimentellen, prospektiven Vorgehen mit Datenerhebungen zu Beginn der Beratung (Prä), zum Beratungsende (Post) und einer Follow-up-Erhebung (FU; sechs Monate nach Beratungsende) auch für diese Untersuchung zu Grunde gelegt.
Die zum Einsatz gebrachte Fragebogenbatterie mit standardisierten Fragebögen entsprechen dem Stand der neueren Psychotherapieforschung, indem nicht nur Outcome-Messungen durchgeführt werden, sondern ebenfalls eine Prozessanalyse erfolgt (Grawe, 1989; Grawe / Braun, 1994).
Mit den eingesetzten Fragebögen lassen sich die Art und Schwere individueller, partnerschaftlicher und familiärer Belastung feststellen, wie auch die Veränderungen und die Stabilität der Veränderungen einschätzen.
Die untersuchte Stichprobe von Ratsuchenden umfasst 168 Klienten (84 Paare) über 55 Jahren, die in einer Kath. Ehe-, Familien- und Lebensberatungsstelle des Bistums Essen um Beratung nachgesucht haben. Die Datenerhebung erfolgte in der Zeit von Juni 1999 bis November 2002.
Als Vergleichsstichprobe standen Prämessungsdaten von 84 Paaren aus Nordrhein-Westfalen, bei denen beide Partner jünger als 55 Jahre sind, zur Verfügung, deren Datensätze aus der BF-Studie NRW stammen (Erhebungszeitraum: 1999 bis 2000; Wilbertz / Kröger / Klann, 2003). Beide Untersuchungen fanden zeitnah und in einem vergleichbaren re-

gionalen Einzugsgebiet statt. Dies ermöglicht eine Vergleichbarkeit der ermittelten Ergebnisse.
Während zum Zeitpunkt der Prä-Messung Datensätze von 168 Ratsuchenden erhoben werden konnten, standen zur Postmessung Daten von 55 Paaren (n=110), also 65 % der Ausgangsstichprobe, zur Verfügung. Von insgesamt 60 Klienten (30 Paaren) konnten Datensätze zu allen Messzeitpunkten erfasst werden. Die abnehmende Zahl der Teilnehmer/innen an der Untersuchung deckt sich mit vorangegangenen Untersuchungen (Klann / Hahlweg, 1994a; Klann, 2002; Wilbertz / Kröger / Klann, 2003).
Auch hier gilt, dass Datensätze von Ratsuchenden in die Prä-Messung eingeflossen sind, deren Beratungsprozess zum Zeitpunkt des Abschlusses der vorliegenden Studie noch nicht abgeschlossen war. Die quantitative Teilnahme an der Follow-up-Messung reduzierte sich, weil gegenüber der Postmessung noch keine sechs Monate nach Beratungsende verstrichen waren. Insgesamt gilt es jedoch grundsätzlich zwischen „Beratungsabbrechern" und Ratsuchenden zu unterscheiden, die lediglich nicht weiter an der Studie teilnahmen.
Die auf den ersten Blick hoch erscheinende Drop-out-Rate bewegt sich, ausgehend vom Ergebnis der Meta-Analyse von Wierzbicki und Pekarik (1993), die auf der Grundlage von 125 publizierten Studien eine durchschnittliche Drop-out-Rate von 47 % bei ambulanter Psychotherapie feststellten, auf einem vergleichbarem Niveau.
Die verschiedenen Gründe für das Ausbleiben von Datensätzen bei der Zweit- und Drittmessung konnten im Rahmen dieser Studie nicht weiter verfolgt werden.

Individuelle und partnerschaftliche Problembereiche zu Beratungsbeginn

Die erfassten individuellen und partnerschaftlichen Belastungsbereiche von Ratsuchenden über 55 Jahren weisen zu Beratungsbeginn gegenüber den jüngeren Klienten der Vergleichsstichprobe aus Nordrhein-Westfalen Gemeinsamkeiten auf. Dies berührt vor allem die emotional-affektive Qualität der Partnerschaft mit Belastungsbereichen innerhalb der partnerschaftlichen Sexualität, der Zuwendung des Partners und der Kommunikation. Diese Ergebnisse entsprechen den Befunden vorangegangener Untersuchungen (Klann / Hahlweg, 1994a; Klann, 2002; Wilbertz / Kröger / Klann, 2003).

Dagegen erleben Ratsuchende über 55 Jahren vor allem die Freizeitgestaltung und die Haushaltsführung wie auch die Gestaltung sozialer Kontakte mit Freunden und Bekannten deutlich problembelasteter.
Ausgehend davon, dass sich zum Zeitpunkt der Prä-Messung insgesamt 55 % der männlichen Ratsuchenden im Ruhestand befanden und weitere 6 % arbeitslos waren, während sich die Anteile bei den Frauen mit 23 % im Ruhestand und 12 % als Hausfrau tätig verteilten, verweisen die genannten spezifischen Problembereiche auf einen Zusammenhang mit den sekundären Folgen des kritischen Lebensereignisses „Entberuflichung" (Buchebner-Ferstl, 2002; Vogt, 2001a), überwiegend der des Mannes.
Die Rollenverteilung und die Neubestimmung individueller und partnerschaftlicher Aufgaben und Freiräume (Intimität und „privacy") zählte zu den unterscheidbaren Belastungsbereichen, wenn sich auch hinsichtlich der quantitativen Gesamtproblembelastung keine Differenz zwischen den über 55-jährigen Ratsuchenden und den Klienten der Vergleichsstichprobe zeigt.
Bedeutsam erscheint, dass hinsichtlich der individuellen Belastungen sowohl die ermittelten Ergebnisse zum Ausmaß der körperlichen Beschwerden als auch des Anteils von Ratsuchenden mit klinisch relevanten depressiven Verstimmungen zu Beratungsbeginn bei den über 55-jährigen weiblichen und männlichen Klienten erheblich niedriger ausfallen als bei der Vergleichsgruppe jüngerer Ratsuchender.
Dies kann als eine bessere Ausgangsbedingung für den Beratungsprozess mit Ratsuchenden über 55 Jahren gedeutet werden. So stellten Snyder, Mangrum und Wills (1993) fest, dass sich niedrigere Werte auf der Depressionsskala des MMPI zu Beginn der Therapie als signifikanter Prädikator für eine höhere Wirksamkeit der Interventionen bei verhaltenstherapeutischer sowie einsichtsorientierter Ehetherapie erweisen.
Ein geschlechtsspezifischer Vergleich zeigt auf, dass die allgemeine Unzufriedenheit mit der Paarbeziehung bei den Frauen erkennbar höher ist als bei den Männern. Auch bezüglich der Zufriedenheit mit der Kindererziehung lässt sich ein höheres Belastungsniveau der weiblichen Ratsuchenden extrahieren. Lediglich im Kontext der sexuellen Zufriedenheit und der Ehezufriedenheit der Eltern weisen die mit dem EFP erhobenen Belastungen bei den Männern höhere Werte aus.
Aufgrund der Ergebnisse der PL ist jedoch erkennbar, dass auch die Frauen die Sexualität als deutlich belastet erleben und für sie – wie für die Männer - an oberster Stelle der Problembereiche rangiert. Hier ist

trotz eines geschlechtsübergreifenden Belastungsniveaus von Frauen und Männern von unterschiedlichen Hintergründen auszugehen. Offensichtlich gibt es zunächst eine Unterschiedlichkeit des „sexuellen Begehrens“ (Clement, 2002; Sydow, 1991/1993; Jürgensen, 1990), bei der Männer vor allem häufigere sexuelle Kontakte wünschen, hingegen Frauen vor allem Defizite an außerkoitalen Aktivitäten und anderen Ausdrucksformen körperlicher und emotionaler Intimität beklagen. Auch körperliche Veränderungen infolge des Alterungsprozesses (Altersdiabetes, Prostata-Erkrankungen, Gebärmuttersenkungen, etc.) führen zu Belastungsmomenten in der Gestaltung der sexuellen Beziehung (Rosenmayr, 1992a; Radebold, 1992; Butler / Lewis, 1996).
Gegenüber den individuellen und partnerschaftlichen Belastungsbereichen zeigt sich hingegen, dass die älteren Klienten im Verhältnis zu denen der Vergleichsstichprobe in allen Lebensbereichen deutlich zufriedener sind als die jüngeren Klienten. Dies gilt vor allem für die Bereiche „finanzielle Sicherheit“, „globale Lebenszufriedenheit“, „Einkommen/finanzielle Sicherheit“, „Beruf/Arbeit“, „Wohnsituation“ und „Familienleben“.
Offensichtlich tragen die eingetretene Erwartungssicherheit zum Rentenbezug (Nullmeier-Rüb, 1993; Wolf, 1991; Dieck, 1988) mit einer umfangreichen finanziellen Absicherung nach der Entberuflichung und ihrer Bestandsicherung gegenüber jüngeren Menschen, wie auch die in der Regel aufgebauten Vermögens- und Sachwerte dazu bei, dass die ökonomische Zufriedenheit derart hoch ausfällt. Auch das Vorhandensein instrumenteller, emotionaler und kognitiver Hilfestellungen (Künemund / Hollstein, 2000), wie auch die Möglichkeiten der Partizipation (Mollenkopf, 2001; Friedrich, 2001) und akkumulativer und assimilativer Formen (Faltermaier, 1992) der Erreichung von Lebenszielen, dürften das höhere Zufriedenheitsniveau erklären. Dabei ist erwähnenswert, dass bei den untersuchten Paaren in der Regel der Mann aus dem aktiven Berufsleben ausgeschieden ist.
Im Übrigen steht dieses Ergebnis in Widerspruch zu Untersuchungen, in denen Ratsuchende von Ehe-, Familien- und Lebensberatungsstellen zu ihrer Lebenszufriedenheit befragt wurden (Saßmann & Klann, 2002; Klann / Hahlweg / Janke / Kröger, 2000).
Insgesamt entsprechen die Ergebnisse zu individuellen und partnerschaftlichen Problembereichen von Ratsuchenden den Befunden vorangegangener Untersuchungen zur Inanspruchnahme von Beratung und Therapie (Heuft / Marschner, 1994; Heuft, 1997; Faltermaier,

1992; Bösch, 1995; Goldbrunner 1997, 1999; Vogt, 2001b; Riehl-Emde 2002a/b). Vorwiegend individuelle und partnerschaftliche Problembereiche lassen Menschen höheren Lebensalters eine Ehe-, Familien- und Lebensberatungsstelle aufsuchen.
Hinsichtlich der Problembereiche von weiblichen und männlichen Ratsuchenden werden Analogien zu Ergebnissen verschiedener Studien deutlich erkennbar (Klann / Hahlweg, 1994a, 1994b; Klann, 2002; Wilbertz / Kröger / Klann, 2003), so dass sich festhalten lässt, dass Ratsuchende über die Altersgrenzen hinweg vor allem Defizite im emotional-affektiven Bereich ihrer Ehe/Partnerschaft wahrnehmen. Dabei rangiert die Unzufriedenheit mit der Sexualität bei den männlichen und die Belastungen im Kontext der Zufriedenheit mit der Kindererziehung bei den weiblichen Ratsuchenden an der obersten Stelle. Insoweit wird die Notwendigkeit unterstrichen, sich in der Beratungsarbeit weniger am Alter als vielmehr an der Problematik der Ratsuchenden zu orientieren. Allerdings darf nicht verkannt werden, dass kritische Lebensereignisse, hier die Entberuflichung, zu nachhaltigen Belastungsmomenten beitragen, deren sekundäre Folgen Anlass und Grundlage für Beratungsprozesse mit älteren Menschen darstellen.

Zur Wirksamkeit der Beratungsarbeit

Die Problembereiche in der Partnerschaft der an dieser Studie beteiligten Ratsuchenden über 55 Jahre haben sich zu Beratungsende gegenüber dem Zeitpunkt des Beginns der Beratung deutlich verringert. Dies betrifft die gemeinsame Freizeitgestaltung, die affektive Kommunikation und die partnerschaftliche Sexualität gleichermaßen. Die Partner sehen sich in der Lage, sich gegenseitig ihre Gefühle besser mitteilen zu können und unterschiedliche Erwartungen und Vorstellungen miteinander zu kommunizieren. Im Kontext problematischer Konstellationen nehmen sie eine Steigerung der Problemlösefähigkeiten und eine Zunahme der sexuellen Zufriedenheit wahr. Insbesondere die signifikante Verbesserung der Zufriedenheit mit der partnerschaftlichen Sexualität weicht von Ergebnissen vorangegangener Untersuchungen ab (Klann / Hahlweg, 1994a, 1994b; Klann, 2002; Wilbertz / Kröger / Klann, 2003) und steht konträr zu den Bedenken, dass sich ältere Menschen, insbesondere Männer, in Anbetracht einer höheren Schamgrenze nur schwer gegenüber Außenstehenden hinsichtlich ihres Intimlebens und ihrer Sexualität öffnen (Schneider, 1989).

Bei den individuellen Beeinträchtigungen durch depressive Verstimmungen und somatoformen Beschwerden ist eine deutliche Reduktion des Belastungsgrades worden, wobei vor allem Frauen einen höheren Abbau ihrer Beeinträchtigungen erzielen konnten. Die zur Postmessung ermittelte Effektstärke von 1.43 auf der Allgemeinen Depressionsskala (ADS) bei den über 55-jährigen Frauen fällt ausgesprochen hoch aus und liegt erheblich höher als bei der Vergleichsgruppe und der bisherigen Studien der Beratungsbegleitenden Forschung (Klann / Hahlweg, 1994a, 1994b; Klann, 2002; Wilbertz / Kröger / Klann, 2003).
Immerhin 73 % der ratsuchenden Frauen und Männer über 55 Jahren litten gegenüber dem Beratungsbeginn zum Beratungsende nicht mehr an einer depressiven Verstimmung im klinischen Sinne. Dieses Ergebnis stellt einmal die besondere Wirksamkeit von Paarberatung bei Ratsuchenden über 55 Jahren gegenüber jüngeren Klienten eindrucksvoll dar, obwohl die Beratung nicht auf die Behandlung von individuellen Störungen mit Krankheitswert abzielte. Damit wird der bekannte Zusammenhang von niedriger Ehequalität und Depressivität (vgl. Jacobson et al., 1991) bestätigt, da negative Affekte, Spannungen und Kritik die Interaktion zwischen depressiven Patienten und ihren Ehepartnern beeinflussen. Zugleich wird nachvollziehbar, dass eine positive Umbewertung der Paarbeziehung durch Beratung zugleich den Effekt hat, Depressivität zu verringern. Eine Beratung, die auf eine Verbesserung der ehelichen Interaktion und eine Veränderung der Einstellung und Bewertung der Partnerschaft abzielt, trägt ganz wesentlich dazu bei, Depressivität zu reduzieren (vgl. Beach et al., 1990).
Zum Beratungsabschluss fällt der deutliche Zugewinn der globalen Lebenszufriedenheit bei den über 55-jährigen Frauen und Männer auf, der trotz eines höheren Niveaus zu Beratungsbeginn im Verhältnis zur Vergleichsgruppe sich noch weiter steigert. Bis auf den Bereich „Beruf/Arbeit“, der in dieser Lebensphase von der Perspektive der Entberuflichung mit primären und sekundären Belastungsfolgen geprägt ist, sind deutliche Beratungseffekte im Sinne einer Steigerung der allgemeinen Lebenszufriedenheit festzuhalten, wobei die Frauen in den Bereichen „Freunde/Bekannte“, „Freizeitgestaltung/Hobbies“ und „Gesundheit“ weitaus stärker von der Beratung profitierten.
In Anbetracht der Tatsache, dass die überwiegende Zahl der Ratsuchenden keine minderjährigen Kinder mehr zu betreuen und zu versorgen hatte, ist bei dem Aspekt der „Zufriedenheit mit der Kindererziehung“ zu beachten, dass sich das Belastungsniveau der über 55-jährigen Rat-

suchenden im Verhältnis zu inzwischen erwachsenen Kindern infolge notwendiger finanzieller Unterstützung, das Verplantwerden bei der Betreuung von Enkelkindern oder durch unterschiedliche Wertausrichtungen durch eine Entflechtung der Konfliktebenen reduzieren lässt.

Zur Stabilität der erzielten Beratungserfolge

Die durch die Follow-up-Messung ermittelten Ergebnisse zeigen auf, dass die durch Beratung erzielten Erfolge bei den über 55-jährigen weiblichen und männlichen Ratsuchenden wie auch für die Klienten der Vergleichsstichprobe über einen sechsmonatigen Katamnesezeitraum stabil bleiben. Somit erzielt Paarberatung eine langfristige Effektivität. Beurteilten die weiblichen Ratsuchenden über 55 Jahren zu Beginn der Beratung im Mittel 10,4 und die Männer 7,3 Themenbereiche als problembelastet, waren es bei der Follow-up-Erhebung bei den Frauen 1,6 und den männlichen Klienten 1,3 Problembereiche.

Nach den mit der EPF-Skala erhobenen Daten zufolge ist es durch Beratung gelungen, die auffälligen Problembereiche zum Zeitpunkt der Prämessung innerhalb der Partnerschaft zu verringern. Sowohl zum Beratungsende und zum Zeitpunkt der Follow-up-Erhebung liegen die durchschnittlichen Skalenwerte innerhalb des Normbereichs für zufriedene Paare. Lediglich der Skalenwert „Zufriedenheit mit der Kindererziehung" lag bei den weiblichen Ratsuchenden zum Zeitpunkt der Post-Erhebung noch außerhalb des Normbereichs.

Insbesondere der Abbau von depressiven und somatofomen Symptomen durch die erfolgte Paarberatung ist unter gesundheitspolitischen und ökonomischen Gesichtspunkten von besonderem Belang. Unter volkswirtschaftlichen Gesichtspunkten „lohnt" sich Paarberatung mit älteren Ratsuchenden, da diese als Begleiteffekt dauerhaft die individuelle Belastung in einem klinisch relevanten Bereich verringern hilft.

Einschränkend muss nochmals auf die Drop-out-Rate hingewiesen werden, die zu einer Beteiligung von besonders „erfolgreichen" Ratsuchenden an der Follow-up-Erhebung führte. Zumindest verweisen die höheren Effektstärken der Klienten, die sich an allen drei Erhebungsmesspunkten beteiligten, gegenüber den Ratsuchenden, die sich lediglich an der Prä- und Post-Erhebung zur Verfügung stellten, auf einen stärkeren Zugewinn hin. Dies korrespondiert mit den Ergebnissen der vorangegangenen Studien der Beratungsbegleitenden Forschung (Klann / Hahlweg, 1994a, 1994b; Klann, 2002; Wilbertz / Kröger / Klann, 2003).

Subjektive Beurteilung des Beratungserfolgs aus der Perspektive von Klienten und Beratern

Von den Ratsuchenden wird der Beratungsprozess grundsätzlich positiv bewertet. Insgesamt 87 % der Klienten gaben an, dass sie das Vorgehen des Beraters als hilfreich erlebt haben, und 83 % sehen sich nun im Stande, zukünftig auftretende Schwierigkeiten besser zu überwinden.
Bedeutsam erscheint, dass die Person des Beraters bzw. dessen Vorgehensweise von ihrer Bedeutung auf die Beratungserfolge weniger stark im Vordergrund steht als bei den Klienten der Vergleichsstichprobe. Während in der Vergleichsstichprobe 100 % der Ratsuchenden den Berater als sympathisch erlebten, waren es bei den Klienten über 55 Jahren lediglich 84 %. Wenn auch die Werte für sich genommen eine positive Bewertung des Beraters ausdrücken, ist der ansonsten unterlegte Zusammenhang zwischen den „Sympathiewerten" und dem Beratungserfolg bei den über 55-jährigen Paaren hier nicht so deutlich ausgefallen. Dem gegenüber finden 79 % der Ratsuchenden über 55 Jahren gegenüber 63 % der Klienten der Vergleichsstichprobe, dass die Beratung zur Lösung ihrer Probleme beigetragen hat.
Auch die Beratereinschätzung fällt insgesamt positiv aus. In 70 % der Beratungsfälle ist es gelungen, auf die Klienten einzugehen und diese positiv zu beeinflussen.
Bei den grundsätzlich überaus positiven Rückmeldungen ist zu beachten, dass die erkennbare hohe Klientenzufriedenheit nicht ungewöhnlich ist. Eine in den USA umgesetzte retrospektive Befragung an nahezu 500 ehe- und familientherapeutisch behandelten Klientenpaaren (bzw. -familien) erbrachte ähnlich hohe Zufriedenheitsquoten (Doherty / Simmons, 1996). Eine ausgeprägte „consumer satisfaction" ist nicht nur auf das Beratungssegment der „Eheberatung" begrenzt, sondern lässt sich ebenfalls im Bereich der Psychotherapie feststellen. Studien von Pekarik und Wolff (1996) sowie Pekarik und Guidry (1999) ergaben positive Beurteilungen von ambulanten Klinikpatienten (Pekarik / Wolf, 1996) wie auch von Patienten niedergelassener Therapeuten (Pekarik & Guidry, 1999). Dabei konnten in beiden Studien nur vereinzelt niedrige, systematische Zusammenhänge zwischen der Patientenzufriedenheit und verschiedenen Maßen des „objektiven" Behandlungserfolgs (z.B. Prä-Post-Veränderungsscores, Klinische Signifikanz) gefunden werden. Die in der vorliegenden Studie ermittelten korrelativen Zusammenhänge zwischen den retrospektiven Klienten- und Berater-

einschätzungen und dem Beratungserfolg (Prä-Post-Effektstärken) ergaben Koeffizienten, die sich im niedrigen oder am unteren Ende des mittelhohen Bereichs bewegten.
Auch wenn damit deutlich wird, dass die subjektive Klientenzufriedenheit nicht mit der Wirksamkeit einer Behandlung gleichgesetzt werden darf, stellen Klientenbeurteilungen des Beratungsprozesses eine wichtige Informationsquelle für Berater/innen dar und sollten, wie von Baumann und Reinecker-Hecht (1991) vorgeschlagen, zum Standard der Beratungsarbeit werden.

Impulse für weitere Forschungsvorhaben

Insbesondere zur Frage, ob Beratungsstellen das anbieten, was Ratsuchende sich von ihnen wünschen, erscheint es notwendig, zukünftig verstärkt die Klienten nach ihren Erwartungen an die Beratung und ihrer subjektiven Zufriedenheit zu befragen, die den Prozess nach einigen Sitzungen abbrechen. So wäre es möglich, Zusammenhänge zwischen der subjektiven Klienten(un-)zufriedenheit und dem Abbruch von Beratungen zu erkennen.
Da in den bisherigen Studien aufgrund eines unzureichenden Instrumentarius die Motive von Ratsuchenden, die sich während der Beratung zur Trennung / Scheidung entschlossen haben, nicht im notwendigen Umfang erfasst wurden, ist ein erweitertes Instrumentarium zu entwickeln, das auf diese Personengruppe zugeschnitten ist.
Für die Personengruppe der Wiederverheirateten oder in einer Fortsetzungsbeziehung lebenden älteren Frauen und Männer gilt diese Notwendigkeit gleichermaßen. In der vorliegenden Untersuchung war der Fokus zwar auf die langjährige Partnerschaft / Ehe gerichtet, doch in Anbetracht der zunehmenden Personengruppe, die nach Trennung, Scheidung oder Verwitwung eine neue Paarbeziehung eingehen, wäre zu überprüfen, ob sich diese Beziehungen durch eine höhere „Partnerschaftszufriedenheit“ auszeichnen bzw. unter welchen Problembelastungen sie leiden. Ein Vergleich von Paaren innerhalb der Altersgruppe über 55 Jahren mit unterschiedlich langen Partnerschaftsverläufen bzw. in Fortsetzungsbeziehungen könnte wichtige Informationen für die Entwicklung evtl. notwendig werdender spezifischer Interventionsformen geben.
Grundsätzlich erscheint es immer dringlicher, sowohl prospektive als auch katamnestische Erhebungen zum Beratungsverlauf durchzuführen bzw. die Beratungsbegleitende Forschung in den Beratungsalltag fest

zu etablieren. Nur so ist der „Kundenzufriedenheit“ und einer flexiblen Reaktion auf sich verändernde Bedarfslagen Rechnung zu tragen, nur so ist auch der notwendigen fachlichen Reflexion der geleisteten und zu leistenden Arbeit zu entsprechen. Die deutlich wahrnehmbare Distanz von Berater/innen gegenüber einem solchen Vorgehen müsste mit angemessenen Fortbildungsangeboten verringert werden. Zugleich bedarf es aber auch eines ausdrücklichen Votums der Träger von Beratungseinrichtungen zugunsten solcher Untersuchungen, mit der einzuräumenden Möglichkeit der Flexibilisierung der Arbeitszeit von Berater/innen. Dies gilt im übrigen über den Bereich der hier behandelten Personengruppe für alle anderen Klientengruppen in der Ehe-, Familien- und Lebensberatung.

22.0 Perspektiven

Es ist der Nachweis gelungen, dass die beziehungsorientierte Beratung älterer Menschen im Rahmen der Kath. Ehe-, Familien- und Lebensberatung effizient und wirksam ist. Zu Beginn der Beratung bestehende Problembereiche in Ehe und Partnerschaft bei Paaren über 55 Jahren konnten deutlich reduziert und Zugewinne der Lebenszufriedenheit erzielt werden. Die positive Beeinflussung somatoformer Erkrankungen mit klinisch relevanten Depressivitätswerten als „Nebeneffekt" der Ehe- und Partnerschaftsberatung weist nach, dass diese Form der Beratung in der Lage ist, neben dem möglichen „individuellen Gewinn" für Ratsuchende gesellschaftliche und kirchliche Interessenslagen zu berücksichtigen.
Insbesondere die wahrnehmbare Stigmatisierung des Alters mit negativ besetzten Stereotypen und Altersmythen korrespondiert mit ökonomischen Rahmenbedingungen, im kirchlichen Bereich zugleich aber auch mit einer Idealisierung von älteren Menschen, die als „fester Stamm der Gläubigen" betrachtet werden. Beide Sichtweisen führen zu einer Verdrängung der durch eine alternde Gesellschaft entstehenden Dynamik und der zu bewältigenden Herausforderungen. Diese gilt es jedoch aufzuzeigen und anzunehmen.

Staat und Gesellschaft

Der andauernde Diskurs über die mit einer alternden Bevölkerung einhergehenden Kosten und der „Bezahlbarkeit" von sozialen, therapeutischen und medizinischen Leistungen ist zwar insgesamt noch ergebnisoffen, tendenziell jedoch negativ besetzt.
„Die jetzigen Rahmenbedingungen im Geschäftsleben stecken voller Vorurteile gegen das Alter, negieren den Wert der Erfahrung. Die moderne Unternehmenskultur geht davon aus, dass Menschen mittleren Alters risikoscheu sind, nicht gerne etwas Neues auf sich nehmen. Und diese Vorurteile sind schwer zu bekämpfen" (Sennett, 1999, 121 f).
In einem Beitrag mit dem Titel „Lohnt sich das noch, die Arbeit mit schwerstgestörten und dementen alten Menschen?" (Schernus, 2000, 487-501) zeigt die Autorin die Pervertierung ethischer Fragestellungen des Lebens, wenn – wie es der Titel andeutet – notwendige medizinische und therapeutische Hilfen allein unter ökonomischen Erwägungen gesehen werden. Sie verweist auf einen Bericht, der 1997 durch die Pres-

se ging und die Spannung zwischen dem „Wert“ menschlichen Lebens und den dafür aufzubringenden „Kosten“ hervorhebt. „In 3 deutschen Kliniken wurde das Computerprogramm RIAD eingesetzt. Es wird einerseits mit medizinischen Daten gefüttert, die seit Jahren ohnehin in Intensivstationen erhoben werden. Aber es kann außerdem die Kosten der Behandlung errechnen sowie die Überlebenswahrscheinlichkeiten von Intensivpatienten prognostizieren“ (Emmrich, 1997). Der unerwartete öffentliche Druck führte bei den beteiligten Klinikleitern zu Rückzugsbewegungen. Sie machten geltend, dass das Computerprogramm nur für statististische Zwecke, nicht jedoch zur Entscheidungshilfe über Therapien zur Anwendung komme. In der Kommentierung von Schernus (2000, 494) fragt sie zu Recht: „Ob man sich bei dieser Auskunft beruhigen kann? Eine kleine Studie der Berliner Charite‘ erbrachte folgendes: RIAD hatte bei 53 Patienten nachträglich eine Sterbewahrscheinlichkeit von 99,9 % ermittelt. Der Computer hatte sich allerdings geirrt. Sechzehn Patienten hatten nicht sterben wollen, sondern überlebten; nach Auskunft von RIAD zum Preis von über 100.000 DM pro Kopf.“
Die Frage der Gewährung medizinischer Leistungen für die Altersgruppen über 75 Jahren wurde aktuell von dem kath. Theologen Wiemeyer aufgeworfen. In einem Interview führte er aus, dass ein Höchstalter für die Bezahlung medizinischer Leistungen unausweichlich sein werde. „Meine Prognose ist, dass wir zu einer Altersrationierung auf Grund der demographischen Entwicklung, wie sie in Deutschland jetzt angelegt ist, kommen“ (KNA, 03.06.2003). Somit ist der Eindruck zu gewinnen, ethische Grundsätze hingen letztlich von ihrer Bezahlbarkeit ab.
Eine solche Diskussion bringt ältere Menschen unter einen subtilen emotionalen Druck, erinnert sie doch mit der These von „lebenswertem und ökonomisch vertretbarem Leben“ an Zeiten des Nationalsozialismus. Der Theologe Moltmann akzentuiert die entstandene Diskrepanz und Spannung, wenn der „... Markt [...] nicht mehr dem Menschen [dient], sondern der Mensch dem Markt dient.“ Er beschreibt einen Wandel der Werteorientierung nach marktwirtschaftlichen Gesichtspunkten. „Ursprünglich und normalerweise beruhen sie auf gegenseitige Anerkennung, so wie wir es im Privatleben, in Familien und Nachbarschaften noch kennen. Seit der Markt zur beherrschenden gesellschaftlichen Institution geworden ist, lösen sich die Beziehungen gegenseitiger Anerkennung auf. Der in gegenseitiger Anerkennung erfahrene Selbstwert weicht dem öffentlichen Marktwert“ (Moltmann, 1996, 80).

Auf das Alter übertragen formulierte der Kabarettist Hildebrandt in seinem Programm im Juli 1999 zugespitzt: „Sei lieb zu deinen Kindern, denn sie suchen dein Altersheim aus .... Man wäre in dieser Gesellschaft gerne was anderes als alt und kein sozialer Kostenfaktor“ (Schernus, 492).
Schernus akzentuiert, dass „die Verteilung von Ressourcen von politischen Entscheidungen ab(hängt]“ (ebenda, 499) und fordert eine Priorisierung sozialer Bereiche gegenüber dem Markt, die nur mit entsprechenden politischen und staatlichen Rahmenbedingungen möglich ist und ethischen Gesichtspunkten folgen muss.

Kirche

Die religiöse Orientierung Erwachsener ist einer dauernden und lebenslangen Veränderung unterworfen. Zugleich ist sie immer auch Ausdruck einer dauerhaften Verarbeitung religiöser und nicht religiöser Erfahrungen auf dem Hintergrund einer bestimmten religiösen Sozialisierung in Kindheit und Jugend. Von daher „zeigt sich deutlich die hohe Bedeutung der Herkunftsfamilie für die Gestalt der Religiösität bis weit ins Erwachsenenalter, wobei zu beachten ist, dass die weiteren Erfahrungen im Verlauf der Lebensgeschichte verhindern, dass die Tradition des Elternhauses eins zu eins fortgeführt wird. Die religiöse Sozialisation eröffnet vielmehr Spielräume, innerhalb derer es zu einer eigenständigen Entwicklung der Gestalt der Religiosität kommt“ (Fürst / Wittrahm, 2002, 49). Zu diesem Ergebnis kommt eine gerade veröffentlichte Untersuchung der Universität Bonn – Pastoraltheologie – und des Bistums Aachen (Fürst / Wittrahm, 2002). Sie konstatiert einen Ausschluss einer „natürlichen Affinität“ Älterer zu Glaube und Kirche als Folge von kulturellen Umbrüchen innerhalb des 20. Jahrhunderts und dem Berührtsein von Tendenzen zu Pluralität und Individualität. Somit seien frühere Selbstverständlichkeiten zu Glaube und Kirche obsolet (von Holtum, 2002, 7).
Modelle der religiösen Entwicklung (Fowler, 1989; Oser 1988) beschreiben einen Rückgang der religiösen Differenzierung im höheren Lebensalter. Fürst / Wittrahm (2002, 29) konstatieren eine mit dem Alter wachsende Zunahme „diffuser Transzendenzvorstellungen“ und „apersonaler Gottesvorstellungen“, hingegen eine starke Reduktion des Verständnisses von „Religion als Ordnung“ im höheren Alter. Die soge-

nannten „kritischen Lebensereignisse“ tragen in einer eher unbewußten Weise zu einer Neupositionierung älterer Menschen gegenüber Kirche und Glaube bei. Es kommt zu einem „Zerreissen der kleinen Lebenswelt“ (Zulehner / Polak, 2000), die die eigene „Beheimatung im Glauben und in der Kirche“ beeinflusst.
Dies ist jedoch nicht nur auf individueller Ebene von Belang. Geht man davon aus, dass die religiöse Bindung in der derzeitigen Elterngeneration von minderjährigen Kindern sowie vor allem in noch jüngeren Alterskohorten zusehends abnimmt, übernehmen immer mehr Großeltern in Abhängigkeit ihres eigenen Verständnisses Funktionen der religiösen Sozialisierung ihrer Enkelkinder. Eine Begleitung älterer Menschen beeinflusst somit nicht nur diesen Personenkreis; sie bleibt nicht ohne Effekt auf jüngere Generationen.
Dies erfordert eine offensivere Darstellung der (Sinn-)Angebote und ihrer Qualität durch die Kath. Kirche. Nicht selten ist der Eindruck zu gewinnen, dass vor allem die problematische Verknüpfung von Sexualität und Ehe in offiziellen Verlautbarungen die Glaubwürdigkeit der Kath. Kirche beeinflusst. „Die Positionen der Kirche zur Empfängnisverhütung und Sexualität stehen an der Spitze, wenn Austrittswillige und bereits ausgetretene Katholiken resümieren, was für sie Stein des Anstoßes ist“ (Institut für Demoskopie Allensbach, zit. in: Schmälzle, 1996, 10). In diesem Lebensbereich wird der Kirche die geringste Kompetenz zuerkannt. Auf diesem Hintergrund erscheint es geradezu paradox, dass insbesondere sexuelle Probleme zu den am häufigsten genannten Gründen zählen, weshalb konfessionelle Ehe-, Familien- und Lebensberatungsstellen aufgesucht werden.
Um so bedeutender wird es, das Interesse der Kirche am Gelingen menschlichen Lebens über die gesamte Lebensspanne stärker in den Vordergrund zu rücken und zum „Kerngeschäft“ ihres Selbstverständnisses und der Öffentlichkeitsarbeit zu machen. Hier ist Heming zuzustimmen, wenn er schreibt: „Ich sehe die größte Aufgabe von Kirche darin, den Menschen zu signalisieren: Wir begleiten euch, wenn ihr vor einer schweren ‚Wahl‘ steht; an dieser ‚Schnittstelle‘ eröffnen wir euch die ungeahnten, aber spürbaren Dimensionen eurer Entscheidung, und wir lassen euch in und mit eurer ‚Wahl‘ nicht allein. Wir sorgen mit euch für euch. Und wir respektieren die Unvollkommenheit einer jeden Entscheidung. Seelsorge also als Hilfe zur Selbstsorge. Eheberatung folglich als lebensorientierende und lebensbegleitende Zuwendung“ (Heming, 2001, 12).

Dies muss sich zwangsläufig auch innerkirchlich in einer Priorisierung von Ehe-, Familien- und Lebensberatung ausformen. In Anbetracht der demographischen Veränderung der Bevölkerungsstruktur ist ein intensiviertes Bemühen um die Zielgruppe der älteren Menschen unverzichtbar.

Träger von Ehe-, Familien- und Lebensberatungsstellen

Beratung kostet Geld. Im Kontext der Non-Profitorientierung der institutionellen Beratungsarbeit entstehen zwar den Ratsuchenden keine Kosten, um so mehr jedoch der Einrichtung, die diese Dienstleistung durch das Bereitstellen von Beratungspersonal finanziert und zusätzlich in die kontinuierliche Fort- und Weiterbildung ihrer Mitarbeiter/innen investiert.
In der Ehe-, Familien- und Lebensberatung leisten die kirchlichen Träger den größten Beitrag zur Finanzierung dieses Angebotes. In der Regel übernehmen sie zwischen 60 und 100 % der Gesamtkosten. „Im Bistum Münster [...], wendet der kirchliche Träger für jeden Beratungsfall, ob er nur einmal oder dreißig Mal die Beratungsstelle aufsucht, durchschnittlich fast 600,- DM auf. Die Kirche leistet diesen Dienst, weil sie es als eine wichtige seelsorgliche Aufgabe ansieht, bei Partnerschaftsproblemen und anderen persönlichen Lebenskrisen als Gesprächspartner zur Verfügung zu stehen" (Wilbertz, 1999).
Auf Deutschland bezogen kommt die Kath. Bundeskonferenz Ehe-, Familien- und Lebensberatung zu folgendem Ergebnis: „Die Katholischen Bistümer Deutschlands beschäftigen in ihren rund 350 Ehe-, Familien- und Lebensberatungsstellen 1.300 Fachkräfte, die sich einschließlich der „umgerechneten" Honorarstellen ca. 500 Planstellen teilen. Die Gesamtkosten des Ehe-, Familien- und Lebensberatungsangebotes liegen bei rund 35 Mill. Euro. Davon übernehmen die kirchlichen Träger mit über 26 Mill. Euro 76 %; Landes- und kommunale Mittel belaufen sich auf 11 % bzw. 9 %; ... Spenden decken die Kosten zu 4 %" (Wilbertz, 2003, 23).
Somit zeigt sich trotz der hohen gesellschaftlichen Relevanz der Ehe-, Familien- und Lebensberatung durchweg eine mangelnde Bereitschaft der Politik, diesen präventiven Dienst entsprechend seiner Bedeutung zu fördern. Erschwerend kommt hinzu, dass die Kirchen dem wachsenden Beratungsbedarf und neuen Bedarfsgruppen aus Kirchensteuermitteln kaum mehr nachkommen können.

Das Engagement der Kirchen in der Beratung wird gesellschaftspolitisch nicht selten als Eigeninteresse bewertet. Tatsächlich bietet die Kath. Kirche aufgrund ihres Selbstverständnisses entsprechende Hilfestellungen in unterschiedlichsten Lebensbereichen an, damit Leben gelingt und damit Menschen, theologisch gesprochen, „das Leben in Fülle haben“. Gerade weil keine Vor-Bedingungen für die Inanspruchnahme von Beratung gestellt werden, eröffnet die Kirche allen Menschen, unabhängig ihrer religiösen Orientierung, Zugänge zur Beratung.
Sicherlich ist Kaufmann zuzustimmen, wenn er sagt: „Nimmt man diesen Gedanken ernst, so erscheint die Ehe- und Familienpastoral das zentralste Element einer kirchlichen Aufgabenbeschreibung für unsere Zeit“ zu sein (Kaufmann, 1997, 31).
Derzeit ist leider noch nicht zu erkennen, dass ein spezielles Engagement für ältere Ratsuchende in der Ehe-, Familien- und Lebensberatung flächendeckend in den Kath. Beratungsstellen offensiv aufgegriffen wird.
Beratung muss sich ihrer politischen Bedeutung stärker bewusst werden und sich – auch ungefragt – zu Wort melden, wenn sich im Kontext der Beratungsarbeit lebensfeindliche Rahmenbedingungen für spezielle Bevölkerungsgruppen extrahieren lassen. Bislang ist der Gewinn von Informationen aus Beratungsdiensten für die Politikberatung noch nicht ausreichend im politischen Bewusstsein verankert. Dabei könnte dieses Wissen dazu beitragen, einen politischen Paradigmenwechsel zu initiieren und nicht – wie gewohnt – nur auf die Folgen von Trennung und Scheidung zu reagieren (mit Sozialhilfe, Wohngeld, Krankheitskosten, etc.), sondern verstärkt in den Ausbau präventiver Angebote auch zur Minimierung von subjektiven und ökonomischen Folgekosten zu investieren.
Unter dem Aspekt der Biographizität führten Investitionen in die Ehe-, Familien- und Lebensberatung zugleich zu einer Stärkung der Institution Ehe und damit der sozialen Sicherungssysteme.
Die hohe Effektivität von Ehe-, Familien- und Lebensberatung mit Menschen über 55 Jahren verweist aber zugleich auch auf die Notwendigkeit eines professionellen Angebotes. Dies muss sich durch verbindliche Vorgaben in der Weiterbildungsordnung zum/zur Ehe-, Familien- und Lebensberater/in, durch spezifische Fortbildungen für schon tätige Berater/innen, durch Qualitätsentwicklung und -sicherung, aber auch durch stabile Rahmenbedingungen, (Finanzierung, Mindestausstattung, Beschäftigungsschlüssel, etc.) auszeichnen. Ohne entsprechende Eckpfeiler ist eine flexible Anpassung von institutionellen Beratungs-

diensten auf veränderte Konfliktlagen und neue Bedarfsströme nicht umsetzbar.

Während die Ehe-, Familien- und Lebensberatung in Anbetracht ihrer hohen Inanspruchnahme nahezu weitgehend auf Öffentlichkeitsarbeit verzichtet, erscheinen insbesondere für ältere Menschen „sensible Formen“ der Informationen über Beratung im höheren Lebensalter vordringlich zu sein. Sie können dazu beitragen, manifestierte Widerstände gegenüber psychologischer Beratung zu reduzieren. Vernetzungen mit Anbietern von Familien- und Erwachsenenbildung, Einrichtungen der Seniorenpastoral, Fachschulen für Altenhilfe, aber auch regionalen Praxen niedergelassener Ärzte (Gynäkologen, Urologen, Psychiater, Internisten, etc.) könnten nachhaltig zu einer weiteren Verringerung von Schwellenängsten beitragen.

Insgesamt kann Ehe-, Familien- und Lebensberatung im Alter für Betroffene eine Möglichkeit der „Verzauberung in einer entzauberten Welt“ eröffnen und somit der Ehe in der Codierungsform der Liebe (Retzer, 2002) neue Impulse geben. In dem Roman „Wie ein einziger Tag“ (Spark, 1996), der von einem alten Paar handelt, bei dem die an Alzheimer erkrankte Frau von ihrem weit über 70-jährigen Mann gepflegt wird, antwortet der Mann auf die Frage, wie er die veränderte Paarsituation aushalten kann: „Sie ist immer noch mein kleines Mädchen.“ In seiner Frau erkennt er etwas, was keine andere Person außer ihm wahrnehmen kann.

Der englische Schriftsteller George Bernard Shaw schreibt: „Wenn ich achtzig Jahre zählen werde, so wird ein weißes Haar vom Haupte der geliebten Frau mich mehr erzittern machen als der dichteste Zopf des allerschönsten jungen Hauptes“ (zit. in Vogt, 1998, 50).

Beide Bilder als Ausdruck der Liebe und der entsprechenden Codierungsform der Beziehung machen darauf aufmerksam, wie auch und gerade im höheren Lebensalter Ehe und Partnerschaft positiv erlebt werden können, wenn es gelingt, lebensnotwendige Krisen auf dem gemeinsamen Lebensweg zu bewältigen. Die Inanspruchnahme von Beratung stellt somit eine Ressource für Paare dar, dass sich ihre Beziehung weder durch „routinierte Liebe“ verflüchtigt noch sie sich selbst bei der Konfliktbewältigung aktueller Herausforderungen überfordern. Die mit Hilfe der Beratung im sogenannten „dritten Lebensalter“ erreichbaren Akzentverschiebungen in Partnerschaft und Ehe sind somit konstitutiv für die positive Gestaltung des „vierten Lebensalters“.

Anmerkungen

1 Der Begriff Gerontologie wurde von N.A. Rybnikow im Jahre 1929 geprägt.

2 „So gaben 58 % der Patienten einer großen psychiatrischen Ambulanz in den USA an, dass Eheprobleme der Hauptgrund für das Aufsuchen der Institution gewesen seien“ (Overall / Henry / Woodward, 1974, zit. in: Klann / Hahlweg, 1994a,3).

3 vgl. Anhang A-1.

4 Gleiches gilt auch für den Zuzug von Spätaussiedlern und / oder Bürgerkriegsflüchtlingen (Kosovo-Albaner).

5 vgl. Haeberlin, 1986.

6 Die Erfahrungswerte aus verschiedenen Initiativen werden derzeit im Rahmen eines Modellprogramms des Bundesministeriums für Familie, Senioren, Frauen und Jugend gebündelt. In 32 Kommunen gibt es Anlaufstellen für freiwilliges Engagement, die neue Rollen des „Senior Trainers“erproben. Nähere Informationen sind unter www.efi-programm. de / www.seniortrainer.de / www.seniortrainerin.de abrufbar.

7 Benjamin Franklin brachte zum Ausdruck: „Jeder möchte gerne alt werden, doch niemand alt sein.“

8 Zum Wert der körperlichen Aktivität als Prophylaxe gibt es zahlreiche Untersuchungen (vgl. Jokl, 1954,1981 / Rieder / Diem, u.a., Lehr, 1993) Aktivität muss trainiert werden, Inaktivität führt zu einer deutlichen Reduktion der Leistungsfähigkeit. „Die Folge ist eine Inaktivitätsatrophie auf all diesen Gebieten, die eigentlich über das hinausgeht, was altersmäßig und biologisch notwendig wäre.“ (Steinbach, 1971, 32).

9 „These activity contributed to self-suffience and maintenance of competence in many of the ventenarians observed in this studies. Activity, as assessed in the first MPs in longitudinal studies turned out as a significant variable for the prediction of longevity. According to Palmore (1985) social activity and non-social leisure activity predicted longevity for women and men. Locomotor activity was a fairly strong predictor in the femal subsample. In men this quality was also evident but a level below significance. Sexual interaction was also more predictive for longevity of women” (Thomae, 1993, 19, zit. in Lehr, 2001, 24).

10 Die Stichprobe aus dem Jahr 1994 umfasste 677 Personen, die ein halbes Jahr später in ihren Ruhestand eintraten (vgl. Buchmüller, 1998, 3). Bei der Stichprobe wurden 512 Männer und Frauen erfasst, die mit 65 bzw. 62 Jahren in den Ruhestand gingen und weitere 165 Personen, die vorzeitig entberuflicht wurden. Außerdem wurden 203 Ehepartner/Innen in die Untersuchung einbezogen, weil deren Rolle bei der Pensionierung ihres Partners / ihrer

Partnerin interessierte. Die Befragung erfolgte durch Fragebögen, die ihnen erstmals ein halbes Jahr vor der Pensionierung, zum zweiten Mal ein Jahr später und für eine Drittmessung nochmals ein Jahr später vorgelegt wurden. Zusätzlich fanden mit 20 Personen qualitative Befragungen statt.

11 Bronfenbrenner (1981) differenziert zwischen vier Umweltsystemen, in die das Individuum involviert ist: Das Macrosystem als Sozialsystem mit kulturellen Werten, das Exosystem mit Lebensbereichen, an dem das Individuum zwar nicht direkt partizipiert, zugleich aber die Beziehungen Lebensbereiche beeinflussen, das Mesosystem, mit Beziehungen zwischen mehreren Lebensbereichen, z.B. Elternhaus-Schule und das Mikrosystem mit personenbezogenen Beziehungen im engeren Sinne, z.B. die Familie.

12 So differenziert Huschke-Rhein (1986,133ff) die Systeme „Gesellschaft, Natur und Universum", in die das System „Subjekt" eingebettet ist.

13 Schelsky (1960,448) sieht den Menschen „im Zustand der Dauerreflexion". Dies erkennt er als konstitutionell für das Leben des Menschen in der Moderne. Dem gegenüber stehen systemtheoretische Sichtweisen mit einem eher subjektorientierten Zugang. In Anlehnung an Weber wird festgehalten, „dass für den Begriff sozialen Handelns sowohl die Reziprozitätsbeziehungen einzelner Akteure wie deren gemeinsame Orientierung an Regeln konstitutiv sind" (Schmalz-Bruns 1989, 58).

14 Vgl. Bierhoff / Grau, 1999, 156 ff; Kirkpatrick / Davis, 1995,505-512.

15 Ausgehend vom lateinischen Wortstamm bedeutet Individuum das „Unteilbare". Funktionen sind jedoch spezifiziert und Funktionsträger auswechselbar.

16 „Aus Ich-Treue, aus Verantwortung für die eigene Existenz ist bei zu hohen Kosten die Verpflichtung zur Treue aus einem Vertrag oder einem Versprechen nicht mehr bindend" (Kramer, 1997, 40).

17 „Manche Trennung oder Scheidung ist dann nicht als Verletzung der Treue zu werten" (Kramer, 1997, 40).

18 „High marital quality, there fore is associated with good judgement, adequat communication, as a high level of marital happiness, integration, and a high degree of satisfaction with the relationship", Lewis / Spanier, 1979, 269

19 Rosenmayr benennt als eine der beiden Krisen, die ältere Paare zu bestehen haben, wenn „der Mann ... das Berufsleben verlässt, in den Ruhestand eintritt und damit zumeist völlig in sein oder ihr privates häusliches Leben eintaucht" (Rosenmayr, 1978, 225). Koch (1989) sieht vor allem den Eingriff in die Strukturierung des Zusammenlebens in Abhängigkeit von der „weiblichen" bzw. „männlichen" Identifikation: „ Dabei wird die Verarbeitung der Veränderungen deutlich durch den Grad der Identifikation mit den „typisch" weiblichen Aufgaben beeinflusst, was zum einen die Anpassung erleichtert, aber auf der anderen Seite zu Partnerschaftskonflikten und zur Beeinträchtigung ihres Selbstwertgefühls führt, wenn der Mann in ihren Kompetenzbe-

reich eindringt“ (Koch, 1989, 59-60). Kolland macht zudem unterschiedliche Wünsche auf der Verhaltensebene fest: „Während die Männer gerne spazieren gehen, fischen oder ins Gasthaus gehen – auch als Gegenpol zu „künstlichen“ Arbeitswelt – wollen es sich die Frauen zu Hause eher gemütlich machen, im Garten sitzen oder Verwandte besuchen. Diese Unterschiede führen dazu, dass ein Drittel der Befragten Teile der freien Zeit eher unfreiwillig alleine bestreitet. Während die Frauen durch die Frühpensionierung ein Mehr an gemeinsamen Freizeitaktivitäten erwarten, können sich die Männer eher eine Fortsetzung der eingeübten Freizeitstile vorstellen“ (Kolland, 1988, 85).

[20] Kolland macht auf eine Diffusion aufmerkksam: „Nach der Pensionierung fehlt die Legitimation für die durch die Berufstätigkeit des Mannes entstandene Geschlechtsrollendifferenzierung“ (Kolland, 1988, 80).

[21] Dierks (1997) kommt zum Ergebnis, dass die Belastung und der Verlust der eigenen Privatsphäre durch die Verrentung des Mannes von der Frau als sehr hoch eingeschätzt wird. Er verweist auf die Niederschrift eines Interviews: „...Ja, ja, der Mann ist eine Belastung. Den Haushalt habe ich mit links gemacht. Aber der Mann daheim ist jetzt `ne Belastung: Der ist ja nicht mehr jetzt der Haushalt. Aber der Mann, weil er immer hintenran steht. [Paraphrasierend] Können wir das nicht so machen, und warum machst das denn jetzt gerade so. Die Frau X, das habe ich gesehen, die macht das so. Und das sind halt so Sachen...“ (Dierks, 1997, 137).

[22] vgl auch Johannsen, 1992 und Sperling, 1976.

[23] vgl. Grundsatztexte des Deutschen Arbeitskreises für Jugend-, Ehe- und Familienberatung, 2001

[24] vgl. Grundsätze fachlichen Handelns in der Institutionellen Beratung: Regeln fachlichen Könnens, DAK, 2003

[25] vgl. Fachliche Standards von Ehe-, Familien- und Lebensberatungsstellen, DAK, 2001, 13 ff und Ehe-, Familien- und Lebensberatung in Trägerschaft der evangelischen und katholischen Kirche in Nordrhein-Westfalen, LAK, 2003

[26] vgl. Beratungsverständnis der Kath. BAG und des DAK, 2001, 7

[27] vgl. Vogt, 1999c, 2

[28] vgl. Anhang A-2

[29] vgl. Anhang A-3

[30] Der Interviewleitfaden für die Ehe-, Familien- und Lebensberatung ist dem Anhang A-4 zu entnehmen.

[31] Die unterschiedlichen Bereiche finden sich differenziert im Anhang A-5.

[32] Vgl. Dritter Bericht zur Lage der älteren Generation in der Bundesrepublik Deutschland: Alter und Gesellschaft, 2000, 99ff.

[33] „Für die Arbeit institutioneller Beratung ist die Beziehung zwischen Berater

und Klient konstituiv. Im Schutz einer durch Vertrauen und ganzheitliche Wahrnehmung geprägten Beziehung kann der Ratsuchende neue gedankliche, emotionale und Sinnzusammenhänge erkennen und neue Verhaltensmöglichkeiten entwickeln und erproben.“ (DAK, 2001, 7).

[34] Mit dem Leitbild humanistischer Ausrichtung, wonach eine gute Selbstempathie, Selbstachtung und Kongruenz der Person mit einer besseren Beziehungsfähigkeit gegenüber anderen Menschen einher geht, stehen damit im Umkehrschluss individuelle Aspekte wie unausgesprochene Bedürfnisse, Erwartungen oder abgespaltene Selbstanteile für die Entstehung von Partnerschaftskonflikten als Erklärung an oberster Priorität (vgl. Vogt, 2001a,40 f).

[35] Menschen, die sich auf ihre (gesundheitliche/psychische) Störung oder Krankheit reduziert fühlen, erleben sich zunehmend als „Patient“ (lat. pati= leiden, erdulden). Aus dem medizinischen Alltag entlehnt führt die Aufnahme im Krankenhaus nicht selten von vorneherein zum „vollen Programm“ der Medizintechnik, ohne dass die Kausalität der stattfindenden Untersuchungen von den Betroffenen durchschaut wird. Das „volle Programm“ steht stellvertretend für eine unzureichende Beeinflussbarkeit der Behandlung. Die Sensibilität der Begegnung auf „Augenhöhe“ für die Beratungsmotivation ist somit insbesondere für Menschen mit Klinikvorerfahrung nachvollziehbar.

[36] Zur Erläuterung der Themenbereiche (vgl. Vogt, 2001a, 35 ff).

[37] (vgl. Epstein, 1990).

[38] „Durch jede gemeinsame Erregung werden die bereits angelegten Verbindungen besser gebahnt ... . Es kann von immer mehr Teilkomponenten aus immer leichter als ganzes aktiviert werden. Den zugrunde liegenden positiven Rückkoppelungsprozeß kann man als einen Attraktor im Sinne der dynamischen Systemtheorie bezeichnen: Von ganz verschiedenen Ausgangszuständen aus kommt kommt es durch eine immer besser gebahnte Erregungsausbreitung schließlich immer schneller zu einem bestimmten Endzustand, der z. B. einer Wahrnehmung, einem bestimmten Bewegungsmuster oder einer Emotion entsprechen kann.“

Unter (...) genetisch vorbereitete[n] Erregungsbereitschaftschaften sowie situative[n] Bedingungen ...werden solche selektioniert, die sich als geeignet erweisen, eine aktuell bestehende Spannung (Bedürfnisspannung, Inkonsistenzspannung ...) zu reduzieren. ... Durch positive Rückkopplung zwischen den an dem neuen Erregungsmuster beteiligten Nervenzellen und Zellverbänden kommt es zur Ausbildung eines Attraktors.

Mit zunehmender Bahnung lösen sich Attraktoren von ihren Entstehungsbedingungen. Sie werden funktional autonom und erhalten sich selbst durch positive Rückkopplung aufrecht. ...Sie werden von jedem Teil des zu einer cell assembly zusammengebundenen neuronalen Netzwerkes aus aktivierbar.

Das gilt auch für motivationale Attraktoren oder motivationale Schemata. Sie sind die Mittel, die ein Individuum für die Befriedigung seiner Grundbedürfnisse entwickelt (Grawe, 1999, 124 f).

[39] vgl. auch Hirsch 1997.

[40] Hieran wird die Wechselwirkung zwischen individuellen und partnerschaftlichen Problembereichen erkennbar, die es notwendig macht, die Dynamik in einer übergreifenden Art und Weise aufzugreifen.

[41] „Häufig reichten schon wenige Beratungen, manchmal sei sogar eine einzige Stunde ein Erfolg, sagt Radebold: „Es muss nicht immer die Psychoanalyse einer Ruth Schweizer sein. Von 15 bis 20 Stunden, verteilt über ein halbes Jahr, können Senioren und Seniorinnen eine Menge profitieren" (ebenda, 15).

[42] Damit wurde einer Forderung von Fydrich, Laireiter, Saile, Engberding (1996) entsprochen, die sie in ihren „Empfehlungen zur Standardisierung von Diagnostik und Evaluation in der Psychotherapie" erhoben, nämlich eine Katamnese sechs Monate nach Therapieende standardisiert durchzuführen.

[43] „Deshalb ist zunächst zu ermitteln, ob sich bei den ehemaligen Klientinnen eine statistisch zuverlässige Veränderung (kritische Differenz: $p < .05$) eingestellt hat. In einem zweiten Schritt ist dann zu prüfen, inwieweit ein normorientierter Wert (cut off) in der Ergebnisdiagnostik erreicht werden konnte. Damit kann festgestellt werden, ob der Postwert der Klientinnen statistisch gesehen zur Verteilung der klinisch unauffälligen Personen zu zählen ist oder nicht" (Klann, 2002, 127 f).

[44] siehe Anhang A-6

Literaturverzeichnis

Alheit, P. (1993). *Transitorische Bildungsprozesse: Das biographische Paradigma in der Weiterbildung*. In: Mader, W. (Hrsg.): Weiterbildung und Gesellschaft – Grundlagen wissenschaftlicher und beruflicher Praxis in der Bundesrepublik Deutschland. Bremen.

Améry, J. (1991). *Über das Altern – Revolte und Resignation*. Stuttgart.

Amelang, M. / Zielinski, W. (2002). *Psychologische Diagnostik und Intervention*. Berlin.

Anderson, S.A. / Russell, C.S. / Schumm, W.R.(1983). *Perceived marital quality and family life-cycle categories: A further analysis*. Journal of Marriage and the Family. 45, 127-139.

Aneshensel, C.S. (1992). *Social Stress: Theory and Research*. Annual Review of Sociological Review, 18. 15-38.

Angermeyer, M. (1987). *From Social Class to Social Stress*. New Developments in Psychiatric Epidemiology. Berlin.

Arbeitsgemeinschaft Beratungswesen (2003). *Psychosoziales Beratungsverständnis der Arbeitsbeitsgemeinschaft Beratungswesen*. 6. Version. Köln. Eigenverlag

Arentewicz, G. / Schmidt, G. (1980*). Sexuell gestörte Beziehungen. Konzepte und Technik der Paartherapie*. Heidelberg.

Aries, P. / Duby, G. (Hrsg.) (1989/1992). *Geschichte des privaten Lebens*. 4 Bände. Frankfurt am Main.

Aries, Th. (1982). *Geschichte der Kindheit*. München.

Assh, S.D. / Byers, E.S. (1996). *Understanding the co-occurence of marital distress and depression in women*. Journal of Social and Personal Relationships. 13, 537-552.

Badura, B. (Hrsg.) (1981). *Soziale Unterstützung und chronische Krankheit. Zum Stand sozialepidemiologischer Forschung*. Frankfurt/Main

Baltes, P.B. / Sowarka, D. (1983). *Entwicklungspsychologie und Entwicklungsbegriff*. In: Silbereisen, R.K. / Montada, L. (Hrsg.): Entwicklungspsychologie. München. 11-20.

Baltes, P.B. / Baltes, M.M. (1989). *Optimierung durch Selektion und Kompensation. Ein psychologisches Modell erfolgreichen Alterns*. Zeitschrift für Pädagogik. 35, 85-105.

Baltes, P.B. (1996). *Über die Zukunft des Alterns: Hoffnung mit Trauerflor*. In: Baltes, M.M. / Montada, L.(Hrsg.): Produktives Leben im Alter. Frankfurt/M, 29-69.

Baltes, P.B. / Smith, J. (1999): *Multilevel and systemic analysis of old Age. Cyreatical and empirical evidence for a force Age.* In: V.L. Dengtson, Schaie, K. W. (Hrsg.): Handbook of series of Aging. New York, 153-173.

Barabas, F. / Erler, M. (2002). *Die Familie. Lehr- und Arbeitsbuch für Familiensoziologie und Familienrecht*. Weinheim und München.

Barnett, R.C. / Biener, L. / Baruch, G.K. (1987). *Gender and Stress*. New York. 144-156.

Bartholomäus, W. (1992). *Liebe, Ehe, Treue, Lust und Scham – Stichworte einer modernen Sexualethik*. In: Universitas. 2/92. 105-121.

Bateson, G. (1981). *Ökologie des Geistes*. Frankfurt.

Baumann, U. / Reinecker-Hecht, C. (1991). *Methodik der klinisch-psychologischen Interventionsforschung*. In: Perrez, M. / Baumann, U. (Hrsg.). Klinische Psychologie, Band 2, Intervention. 64-79.

Baumann, U. (1994). *Utopie Partnerschaft*. Düsseldorf.

Baumgartner, J. (1990). *Pastoralpsychologie*. Düsseldorf.

Beach, S.R.H. / Sandeen, E.E. / O'Leary, K.D. (1990). *Depression in marriage*. New York.

Beck, A.T. (1992). *Liebe ist nie genug – Missverstände überwinden, Konflikte lösen, Beziehungsprobleme entschärfen*. Köln.

Beck, A.T. / Rush, A.J. / Shaw, B.F. / Emery, G. (1996). *Kognitive Therapie der Depression*. Weinheim.

Beck, R. (1988). *Zur Bedeutung lebensgeschichtlichen Lernens – am Beispiel eines dörflichen Lebensraums*. In: Wasem, E. (Hrsg.): Der Odem der Geschichte: Vor Ort erlebte Pädagogik. München. 9-27.

Beck, U. (1986). *Risikogesellschaft. Auf dem Weg in eine andere Moderne*. Frankfurt/Main.

Beck, U. / Beck-Gernsheim, E. (1990). *Das ganz normale Chaos der Liebe*. Frankfurt/Main.

Beck, U. (1991). *Der Konflikt der zwei Modernen*. In: Beck, U. (Hrsg.): Politik in der Risikogesellschaft. Frankfurt. 180-195.

Beck, U. / Beck-Gernsheim, E. (1993). *Nicht Autonomie, sondern Bastelbiographie – Anmerkungen zur Individualisierungsdiskussion am Beispiel des Aufsatzes von Günter Burkart*. In: Zeitschrift für Soziologie, Jg. 22, Heft 3. 178-187.

Beck, U. / Beck-Gernsheim, E. (1994). *Individualisierung in modernen Gesellschaften – Perspektiven und Kontroversen einer subjektorientierten Soziologie*. In: Beck, U. / Beck-Gernsheim, E. (Hrsg.): Riskante Freiheiten. Individualisierung in modernen Gesellschaften. Frankfurt. 10-39.

Becker, G.S. (1976). *The Economic Approach to Human Behavior*. Chicago.

Becker, G.S. / Landes, E. / Michael, R.T. (1977). *An Economic Analysis of Marital Instability*. Journal of Political Economy. 85, 1141-1187.

Becker, G.S. (1981). *A Treatise on the family*. Cambridge/London. Harvard University Press.

Becker, P. (1994). *Offene Zukunft und riskante Entscheidungen*. In: Neue Praxis. Neuwied. Heft 3. 203-216.

Beck-Gernsheim, E. (1992). *Beziehungsgespräche – Individualisierung und Psychologisierung der Zweierbeziehung*. In: Universitas. 2/92, 131-137.
Beck-Gernsheim, E. (1994). Individualisierungstheorie: Veränderung des Lebenslaufs in der Moderne. In: Keupp, H. (Hrsg.): Zugänge zum Subjekt. Perspektivedn einer reflexiven Sozialpsychologie. Frankfurt
Bengel, S. / Klann, N. / Kötter, H. / Michelmann, A. / Nestmann, F. / Pfeifer, W.K. / Rechtien, R. / Straumann, U.E. / Vogt, I. (2002). *Beratungsverständnis – Eine Diskussionsgrundlage*. Beratung aktuell. Paderborn. Heft 1. 43-49.
Berger P.L. / Kellner, H. (1965). *Die Ehe und die Konstruktion der Wirklichkeit*. In: Soziale Welt. 16. Jg., 220-235.
Berger, P.L. / Luckmann, T. (1966). *Die gesellschaftliche Konstruktion der Wirklichkeit – Eine Theorie der Wissenssoziologie.* Frankfurt / Main.
Bernal, G. / Baker, J. (1980). *Multi-level cople therapy. Applying a metacommunicational framework of couple interactions*. Family Process. 19, 367-376.
Bernard, J. (1973). *The future of marriage*. New York.
Berthold, Chr. / Greis, J. (1995). *Endlich Lieben – eine moderne Obsession*. In: Jeismann, M. (Hrsg.): Obsessionen. Beherrschende Gedanken im wirtschaftlichen Zeitalter. Frankfurt/Main.
BGHSt (1954). *Entscheidungen des Bundesgerichtshofes in Strafsachen*. 6, 46, 53.
BGHZ (1953). *Entscheidungen des Bundesgerichtshofes in Zivilsachen*. 11. Anhang 34, 65.
Bierhoff, H.W. / Grau, I. (1999). *Romantische Beziehungen*. Bern.
Blasberg-Kuhnke, M. (2003). *Das vierte Lebensalter als Herausforderung*. In: Diakonia. Mainz. 34.Jg, Heft 1. Mainz. 1-5.
Blasius, D. (1992*). Ehescheidung in Deutschland im 19. und 20. Jahrhundert.* Frankfurt/Main.
BMFSFJ, Bundesministerium für Familie, Senioren, Frauen und Jugend (Hrsg.) (1999) *Die Familie im Spiegel der amtlichen Statistik.*
BMFSFuJ, Bundesministerium für Familie, Senioren, Frauen und Jugend (Hrsg.) (2001). *Dritter Bericht zur Lage der älteren Generation.* .
BMFuS (1993). *Familie und Beratung. Familienorientierte Beratung zwischen Vielfalt und Integration*. Gutachten des Wissenschaftlichen Beirats für Familienfragen beim BMFuS. Stuttgart.
BMFuS (1994) (Hrsg.). *Die Alten der Zukunft – Bevölkerungsstatistische Datenanalyse*, Schriftenreihe des Bundesministeriums für Familie und Senioren, Band 32, Stuttgart.
Bleistein, R. (1997). *Generationenwechsel – Generationenkonflikt –Generationenvertrag.* In: Stimmen der Zeit. Heft 6, Freiburg. 411-419
Bock, I. (1991). *Pädagogische Anthropologie*. In: Roth, L. (Hrsg.): Forschungsmethoden der Erziehungswissenschaft. Stuttgart.

Borchelt, M. / Gilberg, Horgas, A.L., Geiselmann, B. (1996). *Zur Bedeutung von Krankheit und Behinderung im Alter*. In: Mayer, K.U. / Baltes, P.B. (Hrsg.): Die Berliner Altersstudie. Berlin. 449-474.

Bornewasser, M. (2000). Erziehungsstil in der Herkunftsfamilie. Überarbeitete Fassung der Skala von Heitmeyer, W. (1995). Gewalt: Schattenseiten der Individualisierung. Weinheim. Persönliche Mitteilung.

Bortz, J. (1999). *Statistik für Sozialwissenschaftler*. Berlin. Springer.

Bösch, J. (1995). *Paar- und Sexualtherapie mit älteren Menschen*. In: Jovic, N. / Uchtenhagen, A.: Psychotherapie mit Älteren. Zürich. 296-309.

Boscolo, L. / Bertrando, P. (1994). *Die Zeiten der Zeit. Eine neue Perspektive in systemischer Therapie und Konsultation*. Heidelberg.

Boss, P. (1999). *Ambiguous Loss*. Harvard University Press, Cambridge.

Bowly, J. (1969/1975). *Bindung*. Frankfurt.

Brandstädter, H. / Baltes-Götz, B. / Heil, F.E. (1990a). *Entwicklung in Partnerschaften: Analysen zur Partnerschaftsqualität bei Ehepaaren im mittleren Erwachsenenalter*. Zeitschrift für Entwicklungspsychologie u. Päd. Psychologie. Band 12, Heft 3, 183-206.

Brandstädter, J. / Renner, G. (1990b). *Tenacious goal pursuit and flexible goal adjustment: Explication and age-related analysis of assimilative and accomodative strategies of coping*. Psychology and Aging. 5, 58-87.

Brandstädter, J. / Renner, G. (1992). *Coping with discrepancies between aspirations and achievements in adult development: A dual process model*. In: Montada, L. / Filipp, R.M. / Lerner, R.M. (Hrsg.): Life crisis and experiences of loss in adulthood. Hillsdale, NY. 301-319.

Brandstädter, J. / Rothermund, K. (1997). *Entwicklung und Bewältigung: Festhalten und Preisgeben von Zielen als Formen der Bewältigung von Entwicklungsproblemen*. In: Tesch-Römer, C. / Salewski, C. / Schwarz, G. (Hrsg.): Psychologie der Bewältigung. Weinheim. 120-133.

Braun, J. (2001). *Gleichgeschlechtliche Partnerschaft und Ehe*. In: Zeitschrift für Rechtspolitik. 14.

Breyer, B. / Goldbrunner, H./ Güttler, N. (1997). *Partnerschafts- und Familienberatung im Alter – Ein Projektbericht*. Eigenverlag. Universität - Essen.

Bronfenbrenner, U. (1981). *Die Ökologie der menschlichen Entwicklung. Natürliche und geplante Experimente*. Stuttgart.

Brose, H.G. / Hildenbrand, B. (1988). *Biographisierung von Erleben und Handeln*. In: Brose, H.G. / Hildenbrand, B. (Hrsg.): Vom Ende des Individuums zur Individualität ohne Ende. Opladen.

Bruder, J. (1996). *Vergessen und Traurigkeit. Psychische Veränderungen im Alter*. In: Funkkolleg Altern. Studienbrief 3, Studieneinheit 8. Tübingen. 4.

Bruder, J. / Baltes, P.B. (Hrsg.) (1996). *Die Berliner Altenstudie.* Berlin, 599-634.

Brunner, E. J. / Welter-Enderlin, R. (1995). *Editorial.* System Familie. Heidelberg. 8, 65.

Bryman, A. / Cramer , D. (1997). *Quantitatives data analysis with SPSS for Windows.* London: Routledge.

Buber, M. (1997). *Das dialogische Prinzip.* 8. Auflage. Heidelberg.

Buchanan, G.M. / Seligmann, M.E.P. (1995). *Explanatory style.* Hillsdale. NJ.

Buchebner-Ferstl, S. (2002). *Die Partnerschaft als Ressource bei kritischen Lebensereignissen am Beispiel der Pensionierung.* Working paper des Österreichischen Instituts für Familienforschung. Nr. 19 /2002. Wien.

Buchmüller, R. / Dobler, S. / Kiefer, T. / Margulies, F. / Mayring, Ph. / Melching, M. / Schneider, H.-D. (1996). *Vor dem Ruhestand. Eine psychologische Untersuchung zum Erleben der Zeit vor der Pensionierung.* Freiburg (Schweiz).

Buchmüller, R. (1998). *Übergänge in den Ruhestand.* In: Höpflinger, F.: Programmleitung NFP, 32, Alter. Zürich.

Bundesministerium für Umwelt, Jugend und Familie [BMUJF]. (Hrsg.).(1997). Forschungsprojekt – Endbericht. Beratung – Psychotherapie. Ein Projekt zur Bestandsaufnahme und Orientierung. Wien

Bundesministerium für Soziale Sicherheit und Generationen (Hrsg.) (2000). *Ältere Menschen – Neue Perspektiven. Seniorenbericht 2000: Zur Lebenssituation älterer Menschen in Österreich.* Wien.

Bundeszentrale für politische Bildung (2008). Datenreport 2008. Ein Sozialbericht für die Bundesrepublik Deutschland. Bonn

Burkart, G. (2000). *Arbeit und Liebe.* In: Hahn, K. / Burkart, G. (Hrsg.): Grenzen und Grenzüberschreitungen der Liebe. Opladen.

Butler, R.N. / Lewis, M.J. (1996). *Alte Liebe rostet nicht. Über den Umgang mit Sexualität im Alter.*

Callahan, E.J. / McCluskey, K.A. (1983). *Life-span developmental psychology.* Nonnormative life-events. New York.

Cantor, M.H. (1979). *Neighbors and friends. An overlooked resource in the informal support system.* Research on Aging. 1, 434-463

Cantor, M.H. (1991). *Familiy and community: Changing roles in an aging society.* The Gerentologist. 31, 337-346.

Clement, U. (2002). *Systemische Sexualtherapie.* In: Wirsching, M. / Scheib, P.(Hrsg.): Paar- und Familientherapie. Berlin. 235-246.

Coester-Waltjen, D. (1992). *Die Rollen der Geschlechter im deutschen Familienrecht.* In: StAZ. 34.

Cohen, J. (1988). *Statistical power analysis for the behavioral science* (2nd edition). Hillsdale, NJ: Erlbaum.

Cohen, S. / Syme, S.L. (1985). *Social Support and Health.* Academic Press. New York.

Cöllen, M. (1989). *Das Paar – Menschenbild und Therapie der Paarsynthese.* München.
Cöllen, M. (2002). *Einführung in die Paarsynthese.* Unveröffentlichte Arbeitsmaterialien.
Conrad, C. (1984). *Geschichte des Alterns: Lebensverhältnisse und sozialpolitische Regulierung.* In: Zeitschrift für Sozialisationsforschung und Erziehungssoziologie. Heft 1, 143-156.
Conrad, C. (1986). *Alt werden und Alt sein in historischer Perspektive.* In: Hurrelmann, K. (Hrsg.): Lebenslage, Lebensalter, Lebenszeit: Beiträge aus den ersten fünf Jahrgängen der Zeitschrift für Sozialisationsforschung und Erziehungssoziologie. Weinheim. 172-189.
Coyne, J.C. / Kahn, J. / Gotlib, I.H. (1987). *Depression.* In: T. Jacobs (Ed.), Family interaction and psychopathology: Theories, methods, and findings (pp.). New York. 509-533.
Cumming, E. / Henry, W. E. (1961). *Growing old. The Prozess of Disengagement.* New York.
Dahrendorf, R. (1964). *Homo Sociologicus.* Opladen.
DAK (Deutscher Arbeitskreis für Jugend-, Ehe- und Familienberatung) (1975). *Vorläufige Geschäftsordnung vom 19.09.1975.* In: Vorlage zum Ausbau der Beratungsarbeit in der Bundesrepublik Deutschland und Westberlin. Kommission für die Neufassung der Rahmenordnung und den Ausbau der Beratungsarbeit. Broschüre. Berlin. Eigenverlag.
DAK (Deutscher Arbeitskreis für Jugend- Ehe-, und Familienberatung) (1985). *Gemeinsame Grundsätze zum Verständnis von Jugend-, Ehe- und Familienberatung.* Eigenverlag.
DAK (Deutscher Arbeitskreis für Jugend- Ehe-, und Familienberatung) (2001). *Grundsatztexte des Deutschen Arbeitskreises für Jugend-, Ehe- und Familienberatung.* Frankfurt/M. Eigenverlag.
DAK (Deutscher Arbeitskreis für Jugend- Ehe-, und Familienberatung) (2003): *Grundsätze fachlichen Handelns in der Institutionellen Beratung: Regeln fachlichen Könnens.* DAK für Jugend- Ehe- und Familienberatung. Eigenverlag. Fürth.
Dannefer, D. (1988). *Differential Gerontology and the Stratified Life Course: Conceptual and Methodological Issues.* In: Annual Review of Gerontology and Geriatrics. Vol. 8, 3-36.
De Lillo, D. (2001). *Körperzeit.* Köln.
Deutsche Bischofskonferenz (Hrsg.) (1976). *Gemeinsame Synode der Bistümer in der Bundesrepublik Deutschland.* Offizielle Gesamtausgabe. Beschlüsse der Vollversammlung. Freiburg.
Deutscher Bundestag (2001). *Dritter Bericht zur Lage der älteren Generation in der Bundesrepublik Deutschland: Alter und Gesellschaft und Stellungnahme der Bundesregierung.* Berlin. Drucksache 14/5130.

Dieck, M. (1988). *Erwerbsarbeit im Kontext individueller Wohlfahrtsoptimierung: Langfristig angelegte Bewertungsveränderungen von Arbeit und Privatleben findet statt*. In: Sozialer Fortschritt, Heft 2/3.

Diederichsen, U. (2000). *Homosexuelle – von Gesetzes wegen?* In: Neue Juristische Wochenschrift. 18, 41.

Diefenbach, H. (1999*). Geschichte wiederholt sich nicht!? Der Zusammenhang von Ehescheidung in der Eltern- und in der Kindgeneration*. In: Klein Th. / Kopp, J. (Hrsg.): Scheidungsursachen aus soziologischer Sicht. Familie und Gesellschaft. Band 2. Würzburg. 91-118.

Dierks, S. (1997). *Hausfrauen im Ruhestand – Identitätsprobleme in biographiSchen Übergangsphasen*. In: Spuren der Wirklichkeit, Soziologische Beiträge, Band 11. lic. Hamburg.

Dinkel, R. (1992). *Demographische Alterung: Ein Überblick unter besonderer Berücksichtigung der Mortalitätsentwicklungen*. In: Baltes, P. / Mittelstrass, J.: Zukunft des Alterns und gesellschaftliche Entwicklung. Berlin, 62-93.

Dittmann-Kohli, F. (1990). *Sinngebung im Alter*. In: Mayring, P. / Saup, W. (Hrsg.), Entwicklungsprozesse im Alter. Stuttgart. 145-166.

Dorbritz, J. (1999). *Stirbt die Familie?* FAZ, 20.12.1999. 14.

Duck, S. / Pond, K. (1989). *Friends, romans, countrymen, lend me your retrospections: Rhetoric and reality in personal relationsships*. In: Hendrick, C.: Close relationsships. Review of Personality and Social Psychology, Newbury Park: Sage. Vol. 10, 17-38.

Dürkheim, E. (1992). *Über soziale Arbeitsteilung*. Frankfurt.

Eckert, J. (Hrsg.) (1995). *Forschung zur klientenzentrierten Psychotherapie, Aktuelle Ansätze und Ergebnisse*. Köln.

Edelman, G.M. (1987). *Neural Darwinism. The theory of neuronal group selection*. New York.

Edelman, G.M. (1995). *Göttliche Luft, vernichtendes Feuer*. München.

Ehmer, J. (1990). *Sozialgeschichte des Alters*. Frankfurt.

Eisenberg, G. / Gronemeyer, R. (1993). *Jugend und Gewalt. Der neue Generationenkonflikt oder Der Zerfall der zivilisierten Gesellschaft*. Reinbeck.

Emmelkamp, P.M.G. (1988). *Marital Quality and Treatment Outcome in Anxiety disorders*. in: Hand, I. / Wittchen, U. (Hrsg.): Panic and Phobias, 2. Treatments and variables affecting course and outcome. Berlin, 233-239.

Engelhardt, D .v. (1995). *Altern zwischen Natur und Kultur*. In: Borscheid, P. (Hrsg.), Alter und Gesellschaft. Stuttgart, 13-23.

Epstein, S. (1990). *Cognitive-experiential self-theory*. In: Pervin Ed., L.A.: Handbook of Personality: Theory and research. New York. 165-192.

Erikson, E. (1973). *Identität und Lebenszyklus*. Frankfurt/Main.

Erikson, E. (1996). *Konstruktionen von Geschlechterverhältnissen. Machtstrukturen und Arbeitsteilung bei Paaren im Übergang in den Ruhestand.* Berlin.

Erler, M. (1996). *Die Dynamik der modernen Familie.* Weinheim.

Esser, H. (1999). *Heiratskohorten und die Stabilität in Ehen*. In: Klein, Th. / Kopp, J. (Hrsg.) Scheidungsursachen aus soziologischer Sicht. Würzburg. 63-90.

Evgl. Zentralinstitut für Familienbildung (1998). *Stellungnahme zum Entwurf einer Ausbildungs- und Prüfungsordnung für Kinder- und Jugendlichenpsychotherapeuten und Psychologische Psychotherapeuten.* Berlin.

Fachstelle für psychologische Beratung in Ehe-, Familien- und Lebensfragen in der Diözese Rottenburg / Stuttgart (Hrsg.) (2000). *„...das machte mir Mut...“. Psychologische Beratung im Rückblick von Ratsuchenden und Berater/innen.* Dokumentation einer Nachbefragung in den psychologischen Beratungsstellen der Diözese Rottenburg-Stuttgart und der Evangelischen Kirchenbezirke Aalen, Balingen, Stuttgart, Tübingen und Tuttlingen (1998-1999). Rottenburg. Eigenverlag.

Faltermaier, T. (1984). *Lebensereignisse – Eine neue Perspektive für Entwicklungspsychologie und Sozialisationsforschung?* In: Zeitschrift für Sozialisationsforschung und Entwicklungssoziologie. 4, 344-355.

Faltermaier, T. / Mayring, Ph. / Saup, W. / Strehmel, P. (1992). *Entwicklungspsychologie des Erwachsenenalters*. In: Selg, H. / Ulich, D. (Hrsg.): Grundriss der Psychologie, eine Reihe in 21 Bänden. Band 14. Stuttgart.

Feeney, J.A. / Peterson, C. / Noller, P. (1994). *Equity and Marital Satisfaction over the Familiy Life Cycle.* Personal Relationships. 1, 83-99.

Feld, T. (1999). *Begegnung, Alterität und Seelsorge in der Psychiatrie.* In: Wege zum Menschen. 51. Jahrgang, Heft 5. Göttingen.

Filipp, S.-H. (Hrsg.) (1990). *Kritische Lebensereignisse.* 2. Auflage. München.

Filipp, S.-H. / Mayer, A.-K. (1999). *Bilder des Alters. Altersstereotype und die Beziehungen zwischen den Generationen.* Stuttgart.

Firsching, H. (1994). *Moral und Gesellschaft: Zur Soziologisierung des ethnischen Diskurses in der Moderne*. Frankfurt/M.

Flick, U. (1995). *Qualitative Forschung. Theorie, Methoden, Anwendung in Psychologie und Sozialwissenschaften*. Reinbeck.

Focus (1993). *Partner im Dauerkrieg*. Heft 27. 87-92.

Fooken, I. / Lind, I. (1995). *Scheidung nach langjähriger Ehe im mittleren und höheren Erwachsenenalter*. Stuttgart.

Foucault, M. (1985). *Freiheit und Selbstsorge*. Frankfurt/M.

Frank, M. / Fiegenbaum, W. (1994). *Therapieerfolgsmessung in der psychotherapeutischen Praxis*. Zeitschrift für Klinische Psychologie. 23, 268-275.

Friedan, B. (1993). *The Fountain of Age*.

Friedan, B. (1995). *Mythos Alter*. Reinbeck.

Friedrich, K. (2001). *Der Lebensraum Älterer als ökologischer und sozialkommunikativer Raum*. In: Wohnumfeldgestaltung durch Ältere: Ein Beitrag zur Partizipation im Alter. Bundesministerium für Familie, Senioren, Frauen und Jugend. Bonn. Dokumentation Nr. 9.

Frielingsdorf, K. (1991). *Vom Überleben zum Leben.* Wege der Identitäts- und Glaubensfindung. Mainz.

Fromm, E. (1980). *Psychoanalyse und Ethik.* In: Fromm, E.: Gesamtausgabe. Herausgegeben von Funk, R., Band 2. Stuttgart.

Fürst, W. / Wittrahm, A. (Hrsg.) (2002). *Religiöse Entwicklung im Erwachsenenalter.* Empirische Ergebnisse und parktisch-theologische Diskussion eines Kooperationsprojektes zwischen dem Seminar für Pastoraltheologie der Universität Bonn und dem Bistum Aachen. Bistum Aachen. Eigenverlag.

Fydrich, T. / Laireiter, A.-R. / Saile, H. / Engberding, M. (1996). *Diagnostik und Evaluation in der Psychotherapie: Empfehlungen zur Standardisierung.* Zeitschrift für Klinische Psychologie. 25, 161-168.

Gather, C. *Paare am Übergang in den Ruhestand – Konflikte und Arbeitsteilung*. In: Du bist so jung wie Deine Zuversicht – Psychologische Beratung älterer Menschen. Berlin. 62-78.

Gather, C. (1996). *Konstruktionen von Geschlechterverhältnissen. Machtstrukturen und Arbeitsteilung bei Paaren im Übergang in den Ruhestand.* Berlin.

Gehlen, A. (1971). *Studien zur Anthropologie und Soziologie*. Neuwied.

Gergen, K.J. (1990). *Die Konstruktion des Selbst im Zeitalter der Postmoderne.* In: Psychologische Rundschau 41. 191-199.

Geringer, K.-Th. (2000). *Das geltende Kanonische Eherecht.* Unveröffentlichter Vortrag anl. des 35. Essener Gesprächs über Staat und Kirche. „Ehe und Familie als Institute des bürgerlichen Rechts“. Essen.

Glaeßner, G.-J. (1991). *Probleme und Perspektive der internationalen Deutschlandforschung*. In: Mitteilungen aus der kulturwissenschaftlichen Forschung Nr. 29. „Kultureller Wandel bei den Deutschen“. 130-143.

Glenn, N.D. / Weaver, C.N. (1981). *The Contribution of Marital Happiness to Global Happiness*. In: Journal of Marriage and the Family, 43, 161-168

Göhler, G. (Hrsg.) (1987). *Grundfragen der Theorie politischer Institutionen. Forschungsstand – Probleme – Perspektiven*. Opladen. 98-106.

Goldbrunner, H. (1994). Masken der Partnerschaft. Mainz

Goldbrunner, H / u.a. (1997). *Partnerschafts- und Familienberatung im Alter*. Unveröffentlichter Projektbericht. Universität Essen.

Goldbrunner, H. (1999). *Alt werden als Herausforderung für die Familie*. Mainz.

Goldbrunner, H. (2001). *Wenn der Horizont sich weitet – Ältere Paare – eine Chance für die Ehe-, Familien- und Lebensberatung*. In: Bundesverband der Kath. Ehe-, Familien- und Lebensberater (Hrsg.): Blickpunkt Ehe-, Familien- und Lebensberatung. Marburg. 6-16.

Gottmann, J.M. / Notarius, C. / Markmann, H.J. / Bank, S. / Yoppi, B. / Rubin, M.E. (1976). *Behavior exchange theory and marital decision making*. Journal of Personality and Social Psychology. 34, 14-23.

Goudy, W.J. (1981). *Changing work expectations: Findings from the retirement-history-study*. The Gerontologist, 21, 644-649.

Graumann, C.F. (1992). *Alte Menschen in ihren Umwelten*. In: Niederfranke, A. / Lehr, U. / Oswald, F. / Maier, G. (Hrsg.): Altern in unserer Zeit. Beiträge der IV. und V. gerontologischen Woche am Institut für Gerontologie. Heidelberg. 94-102.

Grawe, K. (1989). *Von der psychotherapeutischen Outcome-Forschung zur differentiellen Prozessanalyse*. In: Zeitschrift für Klinische Psychologie. 1, 23-34.

Grawe, K. / Braun, U. (1994). *Qualitätskontrolle in der Psychotherapiepraxis*. In: Zeitschrift für Klinische Psychologie. 4, 242-267.

Grawe K. / Donati R. / Bernauer F. (Hrsg.) (1994a). *Psychotherapie im Wandel. Von der Konfession zur Profession.* Göttingen.

Grawe, K. (1995). *Grundriss einer Allgemeinen Psychotherapie*. Psychotherapeut. 40, 130-145.

Grawe, K. / Grawe-Gerber, M. / Heiniger, B. / Ambühl, H. / Caspar, F. (1996). *Schematheoretische Fallkonzeption und Therapieplanung – Eine Anleitung für Therapeuten*. In: Caspar, F. (Hrsg.): Psychotherapeutische Problemanalyse. Tübingen. 189-224.

Grawe, K. (1998). Psychologische Therapie. Göttingen.

Grawe, K. (1999). *Allgemeine Psychotherapie: Leitbild für eine empiriegeleitete psychologische Therapie*. In: Wagner / Becker: Allgemeine Psychotherapie – Neue Ansätze zu einer Integration psychotherapeutischer Schulen. Göttingen. 117-167.

Grziwotz, H. (1999). *Nichteheliche Lebensgemeinschaft*. 3. Auflage. München.

Guardini, R. (1956). *Die Begegnung*. In: Guardini, R. / Wollnow, O.F.: Begegnung und Bildung. Würzburg.

Gusz, H. (1990). *Einsamkeit und soziale Isolierung bei alten Menschen*. In: Howe, J. u. a. (Hrsg.): Jahrbuch der psychologischen und sozialen Alternswissenschaft. Band 2, Psychosoziale Probleme älterer Menschen. Heidelberg, 27-35.

Haas,W. (04.02.2003). *Zur Beschäftigung älterer Arbeitnehmer.* Mitteilung für die Presse. Deutscher Gewerkschaftsbund.

Habermas, J. (1985). *Die neue Unübersichtlichkeit*. Frankfurt/M.

Haeberlin, P. (1986). *Altern*. In: Sarges, W. / Fricke, R. (Hrsg.). Psychologie für die Erwachsenenbildung/Weiterbildung: Ein Handbuch in Grundbegriffen. Göttingen. 44-49.

Hahlweg, K. / Kraemer, M. / Schindler, L. / Revenstorf, D. (1980). *Partnerschaftsprobleme: Eine empirische Analyse*. Zeitschrift für Klinische Psychologie. 9, 156-169.

Hahlweg, K. (1991). *Störung und Auflösung von Beziehungen: Determinanten der Ehequalität und -stabilität*. In: Amelang, M. / Ahrens, H.-J. / Bierhoff, H.W. (Hrsg.): Partnerwahl und Partnerschaft. Göttingen. 117-152.

Hahlweg, K. (1996). *Fragebogen zur Partnerschaftsdiagnostik* (FPD). Göttingen.

Hahlweg, K. / Klann, N. (1997). *The effectiveness of marital counseling in Ger -many: A contribution to Health Service Research*. Journal of Family Psychology. 11, 410-421.

Hartmann, A. / Herzog, T. (1995*). Varianten der Effektstärkeberechnung in Meta-Analysen: Kommt es zu variablen Ergebnissen?* Zeitschrift für Klinische Psychologie. 24, 337-343.

Haslinger, H. (1996). *Diakonie zwischen Mensch, Kirche und Gesellschaft*. Würzburg.

Hatfield, E. / Traupmann, J. / Spreche, S. / Utne, M. / Hay, J. (1985). *Equity and Intimitate Relationsships*. Recent Research. In: Ickes, W.: Compatible and incompatible Relations. New York. 91-117.

Hautzinger, M. / Bailer, M. (1992). *Allgemeine Depressionsskala ADS.* Weinheim. Beltz Test Gesellschaft.

Havighurst, R.J. (1963). Successful aging. In: Tibbits, C. / Donahue, W. (eds.). Processes of aging. New York. 299-320.

Havighurst, R.J. (1972). *Developmental tasks and education* (3rd ed.). New York.

Heekerens, H.-P. (1997). *Evaluation von Erziehungsberatung: Forschungsstand und Hinweise zu künftiger Forschung*. Praxis der Kinderpsychologie und Kinderpsychiatrie. 47, 589-606.

Heekerens, H.-P. (2000). *Wirksamkeit therapeutischer Hilfen für Paare*. In: Kaiser, P. (Hrsg.): Partnerschaft und Paartherapie. Göttingen. 405-421.

Hegel, G.W.F. (1807). *Phänomenologie des Geistes*. In: Hegel, G.W.F. (1832-45): Werke in 20 Bänden. Bd. 3. Frankfurt/Main. 1986.

Hegel, G.W.F. (1817). *Vorlesungen über die Ästhetik II*. In: Hegel, G.W.F. (1832-45): Werke in 20 Bänden. Band 14. Frankfurt/Main. 1986

Hegel, G.W.F. (1820/1968). *Grundlinien der Philosophie des Rechts*. Frankfurt/Main.

Heil, F.E. (1991/1995). *Ehe und Partnerschaft als Gegenstand psychologischer Forschung*. In: Amelang, M. / Ahrens, H.-J. / Bierhoff, H.W. (Hrsg.): Partnerwahl und Partnerschaft. Göttingen. 117-152.

Heming, H. (10.03.2001). *Eheberatung als pastoraler Dienst der Kirche, Theologische Grundlegung und aktuelle Herausforderung*. Unveröffentlichter Vortrag. Essen.

Henrich, G. / Herschbach, P. (2000). *Fragen zur Lebenszufriedenheit* (FLZM). In: Ravens-Sieberer, U. / Cieza, A. (Hrsg.): Lebensqualität und Gesundheitsökonomie in der Medizin. München. 98-110.

Hess, R.D. / Handel, G. (1975). *Familiy worlds, 4th edn. University of Chicago Press*. Chicago, 1971 (dt: Familienwelten, Düsseldorf).

Heuft, G. / Marschner, C. (1994). *Psychotherapeutische Behandlung im Alter*. State of the art. Psychotherapeut. 39, 205-219.
Heuft, G. (1997). *Auf dem Weg zu einem empirisch gestützten psychoanalytischen Entwicklungsmodell der zweiten Hälfte des Erwachsenenlebens*. In: Radebold, H. (Hrsg.): Altern und Psychoanalyse. Göttingen.
Heuft, G. / Senf, W. (1998). Psychotherapeutische Behandlung psychosomatisch erkrankter älterer Patienten. In: Kruse, A. (Hrsg.): Psychosoziale Gerentologie. Band II. Intervention. Göttingen. 168-180.
Heuft, G. / Kruse, A. / Radebold, H. (2000). Gerontopsychosomatik und Alterspsychotherapie. München.
Hill, P.B. / Kopp, J. (1999). *Ehescheidung: Historische Entwicklungen und theoretische Erklärungen*. In: Klein, Th. / Kopp, J. (Hrsg.) Scheidungsursachen aus soziologischer Sicht. Würzburg. 23-42.
Hill, R. (1949). *Families under stress: Adjustment to the crises of war seperation and reunion*. New York.
Hirsch, R.D. (1997). *Übertragung und Gegenübertragung in der Psychotherapie mit alten Menschen*. In: Wenglein, E. (Hrsg.): Das dritte Lebensalter. Psychodynamik und Psychotherapie bei älteren Menschen. Göttingen.
Hockerts, H.-E. (1985). *Sicherung im Alter. Kontinuität und Wandel der gesetzlichen Rentenversicherung*. In. Konze, W. / Lepsius, N.R. (Hrsg.): Sozialge-schichte der Bundesrepublik Deutschland. Beiträge zum Kontinuitätsproblem: Industrielle Welt. Schriftenreihe des Arbeitskreises für moderne Sozialgeschichte. Stuttgart. 296-323.
Hoerning, E.M. (1987*). Lebensereignisse: Übergänge im Lebenslauf.* In: Voges, W. (Hrsg.): Methoden der Biographie- und Lebenslaufforschung. Opladen. 231-259.
Höhn, Ch. / Pollard, J.H. (1992). *Persönliche Gewohnheiten und Verhaltensweisen und Sterblichkeitsunterschiede nach dem Familienstand in der BRD*. Zeitschrift für Bevölkerungswissenschaft. Nr. 18.
Holmes, T.H. / Rahe, R.H. (1967). *The Social Readjustment Rating Scale*. Journal of Psychosomatic Research. 11, 213-218.
Holohan, C.J. / Moos, R.H. (1986). *Personality, coping and family ressources in stress resistance: A longitudinal analysis*. In: Journal of Personality and Social Psychology. 51, 389-395. In: Laux / Schütz (1996). 107, Laux, L. / Schütz, A.: Stressbewältigung und Wohlbefinden in der Familie, Studie im Auftrag des Bundesministeriums für Familie, Senioren, Frauen und Gesundheit. Stuttgart.
Homans, G.C. (1968). *Elementarformen sozialen Verhaltens*. Köln.
Honneth, A. (1991). *Pluralisierung und Anerkennung. Zum Selbstverständnis postmoderner Sozialtheorien*. In: Zapf, W. (Hrsg.): Die Modernisierung moderner Gesellschaften. Verhandlungen des 25. Deutschen Soziologentages in Frankfurt am Main 1990. Frankfurt am Main. 165-173.

Honneth, A. (1994). *Desintegration. Soziologische Zeitdiagnose*. Frankfurt.
Höpflinger, F. (1998). *Übergänge in den Ruhestand*. Nationales Forschungsprogramm PNR 32. Zürich. hier online-Fassung.
Huang, I. (1991). *Family Stress and Coping*. In: Bahr, St.J. (Hrsg.): Familiy research. A sixty year review. 1930-1990. Toronto/New York. 289-334.
Huschke-Rhein, R. (1986). *Systempädagische Wissenschafts- und Methodenlehre: Ein Lehr- und Studienbuch für Pädagogen und Sozialwissenschaftler*. (Bd. 1: Systempädagogische Wissenschaftslehre als Bildungslehre im Atomzeitalter). Köln.
Hutt, W. / Fahrenberg, J. (1986). *Katamnestik in der psychotherapeutischen Praxis: Eine regionale Umfrage*. Zeitschrift für Klinische Psychologie. 15, 351-356.
Imhoff, A. (1981). *Die gewonnenen Jahre. Von der Zunahme unserer Lebensspanne seit 300 Jahren oder von der Notwendigkeit einer neuen Einstellung zu Leben und Sterben*. München.
Institut für Demoskopie Allensbach (Hrsg.) (1993). *Begründungen und tatsächliche Gründe für den Austritt aus der katholischen Kirche*. Allensbach. 31. Zit. in Schmälzle, U.: Zielsetzung und Wirkung familialer Leitbilder in Ehe- und Familienhirtenbriefen der deutschen Bischöfe, Münster 1996, 10.
Jäckel, U. (1980). *Partnerwahl und Eheerfolg*. Stuttgart.
Jacobson, N.S. / Dobson, K. / Fruzetti, A.E. / Schmaling, K.B. / Salusky, S. (1991a). *Marital therapy as a treatment for depression*. Journal of Consulting and Clinical Psychology. 59, 547-557.
Jacobson, N.S. / Follette, W.C. / Revenstorf, D. (1984). *Psychotherapy outcome research: Methods for reporting variability and evaluating clinical significance*. Behavior Therapy, 15, 336-352.
Jacobson, N.S. / Truax, P. (1991b). *Clinical significance: A statistical approach to defining meaningful change in psychotherapy research*. Journal of Consulting and Clinical Psychology. 59, 12-19.
Jaide, W. (1988). *Generationen eines Jahrhunderts: Wechsel der Jugendgenerationen im Jahrhunderttrend. Zur Sozialgeschichte der Jugend in Deutschland 1871-1985*. Opladen.
Jellouschek, H. (1992). *Die Kunst als Paar zu leben*. Stuttgart.
Joas, H. (1986). *Giddens´ Theorie der Strukturbildung. Einführende Bemerkungen zu einer soziologischen Transformation der Praxisphilosophie*. In: Zeitschrift für Soziologie, 15. Jg., 237-245.
Joas, H. (1992). *Die Kreativität des Handelns*. Frankfurt/M.
Johannsen, J. (1992). *Systemische Therapie mit Älteren, in: Hirsch*. Bruder, J. / Radebold, H. / Schneider, H.K. (Hrsg.): Multimorbidität im Alter. Herausforderung für die Psychotherapie. Bern.
Jone, H. (1953). *Katholische Morallehre*. 15. Aufl., § 156. Paderborn.
Jores, A. (1969). Um eine Medizin von morgen. Bern.

Jürgens, H.W. (1994*). Untersuchung zum Bild der älteren Menschen in den elektronischen Medien*. Kiel.

Jürgensen, O. (1990). *Sexualität der alternden Frau – Diskrepanz zwischen Wunsch und Wirklichkeit.* In: Sexualmedizin. 8, 436-444.

Kade, S. (Hrsg.) (1994). *Individualisierung und älter werden*. Bad Heilbrunn.

Kaiser, M. (1971*). Grundzüge des Eherechtes der katholischen Kirche*. In: Einführung in die Eheberatung, Hrsg. Struck, G. / Löffler, L. Mainz.

Kaminski, G. (1970). *Verhaltenstheorie und Verhaltensmodifikation*. Stuttgart.

Kant, I. (1966). *Die Metaphysik der Sitten, in: Schriften zur Ethik und Religionsphilosophie*. Werke in 6 Bänden, Bd. 4. Darmstadt.

Kaplan, H.S. (2000). *Sexualtherapie bei Störungen des sexuellen Verlangens*. Stuttgart.

Karl, F. (1992). *Zwischen individueller und kollektiver Partnerschaft.* In: Friedrich, K.: Partnerschaft und Sexualität im Alter, Darmstadt. 1-23.

Karl, F. (Hrsg.) (1993). *Die Älteren – Zur Lebenssituation der 55 –75-jährigen*. Eine Studie der Institute Infratest Sozialforschung. Sinus und Horst Becker. 2.Auflage. Bonn.

Kath. Bundesarbeitsgemeinschaft für Beratung (BAG) [Hrsg.] (1995). B*eratungsverständnis der Kath. Bundesarbeitsgemeinschaft für Beratung e.V.* Eigenverlag. Bonn.

Kath. Bundesarbeitsgemeinschaft für Beratung (1997). *Stellungnahme zum Psychotherapeutengesetz*. Bonn. Eigenverlag.

Kath. Bundesarbeitsgemeinschaft für Beratung BAG (1998). *UNISOLO-BF: Handanweisung zum Computerprogramm*. Version 2.0. In: Kath. Bundesarbeitsgemeinschaft für Beratung e.V. (Hrsg.): Manual zur Selbstevaluation bei Partnerschaftsproblemen. Bonn. Eigenverlag.

Kaufmann, J.C. (1994). *Schmutzige Wäsche. Zur ehelichen Konstruktion von Alltag*. Konstanz.

Kaufmann, F.X. (1990). *Zukunft der Familie. Stabilität, Stabilitätsrisiken und Wandel der familialen Lebensformen sowie ihre gesellschaftlichen und politischen Bedingungen*. München. 81-85.

Kaufmann, F.X. (1993). *Kirche und ihre Aufgaben in unserer Zeit*. In: Landesarbeitsgemeinschaft für Ehe-, Familien- und Lebensberatung NRW (Hrsg.): Ehe-, Familien- und Lebensberatung als pastoraler Dienst – Standort und Perspektiven. Eigenverlag. Essen. 15-38.

Kaufmann, F.-X. (1995). *Zukunft der Familie im vereinten Deutschland.* München.

Kaufmann, F.X. (1997). Kirche und ihre Aufgaben in der heutigen Zeit. In: Ehe-, Familien- und Lebensberatung als pastoraler Dienst – Standort und Perspektiven. Dokumentation der LAG Herbsttagung für die Ehe-, Familien- und Lebensberater/innen der fünf nordrhein-westfälischen Bistümer. Essen. Eigenverlag. 15-38.

Kelly, G. (1955). Psychology of personal constructs. New York

Keupp, H. (1988). *Auf dem Weg zur Patchwork-Identität?* Verhaltenstherapie / Psychosoziale Praxis. 4, 425-438.

Kiecolt-Glaser, J.K. / Fisher, L.D. / Ogrocki, P. / Stout, J.C. / Speicher, C.E. / Glaser, R. (1987). *Marital quality, marital disruption, and immune function*. Psychosomatic Medicine. 49, 13-34.

Kiecolt-Glaser, J.K. / Malarky, W.B. / Chee, M. / Newton, T. / Cacioppo, J.T. / Mao, H.-Y. / Glaser, R. (1993). *Negative behavior during marital conflict is associated with immunological down-regulation*. Psychosomatic Medicine. 55, 395-409.

Kiefer, T. (1997). *Von der Erwerbsarbeit in den Ruhestand. Theoretische und empirische Ansätze zur Bedeutung von Aktivitäten*. Freiburg.

Kienbaum Management (2003). *Controllingbericht „Erziehungsberatung" und „Ehe-, Familien- und Lebensberatung"*. In: Ministerium für Gesundheit, Soziales, Frauen und Familie des Landes Nordrhein-Westfalen (Hrsg.): Förderung nach den Landesrichtlinien, Düsseldorf. Eigenverlag.

Kierkegaard, S. (1847). Der Liebe tun, Gütersloh. 1983.

Kirckpatrick, L.A. / Davis, K.E. (1995). *Attachement style, gender and relationsship stability: A longitudinal analysis*. Journal of Personality and Social Psychology. 66, 505-512.

Klaghofer, R. / Brähler, E. (2001). Konstruktion und Teststatistische Prüfung einer Kurzversion der SCL-90. Zeitschrift für Klinische Psychologie, Psychatrie und Psychotherapie. 2.

Klann, N. / Hahlweg, K. (1987). *Ehe-, Familien- und Lebensberatung. Besuchsmotive und Bedarfsprofile: Ergebnisse einer empirischen Erhebung*. Freiburg.

Klann, N. / Hahlweg, K. / Hank, G. (1992). *Deutsche Validierung des „Marital Satisfaction Inventory"* (MSI). Von Snyder (1981). System Familie. Heidelberg. 5, 10-21.

Klann, N. / Maurer, A. / Schmidt, H. / Vogt, M. (1994). *Der Minimaldatensatz in der Kath. Ehe-, Familien- und Lebensberatung*. Kath. Bundesarbeitsgemeinschaft für Beratung e.V.-+ Bonn. Eigenverlag.

Klann, N. / Hahlweg, K. (1994a). *Beratungsbegleitende Forschung. Evaluation von Vorgehensweisen in der Ehe-, Familien- und Lebensberatung und ihre spezifischen Auswirkungen*. Schriftenreihe Nr: 48.1 des Bundesministriums für Familie, Senioren, Frauen und Jugend, Stuttgart, 3.

Klann, N. / Hahlweg, K. (1994b). *Bestandsaufnahme in der institutionellen Ehe-, Familien- und Lebensberatung*. Bundesministerium für Familie, Senioren, Frauen und Jugend. Schriftenreihe des BMFSFJ Band 48.2. Köln. Kohlhammer.

Klann, N. / Hahlweg, K. (1995). *Erhebung über die Wirksamkeit von Eheberatung. System Familie*. Heidelberg. 8, 66-74

Klann, N. (1997). *Volkswirtschaftliche Aspekte aus der institutionellen Beratung.* In: Kath. Bundesarbeitsgemeinschaft für Beratung (BAG) (Hrsg.): Ökonomische Aspekte von Beratung. Unveröffentlichte Dokumentation einer kooperativen Expertisentagung des DAK. 18-79.

Klann, N. / Hahlweg, K. / Janke, M. / Kröger, C. (2000). *Beratungsstellen als Seismografen für Veränderungen in der Gesellschaft.* Bonn. Katholische Bundesarbeitsgemeinschaft für Beratung e.V. ,Eigenverlag.

Klann, N. (Mai 2000). *Ehe-, Familien- und Sexualberatung als Auftrag der Kath. Kirche.* In: Beratung aktuell. Zeitschrift für Theologie und Praxis der Beratung, Heft 2. 98-100.

Klann, N. (2/2001). *Erziehungskompetenz fördern. Erfahrungen aus der Beratungsarbeit führen zu einer Selbsthilfeinitiative.* In: Beratung Aktuell. Paderborn.

Klann, N. (2002). *Institutionelle Beratung – ein erfolgreiches Angebot. Von den Beratungs- und Therapieschulen zur klientenorientierten Intervention. Feldstudie zur Ergebnisqualität in der Partnerschafts- und Eheberatung.* Freiburg i.B.: Lambertus.

Klein, Th. / Kopp, J. (1999). *Die Mannheimer Scheidungsstudie.* In: Klein, Th. / Kopp, J.: Scheidungsursachen aus soziologischer Sicht. Würzburg. 11-22.

Koch, D. (1989). *Hilfe, mein Mann geht in Rente!* Werkstattbericht des Forschungsschwerpunkts Arbeit u. Bildung. Universität Bremen. Nr. 7.

Kockott, G. / Fahrner, E.-M. (2000). *Sexualstörungen des Mannes.* Göttingen.

Kohli, M. (1985a). *Thesen zur Geschichte des Lebenslaufs als soziale Institution.* In: Conrad, Ch. / v. Kondratowitz, H.-J. (Hrsg.): Die Gerontologie und Sozialgeschichte. Wege zu einer historischen Betrachtung des Alters. Berlin.

Kohli, M. (1985b). *Die Institutionalisierung des Lebenslaufes.* In: Kölner Zeitschrift für Soziologie und Sozialpsychologie, Heft 1. 1-29.

Kohli, M. / Wolf, J. (1989). *Der Vorruhestand. Bilanz am Beispiel der chemischen Industrie.* In: In Mitbestimmung. Heft 3.

Kohli, M. (1992). *Altern in soziologischer Perspektive.* In: Baltes, P.B. / Mittelstraß (Hrsg.): Zukunft des Alterns und gesellschaftliche Entwicklung. Akademie der Wissenschaften zu Berlin (Hrsg.). Berlin. 231-259.

Kohli, M. / Freter, H.-J. / Langehennig, M. / Roth, S. / Simoneit, G. / Tregel, S. (1993). *Engagement im frühen Ruhestand. Rentner zwischen Erwerb, Ehrenamt und Hobby.* Opladen.

Kohli, M. (2000). *Der Alterssurvey als Instrument wissenschaftlicher Beobachtung.* In: Kohli, M. / Künemund, H. (Hrsg.): Die zweite Lebenshälfte – gesellschaftliche Lage und Partizipation im Spiegel des Alterssurvey. Opladen. 10-32.

Kolland, F. (1988). *Nach dem Arbeitsleben Konzentration auf die Familie?* In: Rosenmayr, L. / Kolland, F. (Hrsg.): Arbeit-Freizeit-Lebenszeit: Neue Übergänge im Lebenszyklus. Opladen. 75-92.

Kolland, F. (1988). *Lebensziele und Lebenspläne für das Alter. In: Erwachsenenbildung*. 1.

König, R. (1978). *Die Familie der Gegenwart*. München.

Kontos, S. / Walser, K. (1979). *...weil nur zählt, was Geld einbringt. Probleme der Hausfrauenarbeit*. Gelnhausen.

Kramer, H. (1992). *Aus der Elternschaft kann man sich nicht entlassen*. In Horstmann, J. (Hrsg.): Nacheheliche Elternschaft, Schriftenreihe des Familienbundes der Deutschen Katholiken NRW. Nr. 8. Münster.

Kramer, H. (1997). *Wandel im Ethos von Ehe, Treue, Scheidung*. In: Stimmen der Zeit, Heft 1. Freiburg. 30-42.

Krampen, G. (2002). *Stundenbogen für die Allgemeine und Differentielle Einzelpsychotherapie*. Manual. Göttingen.

Kröger, C. / Zielinski, W. (2002). *Psychologische Diagnostik und Intervention*. Berlin: Springer.

Kröger, C. / Sanders, R. (4/2002). *Klärung und Bewältigung von Partnerschaftsstörungen in und mit Gruppen. Effekte und Effizienz des paartherapeutischen Verfahrens Partnerschule*. In: Beratung aktuell. Paderborn.

Kröger, C. / Klann, N. (2003). *Beratungsbegleitende Forschung: Handbuch zur Unterstützung der SPSS-basierten Datenauswertung*. Manuskript, im Druck.

Kröger, C. / Wilbertz, N. / Klann, N. (2003). *Wie wirksam ist Ehe- und Paarberatung?* Ergebnisqualitätssicherung in den katholischen Ehe-, Familien- und Lebensberatungsstellen in Nordrhein-Westfalen. Beratung Aktuell. Paderborn. Im Druck.

Kromrey, H. (1995). *Evaluation. Empirische Konzepte zur Bewertung von Handlungsprogrammen und die Schwierigkeit ihrer Realisierung*. Zeitschrift für Sozialisationsforschung und Erziehungssoziologie. 15, 313-336.

Krumpholz-Reichel, A. (2001). *Auf ein langes Leben*. In Psychologie Heute, Heft 2, 23-27.

Kruse, A. (1995). *Entwicklungspotenzialität im Alter*. In: Borscheid, P. (Hrsg.) Alter und Gesellschaft. Stuttgart. 63-86.

Kruse, A. (1997). *Alter als soziale Kategorie: Altersbilder in unserer Gesellschaft*. In: Fährmann, W. / Schlagheck, M. / Steinkamp, V. (Hrsg.): Spurensuche 9: Die Jungen – Die Alten. Mülheim/Ruhr. 16-38

Künemund, H. (2000).*Gesundheit*. In: Kohli, M. / Künemund, H. (Hrsg.). Die zweite Lebenshälfte. Gesellschaftliche Lage und Partizipation im Spiegel des Alters-Survey. Opladen. 102-123.

Künemund, H. / Hollstein, B. (2000). *Soziale Beziehungen und Unterstützungsnetze.* In: Kohli, M. / Künemund, H. (Hrsg.). Die zweite Lebenshälfte. Gesellschaftliche Lage und Partizipation im Spiegel des Alters-Survey. Opladen. 212-276.

Küster, C. (1998). *Zeitverwendung und Wohnen im Alter*. In: Deutsches Zentrum für Altersfragen (Hrsg): Wohnbedürfnisse, Zeitverwendung und soziale Netzwerke älterer Menschen. Expertisenband 1 zum 2. Altenbericht der Bundesregierung. Frankfurt/Main. 51-175.

LAK (Landesarbeitskreis für Ehe-, Familien- und Lebensberatung in NRW) (Hrsg.) (1999). *Stellungnahme zur Veränderung der Beratungsstruktur in NRW*. Essen. Eigenverlag.

LAK (Landesarbeitskreis für Ehe-, Familien- und Lebensberatung in NRW) (Hrsg.) (2003). *Ehe-, Familien- und Lebensberatung in Trägerschaft der evangelischen und katholischen Kirche in NRW.* Eigenverlag. Essen. Im Druck.

Laner, M.R. (1978). *Saving sinking ships: Implications from a Theory of Marital Dissolution*. Journal of Marriage and Family Counseling. Heft 4. 51-57.

Lange, C. / Peters, M. / Radebold, H. (1995). *Zur Versorgung älterer Patienten in Psychosomatischen Kliniken.* In: Heuft, G. / Kruse, A. / Nehen, H.G. / Radebold, H. (Hrsg.): Interdisziplinäre Gerontopsychosomatik. München.

Lauer, R.H. / Lauer, J.C. / Kerr, S.T. (1990). *The long-term marriage: Perceptions of stability and satisfaction*. International Journal of Aging / Human Development. 31 (3), 189–195.

Lazarus, A. (1978). *Verhaltenstherapie im Übergang*. München.

Lazarus, A. (1989) *Fallstricke der Liebe, Vierundzwanzig Irrtümer über das Leben zu zweit*. Stuttgart.

Lazarus, R.S. / Folkman, S. (1984). Stress, appraisal and coping. New York

Lee, G.R. (1988). *Marital satisfaction in later life: The effects of nonmarital roles*. Journal of Marriage and the Family. 50, 775-783.

Lehmann, H. (1997). *Verordneter Ruhestand, Digitale Dissertation*. Humboldt-Universität-Berlin.

Lehr, U. (1987a). *Kompetenz im Alter. Ist die Bundesrepublik Deutschland ein Land der Hilfsbedürftigen?* In: Universitas. 879-890.

Lehr, U. (1988). *So einsam sind sie nicht*. In: Psychol–gie heute, 15. Jahrgang, Heft 7, 36-41.

Lehr, U. (1994). *Älter werden in unserer Zeit – Eine Herausforderung für den Einzelnen und die Gesellschaft*. Wolfsburg. Manuskripte 2. Mülheim/ Ruhr.

Lehr, U. (2001). *Älter werden in unserer Ze–t – eine Herausforderung für jeden einzelnen und die Gesellschaft*. In: Schlagheck, M. / Söling, C. (Hrsg.): „Ich mache Fortschritte – Altern als Entwicklung. Paderborn. 17-31.

Leisering, L. (1992). *Sozialstaat und demographischer Wandel. Wechselwirkungen, Generationenverhältnisse, politisch-institutionelle Steuerung*. Frankfurt/M.

Lenz, A. / Gmür, W. (1996). *Qualitätsmanagement in der Beratung: Weiterentwicklung durch Evaluation*. In: BKE (Hrsg.): Produkt Beratung – Die outputorientierte Steuerung in der Beratung. Fürth. Materialien zur Beratung 3, 52-73.

Leupold, A. (1983). *Liebe und Partnerschaft, Formen der Codierung von Ehen*. In: Zeitschrift für Soziologie (12) 4, 297-327.

Lévinas, E. (1992). *Die Spur des Anderen*. München.

Lewis, R.A. / Spanier, G.B. (1979). *Theorizing about the Quality and Stability of Marriage*. In: Burr, W. / Hill, R. / Nye, F.I. / Reiss, I. (Hrsg.): Contemporary Theories about the Family. Vol. I. New York. London. Free press.

Linden, M. (1999). *Wen behandeln Verhaltenstherapeuten wie in der kassenärztlichen Versorgung?* In: Fortschr. Neurol. Psychiat. 67, 14.

Linton, R. (1936). *The study of men*. Appleton-Century, New York.

Litzwak, E. (1985). *Helping the Elderly. The complementary roles of in formal networks and formals systems*. New York, London.

Luhmann, N. (1972). *Rechtssoziologie*. Band 2. Reinbeck.

Luhmann, N. (1982). *Liebe als Passion. Zur Codierung von Intimität*. Frankfurt/Main.

Luhmann, N. (1984). *Soziale Systeme*. Frankfurt am Main.

Lüscher, K. (1995). *Postmoderne Herausforderungen an die Familie, Familiendynamik*. 20. Jahrgang. Heft.3. Stuttgart. 233-251.

Luther, M. (1530). *Von Ehesachen*. Weimarer Ausgabe. Bd. 30 Abt.3. 1910

Lynch, J. (1977). *The broken heart*. New York, Basic.

Mader, W. (1994). *Emotionalität und Individualität im Alter – Biographische Aspekte des Alterns*. In: Kade, S. (Hrsg.): Individualisierung und Älterwerden. Bad Heilbrunn.

Mader, W. (1995). *Alt werden in einer alternden Gesellschaft. Kontinuitäten und Krisen in biographischen Verläufen*. Opladen.

Maier, G. (2001). *Umstellungsfähigkeit im Alter*. In: Kath. Bundesarbeitsgemeinschaft für Erwachsenenbildung in Köln (Hrsg.): Neue Wege zur Partizipation im Alter: Wohnumfeldgestaltung durch Ältere. Berlin. 49-65.

Malfer, OSB, B. (1985). *Eheberatung als Dienst an der Kirche*. In: Stimmen der Zeit. 8. 523. Freiburg

Martin, M. / Schmitt, M. (2000). *Partnerschaftliche Interaktionen im mittleren Erwachsenenalter als Prädiktor von Zufriedenheit bei Frauen und Männern in langjährigen Beziehungen*. In: Perrig-Chiello, P. (Hrsg.): Jenseits des Zenits. Frauen und Männer in der zweiten Lebenshälfte. Bern. 77-98.

Marx, K. (1976). *Der Ehescheidungsgesetzentwurf*. In: Marx, K / Engels, F.: Werke Bd. 1. Berlin.

Maturana, H.R. / Varela, F.J. (1987). *Der Baum der Erkenntnis*. Bern/München.

Maturana, H.R. (1991). *Biologie der Sozialität*. In: Schmitt, S.J.: Der Diskurs des radikalen Konstruktivismus. Frankfurt/Main.

Maurer, A. / Oetker-Funk, R. (1999). *Menschwerdung durch Begegnung*. Festschrift. Eigenverlag Stuttgart.

Mayer, K.U. / Baltes P.B. (Hrsg.). (1996). Die Berliner Altenstudie. Berlin

Mayring, Ph. (1989). *Gerontologie und Pädagogik* (Augsburger Berichte zur Entwicklungspsychologie und Pädagogischen Psychologie. Nr. 42. Augsburg.

Mayring, Ph. (1998). *Veränderungen des subjektiven Wohlbefindens im Übergang in den Ruhestand.* In: Höpflinger, F., Nationales Forschungsprogramm, PNR 32. Zürich. 5-10.

Mead, G.H. (1968). *Geist, Identität und Gesellschaft*. Frankfurt.

Merton, R.K. (1968). *Social theory and Social Structure.* (1st edition 1949). Free press, New York.

Messeri, P. / Silverstein, M. / Litzwak E. (1993*). Choosing optimal support groups: A review and reformulation*. Journal of Health and Social Behavior. 34, 122-137.

Meyer, K.-U. / Müller, W. (1988). *Individualisierung und Standardisierung im Strukturwandel der Moderne.* In: Weymann, A. (Hrsg.): Handlungsspielräume: Untersuchungen zur Individualisierung und Institutionalisierung von Lebensläufen in der Moderne. Stuttgart. 41-60.

Meyer, P. / Suter, Chr. (1993). *Soziale Netze und Unterstützung*. In: Weiss, W. (Hrsg.): Soziale Unterstützung in der Schweiz. Zürich. 194-209.

Meyer, P.C. (2000). *Rollenkonfigurationen, Rollenfunktionen und Gesundheit – Zusammenhänge zwischen sozialen Rollen, sozialem Stress, Unterstützung und Gesundheit*. Opladen.

Mikat, P. (1986). *Ethische Strukturen in unserer Zeit. Zur Normierungsfrage zum Kontext des abendländischen Eheverständnisses*. In: Familien verändern sich. Anfragen an Politik und Ethik, Schriftenreihe des Bundesministeriums für Jugend, Familie, Frauen und Gesundheit. Band 234. Stuttgart. 37.

Millhahn, U. (2003). *Reise ins Innere – Immer mehr ältere Menschen lassen sich von Therapeuten beraten.* Interview mit Radebold, H. / Schweizer, R. In: Frau und Mutter. 2/2003. 15.

Minder, J. (2000). *Systemische Psychotherapie im Alter – Paartherapie*. In: Bäurle, P. / Radebold, H. / Hirsch, D. / Dtuder, K. / Schmid-Furstoss, U. / Struwe, B. (Hrsg.): Klinische Psychotherapie mit älteren Menschen. Grundlagen und Praxis. Bern.

Mollenkopf, H. (2001). *Zum Wohnumfeld als Voraussetzung für ein befriedigendes Altern*. In: Kath. Bundesarbeitsgemeinschaft für Erwachsenenbildung in Köln (Hrsg.). Neue Wege zur Partizipation im Alter: Wohnumfeldgestaltung durch Ältere. Köln. 26-47.

Moltmann, J. (1996). *Ist der Markt das Maß aller Dinge?* In: Weth, R. (Hrsg.): Totaler Markt und Menschenwürde. Neukirchen-Vluyn.

Mugdan, B. (1899). *Die gesamten Materialien zum Bürgerlichen Gesetzbuch*. Bd. 4. Berlin.

Naegele, G. (1992). *Zwischen Rente und Arbeit. Gesellschaftliche Chancen und Risiken älterer Arbeitnehmer*. Augsburg.

Nagel, W. (1991). *Wenn die Rebellen älter werden*. Geo-Wissen: Altern und Jugendwahn. Heft 1, 25-38.

Nave-Herz, R. (1988). *Kontinuität und Wandel in der Bedeutung*. Struktur und Stabilität von Ehe und Familie in der Bundesrepublik Deutschland. In: Nave-Herz (Hrsg.): Wandel und Kontinuität der Familie in der Bundesrepublik Deutschland. Stuttgart. 61-94.

Nave-Herz, R. / Daum-Jababallah, M. / Hauser, S. / Matthias, H. / Scheller, G. (1990). *Scheidungsursachen im Wandel. Eine zeitgeschichtliche Analyse des Anstieges der Ehescheidungen in der Bundesrepublik Deutschland*. Bielefeld.

Nave-Herz, R. (1991). *Verursachende Bedingungen für den zeitgeschichtlichen Anstieg der Ehescheidungen*. In: Familie und Recht. 318

Niederfranke, A. (1996). *Älter werden als Frau – Deutungsmuster zur gesellschaftlichen Situation*. Vortrag Diözesantag Seniorenpastoral. Köln.

Nixdorf, Th. (1999). *Psychologische Beratung als Auftrag und Dienst der Kirche*. In: Psych. Ausbildungsstelle für Ehe-, Familien- und Lebensberater/innen in der Erzdiözese Freiburg (Hrsg.). Festschrift zum 25-jährigen Bestehen. Eigenverlag. Freiburg. 191-205.

Nullmeier, F. / Rüb, F.W. (1993). *Die Transformation der Sozialpolitik. Vom Sozialstaat zum Sicherungsstaat*. Frankfurt.

Nummer-Winkler, G. (1987). *Identitätskrise ohne Lösung: Wiederholungskrisen, Dauerkrisen*. In: Frey, H.P. / Haußer, K. (Hrsg.): Identität. Stuttgart. 165-178.

Nye, I. / Mac Laughlin, S. (1992). *Role competence and marital satisfaction*. In: Nye, I. (Hrsg.): Family relationships. Rewards and costs, London. 67-79.

O`Farrel, T.J. (1993). *Treating alcohol problems. Marital and Family Interventions*. New York.

Olbrich, E. (1987) *Kompetenz im Alter*. In: Zeitschrift für Gerontologie. Nr. 20, 319-330.

Olbrich, E. (2002). *Vorbereitung auf das Alter: Das Altern gestalten*. In: Vanderheiden, E. (Hrsg.) /SWR: Das 3. Leben. Neue Bilder des Alterns. Mainz. 19-24.

Österreich, K. (1977). *Liebe und Einsamkeit im Alter.* In: Psychologie heute, Nr. 4.

Österreich, K. (1993). *Gerontopsychiatrie*. München.

Ostner, I. (2000). *Die Schwierigkeit, Ehe und Partnerschaft zu leben*. In: Koerner / Wohlfahrt (Hrsg.) Beziehungen gestalten. Neuwied. 7-24

Otis-Cour, L. (2000). *Lust und Liebe. Geschichte der Paarbeziehung im Mittelalter*. Frankfurt/Main.

Ott, N. (1989). *Familienbildung und familiale Entscheidungsfindung aus verhandlungstheoretischer Sicht*. In: Wagner, G. / Ott, N. / Hoffmann-Nowotny, H.-J. (Hrsg.). Familienbildung und Erwerbstätigkeit im demographischen Wandel. Berlin. 97-116.

Parnes, H. (1981). *Work and Retirement*. Cambridge.

Parsons, T. (1942). Age and sex in the social structure of the United States. In: American Sociological Review. 7. 604-616.

Patterson, J.M. (1989). *The Family Stress Modell: The Family Adjustment and Adaption Response*. In: Ramsey, C.N. (Hrsg.): Family systems in medicine. New York. Guilford Press. 95-118.

Pekarik, G. / Wolff, C.B. (1996). *Relationship of satisfaction to symtpom change, follow-up adjustment, and clinical significance*. Professional Psychology: Research and Practice. 27, 202-208.

Pekarik, G. / Guidry, L.L. (1999). *Relationship of satisfaction to symptom change, follow-up adjustment, and clinical significance in private practice*. Professional Psychology: Research and Practice. 30, 474-478.

Perrez, M. / Reicherts, M. (Hrsg.) (1992). *Stress, Coping and Health*. Seattle.

Perrez, M. (2000). *Psychologie des Familien- und Paarstresses*. In: Schneewind, K.A. (Hrsg.): Familienpsychologie im Aufwind. Göttingen.

Pinquart, M. (1992). *Familie im Alter als Gegenstand widersprüchlicher Auffassungen in Forschung und Therapie*. In: System Familie. Heidelberg. 5, 226-232.

Prahl, H.-W. / Schroeter, K. R. (1996). *Soziologie des Alterns*. Paderborn.

Primmer, T. (1973). *Die Dynamik der Ehe zwischen Mann und Frau*. In: Ehe, Zentralblatt für Ehe und Familienkunde. Tübingen. 10. Jahrgang.

Radebold, H. (1990). Partnerschaft und Sexualität aus psychoanalytischer Sicht. In: Karl, F. / Friedrich, I. (Hrsg.). Partnerschaft und Sexualität im Alter. Darmstadt. 53-57.

Radebold, H. (1992). *Psychodynamik und Psychotherapie Älterer*. Berlin.

Radebold, H. (1997). *Psychoanalyse und Altern. Zwei einander Fremde beginnen den Dialog*. In: Radebold, H.: (Hrsg.): Altern und Psychoanalyse. Göttingen.

Radloff, L.S. (1977). *The CES-D scale: A self-report depression scale for research in the general population*. Applied Psychological Measurement. 2, 385-401.

Rahner, K. / Vorgrimler, H. (1966). Kleines Konzilskompendium. Freiburg.

Rauschenbach, Th. (1994). *Das sozialpädagogische Jahrhundert*. Weilheim.

Rechtin, W. (1987). *Das nicht professionelle beratende Gespräch*. Fernstudienkurs 3273/89. Hagen Fernuniversität.

Retzer, A. (2002). *Das Paar. Eine systemische Beschreibung intimer Komplexität, in Familiendynamik*. 27. Jg., Heft 1. Heidelberg. 5-42.

Retzer, A. (2002). *Das Paar. Eine systemische Beschreibung intimer Komplexität, in Familiendynamik*. 27. Jg., Heft 2. Heidelberg. 186-217.

Riehl-Emde, A. (2002a). *Paar- und Familientherapie mit älteren Menschen*. In: Wirsching, M. / Scheib, P. (Hg): Lehrbuch der Paar- und Familientherapie. Heidelberg. 581-597.

Riehl-Emde, A. (2002b). *Paartherapie – warum nicht auch für ältere Paare?* In: Familiendynamik. Stuttgart. 1, 43-73.
Riley, M.W. / Riley, J.W. (1992). *Individuelles und gesellschaftliches Potential des Alterns*. In: Baltes, P.B. / Mittelstraß, J. (Hrsg.): Zukunft des Alterns und gesellschaftliche Entwicklung. Berlin. 282-301.
Robbers, G. (2000). *Ehe und Familie in evangelischer Sicht*. Vortrag anl. Der 35. Essener Gesprächs über Staat und Kirche. „Ehe und Familie als Institute des bürgerlichen Rechts". Essen.
Rollins, B.C. (1989). *Marital quality at midlife*. In: Hunter, S. / Sundal, M. (Hrsg.): Midlife Myths. Issues, findings, and practise implications. London. 184-194.
Rosenmayr, L. / Kockeis, E. (1965). *Umwelt und Familie alter Menschen*. Neuwied.
Rosenmayr, L. (1978). *Der alte Mensch in der Gesellschaft*. Reinbeck.
Rosenmayr, L. (1983). *Die späte Freiheit. Das Alter – ein Stück bewusst gelebten Lebens*. Berlin. 104.
Rosenmayr, L. (1992a). *Sexualität, Partnerschaft und Familie älterer Menschen*. In: Baltes, P.B. / Mittelstraß, J. (Hrsg.) (1992). *Zukunft des Alterns und gesellschaftliche Entwicklung*. Berlin. 461-491.
Rosenmayr, L. (1992b). *Die Schnüre vom Himmel*. Kulturstudien Bibliothek der Kulturgeschichte. Sonderband 14. Wien
Rosenmayr, L. (1996a). *Neue Bedingungen für Altern, Familienbeziehungen und Lebenslauf*. In: Beckers, H.-J. / Wittrahm, A. (Hrsg.): Beratung auf neuen Wegen. Stuttgart.49-61.
Rosenmayr, L. (1996b). *Eros und Liebe im Alter*. In: Baltes, M.M. / Montada, L. (Hrsg.). Produktives Leben im Alter. Frankfurt/Main. 258-289
Rusbult, C.E. (1980). *Commitment and Satisfaction in Romantic Associations. A Test of the Investment Model*. Journal of Experimental Social Psychology. 16, 172-186.
Safilios-Rothschild, C. (1976). *A macro– and micro- examination of family power and love: An exchange model*. Journal of marriage and the family. 38, 355-362.
Saßmann, H. / Klann, N. (2002). *Es ist besser das Schwimmen zu lehren als Rettungsringe zu verteilen – Beratungsstellen als Seismographen für Veränderungen in der Gesellschaft*. Freiburg.
Saup, W. (1993). *Alter und Umwelt. Eine Einführung in die ökologische Gerontologie*. Stuttgart.
Sbandi, P. / Vogl. A. (Hrsg.) (1978). *Lebenselement Gruppe, Kommunikation und Gruppe in psychischer Gesundheit und Krankheit*. München.
Schachtner, C. (1988). *Störfall Alter. Für ein Recht auf Eigen-Sinn*. Frankfurt.
Schandry, R. (1993). *Zur Anwendung des Konstruktes „Lebensqualität" in der Medizin*. Psychomed. 5 (3), 195-199.

Schelsky, H. (1960). *Zur Standortbestimmung der Gegenwart* in: Schelsky, H.: Auf der Suche nach der Wirklichkeit. Gesammelte Aufsätze zur Soziologie der Bundesrepublik. München. 1979. 38-63.

Schernus, R. (2000). *Lohnt sich das noch, die Arbeit mit schwerstgestörten und dementen alten Menschen*. In: Wege zum Menschen, 52 Jg. Heft 8. 487-501.

Schindler, L. / Hohenberger-Sieber, E. / Hahlweg, K. (1990). Stundenbeurteilung (Klient). In: Hank, G. / Hahlweg, K. / Klann, N.. Diagnostisches Verfahren für Berater. Materialien zur Diagnostik und Therapie in Ehe-, Familien- und Lebensberatung. Weinheim. 331-335

Schindler, L. / Hahlweg, K. / Revenstorf, D. (1998). *Partnerschaftsprobleme: Diagnose und Therapie*. Therapiemanual. Berlin.

Schindler, L. / Hahlweg, K. / Revenstorf, D. (Hrsg.) (1999). *Partnerschaftsprobleme: Möglichkeiten zur Bewältigung*. Berlin.

Schmalz-Bruns, R. (1989). *Ansätze und Perspektiven der Institutionentheorie: Eine bibliographische und konzeptionelle Einführung*. Wiesbaden.

Schmälzle, U.F (1996). *Zielsetzung und Wirkung familialer Leitbilder in Ehe und Familienhirtenbriefen der deutschen Bischöfe.* Münster.

Schmid, P.F. (1997). *Heil(ig) werden durch Selbstverwirklichung? Seelsorge als HerausforderunG. in: Theologisch-praktische Quartalsschrift*. 3/145. Regensburg.

Schmidt, J. (1972). *Ergebnisse von Untersuchungen an Patienten bei Verdacht auf Lärmschwerhörigkeit*. Dissertation. Aachen.

Schneewind, K.A. / Ruppert, St. (1995). *Familien gestern und heute: Ein Generationenvergleich über 16 Jahre*. Quintessenz. München.

Schneewind, K.A. (2000). *Familienpsychologie im Aufwind.* Göttingen.

Schneider, H. D. (1989). *Sexualität im Alter*. In: Platt, D. (Hrsg.): Handbuch der Gerontologie. Stuttgart. 444-452.

Schneider, N. (1990). *Woran scheitern Partnerschaften? Subjektive Trennungsgründe und Belastungsfaktoren bei Ehepaaren und nichtehelichen Lebensgemeinschaften*. Zeitschrift für Soziologie. Heft 6. 458.

Schnell, R. / Hill, P.A. / Esser, E. (1993). *Methoden der empirischen Sozialforschung*. München.

Schuhmacher, J. / Reschke, K. (1994). *Theoretische Konzepte und empirische Methoden der Bewältigungsforsc–ung*. In: Verband Deutscher Rentenversicherungsträger (Hrsg.): Die Norm des Gesundsei–s - Lebensqualität und Kranksein (Band 6: Klinische Psychologie in der Rehabilitationsklinik). Frankfurt. 41-73.

Schulz, W. / Hoyer, H. / Hahlweg, K. (1998). *Qualitätssicherung ambulanter Psychotherapie. Erste Ergebnisse einer Evaluierung der Verhaltenstherapie-Ambulanz der Technischen Universität Braunschweig*. In: Laireiter, A.R. / Vogel, H. (Hrsg.): Qualitätssicherung in Psychotherapie und psychosozialen Versorgung. Ein Werkstattbuch. Tübingen.

Schurz, W. (1979). *Ich und die Welt, Philosophie der Subjektivität*. Fullingen.
Schwartz (1995). Journal of Marriage and the Family. Vol. 57.
Schweppe, C. (1996). *Alter(n) im Strukturwandel der Moderne*. In: Schweppe, C.: Soziale Altenarbeit. Pädagogische Arbeitsaufsätze und die Gestaltung von Lebensentwürfen im Alter. Weinheim/München.
Schweppe, C. (1999). *Alter und Biographie – Ein Thema für die Sozialpädagogik*. neue Praxis, 6/99, 575-594.
Seligman, M.E.P. (1995). *The effectiveness of psychotherapy. The Consumer Reports Study*. American Psychologist. 50, 965-974.
Sennett, R. (1999). *Der flexible Mensch. Die Kultur des neuen Kapitalismus*. Berlin.
Shadish, W.R. / Matt, G.E. / Navarro, A.M. / Siegle, G. / Crits-Christoph, P. / Hazelrigg, M.D. / Jorm, A.F. / Lyons, L.C. / Nietzel, M.T. / Prout, H.T. / Robinson, L. / Smith, M.L. / Svartberg, M. / Weiss, B. (1997). *Evidence that therapy works in clinically representative conditions*. Journal of Consulting and Clinical Psychology. 65, 355-365.
Shaver, P. / Hazan, C. (1987). *Being lonely, falling in love*. Journal of Social Behavior and Personality. 2, 105-124.
Shaver, P. / Hazan, C. / Bradshaw, D. (1988). *Love as attachment: The Integration of three Behavioral Systems*. In: Sternberg, R.J. / Barnes, M.L. (eds.): The Psychology of Love. New Haven. Yale University. 68-99.
Simmel, G. (1908/1983). *Soziologie. Untersuchungen über die Form der Vergesellschaftung*. Berlin.
Six, B. / Wolfradt, U. (2000). Psychometrie der Social Dominance Scale (SDO). Unveröffentlichtes Manuskript. Martin-Luther-Universität Halle-Wittenberg. Halle/S.
Smith, M.L. / Glass, G.V. / Miller, T.I. (1980). *The benefits of psychotherapy*. Baltimore. John Hopkins University Press.
Snyder, D.K. (1981). *Marital Satisfaction Inventory* (MSI). Manual. Los Angeles.
Snyder, D.K. / Mangrum, L.F. / Wills, R.W. (1993). *Predicting couples' response to marital therapy: A comparison of short- and long-term predictors*. Journal of Consulting and Clinical Psychology. 61, 61-69.
Spanier, G.B. / Lewis, R.A. (1980). *Marital quality: A review of the seventies*. Journal of Marriage and the Family. 42, 825-839.
Spark, N. (1996). *Wie ein einziger Tag*. München.
Sperling, E. / Sperling U. (1976). *Die Einbeziehung der Großeltern in die Familientherapie*. In: Richter, R.E. / Strotzka, H. / Willi, J. (Hrsg.): Familie und seelische Krankheit. Reinbeck.
Stadter, E. A. (1971). Philosophische Aspekte der Partnerbeziehung und der Kommunikationstherapie. In: Mandel, A. / Mandel, K.H. / Stadter, E.A. / Zimmer (1971). Einübung in Partnerschaft durch Kommunikationstherapie und Verhaltenstherapie. München.

Stadter, E.A. (1992). *„Wenn Du wüßtest, was ich fühle...“*. Eine Einführung in die Beziehungstherapie. Freiburg.

Stat. Bundesamt (Hrsg.) (1990). *Familien heute. Strukturen, Verläufe und Einstellungen*. Stuttgart.

Stat. Bundesamt (Hrsg.) (1992). Im Blickpunkt: Ältere Menschen. Stuttgart.

Stat. Bundesamt (Hrsg.) (2000). *Bevölkerungsentwicklung Deutschlands bis zum Jahr 2050 – Ergebnisse der 9. Koordinierten Bevölkerungsvorausberechnung*. Wiesbaden. Online-Fassung.

Stat. Bundesamt (2002). *online-Datendienst*

Stat. Bundesamt (Hrsg.) (2002). *Datenreport 2002*. In Schriftenreihe der Bundeszentrale für politische Bildung, Band 376, Online-Fassung.

Stat. Bundesamt (2002). *Zahl der Woche vom 18. Juni 2002*. 190.000 Ehepaare feierten im Jahr 2001 Goldene Hochzeit

Stat. Bundesamt. (Hrsg.) (2003). *Bevölkerung. Eheschließungen, Geborene, Gestorbene*. Online-Datendienst. 04.08.2003.

Stat. Bundesamt (2003). *Bevölkerung Deutschlands bis 2050*. 10. Koordinierte Bevölkerungsvorausberechnung. Online-Fassung. Presseexemplar

Stat. Bundesamt (2003) *Durchschnittliche weitere Lebenserwartung*, Online-Datendienst, 04.08.2003)

Stat. Bundesamt (2003). *Weitere Zunahme der Lebenserwartung*. Mitteilung für die Presse. Online-Datendienst. 01.08.2003

Stat. Bundesamt (2006). Bevölkerung Deutschlands bis 2050. Ergebnisse der 11. koordinierten Bevölkerungsvorausberechnung. http://www.destatis.de/jetspeed/portal/cms/Sites/destatis/Internet/DE/Presse/pk/2006/Bevoelkerungsentwicklung/AusfuehrlicheErgebnisse,property=file.xls, 14.02.2009

Stat. Bundesamt (2007). *Demografischer Wandel in Deutschland*, Heft 1. Wiesbaden

Stat. Bundesamt (2008a). *Fernere Lebenserwartung*. Mitteilung für die Presse, Nr.304, 22.08.2008).

Stat. Bundesamt (2008b). Statistisches Jahrbuch 2008. Wiesbaden

Stat. Bundesamt (2009). *Sterbetafel 2005/2007*, online-Datendienst, 02.02.2009.

Stat. Bundesamt (2009b). *Lebendgeborene und Gestorbene in Deutschland*. http://www.destatis.de/jetspeed/portal/cms/Sites/destatis/Internet/DE/Content/Statistiken/Bevoelkerung/EheschliessungenScheidungen/Tabellen/Content100/EheschliessungenGeboreneGestorbene,property=file.xls. 15.02.2009

Stauder, K.H. (1955). Über den Pensionierungsbankrott. Psyche 9. 481-497

Steinbach, M. (1971). *Gesundheit, Leistung und Alter*. In: Böhlan, V. (Hrsg.): Alter und Psychotherapie. Stuttgart. 29-34.

Steinberg, L. / Silverberg; S. B. (1987). *Influences on marital satisfaction during the middle stages of the family life cycle*. Journal of Marriage and the Family. 49, 751-760.

Sternberg, R.J. (1986). *A triangular theory of love*. Psychological Review 93. 119-135.

Strotzka, H. (1982). *Medizinisch-psychologische Aspekte des Alterns*. In: Österreichische Akademie der Wissenschaften (Hrsg.): Aspekte des menschlichen Alterns. Wien.

Struck, E. (2002). *Die kommenden Herausforderungen – Spannung zwischen Bewahren und Verändern*. Unver. Vortrag. Essen.

Struck, G. (1971). *Entwicklung und Aufbau der Ehe-, Familien- und Lebensberatung*. In: Struck, G. / Loeffler, L. (Hrsg.): Einführung in die Eheberatung. Mainz. 1-19.

Stümpel, B. (1975). *Wirtschaftliche Wohlfahrt – objektiv oder subjektiv?* In: Zapf, W. (Hrsg.): Soziale Indikatoren, Konzepte und Forschungsansätze II. Frankfurt/M.

Szinovacz, M. (1992). *Families and Retirement*. Newbury Park.

Tartler, R. (1961). *Das Alter in der modernen Gesellschaft*. Stuttgart.

Teglas, P. / Vogt, M.(2002a). *Der diagnostische Abklärungsprozess*. Arbeitsmaterialien des 9. Weiterbildungskurses zum Ehe-, Familien- und Lebensberater, Eigenverlag. Essen

Teglas, P. / Vogt, M.(2002b). *Konzeptionelle und methodische Grundlagen in der Ausbildung zur Ehe-, Familien- und Lebensberater(inn)en*. Eigenverlag. Essen.

Tews, H.P. (1987). *Neue Alte. Veränderung des Altenbildes und des Altersverhaltens*. Universitas. 858-879.

Tews, H.P. (1991). *Altersbilder – Über Wandel und Beeinflussung von Vorstellungen von und Einstellungen zum Alter*. 16. KDA-Forum. Köln.

Tews, H.P. (1993). *Neue und alte Aspekte des Strukturwandels der Moderne*. In: Naegele, G. / Tews, H.P. (Hrsg.): Lebenslagen und Strukturwandel des Alters. Opladen.

Tews, H.P. (1999). *Von der Pyramide zum Pilz. Demographische Veränderungen in der Gesellschaft*. In: Niederfranke, A. / Naegele, G. / Frahm, E. (Hrsg.): Funkkolleg Altern 1.

Textor, M. (1998). *Enrichment und Paarberatung*. In: Familiendynamik 23. Jg., Stuttgart. 156-170.

Theorell, T. (1992). *Critical Life Changes. A Review of Research. Psychotherapy and Psychosomatics*. 57, 108-117.

Thibaut, J.W. / Kelley, H.H. (1959). The social psychology of groups. New York

Tiedemann, P., (1993). *Über den Sinn des Lebens. Die perspektivische Lebensform*. Darmstadt. 149-171.

Todorov, T. (1996). *Abenteuer des Zusammenlebens. Versuch einer allgemeinen Anthropologie*. Berlin.

Turner, R.H. (1956). *Role-taking, Role Standpoint and Reference-Group Behavior*. American Journal of Sociology. 61, 316-328.

Tyrell, H. (1983). *Zwischen Interaktion und Organisation II. Die Familie als Gruppe*. In: Neidhardt, F. (Hrsg.): Kölner Zeitschrift für Soziologie und Sozialpsychologie, Sonderheft 25, 363-390.

UN (Hrsg.) (2002). *Aging Population 1950-2050*, http://www.un.org/esa/ population/publications/worldageing19502050/

Utne, M.K. / Kidd, R.F. (1980). *Equity und Attribution*. In: Mikula, G. (Hrsg.): Gerechtigkeit und soziale Interaktion. Bern. 69-106.

Vaillant, C.D. / Vaillant, G.E. (1993). *Is the U-curve in marital satisfaction an illusion? A 40-years study of marriage*. Journal of Marriage and the familiy. 55:230-239.

Vatikanisches Konzil (1968). *Lexikon für Theologie und Kirche*. Zusatzbände: Das Zweite Vatikanische Konzil. Bd. III, Freiburg.

Veelken, L. (1981). *Soziale Geragogik: Soziologische und sozialpädagogische Hilfen zur Alternsvorbereitung und zur Daseinsbewältigung im Alter.* Frankfurt/Main.

Veiel, H.O.F. / Baumann, U. (1992). *The Meaning and Measurement of Social Support*. New York.

Vennen, D. (1992). *Behandlungsergebnisse und Wirkfaktoren von Eheberatung. Eine katamnestische Studie*. Göttingen.

Vogd, W. (1999). *Mehr-des-selben oder Ästhetik des Heilens*. In: Wege zum Menschen. 51. Jahrgang, Heft 5. Göttingen.

Vogel, U. (1997). *Gleichheit und Herrschaft in der ehelichen Vertragsgesellschaft – Widersprüche in der Aufklärung*. In: Gerhard, U. (Hrsg.): Frauen in der Geschichte des Rechts. München.

Voges, W. (1988). *Einige Bestimmungsgründe der Entscheidung für oder gegen den Vorruhestand*. In: Schmähl, W. (Hrsg.): Verkürzung oder Verlängerung der Erwerbsphase? Zur Neugestaltung des Überganges vom Erwerbsleben in den Ruhestand in der Bundesrepublik Deutschland. Tübingen.

Vogt, M. (1996). *Jahresbericht zur geleisteten Beratungsarbeit in den 17 Ehe-, Familien- und Lebensberatungsstellen des Bistums Essen*. Eigenverlag. Essen.

Vogt, M. (1997). *Ehe-, Familien- und Lebensberatung als pastoraler Dienst – Standort und Perspektiven*.

Vogt, M. (1998). *Und immer voller Zärtlichkeit – Partnerschaft im Alter*. Kevelaer.

Vogt, M. (1999a). *Beratungseffekte in der Ehe-, Familien- und Lebensberatung, Dokumentation einer Nachbefragung in den 17 Ehe-, Familien- und Lebensberatungsstellen des Bistums Essen*. Eigenverlag. Essen.

Vogt, M. (1999b). Stellungnahme zur Veränderung der Beratungsstruktur in NRW. In: Landesarbeitskreis für Ehe-, Familien- und Lebensberatung in NRW (Hrsg.): Gespräche mit dem Ausschuss für Kinder und Jugend des Landtages NRW. Eigenverlag. Essen.

Vogt, M. (1999c). *Konzeptpapier „Psychologische Beratung"*. Eigenverlag. Stuttgart. 1-9.

Vogt, M. (2000a) *Ehe-, Familien- und Lebensberatung als zentrales pastorales Aufgabenfeld – Erwartungen und Perspektiven, Dokumentation der LAG Herbsttagung für die Ehe-, Familien- und Lebensberater/innen der fünf nordrhein-westfälischen Bistümer*. Eigenverlag. Essen. 32-49.

Vogt, M. (2000b). *Auswertung eines Fortbildungsangebotes für Ehe-, Familien- und Lebensberater/innen im Bistum Freiburg.*

Vogt, M. (2001a). *Partnerschaft als neues Aufgabenfeld psychosozialer Beratung*. Freiburg.

Vogt, M. (2001b). *Du bist so jung wie Deine Zuversicht – Einzelberatung älterer Menschen*. In: EKFuL (Hrsg.): Du bist so jung wie Deine Zuversicht – Psychologische Beratung älterer Menschen. Berlin. 35-61, 88-89.

Vogt, M. (2001c). *Zum Bindungsverhalten älterer Paare*. In: Bundesverband der Kath. Eheberater/innen (Hrsg.): Blickpunkt Beratung – Leben bis zum Schluss. 28.

Vogt, M. (2002a). *Die Veränderungen der Zuständigkeiten, Ältere Paare aich ihrem Lebensweg*. Unveröff. Manuskript. Essen.

Vogt, M. (2002c). *Die Beratungsnachfrageentwicklung an Kath. Ehe-, Familien- und Lebensberatung in Deutschland*. Mitteilung für die Presse.

Vogt, M. (2003a). *Intersektorale Verknüpfung – Zusammenarbeit zwischen Betrieben, Betriebskrankenkassen und Beratungsstellen*. Unveröffentl. Vortrag beim German Network for Mental Health.

von Gostomski, Ch. / Hartmann, J. / Kopp, J. (1998). *Soziostrukturelle Bestimmungsgründe der Ehescheidung*. In: ZSE. 1998. 18. Jahrgang, Heft 2, 117-133

von Holtum, M. (2002). *Geleitwort*. In: Fürst, W. / Wittrahm, A. (Hrsg.): *Religiöse Entwicklung im Erwachsenenalter.* Empirische Ergebnisse und parktisch-theologische Diskussion eines Kooperationsprojektes zwischen dem Seminar für Pastoraltheologie der Universität Bonn und dem Bistum Aachen, Aachen. Eigenverlag. 7-8.

von Nell-Breuning, O. (1996) *Gesellschaftliche Ordnungssysteme*, WbPol 5. 371 ff.. In Bleistein, R. (1997): Generationenwechsel – Generationenkonfikt – Generationenvertrag. Stimmen der Zeit. Heft 6, Freiburg. 411-419.

von Sydow, K. (1991). *Psychosexuelle Entwicklung im Lebenslauf.* Eine biographische Studie bei Frauen der Geburtsjahrgänge 1895-1936, Regensburg.

von Sydow, K. (1993). *Sexuelle Entwicklung in der Ehe*. In: Sexualmedizin 2/93.

von Sydow, K. (1997). *Partnerschaften älterer Menschen*. In: Wiegand, M.H. / Kockott, G. (Hrsg.): Partnerschaft und Sexualität im höheren Lebensalter. München. 15-28.

Wahl, H.W., Mollenkopf, H., Oswald F., (Hrsg.) (1999). *Alte Menschen in ihrer Umwelt. Beiträge zur ökologischen Gerontologie*. Opladen.

Wallerstein, J. / Blakeslee, S. (1989). *Gewinner und Verlierer.* Frauen, Männer und Kinder nach der Scheidung. München.

Walster, E. / Berscheid, E. / Walster, G.W. (1973). *New directions in equity research*. Journal of Personality and Social Psychology. 25, 151-176

Walter, H. (1995). *Das Alter leben! Herausforderungen und neue Lebensqualität*. Darmstadt.

Waltz, E.M. (1981). *Soziale Faktoren bei der Entstehung und Bewältigung von Krankheit – ein Überblick über die empirische Literatur*. In: Badura, B. (Hrsg.): Soziale Unterstützung und chronische Krankheit. Zum Stand sozialepidemiologischer Forschung. Frankfurt. 40-119.

Weakland, J.H. / Herr, J.J. (2002). *Beratung älterer Menschen und ihrer Familien. Die Praxis der angewandten Gerontologie*. Bern.

Weiland, P. (1994). *Psychologische Dimensionen der Beurteilung des Krankheitszustandes und ihr Einfluss auf die Lebensqualität bei Patienten mit hämatologischen Erkrankungen*. Wien.

Weinbach, I (1983). *Alter und Alter. Zur Begründung eines gerontagogischen Ansatzes.* Frankfurt/Main.

Weishaus, S. / Field, D. (1988). *A half century of marriage: Continuity or change*. Journal of Marriage and the familiy. 50, 763-744.

Weissman, M.M. (1987). *Advances in psychiatric epidemiology: Rates and risks for major depression*. American Journal of Public Health. 77, 445-451.

Weisz, J.R. / Weiss, B. (1989). *Assessing the effects of clinic-based psychotherapy with children and adolescents*. Journal of Consulting and Clinical Psychology. 57, 741-746.

Weisz, J.R. / Weiss, B. / Donenberg, G.R. (1992). *The lab versus the clinic. Effects of child and adolescent psychotherapy*. American Psychologist. 47, 1578-1585.

Weisz, J.R. / Donenberg, G.R. / Han, S.S. / Weiss, B. (1995). *Bridging the gap between laboratory and clinic in child and adolescent psychotherapy*. Journal of Consulting and Clinical Psychology. 63, 688-701.

Welsch, W. (1987). *Unsere postmoderne Moderne*. Weinheim.

Welsch, W. (1991). *Subjekt sein heute. Überlegungen zur Transformation des Subjekts*. In: Deutsche Zeitschrift für Philosophie. 39. Jahrgang, Heft 4, 347-365.

Welter-Enderlin, R. (1990). *Familienwelten – Kreative Vielfalt, verwirrendes Chaos?* Festvortrag zum 25. Bestehen der Eheberatung im Bistum Münster, Eigenverlag. Münster. 53-67.

Wethington, E. / McLeod, J.D. / Kessler, R.C. (1987). *The Importance of Life Events for Explaining Sex Differences in Psychological Distress*. In: Barnett, R.C. / Biener, L. / Baruch, G.K.: Gender and Stress. New York. 144-156.

Wetzel, P. (1997). Gewalterfahrungen in der Kindheit. Baden-Baden.

Wiemeyer, J. (03.06.2003) (Katholischer Nachrichtendienst. kna-6422.

Whitbourne, S.K. / Weinstock, C.S. (1982). *Die mittlere Lebensspanne*. München.

Wickert, J. (1984). *Alter*. In: Eyferth, H. u. a. (Hrsg.): Handbuch zur Sozialarbeit / Sozialpädagogik. Darmstadt, 83-94.

Wierzbicki, M. / Pekarik, G. (1993*). A meta-analysis of psychotherapy dropout*. Professional Psychology. 24, 190-195.

Wilbers, J. / Lehr, U. (1988). *Gegenwärtige Probleme einer sozialen Gerontologie*. Hessische Blätter für Volksbildung, 38, 183-187.

Wilbertz, N. (1999). *Kann Ehe-, Familien- und Lebensberatung etwas ausrichten und wem nützt sie?*. In: 25 Jahre Psychologische Ausbildungsstelle für Ehe-, Familien- und Lebensberaterinnen in der Erzdiözese Freiburg. Freiburg. Eigenverlag.

Wilbertz, N. (2000). *Ehe-, Familien- und Lebensberatung als effektive Antwort auf zentrale Lebensfragen.* In: Vogt, M. (Hrsg.): Ehe-, Familien- und Lebensberatung als zentrales pastorales Aufgabenfeld – Erwartungen und Perspektiven. Dokumentation der LAG Herbsttagung für die Ehe-, Familien- und Lebensberater/innen der fünf nordrhein-westfälischen Bistümer. 32-49.

Wilbertz, N. (2003). *Ehe-, Familien- und Lebensberatung – heimlicher Liebling von Kämmerern, Sozialpolitikern und Unternehmensmanagern?* In: Bundesverband Kath. Eheberater/innen (Hrsg.): So weit und doch so nah. Marburg. Eigenverlag. 13-24.

Willi, J. (1984). *Die Zweierbeziehung*. Hamburg.

Willi, J. (1985). *Koevolution. Die Kunst des gemeinsamen Wachsens*. Hamburg.

Willi, J. / Heim E. (Hrsg.) (1986). *Psychosoziale Medizin. Gesundheit und Krankheit in bio-psycho-sozialer Sicht*. 2 Bände. Berlin.

Willi, J. (1986a). *Therapie der Zweierbeziehung*. Hamburg

Willi, J. (1986b). *Die Ehe im Alter aus psycho-ökolgischer Sicht*. In: Familiendynamik. Stuttgart. 11, 294-306.

Willi, J. (1991). *Was hält Paare zusammen? Der Prozess des Zusammenlebens in psycho-ökologischer Sicht*. Hamburg.

Wittchen, H.U. (1997). *Bedarfs- und Angebotsevaluation*. In: Kath. Bundesarbeitsgemeinschaft für Beratung (Hrsg.): Dokumentation der Expertentagung: Ökonomische Aspekte von Beratung- Volkswirtschaftliche Konsequenzen aus der Institutionellen Beratung. Eigenverlag. Bonn. 10-18.

Wolf, J. (1988). *Die Moral des Ruhestands: Eine Fallstudie zur Ruhestandsregelung in der deutschen Zigarettenindustrie*. Dissertation: FU Berlin.

Wolf, J. (1989). *Die Veränderung der Altersgrenzen – betriebliche Interessen und biographische Perspektiven*. In: Sozialer Fortschritt. Jahrgang 38. Nr. 4. 96-100.

Wolf, J. (1991). *Der Vorruhestand in den neuen Bundesländern. Die Vergesellschaftungslücke*. In: Zeitschrift für Sozialreform. 37, 11/12, 723-735.

Zapf, W. (1987). *Individualisierung und Sicherheit. Untersuchungen zur Lebensqualität in der Bundesrepublik Deutschland*. München.

Zerssen, D. (1976). *Klinische Selbstbeurteilungs-Skalen (KSb-S) aus dem Münchner Psychiatrischen Informationssystem (PSYCHIS München). Die Beschwerdenliste. Parallelformen B-L, B-L' und Ergänzungsbogen B-Lo. Manual.* Weinheim.

A-1: Lebendgeborene und Gestorbene in Deutschland 1950 – 2007
in Tausend

Jahr	Lebendgeborene		Gestorbene		Überschuss der Geborenen (+) bzw. der Gestorbenen (-)	
	Anzahl	je 1.000 Einwohner	Anzahl	je 1.000 Einwohner	Anzahl	je 1.000 Einwohner
Deutschland						
1950	1117	16,3	748	10,9	+ 368	+ 5,4
1960	1262	17,3	877	12,0	+ 385	+ 5,3
1970	1048	13,5	976	12,6	+ 72	+ 0,9
1980	866	11,0	952	12,1	- 87	- 1,1
1990	905	11,4	921	11,6	- 16	- 0,2
1995	765	9,4	885	10,8	- 119	- 1,5
1998	785	9,6	852	10,4	- 67	- 0,8
1999	771	9,4	846	10,3	- 76	- 0,9
2000	767	9,3	839	10,2	- 72	- 0,9
2005	686	8,3	830	10,1	- 144	- 1,8
2006	673	8,2	822	10,0	- 149	- 1,8
2007	685	8,3	827	10,1	- 142	- 1,7

Quelle: Stat. Bundesamt, 2009b, online-Datendienst, 15.02.2009

A-2 Interview für Ehe-, Familien- und Lebensberatungsstellen

Fragen (Interviewleitfaden A): Wie viele von 10 Klienten ...
1. stammen Ihrem Eindruck nach aus schlechten sozialen Verhältnissen?
2. leben Ihrem Eindruck nach unterhalb der Armutsgrenze?
3. leben in unzureichenden Wohnverhältnissen?
4. leiden erheblich unter Belastungen im Arbeitsbereich?
5. haben Probleme auf Grund von Arbeitslosigkeit?
6. berichten über mangelnde Unterstützung durch ihren Partner oder eine allgemeine Unzufriedenheit mit ihrer Beziehung?
7. berichten von Problemen im sexuellen Bereich?
8. leiden unter den Folgen von Trennung und/oder Scheidung?
9. haben Probleme mit der Sinnfrage und der Lebensplanung?
10. geben an, sich mehr Unterstützung durch Wohlfahrts-, Kirchengemeinden oder die Stadtverwaltung zu wünschen (z.B. Selbsthilfegruppen, Informationsveranstaltungen, Beratung)?
11. fühlen sich mit ihren Erziehungsaufgaben überfordert?
12. geben an, sich in ihrem sozialen Umfeld isoliert zu fühlen?
13. haben keinen stabilen Freundes- und Bekanntenkreis?
14. ausländischen Klienten haben Schwierigkeiten sich heimisch zu fühlen oder klagen über Isolation?
15. haben Schwierigkeiten ihre Freizeit sinnvoll zu gestalten?
16. verfügen über unzureichende Fertigkeiten, mit auftretenden Problemen konstruktiv umzugehen?
17. berichten von psychischen/emotionalen Beeinträchtigungen?
18. berichten von körperlichen Beeinträchtigungen (z.B. Mattigkeit, Schwindelgefühl, Herzstiche)?
19. berichten davon bereits einmal das Opfer von Gewalttätigkeiten innerhalb der Familie geworden zu sein?
20. berichten davon, bereits einmal das Opfer von Gewalttätigkeiten außerhalb der Familie geworden zu sein?

Saßmann / Klann, 2002, 62

A-3 Bereiche, in denen sich die KlientInnen aus Ehe-, Familien- und Lebensberatungsstellen Unterstützung im Alltag wünschen, hinsichtlich Häufigkeit (N) und Prozentanteil (%)

Unterstützung im Alltag	N	%
Im persönlichen Bereich:		
mehr Kontakt zu Freunden im Freizeitbereich	177	89%
mehr Kontakt zu den Nachbarn	118	59%
mehr Angebote und persönliche Kontakte durch die Kirchen	88	44%
mehr Angebote und persönliche Kontakte durch die Stadtverwaltung	58	29%
mehr Hausbesuche durch professionelle Hilfe	55	28%
mehr Hausbesuche durch Laienhelfer	42	21%
Im näheren Lebensumfeld:		
mehr Angebote für Freizeit- und Interessengruppen	157	79%
mehr Möglichkeiten, Kontakte zu Gleichgesinnten zu knüpfen	146	73%
mehr Angebote für organisierte Gruppen oder Selbsthilfegruppen	129	65%
mehr Aktivitäten zur Integration unterschiedlicher kultureller Gruppen	125	63%

Anmerkung n = 200: Saßmann / Klann, 2002, 103

A-4: Geschlechtsverteilung in der Klientenstichprobe (KlStpr., N=2006, Vergleich mit der Erhebung von 1982-1984 (Klann / Hahlweg 1987; K/H,N=24518) und der Geschlechtsverteilung in der Gesamtbevölkerung im Jahr 1992 (Stat. Bundesamt, 1993)

Geschlecht	*KlStpr*	*K/H*	*StBA*
Männlich	28,3 %	36,1 %	48,5 %
Weiblich	71,7 %	63,9 %	51,5 %

KlStpr: Stichprobe der Erhebung in den Ehe, Familien- und Lebensberatungsstellen von 1993; K/H: Ergebnisse der Erhebung in Beratungsstellen von 1982-1984 (Klann & Hahlweg,1987; diese fand vorwiegend in kath. Beratungsstellen statt); StBA: Gesamtbevölkerung der Bundesrepublik Deutschland von 1992 (Statistisches Bundesamt, 1993) (Klann / Hahlweg, 1994b, 28)

A-5: Altersverteilung der Stichprobe (KlStpr., N=2085), Vergleich mit den Ergebnissen der Untersuchung von Klann /Hahlweg 1982-1984 (1987; K/H,N=22.948) und der Altersverteilung der Gesamtbevölkerung (Stat. Bundesamt, 1993;StBA, N=80.97 4632)

Alter	*KlStpr*	*K/H*	*StBA*
0- 20 J.	8,0 %	4,6 %	22,7 %
21-30 J	26,0 %	27,4 %	16,6 %
31-40 J.	39,9 %	33,6 %	15,3 %
41-50 J.	17,0 %	23,7 %	12,4 %
51-60 J.	*7,1 %*	*7,8 %*	*13,7 %*
Über 60 J.	*2,0 %*	*3,0 %*	*19,4 %*

KlStpr: Stichprobe der Erhebung in den Ehe, Familien- und Lebensberatungsstellen von 1993; K/H: Ergebnisse der Erhebung in Beratungsstellen von 1982-1984 (Klann & Hahlweg,1987; diese fand vorwiegend in kath. Beratungsstellen statt);StBA: Gesamtbevölkerung der Bundesrepublik Deutschland von 1992 (Statistisches Bundesamt, 1993), (Klann/ Hahlweg, 1994b, 25)

A-6: Ergänzungsbogen zur Nachbefragung

KATHOLISCHE

EHE-,
FAMILIEN-
UND LEBENS-
BERATUNG

IM BISTUM ESSEN

Ergänzungsbogen zur Nacherhebung der Paarberatung

Datum: ....

Anmerkungen oder Wünsche:

....
....
....
....
....
....
....
....
....
....
....
....
....
....
....
....
....
....
....
....
....
....
....

Tab. B-1: Vergleich der prozentualen Häufigkeiten von nicht gelösten/unausgesprochenen Partnerschaftskonflikten zwischen den männlichen und weiblichen Klienten über 55 Jahren (N = 84 Paare) zum Prämessungszeitpunkt

	Frauen	Männer	χ^2	p
Sexualität	73%	68%	0,53	ns.
Freizeitgestaltung	71%	67%	0,45	ns.
Haushaltsführung/Wohnung	66%	54%	2,47	ns.
Kommunikation/gemeinsame Gespräche	64%	54%	1,82	ns.
Freunde und Bekannte	61%	52%	1,19	ns.
Zuwendung des Partners	55%	50%	0,38	ns.
Persönliche Gewohnheiten des Partners	60%	37%	9,10	ns.
Gewährung persönlicher Freiheiten	42%	49%	0,74	ns.
Berufstätigkeit	52%	33%	6,02	ns.
Fehlende Akzeptanz/ Unterstützung des Partners	49%	31%	5,59	ns.
Forderungen des Partners	36%	30%	0,68	ns.
Temperament des Partners	33%	29%	0,45	ns.
Vertrauen	40%	22%	6,37	ns.
Verwandte	31%	30%	0,03	ns.
Attraktivität	31%	14%	6,66	ns.
Eifersucht	23%	19%	0,33	ns.
Einteilung des monatlichen Einkommens	21%	18%	0,34	ns.
Außereheliche Beziehungen	18%	13%	0,73	ns.
Krankheiten/Behinderungen/ psychische Störungen	12%	12%	0,00	ns.
Umgang mit Alkohol/ Medikamenten/Drogen	7%	11%	0,67	ns.
Vorstellungen über Kindererziehung[a]	13%	2%	---[b]	---
Tätlichkeiten	5%	4%	0,15	ns.
Kinderwunsch/Familienplanung	2%	5%	---[b]	---

Die Freiheitsgrade (df) betrugen jeweils 1.
a wurde nur für Paare mit Kindern berechnet.
b Anteil der erwarteten Häufigkeiten, die kleiner als 5 sind, ist > 20.

Tab. B-2: Ergebnisse der t-Tests zur Prüfung auf Unterschiede zwischen den über 55-jährigen Klienten (55plus; N = 84 Paare) und den Klienten der Vergleichsstichprobe (VGS; N = 84 Paare) in den einzelnen Skalen des Ehe- und Partnerschaftsfragebogens zum Prämessungszeitpunkt

	55plus		VGS		t-Test		
EPF-Skalen	M	SD	M	SD	t	df	p
Globale Zufriedenheit	68,4	13,0	67,4	9,8	-0,79	312	ns.
Affektive Kommunikation	66,0	10,4	62,0	9,8	-3,61	330	***
Problemlösung	66,3	10,8	65,6	9,8	-0,68	332	ns.
Gemeinsame Freizeitgestaltung	66,4	11,4	63,7	10,5	-2,30	330	ns.
Finanzplanung	62,5	20,1	55,8	13,4	-3,60	329	***
Sexuelle Zufriedenheit	63,6	11,6	60,3	11,2	-2,63	324	ns.
Rollenorientierung	45,6	12,1	50,6	8,0	4,41	323	***
Ehezufriedenheit der Eltern	49,7	10,6	53,5	9,8	3,40	323	*
Zufriedenheit mit den Kindern[a]	58,2	17,2	56,8	14,5	-0,61	216	ns.
Kindererziehung[a]	58,3	16,5	60,4	14,7	0,84	189	ns.

Anmerkungen. M = Mittelwert, SD = Standardabweichung, df = Freiheitsgrade. [a] wurde nur für Paare mit Kindern berechnet. ns. = nicht signifikant, * $p \leq .005$ (Bonferoni-Korrektur), *** $p \leq .000$.

Tab. B-3: Ergebnisse der t-Tests zur Prüfung auf Geschlechterunterschiede in den einzelnen Skalen des Ehe- und Partnerschaftsfragebogens zum Prämessungszeitpunkt für die über 55-jährigen Klienten (N = 84 Paare)

	Frauen		Männer		t-Test		
EPF-Skalen	M	SD	M	SD	t	df	p
Globale Zufriedenheit	71,0	12,0	65,8	13,6	-2,49	148	ns.
Affektive Kommunikation	66,7	10,1	65,4	10,7	-0,82	165	ns.
Problemlösung	67,8	10,2	64,8	11,1	-1,80	166	ns.
Gemeinsame Freizeitgestaltung	68,1	11,0	64,7	11,7	-1,94	164	ns.
Finanzplanung	64,5	20,5	60,4	19,5	-1,31	164	ns.
Sexuelle Zufriedenheit	60,2	8,3	66,9	13,3	3,84	162	***
Rollen-orientierung	49,6	10,2	41,5	12,6	-4,49	158	***
Ehezufriedenheit der Eltern	48,6	9,5	50,7	11,5	1,29	161	ns.
Zufriedenheit mit den Kindern[a]	59,2	17,8	57,3	16,8	-0,50	79	ns.
Kindererziehung[a]	63,3	18,0	52,6	12,8	-2,77	52	ns.

Anmerkungen. M = Mittelwert, SD = Standardabweichung, df = Freiheitsgrade. [a] wurde nur für Paare mit Kindern berechnet. ns. = nicht signifikant, *** $p \leq .000$.

Tab. B-4: Prozentuale Häufigkeiten einzelner depressiver Symptome zum Prämessungszeitpunkt für die gesamte Stichprobe der über 55-jährigen Klienten (N= 84 Paare) sowie für Männer und Frauen getrennt und Ergebnisse der Signifikanztests zur Prüfung auf Geschlechterunterschiede

	gesamt	Frauen	Männer	χ^2	p
war ich fröhlich gestimmt (umgepolt)	88%	88%	87%	0,05	ns.
habe ich das Leben genossen (umgepolt)	86%	83%	88%	0,79	ns.
dachte ich voller Hoffnung an die Zukunft (umgepolt)	80%	80%	79%	0,04	ns.
kam ich mir genauso gut vor wie andere (umgepolt)	63%	66%	60%	0,49	ns.
haben mich Dinge beunruhigt, die mir sonst nichts ausmachen	44%	58%	29%	15,14	***
habe ich schlecht geschlafen	42%	45%	38%	0,88	ns.
war ich deprimiert/niedergeschlagen	28%	39%	17%	10,02	*
hatte ich Mühe, mich zu konzentrieren	26%	19%	33%	4,16	ns.
war alles anstrengend für mich	24%	23%	26%	0,29	ns.
fühlte ich mich einsam	24%	25%	23%	0,13	ns.
habe ich weniger als sonst geredet	22%	13%	31%	7,60	ns.
war ich traurig	20%	29%	11%	8,49	ns.
konnte ich trübsinnige Laune nicht loswerden, obwohl meine Freunde/ Familie versuchten, mich aufzumuntern	14%	19%	10%	3,11	ns.
hatte ich kaum Appetit	14%	24%	4%	14,34	***
hatte ich Angst	13%	21%	5%	10,25	*
mußte ich weinen	13%	17%	8%	2,67	ns.
konnte ich mich zu nichts aufraffen	10%	10%	11%	0,07	ns.
dachte ich, mein Leben ist ein einziger Fehlschlag	10%	11%	10%	0,07	ns.
hatte ich das Gefühl, daß mich die Leute nicht leiden können	10%	7%	12%	1,11	ns.
waren die Leute unfreundlich zu mir	8%	5%	12%	2,81	ns.

Anmerkungen. Die Prozentangaben beziehen sich auf die zusammengefaßten Antwortkategorien „öfters“ und „meistens, die ganze Zeit“. Die Freiheitsgrade (df) betrugen jeweils 1. ns. = nicht signifikant, * $p \leq .003$ (Bonferoni-Korrektur), *** $p \leq .000$.

Tab. B-5: Prozentuale Häufigkeiten der einzelnen Beschwerden der Beschwerdenliste zum Prämessungszeitpunkt für die gesamte Stichprobe der über 55-jährigen Klienten (N=84 Paare) sowie für Männer und Frauen getrennt und Ergebnisse der Signifikanztests zur Prüfung auf Geschlechterunterschiede

	gesamt	Frauen	Männer	χ^2	p
Innere Unruhe	59%	71%	46%	10,85	*
Grübelei	41%	46%	35%	2,47	ns.
Stiche, Schmerzen oder Ziehen in der Brust	31%	30%	32%	0,08	ns.
Reizbarkeit	30%	24%	36%	2,85	ns.
Schlaflosigkeit	28%	32%	24%	1,45	ns.
Mattigkeit	27%	31%	24%	1,08	ns.
Kreuz- oder Rückenschmerzen	27%	21%	33%	3,50	ns.
Kloßgefühl, Engigkeit oder Würgen im Hals	25%	41%	10%	21,46	***
übermäßiges Schlafbedürfnis	21%	25%	17%	1,77	ns.
Schwächegefühl	17%	24%	10%	6,17	ns.
Kurzatmigkeit	17%	8%	25%	8,40	ns.
Schluckbeschwerden	17%	29%	5%	17,14	***
starkes Schwitzen	16%	16%	17%	0,04	ns.
Nacken- oder Schulterschmerzen	14%	17%	12%	0,78	ns.
Sodbrennen oder saures Aufstoßen	14%	20%	8%	4,86	ns.
Druck- oder Völlegefühl im Leib	13%	19%	7%	5,23	ns.
Unruhe in den Beinen	11%	16%	6%	3,98	ns.
Schweregefühl oder Müdigkeit in den Beinen	10%	16%	5%	5,44	ns.
Zittern	8%	10%	6%	0,75	ns.
Überempfindlichkeit gegen Kälte	7%	13%	0%	11,77	*
Schwindelgefühl	7%	7%	7%	0,00	ns.
Gewichtsabnahme	7%	12%	1%	7,88	ns.
Übelkeit	7%	10%	4%	2,43	ns.
Überempfindlickeit gegen Wärme	6%	6%	6%	0,00	ns.

Anmerkungen. Die Prozentangaben beziehen sich auf die zusammengefaßten Antwortkategorien „öfters“ und „meistens, die ganze Zeit“. Die Freiheitsgrade (df) betrugen jeweils 1. ns. = nicht signifikant, * $p \leq .002$ (Bonferoni-Korrektur), *** $p \leq .000$.

Tab. B-6: Vergleich der gewichteten FLZ-Zufriedenheitswerte zum Prämessungszeitpunkt zwischen den über 55-jährigen Klienten (55plus; N = 84 Paare) und den Klienten der Vergleichsstichprobe (N = 84 Paare)

	55plus		VGS		t-Test		
Lebensbereich	M	SD	M	SD	t	df	p
Freunde/Bekannte	8,1	6,4	5,9	6,7	-3,11	321	*
Freizeitgestaltung/ Hobbies	6,6	5,6	3,1	5,1	-5,74	320	***
Gesundheit	9,2	7,7	6,6	6,7	-3,15	321	*
Einkommen/finanz. Sicherheit	14,5	6,5	5,9	5,0	-13,17	318	***
Beruf/Arbeit	9,9	7,6	4,4	6,8	-6,76	316	***
Wohnsituation	11,0	6,0	6,9	5,7	-6,32	321	***
Familienleben/ Kinder	12,3	6,9	5,7	7,9	-7,94	318	***
Partnerschaft/ Sexualität	6,2	7,4	0,7	8,1	-6,23	318	***
FLZ-Summenwert	77,4	30,5	38,8	28,9	-11,72	322	***

Anmerkungen. M = Mittelwert, SD = Standardabweichung.
* $p \leq .006$ (Bonferoni-Korrektur), *** $p \leq .001$.

Tab. B-7: Vergleich der gewichteten FLZ-Zufriedenheitswerte zum Prämessungszeitpunkt der über 55-jährigen Klienten (55plus; N = 84 Paare) mit Normwerten (N = 2562)

	55plus		Norm			
Lebensbereich	M	SD	M	SD	z_{emp}	p
Freunde/Bekannte	8,1	6,4	8,1	6,3	0,00	ns.
Freizeitgestaltung/ Hobbies	6,6	5,6	6,3	6,3	0,61	ns.
Gesundheit	9,2	7,7	8,1	7,5	1,90	ns.
Einkommen/ finanz. Sicherheit	14,5	6,5	6,5	7,3	14,04	***
Beruf/Arbeit	9,9	7,6	5,5	7,3	7,72	***
Wohnsituation	11,0	6,0	8,3	6,4	5,4	***
Familienleben/ Kinder	12,3	6,9	9,8	6,9	4,72	***
Partnerschaft/ Sexualität	6,2	7,4	7,9	7,7	-3,00	***
FLZ-Summenwert	77,4	30,5	60,5	37,3	5,85	***

Anmerkungen. M = Mittelwert, SD = Standardabweichung. ns. = nicht signifikant, *** $p \leq .001$.

Tab. B-8: Vergleich der soziodemographischen Daten der über 55-jährigen Klienten mit (mPost; N = 55 Paare) und ohne Postdaten (oPost; N = 29 Paare) hinsichtlich Mittelwert (M), Standardabweichung (SD) und Range

	mPost			oPost			t-Test	
	M	SD	Range	M	SD	Range	t	p
Alter Männer	62,4	5,9	55-78	61,8	4,7	55-72	0,45	ns.
Alter Frauen	61,0	5,8	55-76	60,1	4,6	55-71	0,74	ns.
Ehedauer (Jahre)	31,9	11,4	1-54	29,7	12,5	5-51	1,04	ns.

Anmerkungen. Die Freiheitsgrade (df) betrugen jeweils 82.
ns. = nicht signifikant.

Tab. B-9: Vergleich der soziodemographischen Daten der über 55-jährigen Klienten mit (mPost; N = 55 Paare) und ohne Postdaten (oPost; N = 29 Paare) hinsichtlich Häufigkeit (n) und prozentualem Anteil (%)

	mPost		oPost		χ^2-Test		
	n	%	n	%	χ^2	df	p
mit Partner verheiratet	102	92	45	79	5,77	1	*
mindestens ein gemeinsames Kind	87	78	27	47	16,60	1	***
schon einmal verheiratet	20	18	14	25	0,99	1	ns.
Kinder aus früherer Partnerschaft	13	12	8	14	0,19	1	ns.
zur Zeit berufstätige Männer	23	41	9	32	0,63	1	ns.
zur Zeit berufstätige Frauen	36	65	19	66	0,00	1	ns.
Schulbildung Männer							
ohne Abschluß/ Hauptschule	18	32	8	29			
Mittlere Reife	28	50	16	57	0,86	3	ns.
Abitur	7	13	2	7			
Fachhochschule/ Universität	3	5	2	7			
Schulbildung Frauen							
ohne Abschluß/ Hauptschule	16	29	12	41			
Mittlere Reife	32	58	14	48	1,37	3	ns.
Abitur	3	6	1	3			
Fachhochschule/ Universität	4	7	2	7			
Religionszugehörigkeit Männer							
katholisch	37	66	16	57			
evangelisch	8	14	6	21	0,84	2	ns.
keine/sonstige	11	20	6	21			
Religionszugehörigkeit Frauen							
katholisch	42	76	18	62			
evangelisch	8	15	9	31	3,20	2	ns.
keine/sonstige	5	9	2	7			

Anmerkungen. ns. = nicht signifikant, * $p \leq .05$, *** $p \leq .001$.

Tab. B-10: Vergleich der soziodemographischen Daten von Klienten der Vergleichsstichprobe mit (mPost; N = 52 Paare) und ohne Postdaten (oPost; N = 32 Paare) hinsichtlich Mittelwert (M), Standardabweichung (SD) und Range

	mPost			oPost			t-Test	
	M	SD	Range	M	SD	Range	t	p
Alter Männer	41,9	6,6	27-54	40,6	5,8	30-51	1,19	ns.
Alter Frauen	38,6	6,7	24-57	38,2	6,1	26-50	0,28	ns.
Ehedauer Jah.)	10,9	6,0	2-22	11,0	5,9	3-22	-0,10	ns.

Anmerkungen. Die Freiheitsgrade (df) betrugen jeweils 82.
ns. = nicht signifikant.

Tab. B-11: Vergleich der soziodemographischen Daten von Klienten der Vergleichsstichprobe mit (mPost; N = 52 Paare) und ohne Postdaten (oPost; N = 32 Paare) hinsichtlich Häufigkeit (n) und prozentualem Anteil (%)

		mPost		oPost		χ^2-Test		
		n	%	n	%	χ^2	df	p
mit Partner verheiratet		86	83	51	80	0,24	1	ns.
mindestens ein gemeinsames Kind		82	79	48	75	0,34	1	ns.
schon einmal verheiratet		17	16	10	16	0,02	1	ns.
Kinder aus früherer Partnerschaft		13	13	11	17	0,71	1	ns.
zur Zeit berufstätige Männer		49	94	29	91	0,39	1	ns.
zur Zeit berufstätige Frauen		43	83	28	88	0,35	1	ns.
Schulbildung Männer:								
	ohne Abschluß/Hauptschule	5	10	2	6			
	Mittlere Reife	14	28	8	25	0,76	3	ns.
	Abitur	8	16	7	22			
	Fachhochschule/Universität	24	47	15	47			
Schulbildung Frauen								
	ohne Abschluß/Hauptschule	5	10	0	0			
	Mittlere Reife	17	33	17	53	5,73	3	ns.
	Abitur	12	23	5	16			
	Fachhochschule/Universität	18	35	10	31			
Religionszugehörigkeit Männer								
	katholisch	26	50	18	56			
	evangelisch	13	25	8	25	0,49	2	ns.
	keine/sonstige	13	25	6	19			
Religionszugehörigkeit Frauen								
	katholisch	28	56	15	52			
	evangelisch	13	26	13	41	2,00	2	ns.
	keine/sonstige	9	18	4	13			

Anmerkungen. ns. = nicht signifikant.

Tab. B-12: Ergebnisse der univariaten Varianzanalysen zur Prüfung auf Unterschiede hinsichtlich der Prämessungswerte zwischen den über 55-jährigen Klienten mit (mPost; N = 55 Paare) und ohne Post-Daten (oPost; N = 29 Paare)

	mPost		oPost		
	M	SD	M	SD	F (df), p
Problemliste-SW	8,2	4,1	7,0	3,7	F(1,165) = 3,38, p = ns.
EPF-Skalen					
Globale Zufriedenheit	69,9	12,3	65,6	13,9	F(1,148) = 3,71, p = ns.
Affektive Kommunikation	68,1	9,4	62,0	11,1	F(1,165) = 13,78, p ≤ .001
Problemlösung	68,0	9,2	63,0	12,7	F(1,166) = 8,59, p ≤ .01
Gemeinsame Freizeitgestaltung	68,2	10,8	63,0	12,1	F(1,164) = 7,89, p ≤ .01
Finanzplanung	63,5	20,4	60,5	19,4	F(1,164) = 0,83, p = ns.
Sexuelle Zufriedenheit	65,0	11,0	60,9	12,4	F(1,162) = 4,67, p≤ .05
Rollenorientierung	44,7	12,3	47,4	11,8	F(1,159) = 1,79, p = ns.
Ehezufriedenheit der Eltern	50,1	10,5	48,9	10,7	F(1,162) = 0,47, p = ns.
Zufriedenheit mit den Kindern[1]	58,9	18,4	57,1	14,4	F(1,76) = 0,14, p = ns.
Kindererziehung[1]	58,8	16,0	56,8	16,9	F(1,49) = 0,18, p = ns.
Allgemeine Depressionsskala-SW	20,7	9,2	17,2	7,6	F(1,167) = 5,92, p ≤ .05
Beschwerdenliste-SW	13,9	8,2	14,1	10,6	F(1,166) = 0,03, p = ns.

Anmerkungen. SW = Summenwert, EPF = Fragebogen zur Einschätzung von Partnerschaft und Familie, M = Mittelwert, SD = Standardabweichung. [1] wurde nur für Paare mit Kindern berechnet. ns. = nicht signifikant.

Tab. B-13: Haupt- und Interaktionseffekte der varianzanalytischen Prä-Postvergleiche für die Stichprobe der über 55-jährigen Klienten (N = 55 Paare)

	Zeit	Geschlecht	Geschlecht* Zeit
Problemliste-SW	F(1,52) = 130,61 p ≤ .001	F(1,52) = 7,68 p ≤ .01	F(1,52) = 6,97 p ≤ .05
EPF-Skalen:			
Globale Zufriedenheit	F(1,48) = 76,33 p ≤ .001	F(1,48) = 16,35 p ≤ .001	F(1,48) = 0,03 p = ns.
Affektive Kommunikation	F(1,54) = 131,17 p ≤ .001	F(1,54) = 0,43 p = ns.	F(1,54) = 0,30 p = ns.
Problemlösung	F(1,54) = 150,99 p ≤ .001	F(1,54) = 3,45 p = ns.	F(1,54) = 0,33 p = ns.
Gemeinsame Freizeitgestaltung	F(1,53) = 74,72 p ≤ .001	F(1,53) = 9,87 p ≤ .01	F(1,53) = 2,55 p = ns.
Finanzplanung	F(1,49) = 11,79 p ≤ .001	F(1,49) = 9,21 p ≤ .01	F(1,49) = 0,17 p = ns.
Sexuelle Zufriedenheit	F(1,52) = 77,82 p ≤ .001	F(1,52) = 26,48 p ≤ .001	F(1,52) = 7,38 p ≤ .01
Rollenorientierung	F(1,49) = 28,52 p ≤ .001	F(1,49) = 47,8 p ≤ .001	F(1,49) = 7,37 p ≤ .01
Ehezufriedenheit der Eltern	F(1,48) = 0,00 p = ns.	F(1,48) = 0,13 p = ns.	F(1,48) = 2,74 p = ns.
Zufriedenheit mit Kindern[1]	F(1,17) = 2,52 p = ns.	F(1,17) = 0,11 p = ns.	F(1,17) = 0,00 p = ns.
Kindererziehung[1]	F(1,11) = 0,31 p = ns.	F(1,11) = 18,27 p ≤ .001	F(1,11) = 0,01 p = ns.
Allgemeine Depressionsskala-SW	F(1,52) = 90,35 p ≤ .001	F(1,52) = 1,53 p = ns.	F(1,52) = 2,96 p = ns.
Beschwerdenliste-SW	F(1,53) = 64,03 p ≤ .001	F(1,53) = 10,97 p ≤ .01	F(1,53) = 5,23 p ≤ .05

Anmerkungen. SW = Summenwert, EPF = Fragebogen zur Einschätzung von Partnerschaft und Familie. [1] wurde nur für Paare mit Kindern berechnet. ns. = nicht sig-nifikant.

Tab. B-14: Prozentuale Häufigkeiten von nicht gelösten/unausgesprochenen Partnerschafts-konflikten zum Prä-und Postmessungszeitpunkt für die über 55-jährigen Frauen (N = 55) sowie Ergebnisse der McNemar-Tests zur Signifikanzprüfung einer Veränderung

	prä	post	Mc Nemar-χ^2	p
Freizeitgestaltung	78%	16%	59,07	***
Sexualität	73%	26%	43,35	***
Freunde und Bekannte	65%	31%	24,50	***
Kommunikation/gemeinsame Gespräche	64%	11%	54,15	***
Haushaltsführung/Wohnung	62%	12%	44,86	***
Zuwendung des Partners	57%	12%	40,42	***
Gewährung persönlicher Freiheiten	52%	12%	34,24	***
Persönliche Gewohnheiten des Partners	45%	16%	19,15	***
Berufstätigkeit	45%	15%	25,29	***
Fehlende Akzeptanz/ Unterstützung des Partners	41%	9%	31,24	***
Forderungen des Partners	30%	11%	10,62	*
Temperament des Partners	29%	8%	15,61	***
Vertrauen	29%	6%	17,45	***
Verwandte	27%	17%	3,12	ns.
Attraktivität	27%	13%	7,26	ns.
Eifersucht	23%	2%	---[b]	***
Einteilung des monatlichen Einkommens	23%	4%	---[b]	***
Außereheliche Beziehungen	22%	10%	---[b]	ns.
Krankheiten/ Behinderungen/ psychische Störungen	9%	5%	---[b]	ns.
Umgang mit Alkohol/ Medikamenten/Drogen	9%	2%	---[b]	ns.
Vorstellungen über Kindererziehung[a]	7%	1%	---[b]	ns.
Tätlichkeiten	3%	1%	---[b]	ns.
Kinderwunsch/ Familienplanung	2%	0%	---[b]	ns.

Anmerkungen. Die Freiheitsgrade (df) betrugen jeweils 1.
[a] wurde nur für Klientinnen mit Kindern berechnet, [b] da weniger als 25 Fälle beim Prä-Post-Vergleich die Kategorie gewechselt haben, berechnet SPSS anhand der Binomialverteilung das Signifikanzniveau, daher entfällt die Prüfgröße Mc-Nemar-χ^2. ns. = nicht signifikant, * $p \leq .002$ (Bonferoni-Korrektur), *** $p \leq .000$.

Tab. B-15: Prozentuale Häufigkeiten von nicht gelösten/unausgesprochenen Partnerschaftskonflikten zum Prä-und Postmessungszeitpunkt für die über 55-jährigen Männer (N = 55) sowie Ergebnisse der McNemar-Tests zur Signifikanzprüfung einer Veränderung

	prä	post	Mc Nemar-χ^2	p
Sexualität	71%	20%	27,03	***
Freizeitgestaltung	77%	20%	24,03	***
Haushaltsführung/Wohnung	57%	9%	21,81	***
Kommunikation/ gemeinsame Gespräche	57%	11%	22,32	***
Freunde und Bekannte	59%	36%	---[b]	ns.
Zuwendung des Partners	55%	11%	19,86	***
Persönliche Gewohnheiten des Partners	30%	14%	---[b]	ns.
Gewährung persönlicher Freiheiten	57%	16%	16,69	***
Berufstätigkeit	36%	13%	---[b]	*
Fehlende Akzeptanz/ Unterstützung des Partners	34%	9%	---[b]	*
Vorstellungen über Kindererziehung[a]	0%	0%	---[b]	ns.
Forderungen des Partners	27%	13%	---[b]	ns.
Temperament des Partners	21%	7%	---[b]	ns.
Vertrauen	21%	7%	---[b]	ns.
Verwandte	27%	18%	---[b]	ns.
Attraktivität	18%	13%	---[b]	ns.
Eifersucht	20%	2%	---[b]	ns.
Einteilung des monatlichen Einkommens	20%	5%	---[b]	ns.
Außereheliche Beziehungen	18%	7%	---[b]	ns.
Krankheiten/ Behinderungen/ psychische Störungen	9%	5%	---[b]	ns.
Umgang mit Alkohol/ Medikamenten/ Drogen	11%	2%	---[b]	ns.
Tätlichkeiten	0%	0%	---[b]	ns.
Kinderwunsch/ Familienplanung	4%	0%	---[b]	ns.

Anmerkungen. Die Freiheitsgrade (df) betrugen jeweils 1.
[a] wurde nur für Klienten mit Kindern berechnet, [b] da weniger als 25 Fälle beim Prä-Post-Vergleich die Kategorie gewechselt haben, berechnet SPSS anhand der Binomialverteilung das Signifikanzniveau, daher entfällt die Prüfgröße Mc-Nemar-χ^2. ns. = nicht signifikant, * $p \leq .002$ (Bonferoni-Korrektur), *** $p \leq .000$.

Tab. B-16: Prozentuale Häufigkeiten einzelner depressiver Symptome zum Prä- und Postmessungszeitpunkt für die Stichprobe der über 55-jährigen Klienten (N = 55 Paare) sowie Ergebnisse der McNemar-Tests zur Signifikanzprüfung einer Veränderung

	prä	post	Mc Nemar-χ^2	p
war ich fröhlich gestimmt (umgepolt)	90%	52%	32,65	***
habe ich das Leben genossen (umgepolt)	89%	55%	30,14	***
dachte ich voller Hoffnung an die Zukunft (umgepolt)	87%	46%	36,98	***
kam ich mir genauso gut vor wie andere (umgepolt)	69%	40%	18,28	***
habe ich schlecht geschlafen	48%	13%	30,72	***
haben mich Dinge beunruhigt, die mir sonst nichts ausmachen	44%	11%	26,63	***
war ich deprimiert/niedergeschlagen	33%	2%	32,03	***
war alles anstrengend für mich	27%	3%	20,49	***
fühlte ich mich einsam	25%	8%	8,65	*
hatte ich Mühe, mich zu konzentrieren	25%	7%	---[a]	***
war ich traurig	21%	4%	---[a]	***
habe ich weniger als sonst geredet	20%	8%	4,97	ns.
konnte ich trübsinnige Laune nicht loswerden, obwohl meine Freunde/Familie versuchten, mich aufzumuntern	18%	3%	---[a]	***
hatte ich kaum Appetit	18%	2%	---[a]	***
mußte ich weinen	16%	4%	---[a]	*
hatte ich Angst	14%	2%	---[a]	***
konnte ich mich zu nichts aufraffen	13%	0%	---[a]	***
dachte ich, mein Leben ist ein einziger Fehlschlag	11%	3%	---[a]	ns.
hatte ich das Gefühl, daß mich die Leute nicht leiden können	11%	1%	---[a]	*
waren die Leute unfreundlich zu mir	8%	2%	---[a]	ns.

Anmerkungen. Die Prozentangaben beziehen sich auf die zusammengefaßten Antwortkategorien „öfters" und „meistens, die ganze Zeit". Die Freiheitsgrade (df) betrugen jeweils 1.
[a]da weniger als 25 Fälle beim Prä-Post-Vergleich die Kategorie gewechselt haben, berechnet SPSS anhand der Binomialverteilung das Signifikanzniveau, daher entfällt die Prüfgröße Mc-Nemar-χ^2.
ns. = nicht signifikant, *p ≤ .003 (Bonferoni-Korrektur), ***p ≤ .000.

Tab. B-17: Prozentuale Häufigkeiten der einzelnen Beschwerden der Beschwerdenliste zum Prä- und Postmessungszeitpunkt für die Stichprobe der über 55-jährigen Klienten (N = 55 Paare) sowie Ergebnisse der McNemar-Tests zur Signifikanzprüfung einer Veränderung

	prä	post	McNemar-χ^2	p
Innere Unruhe	62%	17%	40,42	***
Grübelei	44%	15%	25,29	***
Reizbarkeit	34%	10%	18,27	***
Stiche, Schmerzen oder Ziehen in der Brust	33%	10%	16,46	***
Schlaflosigkeit	31%	5%	23,76	***
Kloßgefühl, Engigkeit oder Würgen im Hals	31%	3%	27,27	***
Mattigkeit	30%	4%	21,19	***
Kreuz- oder Rückenschmerzen	25%	26%	0,00	ns.
übermäßiges Schlafbedürfnis	22%	5%	---[a]	***
Schluckbeschwerden	22%	6%	---[a]	***
Kurzatmigkeit	17%	5%	---[a]	ns.
Nacken- oder Schulterschmerzen	14%	10%	---[a]	ns.
Schwächegefühl	14%	6%	---[a]	ns.
starkes Schwitzen	14%	11%	---[a]	ns.
Sodbrennen oder saures Aufstoßen	13%	1%	---[a]	***
Druck- oder Völlegefühl im Leib	11%	5%	---[a]	ns.
Unruhe in den Beinen	11%	5%	---[a]	ns.
Schweregefühl oder Müdigkeit in den Beinen	8%	4%	---[a]	ns.
Schwindelgefühl	7%	3%	---[a]	ns.
Übelkeit	6%	1%	---[a]	ns.
Gewichtsabnahme	5%	0%	---[a]	ns.
Zittern	5%	5%	---[a]	ns.
Überempfindlichkeit gegen Kälte	2%	0%	---[a]	ns.
Überempfindlichkeit gegen Wärme	2%	2%	---[a]	ns.

Anmerkungen. Die Prozentangaben beziehen sich auf die zusammengefaßten Antwortkategorien „Ich leide mäßig darunter" und „Ich leide stark darunter". Die Freiheitsgrade (df) betrugen jeweils 1.
[a] da weniger als 25 Fälle beim Prä-Post-Vergleich die Kategorie gewechselt haben, berechnet SPSS anhand der Binomialverteilung das Signifikanzniveau, daher entfällt die Prüfgröße Mc-Nemar-χ2.
ns. = nicht signifikant, *$p \leq .002$ (Bonferoni-Korrektur), ***$p \leq .000$.

Tab. B-18: Mittelwerte (M) und Standardabweichungen (SD) der gewichteten Zufriedenheitswerte zur Prä- und Postmessung für die über 55-jährigen Klienten (N = 55 Paare) sowie Ergebnisse der univariaten Varianzanalysen

	prä M (SD)	post M (SD)	Zeit	Geschlecht	Geschlecht* Zeit
Freunde *Frauen*	6,9 (6,8)	11,5 (5,6)	F(1,54) = 31,47	F(1,54) = 2,10	F(1,54) = 4,72
Freunde *Männer*	9,1 (5,8)	11,5 (4,9)	p ≤ .001	p = ns.	p ≤ .05
Freizeit *Frauen*	4,5 (5,4)	9,6 (4,1)	F(1,54) = 25,63	F(1,54) = 15,57	F(1,54) = 6,44
Freizeit *Männer*	7,7 (5,3)	10,5 (4,7)	p ≤ .001	p ≤ .001	p ≤ .05
Gesundheit *Frauen*	6,0 (7,7)	15,0 (5,8)	F(1,54) = 74,69	F(1,54) = 7,38	F(1,54) = 6,79
Gesundheit *Männer*	10,4 (7,4)	15,6 (5,3)	p ≤ .001	p ≤ .01	p ≤ .05
Einkommen *Frauen*	13,6 (6,5)	16,9 (4,1)	F(1,53) = 23,20	F(1,53) = 0,44	F(1,53) = 1,98
Einkommen *Männer*	14,7 (6,0)	16,6 (4,8)	p ≤ .001	p = ns.	p = ns.
Beruf *Frauen*	10,7 (7,4)	10,1 (6,2)	F(1,52) = 0,00	F(1,52) = 0,05	F(1,52) = 0,88
Beruf *Männer*	9,8 (8,3)	10,1 (7,1)	p = ns.	p = ns.	p = ns.
Wohnen *Frauen*	11,7 (5,4)	12,2 (5,4)	F(1,54) = 4,18	F(1,54) = 0,28	F(1,54) = 2,22
Wohnen *Männer*	10,4 (6,0)	12,7 (5,2)	p ≤ .05	p = ns.	p = ns.
Familie *Frauen*	12,0 (7,0)	14,7 (5,8)	F(1,54) = 13,08	F(1,54) = 0,10	F(1,54) = 0,12
Familie *Männer*	12,4 (7,2)	14,7 (6,0)	p ≤ .001	p = ns.	p = ns.
Partnerschaft *Frauen*	3,7 (6,8)	13,8 (7,1)	F(1,52) = 87,92	F(1,52) = 10,47	F(1,52) = 0,20
Partnerschaft *Männer*	6,3 (7,7)	15,7 (7,5)	p ≤ .001	p ≤ .01	p = ns.
Summenwert *Frauen*	68,4 (31,3)	103,3 (22,6)	F(1,54) = 87,42	F(1,54) = 6,75	F(1,54) = 2,96
Summenwert *Männer*	80,3 (30,6)	107,5 (24,4)	p ≤ .001	p ≤ .05	p = ns.

Anmerkungen. ns. = nicht signifikant.

Tab. B-19: Mittelwerte (M) und Standardabweichungen (SD) zum Prä- und Postmessungs-zeitpunkt für die Ratsuchenden der Vergleichsstichprobe (N = 52 Paare)

	$M_{prä}$	$SD_{prä}$	M_{post}	SD_{post}
Problemliste-SW *Frauen*	7,6	4,4	4,1	4,3
Problemliste-SW *Männer*	6,5	4,8	4,5	5,1
EPF-Skalen:				
Globale Zufriedenheit *Frauen*	68,2	9,7	61,2	12,1
Globale Zufriedenheit *Männer*	65,3	11,3	60,9	14,0
Affektive Kommunikation *Frauen*	62,7	9,6	56,6	11,2
Affektive Kommunikation *Männer*	61,1	10,3	57,3	12,7
Problemlösung *Frauen*	66,2	9,9	59,5	11,4
Problemlösung *Männer*	63,6	10,7	59,6	11,5
Gemeinsame Freizeitgestaltung *Frauen*	63,2	11,3	57,4	11,8
Gemeinsame Freizeitgestaltung *Männer*	62,8	10,7	58,4	11,9
Finanzplanung *Frauen*	55,2	12,8	53,4	12,7
Finanzplanung *Männer*	53,1	12,4	53,8	13,8
Sexuelle Zufriedenheit *Frauen*	55,7	8,0	53,0	8,7
Sexuelle Zufriedenheit *Männer*	65,5	12,3	60,8	13,8
Rollenorientierung *Frauen*	51,0	8,1	52,4	8,9
Rollenorientierung *Männer*	49,6	9,3	53,1	6,4
Ehezufriedenheit der Eltern *Frauen*	52,3	10,5	52,9	11,0
Ehezufriedenheit der Eltern *Männer*	54,0	8,9	52,6	9,4
Zufriedenheit mit Kindern[1] *Frauen*	56,9	14,4	56,9	12,3
Zufriedenheit mit Kindern[1] *Männer*	55,3	11,9	55,3	11,7
Kindererziehung[1] *Frauen*	65,1	15,0	62,0	14,0
Kindererziehung[1] *Männer*	52,8	8,9	53,1	8,2
Allgemeine Depressionsskala-SW *Frauen*	21,2	11,1	13,0	6,8
Allgemeine Depressionsskala-SW *Männer*	17,7	10,4	12,6	8,1
Beschwerdenliste-SW *Frauen*	22,3	11,6	14,2	9,3
Beschwerdenliste-SW *Männer*	17,4	10,9	12,5	8,5

Anmerkungen. SW= Problemliste-Summenwert, EPF = Fragebogen zur Einschätzung von Partnerschaft und Familie. [1] wurde nur für Paare mit Kindern berechnet.

Tab. B-20: Anteil an über 55-jährigen weiblichen und männlichen Klienten (N = 55 Paare), die sich zum Postmessungszeitpunkt statistisch reliabel verbessert, statistisch reliabel verschlechtert und klinisch signifikant verbessert haben

		Frauen			Manner		
		statistisch reliabel verbessert	statistisch reliabel verschlechtert	klinisch signifikant verbessert	statistisch reliabel verbessert	statistisch reliabel verschlechtert	klinisch signifikant verbessert
PL-SW		74%	4%	54%	82%	7%	62%
EPF-Skalen:							
	GZ	69%	6%	70%	72%	4%	83%
	AK	80%	4%	84%	80%	7%	77%
	PL	76%	4%	78%	80%	2%	83%
	FZ	75%	7%	74%	66%	7%	67%
	FP	35%	8%	35%	28%	6%	36%
	SZ	51%	4%	41%	60%	2%	62%
	RO	8%	12%	6%	0%	38%	0%
	EZ	4%	14%	6%	6%	8%	9%
	ZK[1]	5%	10%	14%	22%	4%	30%
	KE[1]	33%	33%	0%	20%	13%	20%
ADS-SW		66%	4%	74%	45%	2%	71%
BL-SW		35%	2%	64%	16%	0%	100%
Mittelwert[2]		51%	8%	50%	48%	8%	58%

Anmerkungen. PL-SW= Problemliste-Summenwert, EPF = Fragebogen zur Einschätzung von Partnerschaft und Familie, GZ = Globale Zufriedenheit, AK = Affektive Kommunikation, PL = Problemlösung, FZ = Gemeinsame Freizeitgestaltung, FP = Finanzplanung, SZ = Sexuelle Zufriedenheit, RO = Rollenorientierung, EZ = Ehezufriedenheit der Eltern, ZK = Zufriedenheit mit Kindern, KE = Kindererziehung, ADS-SW = Allgemeine Depressionsskala-Summenwert, BL-SW = Beschwerdenliste-Summenwert. [1] wurde nur für Paare mit Kindern berechnet, [2] wurde unter Ausschluß der Skala EZ berechnet.

Tab. B-21: Vergleich der soziodemographischen Daten der über 55-jährigen Klienten mit (mFU; N = 30 Paare) und ohne Follow-up-Daten (oFU; N = 25 Paare) hinsichtlich Mittelwert (M), Standardabweichung (SD) und Range

	mFU			oFU			t-Test	
	M	SD	Range	M	SD	Range	t	p
Alter Frauen	60,2	5,3	55-74	62,0	6,3	55-76	-1,11	ns.
Ehedauer (Jahre)	29,6	11,6	1-52	34,4	10,8	10-53	-1,46	ns.

Anmerkungen. Die Freiheitsgrade (df) betrugen in Abhängigkeit von fehlenden Werten 47-53. ns. = nicht signifikant.

Tab. B-22: Vergleich der soziodemographischen Daten der über 55-jährigen Klienten mit (mFU; N = 30 Paare) und ohne Follow-up-Daten (oFU; N = 25 Paare) hinsichtlich Häufigkeit (n) und prozentualem Anteil (%)

	mFU		oFU		χ^2 Test		
	n	%	n	%	χ^2	df	p
mit Partner verheiratet	57	95	45	88	1,69	1	ns.
mindestens ein gemeinsames Kind	48	80	39	77	0,20	1	ns.
schon einmal verheiratet	13	22	7	14	1,18	1	ns.
Kinder aus früherer Partnerschaft	8	13	5	10	0,33	1	ns.
zur Zeit berufstätige Männer	16	53	7	28	4,01	1	*
zur Zeit berufstätige Frauen	23	77	13	52	3,67	1	ns.
Schulbildung Männer:							
ohne Abschluß/Hauptschule	12	40	6	23			
Mittlere Reife	14	47	14	54	4,88	3	ns.
Abitur	4	13	3	12			
Fachhochschule/Universität	0	0	3	12			
Schulbildung Frauen							
ohne Abschluß/Hauptschule	10	33	6	24			
Mittlere Reife	17	57	15	60	1,01	3	ns.
Abitur	1	3	2	8			
Fachhochschule/Universität	2	7	2	8			
Religionszugehörigkeit Männer							
katholisch	21	70	16	62			
evangelisch	4	13	4	15	0,48	2	ns.
keine/sonstige	5	17	6	23			
Religionszugehörigkeit Frauen							
katholisch	21	70	21	84			
evangelisch	5	17	3	12	1,86	2	ns.
keine/sonstige	4	13	1	4			

Anmerkungen. ns. = nicht signifikant, * $p \leq .05$.

Tab. B-23: Vergleich der soziodemographischen Daten von Klienten der Vergleichsstichprobe mit (mFU; N = 22 Paare) und ohne Follow-up-Daten (oFU; N = 30 Paare) hinsichtlich Mittelwert (M), Standardabweichung (SD) und Range

	mFU			oFU			t-Test	
	M	SD	Range	M	SD	Range	t	p
Alter Männer	42,3	8,8	22-73	38,8	8,3	22-70	-4,62	.000
Alter Männer	41,0	7,5	27-54	42,6	5,9	27-52	-0,86	ns.
Alter Frauen	38,2	6,9	29-57	38,9	6,6	24-52	-0,36	ns.
Ehedauer (Jahre)	13,0	5,4	6-22	8,9	5,9	2-21	2,60	*

Anmerkungen. Die Freiheitsgrade (df) betrugen in Abhängigkeit von fehlenden Werten 50. ns. = nicht signifikant, * $p \leq .05$.

Tab. B-24: Vergleich der soziodemographischen Daten von Klienten der Vergleichsstichprobe mit (mFU; N = 22 Paare) und ohne Follow-up-Daten (oFU; N = 30 Paare) hinsichtlich Häufigkeit (n) und prozentualem Anteil (%)

	mFU		oFU		χ^2-Test		
	n	%	n	%	χ^2	df	p
mit Partner verheiratet	37	84	49	82	0,10	1	ns.
mindestens ein gemeinsames Kind	37	84	45	75	1,26	1	ns.
schon einmal verheiratet	5	11	12	20	1,39	1	ns.
Kinder aus früherer Partnerschaft	3	7	10	17	2,25	1	ns.
zur Zeit berufstätige Männer	21	95	28	93	0,15	1	ns.
zur Zeit berufstätige Frauen	17	17	26	87	1,04	1	ns.
Schulbildung Männer:							
ohne Abschluß/Hauptschule	2	9	3	11			
Mittlere Reife	5	22	9	32	1,53		ns.
Abitur	5	22	3	11			
Fachhochschule/Universität	11	48	13	46			
Schulbildung Frauen							
ohne Abschluß/Hauptschule	0	0	5	16			
Mittlere Reife	10	48	7	23	6,05	3	ns.
Abitur	4	19	8	26			
Fachhochschule/Universität	7	33	11	36			
Religionszugehörigkeit Männer							
katholisch	14	61	12	41			
evangelisch	3	13	10	35	3,35	2	ns.
keine/sonstige	6	26	7	24			
Religionszugehörigkeit Frauen							
katholisch	13	62	15	52			
evangelisch	7	33	6	21	4,50	2	ns.
keine/sonstige	1	5	8	28			

Anmerkungen. ns. = nicht signifikant.

Tab. B-25: Haupt- und Interaktionseffekte der varianzanalytischen Prä-Postvergleiche für die über 55-jährigen Klienten mit Follow-up-Daten (N = 30 Paare)

	Zeit	Geschlecht	Geschlecht*
Problemliste-SW	F(1,29) = 90,46 p ≤ .001	F(1,29) = 21,57 p ≤ .001	F(1,29) = 16,15 p ≤ .001
EPF-Skalen:			
Globale Zufriedenheit	F(1,26) = 64,06 p ≤ .001	F(1,26) = 11,94 p ≤ .01	F(1,26) = 5,49 p ≤ .05
Affektive Kommunikation	F(1,29) = 101,72 p ≤ .001	F(1,29) = 0,08 p = ns.	F(1,29) = 9,81 p ≤ .01
Problemlösung	F(1,29) = 139,94 p ≤ .001	F(1,29) = 4,11 p = ns.	F(1,29) = 4,04 p = ns.
Gemeinsame Freizeitgestaltung	F(1,28) = 88,53 p ≤ .001	F(1,28) = 2,74 p = ns.	F(1,28) = 23,55 p ≤ .001
Finanzplanung	F(1,26) = 21,16 p ≤ .001	F(1,26) = 6,29 p ≤ .05	F(1,26) = 2,73 p = ns.
Sexuelle Zufriedenheit	F(1,27) = 68,62 p ≤ .001	F(1,27) = 10,21 p ≤ .01	F(1,27) = 5,96 p ≤ .05
Rollenorientierung	F(1,24) = 14,43 p ≤ .001	F(1,24) = 19,14 p ≤ .001	F(1,24) = 4,38 p ≤ .05
Ehezufriedenheit der Eltern	F(1,26) = 0,00 p = ns.	F(1,26) = 0,93 p = ns.	F(1,26) = 0,26 p = ns.
Zufriedenheit mit Kindern[1]	F(1,8) = 0,03 p = ns.	F(1,8) = 0,00 p = ns.	F(1,8) = 0,01 p = ns.
Kindererziehung[1]	F(1,5) = 0,68 p = ns.	F(1,5) = 13,62 p ≤ .05	F(1,5) = 0,14 p = ns.
Allgemeine Depressionsskala-SW	F(1,28) = 45,27 p ≤ .001	F(1,28) = 1,33 p = ns.	F(1,28) = 1,33 p = ns.
Beschwerdenliste-SW	F(1,29) = 35,17 p ≤ .001	F(1,29) = 6,92 p ≤ .05	F(1,29) = 2,05 p = ns.

Anmerkungen. SW = Summenwert, EPF = Fragebogen zur Einschätzung von Partnerschaft und Familie. [1] wurde nur für Paare mit Kindern berechnet. ns. = nicht signifikant.

Tab. B-26: Haupt- und Interaktionseffekte der varianzanalytischen Post-Follow-up-Vergleiche für die über 55-jährigen Klienten mit Follow-up-Daten (N = 30 Paare)

	Zeit	Geschlecht	Geschlecht* Zeit
Problemliste-SW	F(1,29) = 5,98 p ≤ .05	F(1,29) = 1,32 p = ns.	F(1,29) = 0,01 p = ns.
EPF-Skalen:			
Globale Zufriedenheit	F(1,25) = 12,99 p ≤ .001	F(1,25) = 3,03 p = ns.	F(1,25) = 0,05 p = ns.
Affektive Kommunikation	F(1,27) = 3,33 p = ns.	F(1,27) = 1,69 p = ns.	F(1,27) = 1,51 p = ns.
Problemlösung	F(1,29) = 0,31 p = ns.	F(1,29) = 0,55 p = ns.	F(1,29) = 0,95 p = ns.
Gemeinsame Freizeitgestaltung	F(1,28) = 1,10 p = ns.	F(1,28) = 0,37 p = ns.	F(1,28) = 1,42 p = ns.
Finanzplanung	F(1,26) = 0,09 p = ns.	F(1,26) = 6,87 p ≤ .05	F(1,26) = 0,93 p = ns.
Sexuelle Zufriedenheit	F(1,28) = 0,51 p = ns.	F(1,28) = 0,26 p = ns.	F(1,28) = 1,29 p = ns.
Rollenorientierung	F(1,27) = 1,41 p = ns.	F(1,27) = 6,03 p ≤ .05	F(1,27) = 0,05 p = ns.
Ehezufriedenheit der Eltern	F(1,24) = 5,44 p ≤ .05	F(1,24) = 3,39 p = ns.	F(1,24) = 6,30 p ≤ .05
Zufriedenheit mit Kindern[1]	F(1,10) = 0,06 p = ns.	F(1,10) = 0,12 p = ns.	F(1,10) = 0,15 p = ns.
Kindererziehung[1]	F(1,5) = 2,01 p = ns.	F(1,5) = 7,41 p ≤ .05	F(1,5) = 5,16 p = ns.
Allgemeine Depressionsskala-SW	F(1,27) = 3,79 p = ns.	F(1,27) = 0,54 p = ns.	F(1,27) = 2,25 p = ns.
Beschwerdenliste-SW	F(1,29) = 0,12 p = ns.	F(1,29) = 0,92 p = ns.	F(1,29) = 6,60 p ≤ .05

Anmerkungen. SW = Summenwert, EPF = Fragebogen zur Einschätzung von Partnerschaft und Familie. [1] wurde nur für Paare mit Kindern berechnet. ns. = nicht signifikant.

Tab. B-27: Mittelwerte (M) und Standardabweichungen (SD) der gewichteten Zufriedenheitswerte zur Prä-, Post- und Follow-up-Messung für die über 55-jährigen Klienten mit Follow-up-Daten (N = 30 Paare)

	$M_{prä}$ ($SD_{prä}$)	M_{post} (SD_{post})	M_{fu} (SD_{fu})
Freunde *Frauen*	7,0 (7,2)	10,9 (5,0)	13,0 (5,5)
Freunde *Männer*	8,9 (5,6)	11,9 (5,4)	13,5 (5,3)
Freizeit *Frauen*	4,5 (6,4)	10,5 (3,4)	10,1 (5,5)
Freizeit *Männer*	7,5 (6,0)	11,8 (4,1)	11,2 (5,1)
Gesundheit *Frauen*	7,5 (8,8)	16,8 (4,0)	16,2 (5,7)
Gesundheit *Männer*	11,1 (6,8)	15,9 (5,1)	15,5 (4,7)
Einkommen *Frauen*	13,9 (6,5)	16,2 (4,5)	15,2 (5,4)
Einkommen *Männer*	14,1 (6,2)	15,7 (5,6)	15,2 (5,2)
Beruf *Frauen*	11,0 (7,1)	11,0 (6,0)	9,3 (6,3)
Beruf *Männer*	10,7 (8,6)	10,0 (5,7)	8,7 (7,8)
Wohnen *Frauen*	11,9 (5,2)	11,6 (5,4)	12,7 (6,1)
Wohnen *Männer*	10,8 (6,5)	13,0 (4,8)	11,2 (7,5)
Familie *Frauen*	11,3 (6,3)	14,0 (5,6)	16,7 (4,7)
Familie *Männer*	12,9 (6,1)	14,2 (6,0)	13,0 (7,5)
Partnerschaft *Frauen*	2,6 (7,6)	15,4 (6,1)	16,4 (6,8)
Partnerschaft *Männer*	6,6 (7,6)	16,6 (7,0)	17,8 (5,0)
Summenwert *Frauen*	68,3 (33,6)	105,5 (21,5)	108,7 (27,1)
Summenwert *Männer*	81,2 (33,5)	108,2 (24,6)	106,1 (29,9)

Tab. B-28: Haupt- und Interaktionseffekte der varianzanalytischen Prä-Post-Vergleiche der FLZ-Zufriedenheitswerte für die über 55-jährigen Klienten mit Follow-up-Daten (N = 30 Paare)

	Zeit	Geschlecht	Geschlecht* Zeit
Freunde	F(1,29) = 24,83 p ≤ .001	F (1,29) = 2,04 p = ns.	F(1,29) = 0,41 p = ns.
Freizeit	F(1,29) = 25,36 p ≤ .001	F(1,29) = 8,00 p ≤ .01	F(1,29) = 1,81 p = ns.
Gesundheit	F(1,29) = 51,30 p ≤ .001	F(1,29) = 1,71 p = ns.	F(1,29) = 4,44 p ≤ .05
Einkommen	F(1,28) = 6,87 p ≤ .05	F(1,28) = 0,03 p = ns.	F(1,28) = 0,34 p = ns.
Beruf	F(1,27) = 0,12 p = ns.	F(1,27) = 0,23 p = ns.	F(1,27) = 0,13 p = ns.
Wohnen	F(1,29) = 1,34 p = ns.	F(1,29) = 0,03 p = ns.	F(1,29) = 1,99 p = ns.
Familie	F(1,29) = 4,90 p ≤ .05	F(1,29) = 1,03 p = ns.	F(1,29) = 0,76 p = ns.
Partnerschaft	F(1,27) = 59,14 p ≤ .001	F(1,27) = 13,25 p ≤ .001	F(1,27) = 4,23 p ≤ .05
Summenwert	F(1,29) = 47,34 p < .001	F(1,29) = 3,82 p = ns.	F(1,29) = 2,87 p = ns.

Anmerkungen. ns. = nicht signifikant.

Tab. B-29: Haupt- und Interaktionseffekte der varianzanalytischen Post-Follow-up-Vergleiche der FLZ-Zufriedenheitswerte für die über 55-jährigen mit Follow-up-Daten (N = 30 Paare)

	Zeit	Geschlecht	Geschlecht* Zeit
Freunde	F (1,28) = 3,95 p = ns.	F (1,28) = 0,95 p = ns.	F(1,28) = 0,19 p = ns.
Freizeit	F (1,28) = 0,45 p = ns.	F (1,28) = 3,55 p = ns.	F(1,28) = 0,02 p = ns.
Gesundheit	F (1,28) = 0,42 p = ns.	F(1,28) = 0,71 p = ns.	F (1,28) = 0,00 p = ns.
Einkommen	F (1,28) = 0,51 p = ns.	F(1,28) = 0,03 p = ns.	F(1,28) = 0,05 p = ns.
Beruf	F(1,28) = 0,76 p = ns.	F(1,28) = 1,96 p = ns.	F(1,28) = 0,43 p = ns.
Wohnen	F(1,26) = 0,07 p = ns.	F(1,26) = 0,01 p = ns.	F(1,26) = 3,78 p = ns.
Familie	F (1,28) = 1,74 p = ns.	F(1,28) = 2,88 p = ns.	F(1,28) = 6,83 $p \leq .05$
Partnerschaft	F (1,27) = 1,59 p = ns.	F (1,27) = 3,33 p = ns.	F(1,27) = 0,14 p = ns.
Summenwert	F (1,28) = 0,02 p = ns.	F(1,28) = 0,00 p = ns.	F(1,28) = 1,58 p = ns.

Anmerkungen. ns. = nicht signifikant.

Tab. B-30: Mittelwerte (M) und Standardabweichungen (SD) zur Prä-, Post- und Follow-up-Erhebung für die Klienten der Vergleichsstichprobe mit Follow-up-Daten (N = 22 Paare)

	$M_{prä}$	$SD_{prä}$	M_{post}	SD_{post}	M_{fu}	SD_{fu}
Problemliste-SW *Frauen*	6,7	4,6	3,4	3,8	2,9	4,3
Problemliste-SW *Männer*	5,3	4,0	3,3	4,2	3,1	5,1
EPF-Skalen:						
Globale Zufriedenheit *Frauen*	66,7	9,5	57,9	12,2	55,7	13,8
Globale Zufriedenheit *Männer*	61,8	9,3	57,7	13,7	54,7	15,3
Affektive Kommunikation *Frauen*	61,8	9,3	54,9	11,5	51,7	11,3
Affektive Kommunikation *Männer*	59,1	9,7	55,3	12,6	55,0	12,7
Problemlösung *Frauen*	64,1	11,4	56,1	11,5	55,0	11,1
Problemlösung *Männer*	61,4	10,9	56,3	11,1	55,1	12,3
Gemeinsame Freizeitgestaltung *Frauen*	63,5	11,7	56,0	11,2	54,7	13,0
Gemeinsame Freizeitgestaltung *Männer*	61,2	10,6	55,2	10,9	56,1	12,1
Finanzplanung *Frauen*	53,9	13,3	52,1	13,2	51,6	11,9
Finanzplanung *Männer*	51,3	11,5	50,9	12,9	53,2	13,8
Sexuelle Zufriedenheit *Frauen*	55,0	7,8	51,5	8,5	49,7	9,2
Sexuelle Zufriedenheit *Männer*	65,4	13,4	59,6	14,8	58,2	15,5
Rollenorientierung *Frauen*	51,9	6,9	52,9	8,2	51,9	10,0
Rollenorientierung *Männer*	50,9	9,3	55,0	5,8	54,2	5,3
Ehezufriedenheit der Eltern *Frauen*	51,0	11,2	51,7	11,4	48,6	10,5
Ehezufriedenheit der Eltern *Männer*	56,0	7,3	54,3	9,3	54,4	9,7
Zufriedenheit mit Kindern[1] *Frauen*	54,5	12,9	54,3	10,7	52,3	9,5
Zufriedenheit mit Kindern[1] *Männer*	54,9	12,6	51,8	8,4	54,2	6,3
Kindererziehung[1] *Frauen*	63,3	14,8	58,6	10,9	57,0	11,0
Kindererziehung[1] *Männer*	50,7	9,4	50,9	7,1	51,2	7,7
Allgemeine Depressionsskala-SW *Frauen*	19,7	9,5	12,0	6,2	13,0	8,1
Allgemeine Depressionsskala-SW *Männer*	17,4	11,6	10,5	7,9	9,0	7,5
Beschwerdenliste-SW *Frauen*	21,9	9,3	14,6	8,2	14,4	8,5
Beschwerdenliste-SW *Männer*	14,3	9,1	10,0	6,6	9,4	8,6

Anmerkungen. SW= Problemliste-Summenwert, EPF = Fragebogen zur Einschätzung von Partnerschaft und Familie. [1] wurde nur für Paare mit Kindern berechnet.

Tab. B-31: Anteil an über 55-jährigen weiblichen und männlichen Klienten (N = 30 Paare), die sich zur Follow-up-Erhebung statistisch reliabel verbessert, statistisch reliabel verschlechtert und klinisch signifikant verbessert haben

	Frauen			Männer		
	statistisch reliabel verbessert	statistisch reliabel verschlechtert	klinisch signifikant verbessert	statistisch reliabel verbessert	statistisch reliabel verschlechtert	klinisch signifikant verbessert
PL-SW	63%	0%	43%	80%	3%	72%
EPF-Skalen:						
GZ	80%	0%	91%	78%	0%	91%
AK	86%	0%	85%	87%	3%	89%
PL	80%	0%	89%	87%	0%	93%
FZ	90%	0%	86%	86%	0%	92%
FP	47%	0%	29%	45%	0%	41%
SZ	70%	4%	67%	71%	0%	78%
RO	7%	22%	12%	4%	33%	10%
EZ	7%	15%	25%	3%	7%	7%
ZK[1]	9%	9%	33%	10%	20%	0%
KE[1]	50%	33%	0%	33%	33%	0%
ADS-SW	83%	0%	100%	69%	3%	87%
BL-SW	47%	0%	80%	20%	7%	83%
Mittelwert[2]	59%	6%	60%	56%	9%	61%

Anmerkungen. PL-SW= Problemliste-Summenwert, EPF = Fragebogen zur Einschätzung von Partnerschaft und Familie, GZ = Globale Zufriedenheit, AK = Affektive Kommunikation, PL = Problemlösung, FZ = Gemeinsame Freizeitgestaltung, FP = Finanzplanung, SZ = Sexuelle Zufriedenheit, RO = Rollenorientierung, EZ = Ehezufriedenheit der Eltern, ZK = Zufriedenheit mit Kindern, KE = Kindererziehung, ADS-SW = Allgemeine Depressionsskala-Summenwert, BL-SW = Beschwerdenliste-Summenwert. [1] wurde nur für Paare mit Kindern berechnet, [2] wurde unter Ausschluß der Skala EZ berechnet.

Tab. B-32: Retrospektive Einschätzung des Beratungsprozesses (FBK) der über 55-jährigen Klienten (N = 54 Paare)

		gar nicht	ein wenig	weit-ge-hend	voll-kom-men
1.	Bin mit bestimmten Erwartungen in die Beratung gekommen	19%	26%	39%	17%
2.	Konnte in der Beratung ansprechen, was mir wichtig war	1%	14%	78%	7%
3.	Habe mich vom Berater verstanden gefühlt	0%	16%	64%	20%
4.	Vorgehen des Beraters habe ich als hilfreich erlebt	0%	13%	71%	16%
5.	Berater erlebte ich als sympathisch	1%	15%	51%	33%
6.	Ablauf der Beratung als planvoll u. zielgerichtet erlebt	1%	18%	61%	20%
7.	Erfahrungen der Beratung haben mir Mut gemacht	3%	16%	58%	23%
8.	Habe an Verständnis in meine Situation gewonnen	4%	21%	64%	11%
9.	Habe an Verständnis in Situation meines Partners gewonnen	2%	26%	60%	12%
10.	Partner hat an Verständnis für meine Situation gewonnen	10%	28%	58%	4%
11.	Habe Anregungen bekommen, wie wir Leben verändern können	0%	20%	61%	19%
12.	Besser im Stande, auftretende Schwierigkeiten zu überwinden	1%	16%	59%	24%
13.	Beratung hat zur Lösung meiner Probleme beigetragen	4%	18%	53%	25%
14.	Wir haben gelernt, besser miteinander zu sprechen	0%	24%	48%	28%
15.	Bei zukünftigen Problemen wieder Beratung in Anspruch nehmen	2%	15%	41%	42%
16.	Erwartungen in die Beratung sind erfüllt worden	2%	19%	43%	37%
17.	Konnte Beratungssitzungen aktiv mitgestalten	2%	24%	58%	16%
18.	Thema Trennung oder Zusammenleben wurde bearbeitet	40%	17%	13%	31%
19.	Beratung hat meine Beziehung gefestigt	13%	13%	50%	24%
20.	Während der Beratung entschloss ich mich zur Trennung	84%	3%	4%	9%

Der Autor

Prof. Dr. Michael Vogt, geb. 1959, verheiratet, eine Tochter, Dr. phil., Dipl. Pädagoge, Dipl. Sozialarbeiter, Dipl. Ehe-, Familien- und Lebensberater, Psychotherapeut (HPG), Supervisor (BAG), Kinder- und Jugendlichenpsychotherapeut.
Langjährige Erfahrungen in der Jugend-, Familien- und Altenhilfe, Beratung, Therapie von Einzelpersonen und Paaren, Supervision; umfangreiche Lehr- und Vortragstätigkeit zu Themen der Kommunikation, Konfliktbearbeitung und Beratung; zahlreiche Publikationen, insbesondere zur Partnerschaft und Partnerschaftsberatung älterer Paare.
Von 1992 - 2008 verantwortlich für die Ehe-, Familien- und Lebensberatung im Bistum Essen, Vorsitzender / Geschäftsführer der Katholischen Landesarbeitsgemeinschaft (LAG) und des Landesarbeitskreises (LAK) für Ehe-, Familien- und Lebensberatung in Nordrhein-Westfalen (LAK).
Von 2000 - 2008 Mitglied des Vorstandes der Katholischen Bundeskonferenz für Ehe-, Familien- und Lebensberatung (KBKEFL) und verantwortlich für die Öffentlichkeitsarbeit wie die Initiierung des Online-Beratungsangebotes www.katholische-eheberatung.de.
Seit dem 01.03.2008 Professor für Klinische Sozialarbeit, Psychologie und Handlungslehre der Sozialen Arbeit mit dem Schwerpunkt Beratung an der Hochschule für angewandte Wissenschaften, Coburg.
E-Mail: dr.m-vogt@gmx.de
Internet: www.partnerschaft-alter.de